Libro de texto para la reanimación neonatal, 8.ª edición

Editor

Gary M. Weiner, MD, FAAP

Editora asociada

Jeanette Zaichkin, RN, MN, NNP-BC

Editor emérito

John Kattwinkel, MD, FAAP

Asistentes de edición

Bobbi Byrne, MD, FAAP
Marilyn Escobedo, MD, FAAP
Emer Finan, MB, DCH, MEd, MRCPI
Elizabeth Foglia, MD, MSCE, FAAP
Jay Goldsmith, MD, FAAP
Arun Gupta, MD, FAAP
Louis P. Halamek, MD, FAAP
Jessica Illuzzi, MD, MS, FACOG
Vishal Kapadia, MD, MSCS, FAAP
Satyan Lakshminrusimha, MD, FAAP
Henry C. Lee, MD, FAAP
Tina Leone, MD, FAAP
Jeffrey M. Perlman, MB, ChB, FAAP
Michelle D. Rhein, RN, MSN, CNS, RNC-NIC
Taylor Sawyer, DO, MEd, CHSE-A, FAAP
Marya L. Strand, MD, MS, FAAP

Editor de diseño educativo

Jerry Short, PhD

Editores en jefe

Kaitlin Wolfe Butterfield, MEd
Beena D. Kamath-Rayne, MD, MPH, FAAP
Michelle J. Olech Smith, DNP, RN, CHSE

Basado en el texto original de
Ronald S. Bloom, MD, FAAP
Catherine Cropley, RN, MN

Publicado por la American Academy of Pediatrics
345 Park Blvd
Itasca, IL 60143
Teléfono: 800/433-9016
Fax: 847/434-8000
www.aap.org

Las recomendaciones en esta publicación y los materiales que la acompañan no indican un tratamiento exclusivo ni funcionan como un estándar de cuidados. Pueden ser adecuadas las variaciones según las circunstancias individuales, la naturaleza de la supervisión médica y los protocolos locales.

Se han realizado todos los esfuerzos para asegurar que los colaboradores de los materiales del Neonatal Resuscitation Program son autoridades reconocidas en sus campos. No obstante, se advierte a los lectores que las declaraciones y las opiniones expresadas se brindan a modo de guías y no deben interpretarse como una política oficial de la American Academy of Pediatrics o de la American Heart Association.

Este material está disponible como parte de los programas de educación profesional de la American Academy of Pediatrics y la American Heart Association. No se pretende realizar ningún aval comercial de ningún producto, y tampoco debe inferirse.

La American Academy of Pediatrics y la American Heart Association rechazan cualquier responsabilidad por las consecuencias de toda acción realizada en función de estas declaraciones y opiniones.

La American Academy of Pediatrics se reserva el derecho de divulgar información personal relacionada con la finalización del curso por parte de los participantes/proveedores con propósito administrativo, como la verificación de la participación o las clases tomadas, o para validar el estado de finalización del curso. Bajo ninguna circunstancia la American Academy of Pediatrics o la American Heart Association tendrán responsabilidad por divulgar o utilizar información para dichos propósitos, ni responsabilidad por las consecuencias de las acciones realizadas en función de dicha información.

 Primera edición publicada en 1987; segunda edición en 1990; tercera edición en 1994; cuarta edición en 2000; quinta edición en 2006; sexta edición en 2011; séptima edición en 2016.

Impreso en los Estados Unidos de América
NRP337
ISBN: 978-1-61002-526-3
Libro electrónico: 978-1-61002-527-0
Número de control de la Biblioteca del Congreso: 2020949879
5-319/0722 2 3 4 5 6 7 8 9 10

Agradecimientos

Miembros del Comité Directivo del NRP

Henry C. Lee, MD, FAAP, codirector 2017-2021
Marya L. Strand, MD, MS, FAAP, codirectora 2019-2023
Bobbi J. Byrne, MD, FAAP
Vishal Kapadia, MD, FAAP
Satyan Lakshminrusimha, MD, FAAP
Tina Leone, MD, FAAP
Taylor Sawyer, DO, MEd, CHSE-A, FAAP
Elizabeth Foglia, MD, MSCE, FAAP

Representantes de enlace

Emer Finan, MB, DCH, MEd, MRCPI
Canadian Paediatric Society
Michelle D. Rhein, RN, MSN, CNS, RNC-NIC
National Association of Neonatal Nurses
Jessica Illuzzi, MD, MS, FACOG
American College of Obstetricians and Gynecologists
Arun Gupta, MD, FAAP
AAP Section on Hospital Medicine
Arun Pramanik, MD, DCH, FAAP, FIAP
AAP Committee on Fetus & Newborn
Marilyn Escobedo, MD, FAAP
AAP Section on Neonatal and Perinatal Medicine
Teka Siebenaler, MPH, RRT
American Association of Respiratory Care

RQI® para NRP®

Online Learning Assessment and Cognitive Assessment Activities (Actividades de evaluación de aprendizaje y evaluación cognitiva en línea), Jeanette Zaichkin, RN, MN, NNP-BC, editora; Gary M. Weiner, MD, FAAP; y Henry C. Lee, MD, FAAP, colaboradores

RQI for NRP Beta Testing (Prueba beta de RQI para NRP), Justin Josephsen, MD, FAAP; Vishal Kapadia, MD, FAAP; Henry C. Lee, MD, FAAP; Marya L. Strand, MD, MS, FAAP; y Gary M. Weiner, MD, FAAP

Materiales educativos relacionados con el *Libro de texto para la reanimación neonatal,* 8.ª edición

Instructor Toolkit (Herramientas para el instructor), Jeanette Zaichkin, RN, MN, NNP-BC, editora

Instructor Course (Curso para instructores), Jeanette Zaichkin, RN, MN, NNP-BC, editor; Carly Gisondo, DO, FAAP, animador; Beena D. Kamath-Rayne, MD, MPH, FAAP; Michelle Olech Smith, DNP, RN, CHSE; Michelle D. Rhein, RN, MSN, CNS, RNC-NIC; Taylor Sawyer, DO, MEd, CHSE-A, FAAP; Gary M. Weiner, MD, FAAP; y Teka Siebenaler, MPH, RRT, colaboradores

NRP Online Examination for Instructors (Examen en línea para instructores del NRP), Jeanette Zaichkin, RN, MN, NNP-BC

NRP Online Examination for Providers (Examen en línea para proveedores del NRP), Steven Ringer, MD, PhD, FAAP y Jerry Short, PhD, editores; Jeanette Zaichkin, RN, MN, NNP-BC; Elizabeth Foglia, MD, MSCE, FAAP, colaboradores

NRP Reference Chart, Code Cart Cards (Diagrama de referencia del NRP, tarjetas del carro de reanimación), y *Badge Buddies,* Gary M. Weiner, MD, FAAP, Editor; Jeanette Zaichkin, RN, MN, NNP-BC; Taylor Sawyer, DO, MEd, CHSE-A, FAAP; y Michelle Olech Smith, DNP, RN, CHSE, colaboradores

NRP Key Behavioral Skills Poster (Póster de las competencias fundamentales del comportamiento del NRP), Louis P. Halamek, MD, FAAP, editor

NRP Equipment Poster (Póster de los equipos del NRP), Jeanette Zaichkin, RN, MN, NNP-BC, editor

Neonatal Resuscitation Scenarios (Escenarios de reanimación neonatal), desarrollados en colaboración con Laerdal Medical, Jeanette Zaichkin, RN, MN, NNP-BC, editor; Bobbi J. Byrne, MD, FAAP; Elizabeth Foglia, MD, MSCE, FAAP; Michael Greenier, MPH; Arun Gupta, MD, FAAP; Justin Josephsen, MD; Vishal Kapadia, MD, MSCS, FAAP; Henry C. Lee, MD, FAAP; Tina Leone, MD, FAAP; Michelle Olech Smith, DNP, RN, CHSE; Jeffrey M. Perlman, MB, ChB, FAAP; Michelle D. Rhein, RN, MSN, CNS, RNC-NIC; Taylor Sawyer, DO, MEd, CHSE-A, FAAP; y Marya L. Strand, MD, MS, FAAP, colaboradores

El comité desea expresar su agradecimiento a los siguientes revisores y colaboradores de este libro de texto:

Committee on Fetus and Newborn de la American Academy of Pediatrics

International Liaison Committee on Resuscitation, Neonatal Delegation

Myra H. Wyckoff, MD, FAAP, directora, Grupo de Trabajo Neonatal de ILCOR

Jonathan Wyllie, MD, vicedirector, Grupo de Trabajo Neonatal de ILCOR

Constance S. Houck, MD, MPH, FAAP, revisora designada por el Directorio de AAP

Teresa del Moral MD, MPH, FAAP, revisora designada por el Directorio de AAP

American Heart Association

Stephen M. Schexnayder, MD, FAAP, revisor designado por la AHA

Amber Hoover, RN, MSN

Fotografías y figuras

Shannon Vandervennet

Benjamin Weatherston

Gigi O'Dea, RN

Mayo Foundation for Medical Education and Research

Satyan Lakshminrusimha, MD, FAAP

Stephanie K. Kukora, MD, FAAP

Redactor de textos

Jill Rubino

Personal de AAP Publications

Theresa Wiener

AAP Leadership, Global Child Health and Life Support

Janna Patterson, MD, MPH, FAAP

Beena D. Kamath-Rayne, MD, MPH, FAAP

Personal administrativo de AAP NRP

Michelle Olech Smith, DNP, RN, CHSE

Kaitlin Wolfe Butterfield, MEd

Kristy Crilly

Drew Smith

Felicie Anderson-Wilson

El comité desea expresar su agradecimiento a los siguientes colaboradores de los *videos sobre simulación y debriefing de las herramientas para el instructor del NRP*:

Pacific Lutheran University MediaLab, Tacoma, WA

MultiCare Tacoma General Hospital, Tacoma, WA

Taylor Sawyer, DO, MEd, CHSE-A, FAAP

Nicole K. Yamada, MD, FAAP

Betty Choate, RNC-NIC

Ronna Crandall, RNC-NIC

Martine DeLisle, MSN, RNC

Maria Luisa Flores, BSN, RNC

Susan Greenleaf, BSN, RNC

Susan Hope, RN

Alta Kendall, ARNP, MSN, NNP-BC

Mary Kuhns, NNP

Gayle Livernash, RRT

Aimee Madding, RN

Cheryl Major, BSN, RNC-NIC

Tracey McKinney, RN, CNS, DNP, MS, NNP

Monica Scrudder, MSN, RNC-NIC

Kerry Watrin, MD

Raymond Weinrich, RN

Grupo de Trabajo de Desarrollo para Instructores del NRP

Jeanette Zaichkin, RN, MN, NNP-BC, codirectora

Gary M. Weiner, MD, FAAP, codirector

Bobbi J. Byrne, MD, FAAP

Emer Finan, MB, DCH, MEd, MRCPI

Elizabeth Foglia, MD, MSCE, FAAP

Louis P. Halamek, MD, FAAP

Michelle D. Rhein, RN, MSN, CNS, RNC-NIC

Taylor Sawyer, DO, MEd, CHSE-A, FAAP

Teka Siebenaler, MPH, RRT

Contenido

Prólogo

Recibir la confianza de los padres para el cuidado de su recién nacido es un privilegio y una responsabilidad extraordinaria. Desde 1987, el Neonatal Resuscitation Program® (NRP®) ha ayudado a más de 4,5 millones de proveedores de la salud a cumplir con esta responsabilidad mediante la obtención de los conocimientos y competencias necesarias para salvar las vidas de los recién nacidos. Este curso se ha convertido en un estándar de capacitación para profesionales de la salud en Norteamérica, que trabajan con recién nacidos en el entorno hospitalario. Si bien la 8.ª edición del *Libro de texto para la reanimación neonatal* está actualizada e incluye material nuevo, destaca los mismos principios básicos que constituyeron la base del NRP desde su origen.

Las recomendaciones de este libro de texto se desarrollan mediante un proceso estructurado. A través del International Liaison Committee on Resuscitation (ILCOR), la American Academy of Pediatrics (AAP) y la American Heart Association (AHA) se asocian con consejos de reanimación de todo el mundo para evaluar los avances científicos en materia de reanimación. Los miembros del Grupo de Trabajo Neonatal de ILCOR y un panel de expertos en contenido se ocupan de identificar continuamente las brechas en los conocimientos, realizar revisiones sistemáticas que resumen la calidad y certeza de la evidencia, y formulan guías de práctica clínica con recomendaciones de tratamiento.
Se ha publicado un resumen de las guías de práctica clínica recientes, denominado Consenso Internacional del 2020 sobre Reanimación Cardiopulmonar y Atención Cardiovascular del Emergencia (CoSTR), que incluye 22 preguntas sobre reanimación neonatal evaluadas por 50 expertos de 17 países. A partir de este consenso, los consejos miembros de ILCOR desarrollan pautas que abordan las necesidades específicas en sus países. Las pautas más recientes para los sistemas de salud de Norteamérica (Apartado 5: Reanimación neonatal: Guías 2020 de la American Heart Association para la reanimación cardiopulmonar y la atención cardiovascular de emergencia) se reproducen en el Apéndice de este libro de texto. Finalmente, el Comité Directivo del NRP desarrolla materiales educativos para ayudar a los estudiantes a obtener las competencias necesarias para implementar las pautas. Aunque las investigaciones realizadas desde 2015 han brindado evidencia adicional que apoya las recomendaciones previas, el consenso científico internacional no introdujo cambios significativos en las prácticas. Se han incorporado cambios menores en las prácticas en el algoritmo de la 8.ª edición del NRP, y se revisaron varias prácticas para mejorar la seguridad del paciente y la eficiencia educativa.

Al igual que en la 7.ª edición, el libro de texto destaca la importancia de la preparación adecuada, la ventilación efectiva y el trabajo en equipo. Los cambios en las prácticas que se incorporaron en esta edición incluyen un repaso de las preguntas previas al parto para incluir el manejo del cordón umbilical, reordenar los pasos iniciales para reflejar mejor las prácticas comunes, recomendar el uso de un monitor cardíaco electrónico para la monitorización continua del ritmo cardíaco cuando se coloca la vía aérea alternativa, simplificar la dosis inicial de adrenalina sugerida, aumentar el volumen del bolo de adrenalina intravascular y extender la duración de los esfuerzos de reanimación para recién nacidos que no presentan frecuencia cardíaca. La 8.ª edición del libro de texto incluye versiones actualizadas de las 11 lecciones previas y 3 lecciones complementarias nuevas. Las lecciones complementarias se enfocan en el uso de la ergonomía y los factores humanos para mejorar la actuación del equipo (lección 12), la reanimación fuera de la sala de partos (lección 13) y el desarrollo de un programa de mejora de la calidad para la reanimación (lección 14). El propósito de estas lecciones es ofrecer a todos los lectores las herramientas para mejorar los conocimientos sobre reanimación y su ejecución, pero no son obligatorios como parte del curso del NRP en su 8.ª edición. Otras incorporaciones del libro de texto son las preguntas y métricas sugeridas para la mejora de la calidad, que se incluyeron al final de cada lección; material nuevo con consideraciones para la reanimación de recién nacidos que presentan mielomeningocele y defectos en la pared abdominal; e incorporación de códigos QR que se pueden escanear con dispositivos móviles para ver videos cortos sobre competencias importantes.

La producción de un libro tan complejo como el *Libro de texto para la reanimación neonatal* no podría realizarse sin el esfuerzo de un equipo de personas dedicadas y talentosas. John Kattwinkel (University of Virginia) es un gigante del mundo de la reanimación neonatal, miembro fundador del NRP, exdirector del Comité Directivo y editor de 4 ediciones anteriores de este libro de texto. Su asesoramiento permanente sigue guiando al NRP. La asociación entre AAP, AHA e ILCOR brinda la infraestructura necesaria para completar revisiones sistemáticas y desarrollar pautas basadas en la evidencia. Las guías de práctica clínica de la comunidad científica internacional, las pautas norteamericanas y la implementación del NRP se desarrollaron bajo la orientación de un grupo de líderes inspiradores, como Myra Wyckoff (University of Texas Southwestern), Jonathan Wyllie (James Cook University Hospital, Reino Unido), Khalid Aziz (University of Alberta, Canadá), Marya Strand (St. Louis University), Henry Lee (Stanford University) y Vishal Kapadia (University of Texas Southwestern). Los miembros del Comité Directivo del NRP, sus representantes de enlace y voluntarios pasaron muchas horas revisando el libro de texto para asegurarse de que fuera una guía actual, precisa y práctica, aunque no se contara con suficiente evidencia para realizar una recomendación definitiva. Marya Strand, Henry Lee y Beena Kamath-Rayne (AAP) revisaron cada lección para garantizar claridad y precisión. Los borradores iniciales de las lecciones complementarias fueron redactados por Bobbi Byrne (Indiana University, lección 12), Michelle Rhein (California, Pacific Medical Center, lección 12), Taylor Sawyer (University of Washington, lección 13) y Henry Lee (Stanford University, lección 14). Satyan Lakshminrusimha utilizó sus talentos artísticos para crear nuevas ilustraciones a color que demuestran con claridad la técnica y el mecanismo de las compresiones torácicas (lección 6). Además de las imágenes que se mantuvieron de la 7.ª edición, Shannon Vandervennet (University of Michigan) colaboró con nuevas fotografías de procedimientos clave para la 8.ª edición. Junto con Shannon, Aunum Akhter (University of Michigan) modeló con paciencia la ventilación con presión positiva para la nueva portada. Agradecemos una vez más la colaboración de Christopher Colby (Mayo Clinic-Rochester). En esta edición se incluyeron fotografías en vivo del personal y de los pacientes en la sala de partos de Mayo Clinic. Drew Smith (AAP) colaboró en la creación de nuevos elementos gráficos. Steven Ringer (Dartmouth-Hitchcock Medical Center) y Elizabeth Foglia (University of Pennsylvania) lideraron el desarrollo de un nuevo sistema de evaluación en línea. Siguiendo una larga tradición, Lou Halamek (Stanford University) desafió al NRP a seguir innovando, Jeffrey Perlman (Cornell University) realizó preguntas clave para confirmar la integridad científica y la practicidad de las recomendaciones del NRP, y Jerry Short (Universidad de Virginia) ayudó a garantizar que los componentes de evaluación e instrucción del programa fueran coherentes con los principios de aprendizaje en adultos. En un contexto internacional de pandemia, Kaitlin Wolfe Butterfield (AAP) y Michelle Olech Smith (AAP) supervisaron la coordinación de múltiples proyectos para garantizar que cada componente del programa estuviera finalizado en el plazo previsto. Esta edición del *Libro de texto para la reanimación neonatal* no se podría haber realizado sin la asistencia de Jill Rubino. Su extraordinaria paciencia y rigurosa meticulosidad durante el proceso de redacción fueron fundamentales para garantizar claridad, coherencia y precisión en el texto y las imágenes.

Estoy agradecido a Jeanette Zaichkin por su colaboración en cada fase de la producción de la 8.ª edición de este libro de texto. Por casi 2 décadas, Jeanette ha sido el alma del NRP, abogando por los proveedores que deben poner en práctica las pautas del NRP, y ha desempeñado un papel fundamental en la producción de cada actividad del NRP, incluido el libro de texto para proveedores, las evaluaciones en línea, los materiales de aprendizaje adaptativos, los materiales del curso para instructores, las *Instructor Updates* (actualizaciones para instructores), los diagramas, los escenarios de simulación, los talleres y los seminarios. Ha sido la voz de la razón, la mano firme en el timón y el arcoíris tras la tormenta.

De parte de todos los que participaron en la preparación de la 8.ª edición del curso del NRP, esperamos que este material le resulte útil en el cumplimiento de sus responsabilidades para con los recién nacidos que están bajo su cuidado.

Gary M. Weiner, MD

Gary M. Weiner, MD, FAAP

Descripción general del curso para proveedores del Neonatal Resuscitation Program®

Pautas científicas de la reanimación neonatal

Los materiales del Neonatal Resuscitation Program® (NRP®) se basan en las Guías de la American Academy of Pediatrics (AAP) y la American Heart Association (AHA) para la reanimación cardiopulmonar y la atención cardiovascular de emergencia (*Pediatrics*. 2021;147[Suppl 1]. doi:10.1542. e2020038505E). En el Apéndice figura una reimpresión de las mismas. Consúltelas ante cualquier duda sobre los fundamentos de las recomendaciones actuales del programa. Las guías, publicadas originalmente en octubre de 2020, se basan en el Consenso sobre la Ciencia de la Reanimación Cardiopulmonar con Recomendaciones de Tratamiento del International Liaison Committee on Resuscitation (ILCOR). Las revisiones basadas en la evidencia preparadas por miembros de ILCOR, que constituyen la base de ambos documentos, se pueden consultar en el sitio de pautas integradas en la web (https://professional.heart.org/en/science-news/2020-international-consensus-on-cardiopulmonary-resuscitation-science-with-treatment-recommendations).

Nivel de responsabilidad

El plan de estudios de la 8.ª edición del NRP ofrece 2 categorías de proveedores del NRP:

- **Aspectos Fundamentales del NRP:** todas las personas que participen del cuidado de un recién nacido deben hacer el curso Aspectos Fundamentales del NRP, que consiste en los materiales de las lecciones 1 a 4.
- **Nivel Avanzado del NRP:** esta opción de proveedor puede ser adecuada para quienes asisten en los partos y deben estar preparados para la reanimación de un recién nacido con factores de riesgo conocidos, y para aquellos que participan en la reanimación neonatal más allá de la ventilación con presión positiva. El participante de Nivel Avanzado del NRP es responsable del material de las lecciones 1 a 11.

Todos los estudiantes pueden estudiar las lecciones complementarias 12 a 14, pero no se les evaluará sobre ese material.

Cada institución determina sus propias políticas respecto de quién debe obtener certificación de proveedor de Aspectos Fundamentales o de Nivel Avanzado del NRP. Si la mayoría del personal participa en partos con factores de riesgo y se los llama para asistir en reanimaciones complejas, es posible que únicamente una pequeña cantidad de personal específico con responsabilidades limitadas sea adecuada para realizar el curso Aspectos Fundamentales del NRP.

Nota especial: La reanimación neonatal es más efectiva cuando la realiza un equipo designado y coordinado. Es importante que conozca las responsabilidades de reanimación neonatal de los miembros del equipo que trabajan con usted. La práctica periódica con los miembros del equipo va a facilitar la atención coordinada y efectiva del recién nacido.

Completar el curso

La 8.ª edición del NRP ofrece 2 metodologías de aprendizaje para obtener la certificación de proveedor del NRP: Cursos impartidos por instructores y RQI® para NRP®.

Cursos impartidos por instructores

En hospitales que usan el formato de curso impartido por instructores, los estudiantes deben completar la evaluación de aprendizaje en línea y, dentro de 90 días, asistir a la parte presencial de simulación/competencias del curso. Durante el curso presencial los estudiantes demuestran el dominio de las competencias de reanimación (lecciones 2 a 4 para Aspectos Fundamentales, y lecciones 2 a 7 para Nivel Avanzado) y participan en escenarios de reanimación simulados, según las indicaciones de los instructores del curso.

Al completar de forma exitosa estos requisitos, los participantes son elegibles para recibir una tarjeta electrónica de finalización del curso del NRP (Aspectos Fundamentales o Nivel Avanzado). Una vez completada la evaluación del curso en línea, una tarjeta de finalización del curso estará disponible en el perfil del estudiante en NRP Learning Platform™. Los estudiantes que obtengan la certificación de proveedor a través de un curso impartido por instructores deben renovar su certificación de proveedor cada 2 años.

RQI® para NRP®

Ante los hallazgos que demuestran que el aprendizaje periódico puede mejorar los resultados de la reanimación neonatal, la AAP se unió a RQI Partners (una alianza entre la American Heart Association y Laerdal Medical) para desarrollar RQI para NRP, una metodología de aprendizaje opcional para la capacitación de proveedores de Aspectos Fundamentales del NRP.

RQI para NRP es un programa de mejora de calidad que ofrece un método alternativo de educación y administración, que verifica la competencia en las habilidades de ventilación con presión positiva (VPP) en un simulador neonatal. Este programa ofrece un método de autoaprendizaje, con sesiones trimestrales de habilidades y revisión cognitiva en dosis bajas para cubrir el contenido de Aspectos Fundamentales del NRP (lecciones 1 a 4).

La entrada inicial al formato RQI para NRP exige que los estudiantes completen la evaluación en línea y las competencias requeridas en el simulador. En ese punto, el estudiante obtiene una credencial electrónica

Essentials. Un estudiante de RQI para NRP debe participar en actividades trimestrales de habilidades y revisión cognitiva en el módulo de simulación de su hospital (figura 1) para mantener vigente la credencial electrónica de Aspectos Fundamentales. Con cada actividad trimestral se refuerzan las habilidades del estudiante, y el vencimiento de la credencial electrónica del estudiante se extiende 3 meses.

Si un estudiante de RQI cambia la ubicación de su capacitación NRP a un hospital que utiliza cursos dirigidos por instructor y renovación del proveedor cada 2 años, el estudiante solicita una tarjeta electrónica válida por 2 años desde la última actividad de participación trimestral completada.

El proveedor de Nivel Avanzado del NRP en un hospital que usa RQI para NRP mantiene su certificación de proveedor de Aspectos Fundamentales después de completar sus sesiones trimestrales de práctica de habilidades y revisión cognitiva en el módulo de simulación, y de renovar su certificación de proveedor de Nivel Avanzado en un curso impartido por instructores cada 2 años.

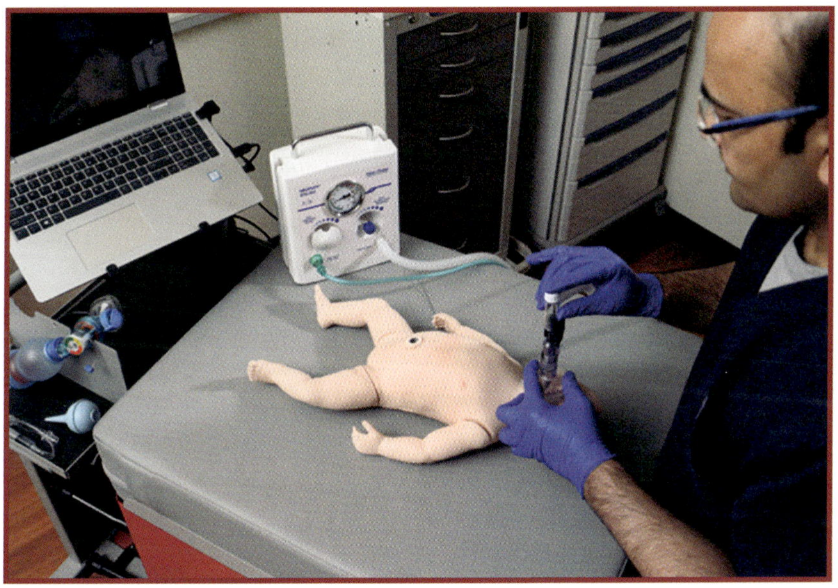

Figura 1 Un estudiante del NRP practica las habilidades de VPP en el módulo de simulación RQI.

La finalización no implica competencia

El NRP es un programa educativo que introduce los conceptos y las competencias básicas de reanimación neonatal. Obtener y mantener la certificación de proveedor del NRP no implica que un individuo tenga las competencias necesarias para realizar una reanimación neonatal en el entorno clínico. Cada hospital es responsable de determinar el nivel de competencia y calificaciones requeridas para que una persona pueda asumir la responsabilidad clínica de la reanimación neonatal.

Precauciones estándar

Los Centers for Disease Control and Prevention de los Estados Unidos han recomendado tomar precauciones estándar siempre que haya un riesgo alto de exposición a la sangre o a líquidos corporales y que el estado de potencial infección del paciente sea desconocido, como ocurre en el caso de la reanimación neonatal.

Todos los líquidos producidos por pacientes (sangre, orina, heces, saliva, vómito, etc.) deben tratarse como potencialmente infecciosos. Se deben utilizar guantes cuando se reanima a un recién nacido, y el reanimador no debe utilizar la boca al utilizar un dispositivo de aspiración. Se debe evitar la reanimación boca a boca al tener siempre disponible una bolsa de reanimación y una máscara o un reanimador con pieza en T para su uso durante la reanimación. Se deben utilizar mascarillas y gafas protectoras o barreras faciales durante los procedimientos donde hay probabilidades de que se generen gotas de sangre o de otros líquidos corporales. Se deben utilizar batas o delantales durante los procedimientos que probablemente generen salpicaduras de sangre o de otros líquidos corporales. Las salas de partos deben estar equipadas con bolsas de reanimación, mascarillas, laringoscopios, tubos endotraqueales, dispositivos de aspiración mecánica y las barreras de protección necesarias.

Estrategias para la capacitación del NRP durante el COVID-19

El COVID-19 ha traído desafíos significativos en la implementación de capacitaciones del NRP debido al distanciamiento físico y las restricciones a las reuniones grupales. Al dirigir eventos dirigidos por instructor a pesar de estos desafíos, los instructores del NRP deben asegurarse de que los cursos incluyan todos los componentes obligatorios, cumplan con los objetivos de aprendizaje relevantes de los participantes y cumplan con los requisitos de salud pública e institucionales para la seguridad personal y la utilización de recursos. El Comité Directivo del NRP ha establecido pautas sobre las estrategias adecuadas para impartir cursos para proveedores del NRP durante la pandemia de COVID-19, que están disponibles en el sitio web del NRP en aap.org/nrp.

Fundamentos de la reanimación neonatal

1

Puntos de aprendizaje

- Por qué son importantes las competencias de reanimación
- Cambios fisiológicos producidos durante el parto y después de este
- El formato del algoritmo del Neonatal Resuscitation Program®
- Competencias utilizadas por equipos de reanimación eficaces para la comunicación y el trabajo en equipo
- Cómo se pueden implementar métodos de mejora de la calidad para obtener mejores resultados

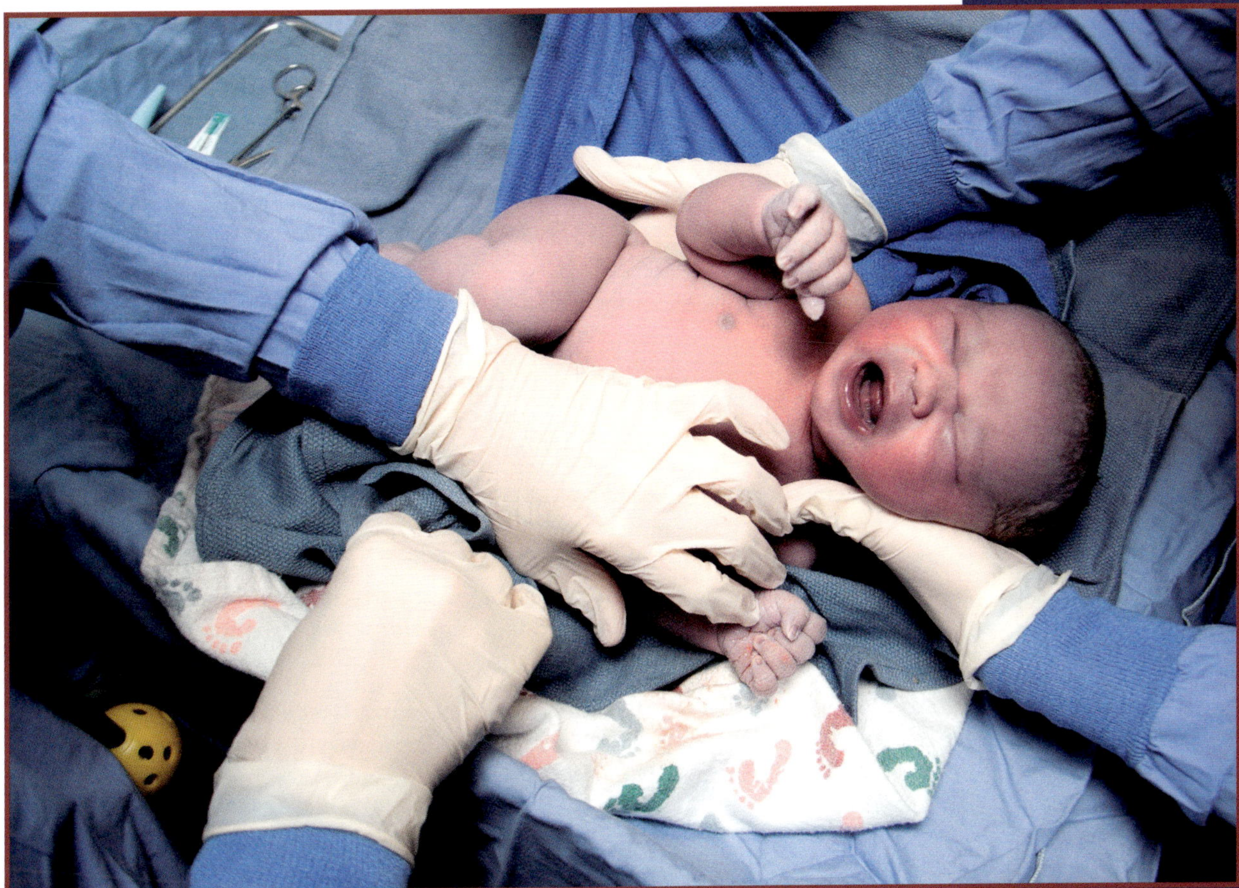

Imagen utilizada con autorización de Mayo Foundation for Medical Education and Research.

Puntos clave

1. La mayoría de los recién nacidos realizan la transición a la vida extrauterina sin intervención.
2. Antes del parto, los vasos sanguíneos de los pulmones del feto se contraen y los alvéolos están llenos de líquido (no de aire).
3. Suele necesitarse reanimación neonatal cuando se produce una insuficiencia respiratoria.
4. El paso más importante y eficaz en la reanimación neonatal es ventilar los pulmones del bebé.
5. Muy pocos recién nacidos necesitan compresiones torácicas o medicación.
6. El trabajo en equipo, el liderazgo y la comunicación son fundamentales para la reanimación del recién nacido.

Neonatal Resuscitation Program

Con el Neonatal Resuscitation Program (NRP®), usted podrá aprender las habilidades cognitivas, técnicas y de trabajo en equipo que va a necesitar para reanimar y estabilizar a un recién nacido. La mayoría de los recién nacidos realizan la transición a la vida extrauterina sin intervención. En general, el 85% de los recién nacidos a término empieza a respirar durante los 30 segundos posteriores al parto. Un 10% empieza a respirar después de que los secan y estimulan. Para lograr una transición exitosa, aproximadamente:

- Un cinco por ciento de los recién nacidos a término recibe ventilación con presión positiva (VPP).
- Un dos por ciento de los recién nacidos a término debe ser intubado.
- De 1 a 3 bebés por cada 1000 partos deben recibir compresiones torácicas o medicación de emergencia.

Las probabilidades de que se necesiten estas intervenciones de emergencia son más altas en los casos en que se identifican ciertos factores de riesgo y en bebés prematuros. Si bien la mayoría de los recién nacidos no necesita ninguna intervención, lo cierto es que una intervención a tiempo puede salvar la vida de muchos recién nacidos dada la enorme cantidad de partos por año. Como no siempre se puede prever la necesidad de asistencia, los profesionales de la salud deben estar preparados para responder de manera rápida y eficiente en todos los partos.

Durante el curso NRP, usted aprenderá a evaluar al recién nacido y a tomar decisiones sobre los pasos a seguir, y practicará los pasos del proceso de reanimación. A medida que practique los simulacros con sus compañeros, el equipo irá perfeccionándose y adquiriendo gradualmente más rapidez. El aspecto más gratificante de brindar asistencia hábilmente a un recién nacido afectado es que el esfuerzo no suele ser en vano. El tiempo que uno invierta para aprender a reanimar a un recién nacido será tiempo bien empleado.

¿Por qué el procedimiento de reanimación de un recién nacido es diferente al de los adultos?

Por lo general, un paro cardíaco en un adulto es una complicación de una enfermedad coronaria. Se produce por una arritmia repentina que impide la correcta circulación de sangre a través del corazón. Al reducirse la circulación al cerebro, el adulto pierde el conocimiento y deja de respirar. Cuando un adulto tiene un paro cardíaco, suele mantener niveles normales de oxígeno y dióxido de carbono (CO_2) en sangre, y los pulmones permanecen llenos de aire. Durante la reanimación de un adulto, las compresiones torácicas mantienen la circulación hasta que el corazón pueda volver a funcionar mediante desfibrilación eléctrica o medicación.

En cambio, la mayoría de los recién nacidos que necesitan reanimación tienen un corazón sano. Lo más probable es que un recién nacido que necesita reanimación tenga una insuficiencia respiratoria que afecte el intercambio de oxígeno y CO_2.

- Antes del parto, el feto respira a través de la placenta, en lugar de los pulmones. Cuando la placenta funciona normalmente, transfiere oxígeno de la madre al feto y CO_2 del feto a la madre. Un feto sano realiza movimientos respiratorios, que son importantes para obtener un crecimiento pulmonar normal.
- Cuando falla la respiración placentaria, el feto no recibe suficiente oxígeno y no se puede eliminar el CO_2. Como las células intentan funcionar sin oxígeno y se acumula CO_2, aumenta el ácido en la sangre del feto.
- Los monitores fetales pueden mostrar un descenso en la actividad, una pérdida de la variabilidad de la frecuencia cardíaca y desaceleraciones de la frecuencia cardíaca. Si persiste la insuficiencia respiratoria en la placenta, se producirán jadeos/boqueos en el feto, seguidos de apnea y bradicardia.
- Si el feto nace en una fase temprana de la insuficiencia respiratoria, la estimulación táctil podría ser suficiente para iniciar la respiración instantánea y la recuperación. Si el feto nace en una fase posterior, la estimulación no será suficiente y el recién nacido necesitará ventilación asistida para recuperarse. Es posible que los recién nacidos con cuadros más graves necesiten compresiones torácicas y adrenalina. En el momento del parto, es probable no se sepa en qué fase de la insuficiencia respiratoria se encuentra el bebé.

- Después del parto, los pulmones del bebé deben encargarse de la respiración. Se deben llenar de aire para intercambiar oxígeno y CO_2. Si el bebé no inicia o no logra mantener un esfuerzo respiratorio eficaz, puede producirse una insuficiencia respiratoria.
- El problema principal de la insuficiencia respiratoria, ya sea que ocurra antes o después del parto, es la interrupción del intercambio de gases. Por lo tanto, *el foco de la reanimación neonatal es la ventilación eficaz de los pulmones del bebé.*

Este programa abarca muchos conceptos y habilidades. El concepto más importante del programa es el establecimiento de una ventilación eficaz de los pulmones del bebé durante la reanimación neonatal.

La ventilación de los pulmones del recién nacido es el paso más importante y efectivo en la reanimación neonatal.

¿Qué ocurre durante la transición de la circulación fetal a la neonatal?

Si conocemos la fisiología básica de la respiración cardiorrespiratoria desde la etapa intrauterina hasta la extrauterina, podremos comprender mejor los pasos de la reanimación neonatal.

- Antes del parto, los pulmones del feto se llenan de líquido, no de aire, y no participan en el proceso de intercambio de gases. Todo el oxígeno que utiliza el feto proviene de la sangre de la madre, que se difunde a través de la placenta. La sangre oxigenada del feto abandona la placenta a través de la vena umbilical (figura 1.1).
- Los vasos sanguíneos de los pulmones del feto (vasos pulmonares) son estrechos y fluye poca sangre por ellos. En cambio, la mayor parte de la sangre oxigenada que regresa al feto desde la placenta por medio de la vena umbilical fluye por el foramen oval o conducto arterial (ductus arterioso), sin pasar por los pulmones. Como la sangre fluye directamente desde el lado derecho del corazón hacia el lado izquierdo sin entrar en los pulmones, esto se llama *derivación de derecha a izquierda*. Dentro del útero, la derivación de derecha a izquierda permite que la sangre más oxigenada fluya directamente al cerebro y al corazón del feto.
- Después del parto, debe producirse una serie de eventos para que la transición de la circulación fetal a la neonatal se efectúe correctamente.
  - A medida que el bebé respira hondo y llora, se absorbe el líquido de los alvéolos y los pulmones se llenan de aire (figura 1.2).
  - El aire de los pulmones hace que los vasos pulmonares que se habían contraído se relajen para que pueda fluir sangre a los pulmones y llegar a los alvéolos, donde se absorberá el oxígeno y se eliminará el CO_2 (figura 1.3).

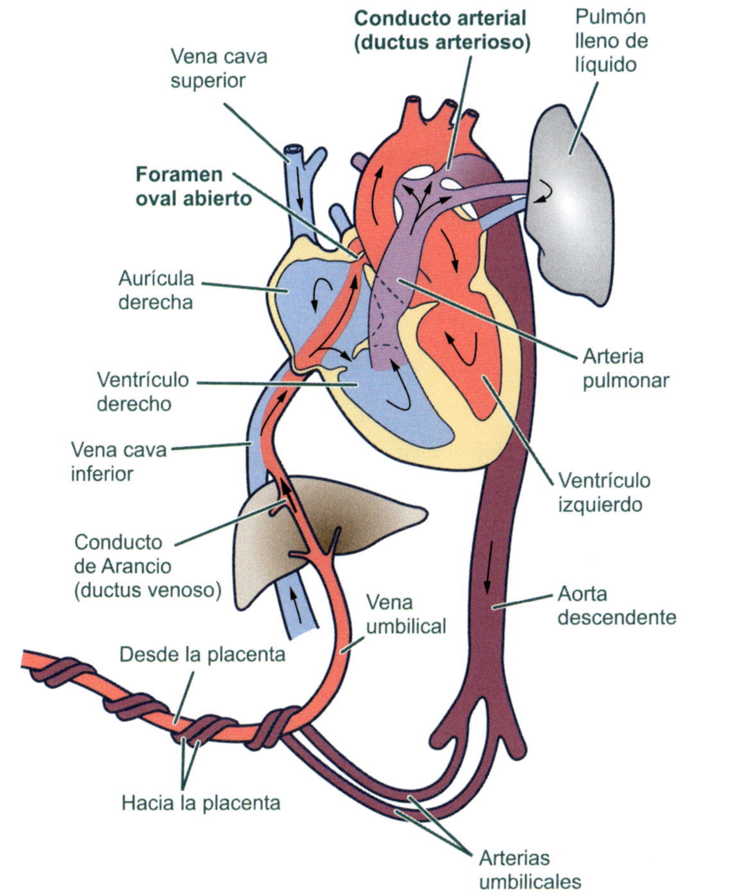

Figura 1.1. Sistema circulatorio fetal: la sangre oxigenada (roja) entra a la aurícula derecha desde la vena umbilical y cruza al lado izquierdo por medio del foramen oval y el conducto arterial (ductus arterioso). Solo una pequeña cantidad de sangre fluye a los pulmones. No hay intercambio de gases en los pulmones llenos de líquido.

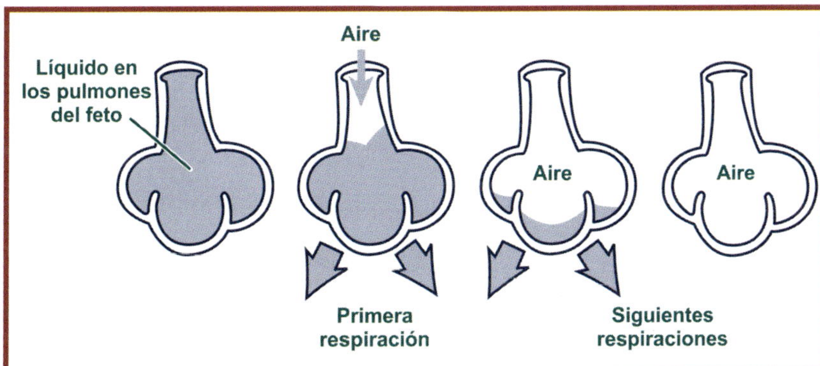

Figura 1.2. El aire reemplaza el líquido en los alvéolos.

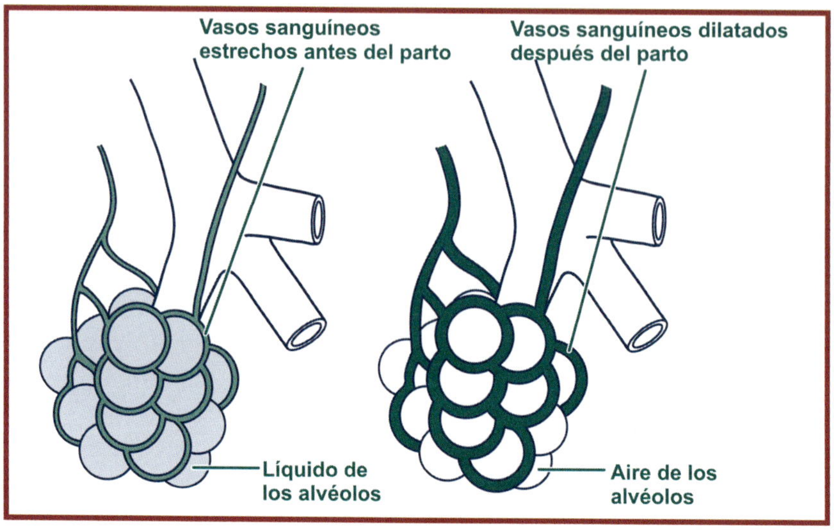

Figura 1.3. Los vasos sanguíneos de los pulmones se abren.

- La sangre oxigenada que sale de los pulmones se dirige al corazón del bebé para que corazón y cerebro reciban un flujo sanguíneo suficiente al pinzarse el cordón umbilical (figura 1.4).

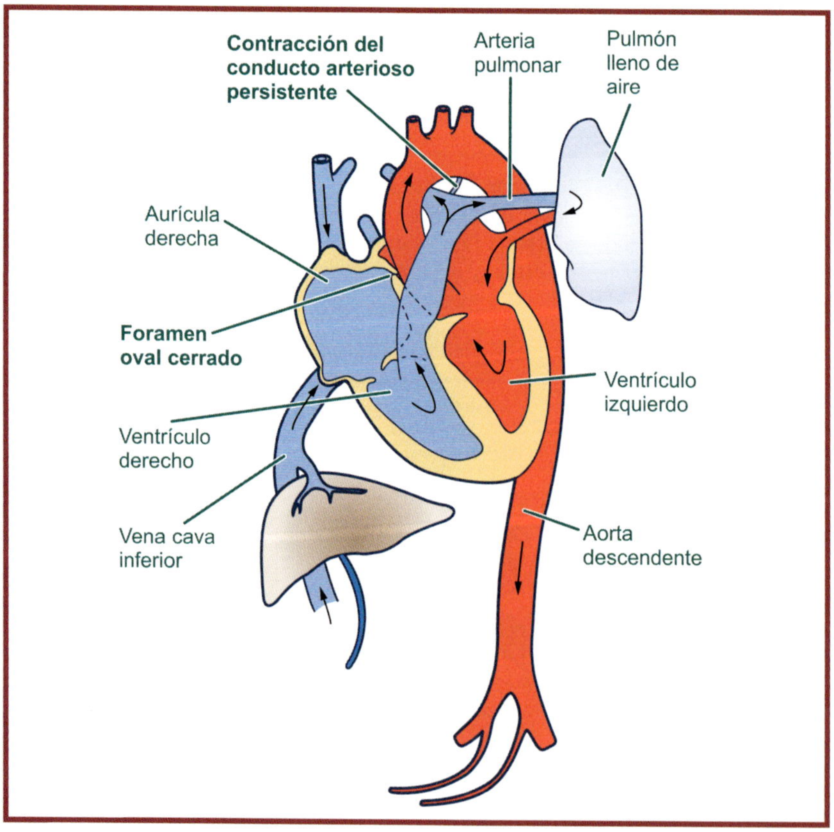

Figura 1.4. Sistema circulatorio transicional: el bebé respira, los vasos pulmonares se relajan y la sangre fluye a los pulmones llenos de aire. La sangre que vuelve del lado izquierdo del corazón tiene la mayor saturación de oxígeno.

- Al pinzar el cordón umbilical, se eleva la presión arterial sistémica del bebé y se reducen las probabilidades de que la sangre eluda los pulmones del bebé.

Si bien los pasos iniciales de la transición ocurren unos minutos después del parto, el proceso completo puede llegar a durar horas o días. Por ejemplo, un recién nacido a término sano puede tardar hasta 10 minutos en alcanzar una saturación de oxígeno superior al 90%. La absorción completa del líquido de los pulmones puede llevar varias horas, mientras que la relajación completa de los vasos sanguíneos pulmonares se da de manera gradual durante varios meses.

¿Cómo responde un recién nacido ante una interrupción en la transición normal?

Si no se produce una transición normal, los órganos del bebé no reciben suficiente oxígeno, se acumula ácido en los tejidos y se contraen los vasos sanguíneos de los intestinos, los riñones, los músculos y la piel del bebé.

Por un tiempo, un reflejo de supervivencia mantiene el flujo sanguíneo al corazón y al cerebro del bebé para preservar el funcionamiento de estos órganos vitales. Pero si persiste esta insuficiencia en el intercambio de gases, el corazón comenzará a fallar y descenderá el flujo sanguíneo a todos los órganos. Un nivel deficiente de flujo sanguíneo y oxígeno puede causar daños en los órganos. La tabla 1-1 resume algunos de los hallazgos clínicos relacionados con la interrupción de la transición normal.

Tabla 1-1. Hallazgos clínicos de una transición anómala
• Respiración irregular, falta de respiración (apnea) o respiración rápida (taquipnea) • Frecuencia cardíaca lenta (bradicardia) o frecuencia cardíaca rápida (taquicardia) • Falta de tono muscular • Piel pálida (palidez) o piel azul (cianosis) • Saturación de oxígeno baja • Presión arterial baja

¿Cómo se estructura el algoritmo del Neonatal Resuscitation Program?

El algoritmo del NRP (figura 1.5) describe los pasos a seguir para evaluar y reanimar a un recién nacido. Se divide en 5 bloques, desde el parto hasta la evaluación inicial. A lo largo del algoritmo, los hexágonos indican la evaluación y los rectángulos muestran las acciones que podrían requerirse. Si bien es importante trabajar de manera rápida y eficaz, *se deben realizar adecuadamente los pasos de cada bloque antes de pasar al siguiente.* Al final de cada bloque se repiten las evaluaciones, que son las que determinan

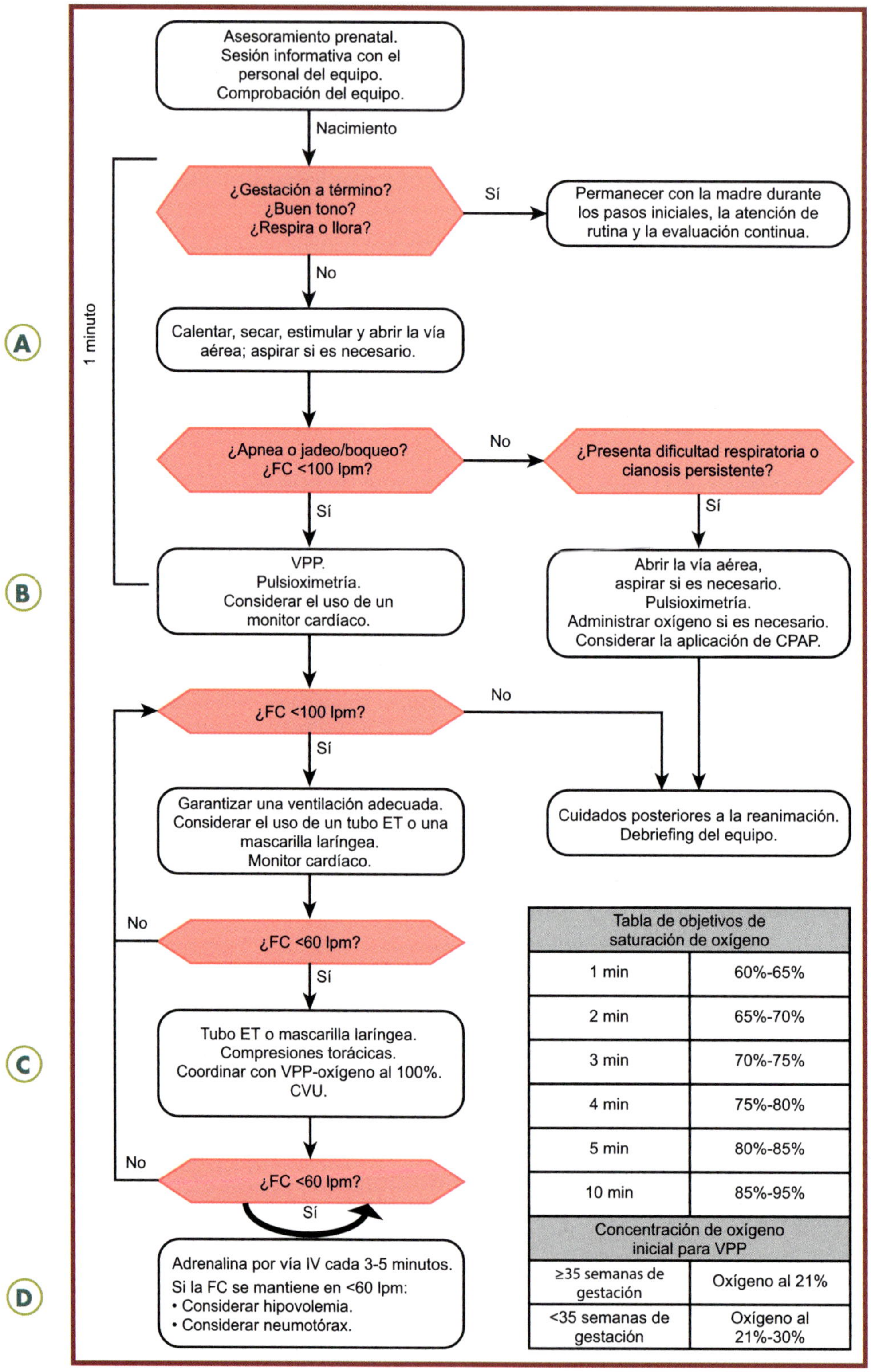

Tabla de objetivos de saturación de oxígeno	
1 min	60%-65%
2 min	65%-70%
3 min	70%-75%
4 min	75%-80%
5 min	80%-85%
10 min	85%-95%

Concentración de oxígeno inicial para VPP	
≥35 semanas de gestación	Oxígeno al 21%
<35 semanas de gestación	Oxígeno al 21%-30%

Figura 1.5. Algoritmo del Neonatal Resuscitation Program

si es necesario continuar. Los detalles de cada bloque se describen en las siguientes lecciones.

- *Evaluación rápida:* determine si el recién nacido puede permanecer con la madre o si es necesario trasladarlo a un calentador radiante para realizarle más evaluaciones.
- *(A) Airway (vía aérea):* realice los pasos iniciales para establecer una vía aérea (Airway) abierta y facilitar la respiración espontánea.
- *(B) Breathing (respiración):* se administra ventilación con presión positiva para facilitar la respiración (Breathing) en los bebés con apnea o bradicardia. Podría ser necesario realizar otras intervenciones (como la presión positiva continua en la vía aérea [CPAP] o la administración de oxígeno adicional) si el bebé tiene dificultad respiratoria o baja saturación de oxígeno.
- *(C) Circulation (circulación):* si la bradicardia grave persiste a pesar de la ventilación asistida, se facilita la circulación (Circulation) con compresiones torácicas y VPP.
- *(D) Drug (fármaco):* si la bradicardia grave persiste a pesar de la ventilación asistida y las compresiones torácicas, se administra el fármaco (Drug) adrenalina y se continúa con la VPP y las compresiones torácicas.

Tómese un momento para familiarizarse con la estructura del algoritmo del NRP (figura 1.5). Los estudiantes de Aspectos Fundamentales del Neonatal Resuscitation Program deben centrarse en los siguientes pasos del algoritmo: Evaluación rápida, Vía aérea y Ventilación. Los estudiantes del Nivel Avanzado del Neonatal Resuscitation Program deben estudiar el algoritmo completo.

¿Por qué se hace hincapié en el trabajo en equipo y la comunicación a lo largo de este programa?

El trabajo en equipo y la comunicación son competencias esenciales durante la reanimación neonatal. Según una investigación de la Joint Commission, las deficiencias en el trabajo en equipo y la comunicación son las causas más frecuentes de las muertes de lactantes que podrían prevenirse en la sala de partos. Durante una reanimación compleja, los proveedores deben realizar múltiples procedimientos sin retrasos. Se pueden experimentar la confusión y la ineficiencia debido a que varios equipos de cuidadores se encuentran trabajando en un espacio confinado al mismo tiempo. Si bien cada individuo puede tener el conocimiento y las competencias para realizar una reanimación exitosa, las competencias individuales no se usarán de manera óptima sin una coordinación efectiva.

Competencias fundamentales del comportamiento del Neonatal Resuscitation Program

Las 10 competencias fundamentales del comportamiento del NRP, descritas en la tabla 1-2, están adaptadas de modelos de trabajo en equipo eficaz

Tabla 1-2. Competencias fundamentales del comportamiento del Neonatal Resuscitation Program

Comportamiento	Ejemplo
Conocer el entorno.	• Sepa la ubicación del equipo de reanimación y la forma en que se accede a él. • Sepa cómo llamar para pedir ayuda y quién está disponible.
Usar la información disponible.	• Conozca el historial prenatal e intraparto, incluidas las complicaciones y medicaciones de la madre y otros factores de riesgo.
Prever y planificar.	• Realice una reunión del equipo antes de la reanimación para garantizar que todos los miembros del equipo conozcan la situación clínica. • Asigne roles y responsabilidades. • Analice un plan de acción por si surgen complicaciones.
Identificar claramente al líder del equipo.	• Identifique al líder del equipo antes del parto. • Líderes efectivos — Objetivos claramente articulados. — Delegue las tareas según sea apropiado mientras controla la distribución de trabajo. — Incluya a otros miembros del equipo en la evaluación y la planificación. — Piense en voz alta. — Mantenga la alerta situacional. — Delegue el liderazgo a otro miembro del equipo si este debe involucrarse en un procedimiento.
Comunicar eficazmente.	• Llame a los miembros del equipo por su nombre. • Comparta información activamente. • Informe a su equipo si identifica un problema, error o preocupación por la salud del paciente. • Ordene los medicamentos según el nombre, la dosis y vía. • Use un lenguaje conciso y claro. • Use un circuito cerrado de comunicación. • Verifique la información. • Asegúrese de que los cambios en la información o en las evaluaciones se comuniquen a todos los miembros del equipo. • Incluya a los miembros de la familia en las comunicaciones según corresponda.
Delegar trabajo de manera óptima.	• No duplique el trabajo ni use más recursos de lo necesario. • Cambie la asignación de roles según las competencias y lo que se requiere en cada momento. • No permita que una persona esté sobrecargado de tareas. • No permita que el equipo esté concentrado en una sola tarea.
Distribuir la atención con inteligencia.	• Para mantener la alerta situacional, revise y evalúe la situación clínica con frecuencia. • Controle el desempeño de las competencias de cada uno para preservar la seguridad del paciente.
Usar los recursos disponibles.	• Sepa cuál es el personal que está disponible. • Sepa cuáles suministros adicionales o especiales están disponibles y cómo acceder a ellos.
Pedir ayuda cuando sea necesario.	• A partir de los factores de riesgo presentes y el progreso de la reanimación, anticípese a la necesidad de aumentar la cantidad de miembros en el equipo. • Llame a tiempo para pedir ayuda adicional. • Sepa cómo llamar para pedir ayuda adicional y cuál es el proceso para obtener el tipo de ayuda que necesita.
Mantener un comportamiento profesional.	• Sea respetuoso en su comunicación verbal y no verbal. • Busque y ofrezca ayuda activamente. • Apoye y promueva el trabajo en equipo. • Respete y valore a su equipo.

previamente descritos (Center for Advanced Pediatric and Perinatal Education [CAPE], Lucile Packard Children's Hospital at Stanford University). En cada una de las siguientes lecciones, analizaremos cómo ponen en práctica estas competencias de comportamiento los equipos eficaces.

Para mejorar el trabajo en equipo y la comunicación, se requiere mucha práctica en torno a estos factores, en condiciones similares a las de la realidad. Al repasar cada lección y participar en simulaciones, piense cómo se pueden utilizar estas competencias de comportamiento para mejorar la actuación de su propio equipo. Recuerde que cada miembro del equipo tiene la responsabilidad de hablar e informarle al líder y al resto de los miembros del equipo sobre toda observación o información que mejore la reanimación en curso.

¿Cómo pueden los métodos de mejora de la calidad pulir los resultados en los recién nacidos que necesitan reanimación?

El curso del NRP lo ayuda a adquirir el conocimiento y las competencias que necesita para salvarle la vida a los bebés, pero el conocimiento solo no garantiza resultados mejorados. Completar un curso del NRP constituye solamente el primer paso para mejorar la calidad del cuidado que practica.

- Para marcar una diferencia en los resultados clínicos se requiere un compromiso con la mejora de la calidad (QI). Los profesionales comprometidos con la mejora de la calidad establecen objetivos, identifican áreas de mejora y aplican cambios que mejoran el cuidado.
- Observe los sistemas y procesos utilizados en su propia sala de partos con detenimiento para determinar la mejor forma de poner en práctica su conocimiento y sus competencias.
- A medida que complete las lecciones del libro de texto, piense en oportunidades de mejorar el cuidado en su propia sala de partos. En las siguientes lecciones, registre los procesos y los resultados cuantificables que permitan identificar oportunidades para mejorar. Se incluyen recursos adicionales de QI en la lección complementaria 14.

REPASO DE LA LECCIÓN 1

1. Antes del parto, los alvéolos de los pulmones del feto están llenos de (líquido)/(aire).
2. Antes del parto, el oxígeno que recibe el feto proviene de (la placenta)/(los pulmones del feto).
3. Antes del parto, la mayor parte de la sangre del feto (entra en los pulmones del feto)/(no entra en los pulmones del feto).

4. Después del parto, el aire en los alvéolos hace que los vasos de los pulmones del bebé se (contraigan)/(relajen).
5. Al reanimar a un recién nacido, (no suelen)/(suelen) necesitarse compresiones torácicas y medicación.
6. Los miembros de un equipo de reanimación efectivo (comparten información)/(trabajan en silencio y de manera independiente).

Respuestas

1. Antes del parto, los alvéolos de los pulmones del feto están llenos de líquido.
2. Antes del parto, el oxígeno que recibe el feto proviene de la placenta.
3. Antes del parto, la mayor parte de la sangre del feto elude los pulmones.
4. Después del parto, el aire en los alvéolos hace que los vasos de los pulmones del bebé se relajen.
5. En general, no se requieren compresiones torácicas ni medicación para reanimar a un recién nacido.
6. Los miembros de un equipo de reanimación eficaz comparten información.

Evaluación previa y preparación para la reanimación

2

Puntos de aprendizaje

- Factores de riesgo que pueden ayudar a predecir qué bebés requerirán reanimación
- Cuatro preguntas clave para hacerle al obstetra antes del parto
- Cómo determinar quién debe atender un parto
- Cómo realizar una sesión informativa con el personal del equipo antes de la reanimación
- Cómo reunir y comprobar los suministros y equipos de reanimación
- Por qué es importante la documentación precisa

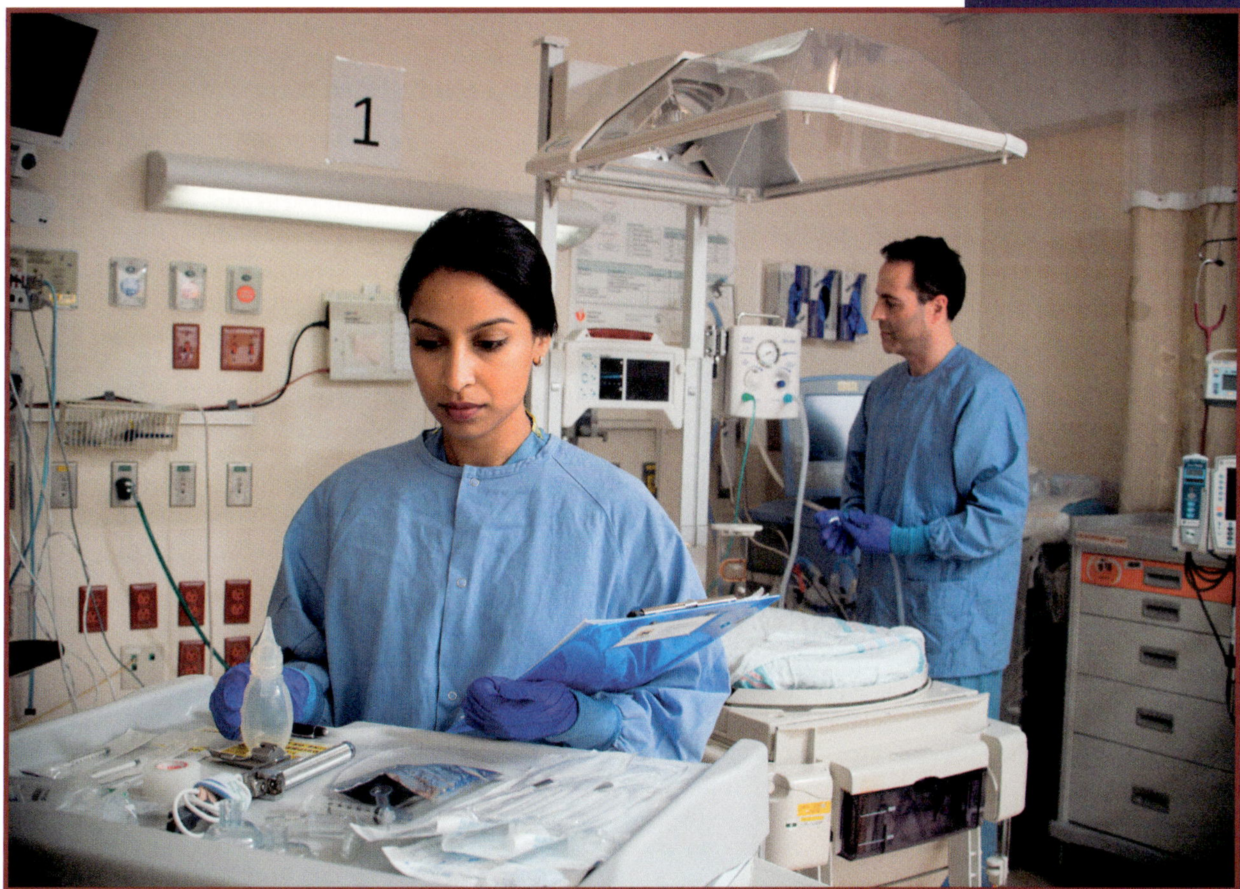

Puntos clave

1. Identifique los factores de riesgo haciéndole al obstetra las siguientes 4 preguntas antes del parto: (1) ¿Cuál es la edad gestacional prevista? (2) ¿El líquido amniótico está limpio? (3) ¿Hay más factores de riesgo? (4) ¿Cuál es nuestro plan de manejo del cordón umbilical?

2. Algunos recién nacidos sin factores de riesgo evidentes necesitan reanimación.

3. En cada parto debe haber al menos 1 persona cualificada para iniciar la reanimación, que se ocupe únicamente de atender al recién nacido.

4. Si hay factores de riesgo presentes, debería haber al menos 2 personas cualificadas para ocuparse exclusivamente de atender al bebé. La cantidad de personas y las cualificaciones requeridas dependerán de los factores de riesgo.

5. Un equipo cualificado con todas las competencias necesarias para la reanimación debería estar identificado y disponible inmediatamente para cada reanimación. El equipo de reanimación cualificado debería estar presente en el momento del parto si se prevé que puede necesitarse soporte vital avanzado. Todos los suministros y equipos necesarios para una reanimación completa deben estar disponibles de inmediato y funcionales para cada parto.

Caso: Preparación para un parto con factores de riesgo perinatales

Una mujer de 30 años entra al hospital en trabajo de parto con 36 semanas de gestación. Tiene diabetes gestacional insulinodependiente e hipertensión. Se observa que rompió bolsa con líquido amniótico limpio. Los monitores muestran un patrón de la frecuencia cardíaca fetal de categoría II (patrón indeterminado que necesita evaluación, supervisión y posiblemente otras pruebas para asegurar el bienestar fetal). El trabajo de parto avanza rápidamente y el parto vaginal es inminente. El obstetra llama a su equipo de reanimación para asistir al parto.

Usted le hace al obstetra 4 preguntas breves y determina que hay varios factores de riesgo perinatales. Reúne un equipo compuesto por suficientes personas cualificadas con habilidades para llevar a cabo las intervenciones que pueden ser necesarias. El equipo identifica claramente al líder del equipo, realiza una sesión informativa con el personal del equipo antes de la reanimación, habla sobre los roles y las responsabilidades y realiza una comprobación completa del equipo. A medida que su equipo entra a la sala, se presentan a la madre y al equipo obstétrico y asumen sus posiciones cerca del calentador radiante precalentado.

¿Por qué es importante prever la posibilidad de que se necesite una reanimación antes de cada parto?

Usted debe estar preparado para reanimar a un recién nacido en todos los partos. La tabla 2-1 describe los factores de riesgo que aumentan las probabilidades de que el recién nacido requiera asistencia en la transición o reanimación. Si analiza atentamente estos factores de riesgo, podrá identificar el personal adecuado para atender el parto. Pero aunque la evaluación de estos factores de riesgo resulta útil en la mayoría de los casos en que un recién nacido necesita reanimación después del parto, algunos recién nacidos sin factores de riesgo evidentes también requieren reanimación.

Tabla 2-1. Factores de riesgo perinatales que aumentan la probabilidad de que se necesite reanimación neonatal

Factores de riesgo prenatales	
Edad gestacional menor a 36 0/7 semanas	Polihidramnios
Edad gestacional menor o Igual a 41 0/7 semanas	Oligohidramnios
Preeclampsia o eclampsia	Hidropesía fetal
Hipertensión materna	Macrosomía fetal
Gestación múltiple	Restricción del crecimiento intrauterino
Anemia fetal	Deformaciones o anomalías fetales significativas
	Cuidado prenatal nulo
Factores de riesgo intraparto	
Parto por cesárea de emergencia	Hemorragia intraparto
Parto con fórceps o con ventosa	Corioamnionitis
Parto de nalgas u otra anomalía	Opiáceos administrados a la madre dentro de las 4 horas antes del parto
Patrón de frecuencia cardíaca fetal de categoría II o III*	Distocia de hombros
Anestesia materna general	Líquido amniótico teñido por meconio
Terapia materna con magnesio	Prolapso del cordón umbilical
Desprendimiento prematuro de la placenta	

* Vea el Apéndice 3 de esta lección para consultar una descripción de las categorías de la frecuencia cardíaca fetal.

¿Qué preguntas debe hacer antes de cada parto?

Es importante que el obstetra y los profesionales de la salud del recién nacido coordinen la atención estableciendo una comunicación efectiva. Antes de cada parto, revise los factores de riesgo prenatales e intraparto que figuran en la tabla 2-1, y haga las siguientes 4 preguntas previas al parto:

1. ¿Cuál es la edad gestacional prevista?
2. ¿El líquido amniótico está limpio?
3. ¿Hay más factores de riesgo?
4. ¿Cuál es nuestro plan de manejo del cordón umbilical?

A partir de las respuestas a estas preguntas, reúna el personal y los equipos necesarios. En la lección 3 se proporciona más información sobre el momento indicado para pinzar el cordón umbilical y la elaboración de un plan para el manejo del cordón.

¿Qué miembros del personal deben estar presentes en el parto?

La cantidad de personas y las cualificaciones necesarias dependerán de los factores de riesgo. Evalúe la posibilidad de establecer una política por escrito que determine la cantidad de personas que deben asistir al parto, las cualificaciones que deben tener según la evaluación de riesgos perinatales, y los procedimientos para pedir ayuda cuando sea necesario.

- A todos los partos debería asistir *al menos 1 persona cualificada* para ocuparse de los pasos iniciales del cuidado de un recién nacido y de la ventilación con presión positiva (VPP), y cuya única responsabilidad sea la de atender al bebé recién nacido. Si solo se cuenta con 1 persona cualificada para atender el parto, las probabilidades de reanimación deberían ser bajas. En caso de que deba realizarse una reanimación imprevista, este miembro del equipo iniciará la reanimación y llamará para pedir ayuda adicional.
- Si hay factores de riesgo presentes (tabla 2-1), *debería haber al menos 2 personas cualificadas para ocuparse exclusivamente de atender al bebé.* La cantidad de personal y las cualificaciones necesarias variarán según el riesgo previsto, la cantidad de bebés y el entorno hospitalario.
- *Un equipo cualificado con todas las competencias de reanimación*, incluidas las habilidades necesarias para realizar una intubación endotraqueal, compresiones torácicas, acceso vascular de emergencia y administración de medicamentos, debería estar identificado y disponible inmediatamente para cada reanimación.
  - El equipo de reanimación cualificado debería estar presente en el momento del parto si se prevé que puede necesitarse soporte vital avanzado.
  - No es suficiente tener al equipo con estas habilidades avanzadas de guardia en su casa o en un área remota del hospital. Cuando se necesita reanimación, hay que comenzar sin demoras.

Por ejemplo, en un parto sin complicaciones, el personal de enfermería puede evaluar la edad gestacional, el tono muscular y la respiración, y proveer estimulación táctil. Si el recién nacido no responde adecuadamente, personal de enfermería podría posicionar la cabeza para abrir, iniciar la VPP y realizar un llamado de emergencia para pedir asistencia inmediata. Rápidamente, una segunda persona asiste al calentador para evaluar la eficacia de la VPP y coloca el pulsioxímetro. Otro profesional con todas las competencias de reanimación, incluidas la intubación y la inserción de un catéter venoso umbilical, se encuentra en las inmediaciones y llega para asistir al equipo.

Si se prevé un alto riesgo en un parto, como en el caso de un neonato extremadamente prematuro o un prolapso del cordón umbilical, se debe reunir antes del parto un equipo con personal suficiente para administrar VPP, intubar la tráquea, realizar compresiones torácicas, obtener acceso vascular de emergencia, preparar los fármacos y documentar los eventos. Según el entorno, es posible que esto requiera 4 o más profesionales cualificados.

Cada hospital debe desarrollar y poner en práctica un sistema para reunir su equipo de reanimación. Identifique cómo se alertará al equipo si hay factores de riesgo presentes, a quién se llamará y cómo se llamará para pedir ayuda de ser necesario. Practique varios escenarios para asegurarse de tener al personal suficiente inmediatamente disponible para llevar a cabo todas las tareas necesarias.

¿Cómo realizar una sesión informativa con el personal del equipo antes de la reanimación?

Una vez que reunió al equipo, realice una sesión informativa con el personal del equipo antes de la reanimación para repasar la situación clínica y los planes de manejo desarrollados durante el asesoramiento prenatal. Identifique al líder del equipo, delegue tareas, designe a alguien para documentar los eventos a medida que se presenten, determine qué suministros y equipos se necesitarán, e identifique los procedimientos para pedir ayuda adicional (figura 2.1). Use toda la información perinatal disponible para prever posibles complicaciones y planificar su respuesta (tabla 2-2). Por ejemplo, si el obstetra le dice que la madre acaba de recibir analgesia con narcóticos, estará preparado para recibir un bebé sedado que puede necesitar ventilación asistida. Analice quién realizará la evaluación inicial, quién estimulará al bebé, quién comenzará la VPP de ser necesario y quién documentará los eventos.

La sesión informativa con el personal del equipo antes de la reanimación es importante incluso en los equipos bien establecidos. Se suele comparar a la sesión informativa con el personal del equipo antes de la reanimación con la comprobación que realizan los pilotos aéreos antes de despegar. Incluso los pilotos que han hecho el mismo viaje varias veces hacen las comprobaciones necesarias antes de despegar para garantizar la seguridad de sus pasajeros.

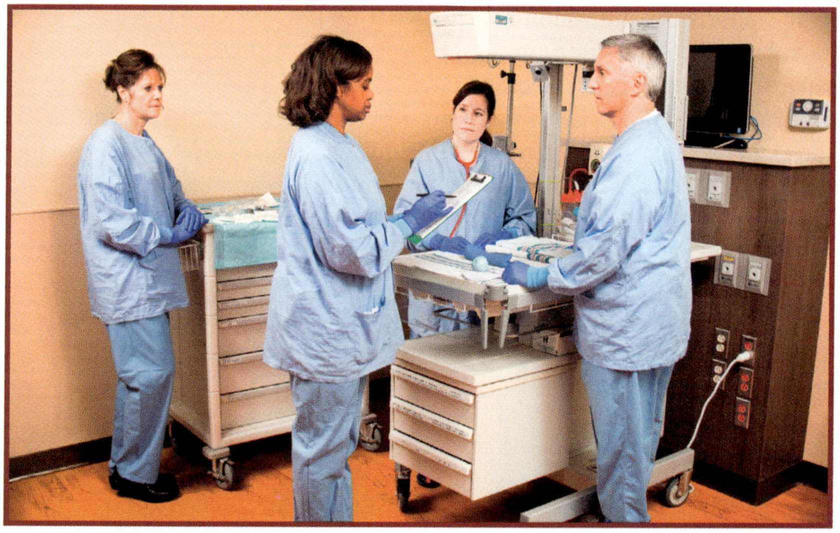

Figura 2.1. Sesión informativa con el personal del equipo para la reanimación neonatal

Tabla 2-2. Sesión informativa con el personal del equipo antes de la reanimación

- Evalúe los factores de riesgo.
- Identifique al líder del equipo.
- Prevea posibles complicaciones y planifique una respuesta en equipo.
- Delegue tareas.
- Identifique quién documentará los eventos a medida que se presenten.
- Determine qué suministros y equipos se necesitarán.
- Identifique cómo llamar para pedir ayuda adicional.

¿Qué suministros y equipos deberían estar disponibles?

Todos los suministros y equipos necesarios para una reanimación completa deben estar disponibles de inmediato y funcionales para cada parto. Cuando se espera que nazca un bebé de alto riesgo, todos los suministros y equipos apropiados deben estar listos para su uso inmediato. El solo hecho de ver qué hay sobre el calentador radiante no es suficiente. Es mucho más efectivo establecer una rutina organizada con una lista de comprobación estandarizada antes de cada parto. De esta manera, confirmará qué está listo para su uso inmediato y qué partes del equipo faltan.

Los apéndices de esta lección incluyen 2 listas.

- La Lista de comprobación rápida de equipos del Neonatal Resuscitation Program® (NRP®) es una herramienta que se puede utilizar durante la sesión informativa para verificar los suministros y equipos esenciales. Esta sigue los pasos del algoritmo del NRP. Considere tener la lista de comprobación cerca del calentador radiante para que sea de fácil acceso en todos los partos.
- La Lista de suministros y equipos de reanimación neonatal constituye un inventario completo de los suministros y equipos que deberían estar disponibles dentro del área de reanimación.

¿Cuáles son las características de un líder de equipo efectivo?

Todo equipo de reanimación necesita tener un líder de equipo. Cualquier miembro del equipo que domine el algoritmo del NRP y cuente con capacidades de liderazgo efectivas puede ser el líder del equipo. No es necesario que el líder sea el miembro con más antigüedad o el individuo con el mejor diploma. Si bien es posible que esa persona cuente con capacidades técnicas que se necesitarán durante la reanimación, quizá no pueda mantener su atención centrada en las condiciones del bebé. Si usted es la persona que debe ocuparse exclusivamente de atender al bebé en el parto, y se presenta la necesidad de hacer reanimación de manera imprevista, usted se transformará en el líder del equipo y deberá darles indicaciones a sus asistentes para que lo ayuden hasta que llegue el personal de reanimación.

- Los líderes de equipo efectivos representan la buena comunicación dando órdenes claras a individuos específicos, compartiendo información, delegando responsabilidades para garantizar un cuidado coordinado y manteniendo un ambiente profesional.
- Un líder de equipo utiliza los recursos de manera eficiente permitiéndole a todos los miembros del equipo a contribuir con sus talentos únicos durante el proceso de reanimación.
- Es importante que el líder del equipo permanezca atento a toda la situación clínica, mantenga siempre un "enfoque global" y no se distraiga en una sola actividad. Esto se denomina *alerta situacional.*
- Si el líder está involucrado en un procedimiento que lo desconcentra, es posible que deba designar otra persona cualificada para que asuma la función de liderazgo. Si la persona en la función de liderazgo cambia durante la reanimación, se debe comunicar claramente de manera verbal para que todos los miembros del equipo sepan quién está liderando el equipo.

¿En qué consiste el circuito cerrado de comunicación?

Si bien el equipo tiene un líder, cada miembro del equipo tiene la responsabilidad de realizar una evaluación continua y asegurar que las intervenciones se realicen en la secuencia correcta y con la técnica correcta. Una coordinación exitosa requiere que los miembros del equipo compartan información y se comuniquen entre ellos. El circuito cerrado de comunicación es una técnica que asegura que las instrucciones se escuchen y se comprendan.

Al dar una instrucción:

- Dirija el pedido a un individuo específico.
- Llame al miembro de su equipo por su nombre.
- Haga contacto visual.
- Hable con claridad.
- Después de dar una instrucción, pídale al receptor que le informe en cuanto la tarea esté terminada.
- Después de recibir una instrucción, repítasela al emisor.

Los siguientes 2 ejemplos muestran pedidos y preguntas dirigidos a un individuo específico, claros y concisos, es decir, son un ejemplo del circuito cerrado de comunicación.

Ejemplo 1	Ejemplo 2
Nicole: —*Lou, necesito un tubo endotraqueal de tres milímetros y medio con un estilete, y un laringoscopio con una hoja tamaño uno ya mismo. Avísame cuando esté todo listo.* Lou: —*Necesitas un tubo endotraqueal de tres milímetros y medio con un estilete, y un laringoscopio con una hoja tamaño uno.* Nicole: —*Correcto.* Cuando el equipo está listo: Lou: —*Nicole, ya está listo el tubo endotraqueal de tres milímetros y medio con un estilete, y el laringoscopio con una hoja tamaño uno.*	Nicole: —*Lou, ausculta la frecuencia cardíaca y dime si está aumentando.* Lou: —*La frecuencia cardíaca es de setenta latidos por minuto y no está aumentando.* Nicole: —*¿Hay movimiento torácico?* Lou: —*No, el tórax no se está moviendo.* Nicole: —*Lou, aplica el pulsioxímetro ya mismo. Avísame cuando esté funcionando.* Lou: —*Quieres un pulsioxímetro.* Nicole: —*Correcto.* Con el pulsioxímetro aplicado y en funcionamiento: Lou: —*El pulsioxímetro ya está colocado en la mano derecha e indica sesenta y cinco por ciento.*

¿Por qué es importante la documentación precisa?

En una emergencia, los equipos altamente eficaces documentan la serie de eventos a medida que se presentan. Una documentación completa y precisa es importante para la toma de decisiones clínicas y a modo de fuente de información para la mejora de la calidad.

La sensación de urgencia en lo que respecta a la reanimación puede hacer que la documentación precisa sea un desafío, pero la preparación puede hacer que esta tarea esencial sea más fácil. Si su hospital utiliza documentación en papel, evalúe la posibilidad de tener una copia física de la hoja de documentación de reanimación neonatal del hospital en una tabla sujetapapeles en todos los calentadores radiantes. Si su hospital utiliza documentación electrónica, considere tener un dispositivo que pueda acceder a su sistema de registro médico electrónico de manera rápida cerca de todos los calentadores radiantes. Las capacidades de documentación son tan importantes como cualquier otra competencia de reanimación, y se deben poner en práctica en todas las simulaciones y emergencias simuladas.

- Durante la sesión informativa con el personal del equipo, designe a la persona que documentará los eventos. Idealmente, esta persona debería ser un miembro experimentado del equipo que sepa qué es importante registrar, que se sienta cómodo al comunicarse con los miembros del equipo y que brinde apoyo al líder del equipo en relación con las decisiones que se deben tomar. Por ejemplo, la persona que documentará los eventos puede recordarle al líder del equipo cuánto tiempo pasó desde que comenzaron las compresiones torácicas o desde que se administró adrenalina. Si no tiene experiencia, a esta persona le puede ser difícil decidir qué es importante registrar o brindar apoyo al líder del equipo en relación con las decisiones que se deben tomar.
- Utilice una sola referencia temporal para documentar cuándo se presentan los eventos. Si los miembros del equipo usan diferentes tipos de relojes en una reanimación, puede haber confusión o errores en la documentación.

- Como las múltiples tareas pueden interrumpir la observación y la comunicación y aumentar la probabilidad de errores médicos, la persona que documenta los eventos no debería ser la responsable de llevar a cabo otras tareas críticas.
- Para asistir a esta persona, los miembros del equipo deben anunciar claramente sus evaluaciones y cuándo se realizan las intervenciones.
- Considere usar un formulario en papel o una plantilla electrónica diseñada específicamente para la reanimación neonatal. Los formularios bien diseñados que siguen el algoritmo del NRP permiten la introducción rápida de datos, lo que le permite a la persona que documenta los eventos asistir al líder del equipo brindándole indicaciones sobre las próximas intervenciones e identificando evaluaciones tardías. El NeoLog, disponible en el sitio web del NRP, es un ejemplo de un formulario de reanimación, diseñado específicamente para la reanimación neonatal.
- Después del evento, considere complementar el informe de reanimación con un resumen narrativo que explique la toma de decisiones.

¿Cuáles son los beneficios de un debriefing de equipo después de la reanimación?

Un debriefing de equipo después de la reanimación constituye una revisión constructiva de las acciones y procesos de pensamiento que promueven el aprendizaje reflexivo. Llevar a cabo un debriefing de equipo después de la reanimación refuerza los buenos hábitos de trabajo en equipo y ayuda al equipo a identificar áreas de mejora. Se puede realizar un debriefing rápido inmediatamente después del evento y programar un debriefing más exhaustivo poco después. Sus debriefings no deben identificar grandes problemas para ser efectivos. Puede identificar una serie de cambios pequeños que pueden dar como resultado una mejora significativa en la actuación del equipo y en los resultados clínicos.

Enfoque centrado en el trabajo de equipo

La fase de preparación para la reanimación neonatal destaca diversas oportunidades para que los equipos eficaces utilicen las competencias fundamentales del comportamiento del NRP.

Comportamiento	Ejemplo
Conocer el entorno.	Sepa cómo se llama al equipos de reanimación y cómo se puede convocar al personal y los recursos adicionales. Sepa cómo acceder a los suministros y equipos adicionales en una reanimación compleja.
Usar la información disponible.	Haga al obstetra las 4 preguntas previas al parto para identificar factores de riesgo.
Prever y planificar.	Sepa qué profesionales están cualificados para atender el parto según los factores de riesgo identificados. Realice una verificación estándar del equipo antes de cada parto. Asigne roles y responsabilidades.
Identificar claramente al líder del equipo.	Si hay factores de riesgo presentes, identifique un líder de equipo antes del parto y realice una sesión informativa con el personal del equipo antes de la reanimación para asegurarse de que todos estén preparados y tengan en claro sus responsabilidades.
Usar los recursos disponibles.	Prepare suministros y equipos adicionales según sea necesario y según los factores de riesgo identificados.

Oportunidades para mejorar la calidad

Hágase las siguientes preguntas y abra un debate con su equipo si encuentra alguna diferencia entre las recomendaciones del NRP y lo que sucede actualmente en su entorno hospitalario. Analice la posibilidad de utilizar las evaluaciones de procesos y resultados sugeridas para guiar la recopilación de datos, identificar áreas de mejora y controlar el resultado de sus esfuerzos para mejorar.

Preguntas para lograr una mejora de la calidad

1. ¿Quién es responsable de garantizar que los suministros y equipos estén listos antes del parto?
2. ¿Hay una tabla de factores de riesgo disponible en su sala de partos?
3. ¿Hay una lista de comprobación de suministros y equipos disponible en todos los calentadores radiantes?
4. ¿Hay un formulario en papel o una plantilla electrónica que se hayan elaborado específicamente para la reanimación neonatal y estén disponibles en cada parto?
5. ¿Cómo se moviliza el equipo de reanimación cuando un recién nacido sin factores de riesgo necesita reanimación?

Medidas de procesos y resultados

1. ¿Qué porcentaje de profesionales involucrados en el cuidado de recién nacidos ha completado el curso del NRP?
2. ¿En qué porcentaje de partos se dispone de un profesional cualificado presente para ocuparse exclusivamente del cuidado del recién nacido?
3. ¿En qué porcentaje de partos se completó una lista de comprobación de suministros y equipos?
4. ¿En qué porcentaje de partos asistidos por 1 profesional del NRP se necesitan más miembros del equipo para realizar reanimaciones imprevistas?

Preguntas más frecuentes

¿Cuál es la cantidad ideal de personas que debería tener un equipo de reanimación?

No existe una sola respuesta correcta a esta pregunta. Debe contar con el personal suficiente inmediatamente disponible para realizar todas las tareas necesarias con celeridad. El personal que se requiere en un parto en particular depende de los factores de riesgo identificados, de las cualificaciones de los individuos del equipo y del entorno. Simule diferentes escenarios para asegurarse de contar con el personal suficiente en su equipo para que realice todos los procedimientos de manera rápida y eficiente. En una reanimación compleja, suelen necesitarse 4 o más personas.

¿Qué ocurre si me preocupa que la configuración del equipo (número de personas o cualificaciones) no sea la correcta para asistir un parto?

Este problema puede evitarse teniendo un protocolo del hospital escrito y claro donde se determine el número y las cualificaciones de las personas que deben asistir un parto según una evaluación estandarizada de factores de riesgo y comunicación efectiva en equipo. Recuerde que la seguridad es la prioridad a la hora de tomar decisiones. Siguiendo los conceptos descritos en las competencias fundamentales del comportamiento del NRP, utilice la información disponible para identificar la preocupación relacionada con la seguridad, comuníquese de manera eficaz y compórtese de manera profesional para expresar su preocupación, y utilice sus conocimientos de los recursos disponibles para sugerir una alternativa. Comience diciendo: "Creo que este parto tiene factores de riesgo que requieren...". Si nadie reconoce su preocupación, continúe diciendo: "estoy preocupado porque...", y después sugiera un curso de acción alternativo.

REPASO DE LA LECCIÓN 2

1. ¿Cuáles son las 4 preguntas previas al parto que se deben realizar al obstetra antes de cada parto?
2. En todo parto debe haber al menos 1 persona cualificada (cuya única responsabilidad sea el manejo del recién nacido)/ (que comparta la responsabilidad de cuidar de la madre y del recién nacido).
3. Si se prevé un parto de alto riesgo, (1 persona cualificada)/ (un equipo cualificado) debería estar presente en el parto.
4. Durante la sesión informativa con el personal del equipo antes de la reanimación, (prepárese para un parto de rutina porque no sabe qué necesitará)/(prevea posibles complicaciones y determine cómo se delegarán las responsabilidades).
5. Un miembro cualificado del personal de enfermería o un fisioterapeuta respiratorio con capacitación en reanimación neonatal y probadas competencias de liderazgo (pueden)/(no pueden) ocupar el rol de líder del equipo.
6. La comprobación del equipo incluye (comprobar que estén preparados y en condiciones todos los suministros y equipos para una reanimación completa, solo cuando se prevea un parto de alto riesgo)/(comprobar que estén preparados y en condiciones todos los suministros y equipos para una reanimación completa en todos los partos).

Respuestas

1. Las 4 preguntas previas al parto son: (1) ¿Cuál es la edad gestacional prevista? (2) ¿El líquido amniótico está limpio? (3) ¿Hay más factores de riesgo? (4) ¿Cuál es nuestro plan de manejo del cordón umbilical?
2. En todo parto debe haber al menos 1 persona cualificada cuya única responsabilidad sea el manejo del recién nacido.
3. Si se prevé un parto de alto riesgo, debería haber un equipo cualificado en el parto.
4. Durante la sesión informativa con el personal del equipo antes de la reanimación, prevea las posibles complicaciones y determine cómo se delegarán las responsabilidades.
5. Un miembro cualificado del personal de enfermería o un fisioterapeuta respiratorio con capacitación en reanimación neonatal y probadas competencias de liderazgo pueden ocupar el rol de líder del equipo.
6. La comprobación del equipo incluye comprobar que todos los suministros y equipos para una reanimación completa estén listos para usar y sean funcionales en todos los partos.

Apéndice 1. Lista de comprobación rápida de equipos del NRP

Esta lista de comprobación incluye solo los suministros más esenciales y los equipos necesarios en el calentador radiante para la mayoría de las reanimaciones neonatales. Personalice esta lista para que sea adecuada según las necesidades especiales de su unidad. Garantice que se haya realizado la comprobación del equipo antes de cada parto.

Calor	• Calentador precalentado • Toallas o mantas calientes • Sensor de temperatura y su funda para una reanimación prolongada • Gorro • Bolsa o envoltorio de plástico (<32 semanas de gestación) • Colchón térmico (<32 semanas de gestación)
Despeje la vía aérea	• Perilla de succión • Sonda de aspiración de 10 F o 12 F adjunta a la unidad de aspiración en la pared, ajustada entre 80 y 100 mm Hg • Aspirador traqueal
Auscultación	• Estetoscopio
Ventilación	• Flujómetro ajustado a 10 l/min • Mezclador de oxígeno ajustado al 21% (21%-30% si hay <35 de semanas de gestación) • Dispositivo de ventilación con presión positiva (VPP) • Mascarillas de tamaños adecuados para bebés a término y prematuros • Tubo orogástrico de 8 F y jeringa de 20 ml • Mascarilla laríngea (tamaño 1) y jeringa de 5 ml (de ser necesaria para inflar la mascarilla) • Tubo orogástrico de 5 F o 6 F si la mascarilla laríngea tiene un puerto de inserción • Monitor cardíaco con derivaciones
Oxígeno	• Equipo para administrar oxígeno a flujo libre • Pulsioxímetro y su cubierta • Tabla de objetivos de saturación de oxígeno
Intubación	• Laringoscopio con hojas tamaño 0 y 1 (tamaño 00, opcional) • Estilete (opcional) • Tubo endotraqueal (tamaños 2,5; 3,0; 3,5) • Detector de dióxido de carbono (CO_2) • Cinta de medición y/o tabla de profundidad de inserción del tubo endotraqueal • Cinta a prueba de agua o dispositivo de fijación del tubo • Tijeras
Medicación	Acceso a • Adrenalina (0,1 mg/ml = 1 mg/10 ml) • Solución salina normal (bolsa de 100 ml o 250 ml o jeringas precargadas) • Utensilios para colocar un catéter venoso umbilical de emergencia y administrar medicamentos • Tabla de dosis calculadas de medicación de urgencia para bebés que pesan entre 0,5 y 4 kg

Apéndice 2. Lista de suministros y equipos de la reanimación neonatal

Equipo de aspiración

Perilla de succión
Aspiración y tubos mecánicos
Sondas de aspiración, 5 F o 6 F, 10 F, 12 F o 14 F
Tubo orogástrico de 8 F y jeringa de 20 ml
Aspirador traqueal

Equipo de ventilación con presión positiva (VPP)

Dispositivo de ventilación con presión positiva
Mascarillas faciales de tamaños adecuados para bebés a término y prematuros
Fuente de oxígeno
Fuente de aire comprimido
Mezclador de oxígeno que mezcla el oxígeno y el aire comprimido con un flujómetro (velocidad de flujo a 10 l/min) y tubos
Pulsioxímetro y su cubierta
Tabla de objetivos de saturación de oxígeno
Estetoscopio (con cabezal neonatal)
Mascarilla laríngea (tamaño 1) o dispositivo supraglótico similar, y jeringa de 5 ml (de ser necesaria para inflar la mascarilla)
Tubo orogástrico de 5 F o 6 F si la mascarilla laríngea tiene un puerto de inserción
Monitor cardíaco con derivaciones

Equipo de intubación

Laringoscopio con hojas rectas, tamaño n.º 0 (bebé prematuro) y n.º 1 (bebé nacido a término)
Perillas y baterías adicionales para el laringoscopio, de ser necesario
Tubos endotraqueales con un diámetro interno (DI) de 2,5, 3,0 y 3,5 mm
Estilete (opcional)
Cinta de medición
Tabla de profundidad de inserción del tubo endotraqueal
Tijeras
Cinta a prueba de agua o dispositivo de fijación del tubo
Parches con alcohol
Detector de dióxido de carbono o capnografía

Medicación

Adrenalina (0,1 mg/ml = 1 mg/10 ml)
Solución salina normal como expansión de volumen (bolsa de 100 ml o 250 ml o jeringas precargadas)
Dextrosa al 10%, 250 ml (opcional)
Solución salina normal para bolos
Jeringas (1 ml, 3 ml o 5 ml, de 20 a 60 ml)
Llaves de tres vías o conectores para la despensa de líquido
Tabla de dosis calculadas de medicación de urgencia para bebés que pesan entre 0,5 y 4 kg

Suministros de cateterismo del vaso umbilical

Guantes estériles
Solución antiséptica
Cinta umbilical
Sujetadores pequeños (pinza hemostática)
Fórceps (opcional)
Bisturí
Catéteres umbilicales (de una sola luz), 3,5 F o 5 F
Llave de tres vías
Jeringas (3-5 ml)
Dispositivo de agujas o de punción para sistemas sin agujas
Solución salina normal para bolos
Apósitos adhesivos limpios para asegurar temporalmente el catéter umbilical al abdomen (opcional)

Varios

Temporizador/reloj con segundero
Guantes y equipo de protección individual apropiado
Calentador radiante u otra fuente de calor
Sensor de temperatura con cobertura de sensor para el calentador radiante (para uso durante reanimaciones prolongadas)
Sábanas calentadas
Gorro
Cinta de 1,3 o 1,9 cm (½ o ¾ pulgadas)
Aguja intraósea (opcional)

Para bebés muy prematuros

Bolsa de plástico alimentario (de 1 galón) o envolturas de plástico
Colchón térmico
Hojas de laringoscopio tamaño 00 (opcional)
Transporte la incubadora para mantener la temperatura del bebé durante la transición a la sala de recién nacidos

Apéndice 3. Frecuencia cardíaca fetal

Categoría I: Este es un registro *normal*, que permite prever un estado ácido-básico normal al momento de la observación e indicar un seguimiento de rutina.

Categoría II: Este se considera un registro *indeterminado*. Actualmente, no existen pruebas adecuadas que clasifiquen estos registros como normales o anómalos. Se indica más evaluación, supervisión continua y reevaluación.

Categoría III: Este es un registro *anómalo*, que permite prever un estado ácido-básico anormal al momento de la observación. Un registro de categoría III requiere una evaluación e intervención rápidas.

Referencia

Macones GA, Hankins GD, Spong CY, Hauth J, Moore T. The 2008 National Institute of Child Health and Human Development workshop report on electronic fetal monitoring: update on definitions, interpretation, and research guidelines. *Obstet Gynecol.* 2008;112(3):661-666

LECCIÓN 2: ESCENARIO DE PRÁCTICA

Evaluación previa y preparación para la reanimación

Objetivos de aprendizaje

1. Determinar el proceso de identificación de factores de riesgo prenatales e intraparto para la reanimación neonatal, e identificar cómo se decidirá quién atenderá el parto.
2. Mostrar una sesión informativa con el personal del equipo antes de la reanimación.
3. Mostrar un método organizado para realizar la comprobación del equipo antes del parto.
4. Identificar el proceso utilizado para llamar para pedir ayuda adicional para la reanimación neonatal de ser necesario.

Este escenario de práctica sirve para repaso/práctica y evaluación.

La siguiente es la secuencia sugerida para el escenario de práctica.

1. **Repasar las preguntas de las pruebas de conocimientos** con su instructor del Neonatal Resuscitation Program (NRP).
   a. ¿Cuáles son las 4 preguntas clave que se le deben hacer al obstetra antes de cada parto? ¿Cuál es el objetivo de estas preguntas?
   b. ¿Qué procedimiento lleva a cabo su unidad para evaluar los factores de riesgo que aumentan las probabilidades de reanimación neonatal? ¿Cómo se determina quién asistirá al parto?
   c. Si un recién nacido requiere reanimación de manera imprevista, ¿cuál es el sistema para pedir ayuda?
   d. ¿Qué sucede en una sesión informativa con el personal del equipo antes de la reanimación?
   e. ¿Quién debe ocuparse de comprobar que los suministros y equipos de reanimación estén listos antes del parto?
2. **Practicar/repasar estas habilidades** con el instructor del NRP.
   a. Prepare el calentador radiante.
   b. Configure los dispositivos de ventilación con presión positiva (VPP). Si suele utilizarse un reanimador con pieza en T en la sala de partos, el estudiante debe demostrar que es capaz de configurar el dispositivo, y comprobar que la bolsa autoinflable y la mascarilla estén listas.
   c. Compruebe el funcionamiento de los dispositivos de aspiración.
   d. Compruebe el funcionamiento del laringoscopio.

3. **Practicar este escenario** con el instructor del NRP hasta que ya no se necesite asistencia ni orientación, o solo una asistencia y orientación mínimas.

4. **Aprobar la evaluación del escenario de práctica de la lección 2** tras dirigir este escenario de práctica y aplicar las habilidades relevantes para el rol y las responsabilidades correspondientes. Si alguna competencia técnica incluida en este escenario no se encuentra dentro de sus responsabilidades, delegue la competencia a un miembro cualificado del equipo y cumpla el rol de asistente, de ser necesario. Una vez que pueda dirigir el escenario y poner en práctica las habilidades con poca ayuda del instructor o sin ayuda, pase al siguiente escenario de práctica de la lección.

Escenario de práctica

Se ofrecen dos variaciones al escenario.

- Un bebé de 38 semanas de gestación sin factores de riesgo conocidos
- Un bebé de 29 semanas de gestación con factores de riesgo adicionales

"Se le informa que una mujer ha ingresado al hospital en trabajo de parto. Prepare a su equipo para el parto y compruebe los suministros y equipos. A medida que trabaja, diga lo que piensa y lo que hace en voz alta para que yo pueda saber qué está pensando y haciendo".

El instructor debe comprobar las casillas a medida que el estudiante responde correctamente. El estudiante puede referirse a la lista de comprobación rápida de equipos del NRP o utilizar una lista de comprobación específica de la unidad. Se ofrecen dos edades gestacionales.

✓	**Pasos de actuación crítica**		
Evaluar el riesgo perinatal.			
	Evalúa el riesgo perinatal (el estudiante hace las 4 preguntas previas al parto y el instructor ["obstetra"] le responde).		
	¿Cuál es la edad gestacional prevista?	**"38 semanas de gestación".**	**"29 semanas de gestación".**
	¿El líquido amniótico está claro?	**"Líquido limpio".**	**"Líquido limpio".**
	¿Hay más factores de riesgo?	**"No hay factores de riesgo conocidos".**	**"Preeclampsia".**
	¿Cuál es nuestro plan de manejo del cordón umbilical?	**"Retrasaré el pinzamiento del cordón. Si el bebé no llora, lo estimularé por un momento. Si no hay respuesta, pinzaré y cortaré el cordón".**	
Reunir el equipo.			
	Reúne al equipo en función de los factores de riesgo perinatal.		
	Cuando las probabilidades de reanimación son bajas, se debe contar con la presencia de 1 persona cualificada en el parto.		
	Si hay factores de riesgo presentes, debería haber al menos 2 personas cualificadas para ocuparse exclusivamente de atender al bebé. La cantidad de miembros del equipo y sus cualificaciones varían según el riesgo.		

✓ Pasos de actuación crítica (cont.)	
	Si 1 persona asistirá el parto: Conoce las respuestas de las 4 preguntas previas al parto, determina los suministros y equipos necesarios, sabe cómo llamar para pedir ayuda
	Si un equipo asistirá el parto, realice una sesión informativa con el personal antes de la reanimación. Identifica al líder del equipo. Evalúa los factores de riesgo, habla sobre las posibles complicaciones y el plan de manejo, delega tareas, identifica quién documentará los eventos, determina los suministros y equipos necesarios, sabe cómo llamar para pedir ayuda adicional.
Realizar la comprobación del equipo.	
	Muestra una rutina organizada para localizar los suministros esenciales necesarios para la reanimación neonatal: **Calor.** • Calentador radiante precalentado • Toallas y sábanas • Sensor de temperatura y su funda para utilizar durante una reanimación prolongada • Gorro • Bolsa plástica o envoltorio plástico (<32 semanas de gestación) • Colchón térmico (<32 semanas de gestación)
	Despeje la vía aérea. • Perilla de succión • Sonda de aspiración de 10 F o 12 F adjunta a la unidad de aspiración en la pared, ajustada entre 80 y 100 mm Hg • Aspirador traqueal
	Auscultación. • Estetoscopio
	Ventilación. • Ajusta el flujómetro en 10 l/min • Ajusta el mezclador de oxígeno al 21% (21%-30% si hay <35 de semanas de gestación) • Comprueba la presencia y el funcionamiento de los dispositivos de VPP, incluidas las configuraciones de presión y las válvulas de descarga de presión • Configura el reanimador con pieza en T a una presión máxima de inflado (PIP) = 20 a 25 cm H_2O para un bebé a término; PIP = 20 cm H_2O para un bebé prematuro; presión positiva al final de la espiración (PEEP) = 5 cm H_2O • Mascarillas de tamaños adecuados para bebés a término y prematuros • Mascarilla laríngea (tamaño 1) y jeringa de 5 ml (de ser necesaria para inflar la mascarilla) • Tubo orogástrico de 5 F o 6 F si la mascarilla laríngea tiene un puerto de inserción • Tubo orogástrico de 8 F y jeringa de 20 ml • Monitor cardíaco con derivaciones
	Oxigenación. • Equipo para administrar oxígeno a flujo libre • Tabla de objetivos de saturación de oxígeno • Pulsioxímetro con sensor y su cubierta
	Intubación. • Laringoscopio con hojas rectas y luz brillante de tamaño 0 y 1 (tamaño 00, opcional) • Estilete (opcional) • Tubo endotraqueal (tamaños 2,5; 3,0; 3,5) • Detector de dióxido de carbono (CO_2) • Cinta de medición y/o tabla de profundidad de inserción del tubo endotraqueal • Cinta a prueba de agua o dispositivo de fijación del tubo • Tijeras

✓ Pasos de actuación crítica (cont.)	
Realizar la comprobación del equipo (cont.)	
	Medicación. Asegura tener acceso a • Adrenalina (1 mg/10 ml = 0,1 mg/ml) • Solución salina normal (bolsa de 100 ml o 250 ml o jeringas precargadas) • Utensilios para administrar medicamentos y colocar un catéter venoso umbilical de emergencia y administrar medicamentos • Cuadro de dosis calculadas de medicación
	Otros posibles riesgos a comprobar. • Temperatura en ubicación de reanimación (23 °C a 25 °C [74 °F a 77 °F] con <32 semanas de gestación) • Oxígeno y tubos de aire • Acceso a aguja intraósea y suministros de inserción • Acceso a surfactante (parto prematuro) • Transporte la incubadora para la transición hacia la sala de recién nacidos o UCIN

Ejemplos de preguntas durante el debriefing

1. ¿Qué factores fueron determinantes para decidir quién debería asistir en los partos descritos en los escenarios?
2. Si todos los equipos y recursos están presentes, ¿cuánto se tarda en confirmar que todo esté listo para el parto? ¿Existe algún método que permita disminuir el tiempo necesario para realizar la comprobación del equipo?
3. ¿Cuáles de las competencias de comportamiento del NRP intervienen en la preparación para la reanimación?

Competencias fundamentales del comportamiento del NRP

- Conocer el entorno.
- Usar la información disponible.
- Prever y planificar.
- Identificar claramente al líder del equipo.
- Comunicar eficazmente.
- Delegar trabajo de manera óptima.
- Distribuir la atención con inteligencia.
- Usar los recursos disponibles.
- Pedir ayuda cuando sea necesario.
- Mantener un comportamiento profesional.

Pasos iniciales del cuidado de un recién nacido

3

Puntos de aprendizaje

- Cómo realizar una evaluación rápida
- Los pasos iniciales para el cuidado de un recién nacido
- Cómo determinar si se requieren medidas adicionales
- Qué hacer si un bebé tiene cianosis persistente o dificultad respiratoria
- Cómo utilizar un pulsioxímetro e interpretar los resultados
- Cómo administrar oxígeno adicional
- Cuándo considerar el uso de presión positiva continua en la vía aérea
- Qué hacer cuando hay líquido amniótico teñido por meconio

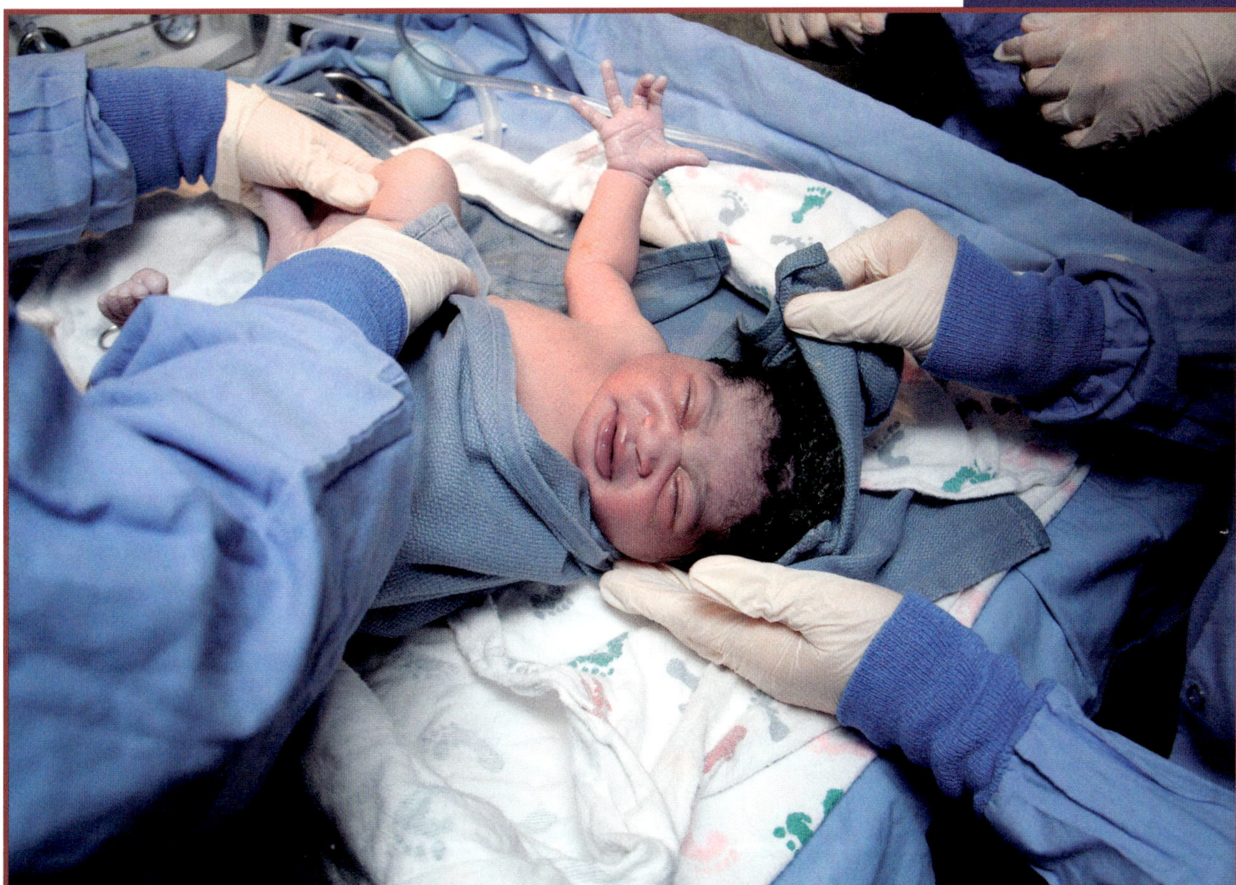

Imagen utilizada con autorización de Mayo Foundation for Medical Education and Research.

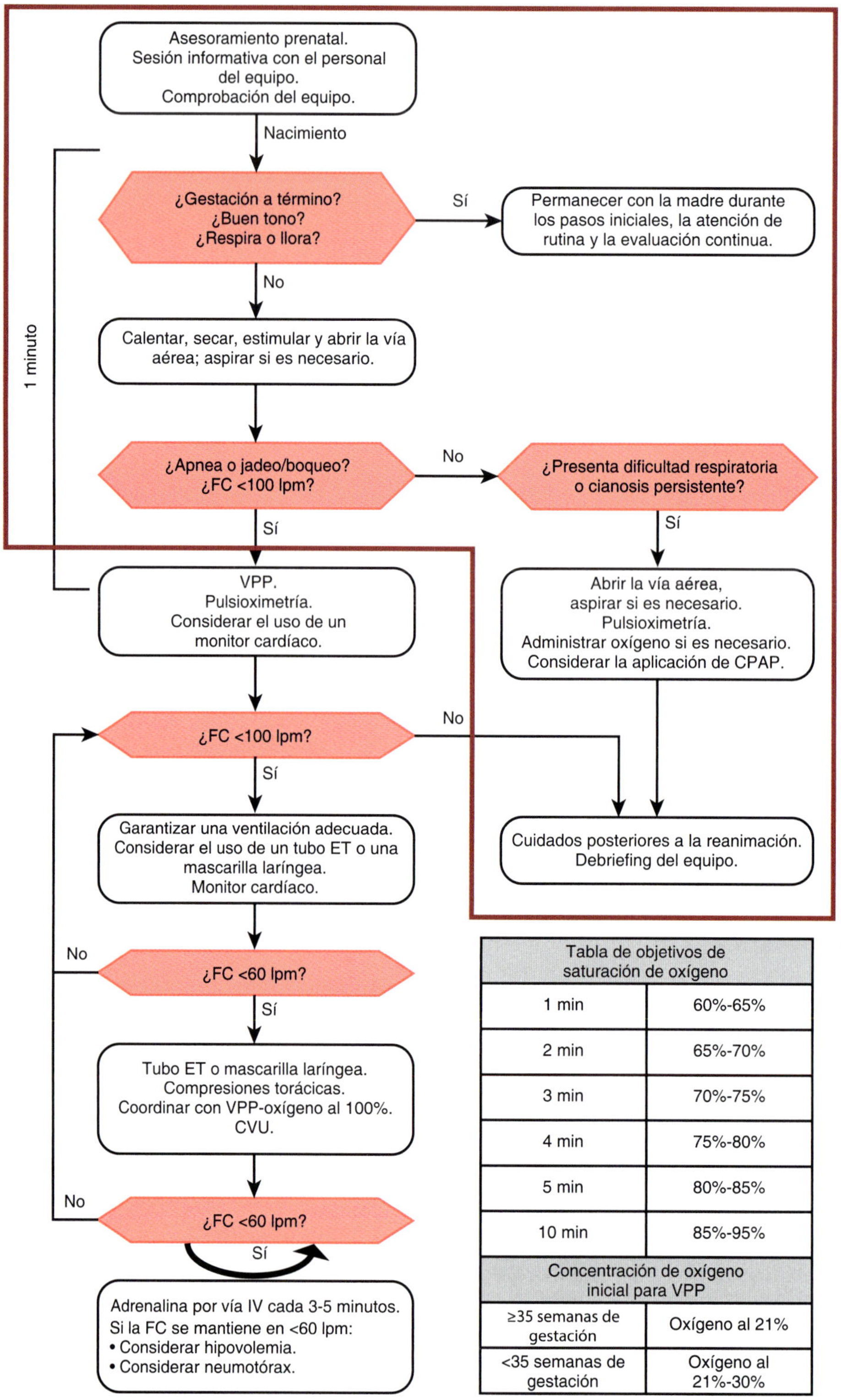

Tabla de objetivos de saturación de oxígeno	
1 min	60%-65%
2 min	65%-70%
3 min	70%-75%
4 min	75%-80%
5 min	80%-85%
10 min	85%-95%

Concentración de oxígeno inicial para VPP	
≥35 semanas de gestación	Oxígeno al 21%
<35 semanas de gestación	Oxígeno al 21%-30%

Puntos clave

1. Para los recién nacidos a término y los prematuros más vigorosos, el pinzamiento del cordón umbilical se debe retrasar al menos entre 30 y 60 segundos.

2. Todos los recién nacidos necesitan una evaluación rápida. Preguntar si el bebé nació a término, si tiene buen tono muscular y si respira o llora. Si la respuesta es "NO" a cualquiera de estas preguntas, se debe llevar al bebé a un calentador radiante para los pasos iniciales del cuidado de un recién nacido.

3. Los 5 pasos iniciales incluyen: calentar, secar, estimular, posicionar la cabeza y el cuello para abrir la vía aérea, eliminar las secreciones de la vía aérea si es necesario.

4. Utilizar la pulsioximetría y la Tabla de objetivos de saturación de oxígeno para guiar el tratamiento con oxígeno (a) cuando se prevea la necesidad de realizar una reanimación, (b) para confirmar su percepción de cianosis central persistente, (c) si administra oxígeno adicional, o (d) si se requiere ventilación con presión positiva. La evaluación visual de la cianosis no es un indicador fiable de la saturación de oxígeno.

5. Si el líquido amniótico está teñido por meconio y el bebé no se ve vigoroso, llevar al bebé al calentador radiante para realizar los pasos iniciales. No se aconseja la laringoscopia de rutina con o sin intubación para la aspiración traqueal.

Caso 1: Un parto sin complicaciones

Llega una mujer sana con 39 semanas de gestación en trabajo de parto activo. Usted es el enfermero asignado al cuidado del recién nacido en el parto y debe conocer las respuestas a las 4 preguntas previas al parto para evaluar los riesgos perinatales y confirmar que solo se necesite a 1 sola persona calificada para asistir a este recién nacido. Sabe que el bebé está a término. La bolsa se rompió apenas llegó la madre y el líquido amniótico está limpio. Averigua que el embarazo no tuvo complicaciones. Realiza un control de rutina de los equipos para garantizar que los elementos y el equipo para la reanimación neonatal estén listos para usar en caso de que sea necesario. Revisa el plan para el manejo del cordón umbilical con el obstetra y se presenta a la madre.

En el momento del parto, el bebé parece haber nacido a término, tiene buen tono muscular y llora de forma vigorosa. Se coloca al bebé piel contra piel sobre el pecho de la madre y se lo cubre con una manta caliente. Seca y estimula a bebé con gentileza y posiciona su cabeza para garantizar que la vía aérea esté abierta. Un minuto después del parto, se pinza y se corta el cordón. El bebé comienza a tomar un color rosado durante la transición a la circulación del recién nacido. Continúa con la evaluación de la respiración, el tono, el color y la temperatura para determinar si se requiere alguna intervención adicional. Poco después del parto, la madre coloca al recién nacido en posición para iniciar la lactancia.

Caso 2: Transición retrasada

Llega una mujer con 39 semanas de gestación en trabajo de parto. El parto progresa con rapidez y el obstetra llama el equipo de reanimación para asistir al parto vaginal. Usted le hace al obstetra las 4 preguntas previas al parto para evaluar los factores de riesgo perinatales y determinar quién debe asistir al parto. El bebé está a término. Se rompe la bolsa y el líquido está limpio. Los riesgos perinatales adicionales incluyen taquicardia y fiebre materna. La madre ha recibido antibióticos intraparto por sospechas de corioamnionitis. El monitoreo de la frecuencia cardíaca fetal muestra un patrón de categoría II (indeterminado). Discute el plan de manejo del cordón umbilical con el obstetra.

Cuando ingresa a la sala, se presenta al equipo y a la madre en trabajo de parto. Su equipo completa una sesión informativa previa a la reanimación y una comprobación del equipo.

Inmediatamente después del parto, el bebé tiene un tono deficiente y no llora. El obstetra coloca al recién nacido en una manta caliente, y lo seca y estimula para que respire frotando su espalda con suavidad. El bebé sigue con un tono deficiente y un esfuerzo respiratorio irregular. Se pinza y corta el cordón y se coloca al bebé en un calentador radiante. Usted posiciona la cabeza y cuello para abrir la vía aérea y utiliza una perilla de succión para eliminar las secreciones de la boca y nariz antes de administrar ventilación con presión positiva (VPP), mientras un asistente sigue proporcionando estimulación con suavidad. Una persona se ocupa de documentar los eventos a medida que ocurren.

El tono y el esfuerzo respiratorio del bebé mejoran rápidamente. Mediante el uso de un estetoscopio, su asistente notifica que el ritmo cardíaco del bebé es de 120 latidos por minuto (lpm). Cinco minutos después del parto, la cianosis central persiste y se coloca un pulsioxímetro en la mano derecha del bebé. La saturación de oxígeno preductal (SpO_2) está debajo del objetivo establecido en la Tabla de objetivos de saturación de oxígeno, por lo que se administra oxígeno adicional a flujo libre. Se sigue documentando todo a medida que se ajusta la concentración de oxígeno (FiO_2) para que la SpO_2 se mantenga dentro del rango objetivo. A los 10 minutos del parto, el bebé respira con regularidad y se ha suspendido gradualmente la administración de oxígeno adicional. La SpO_2 permanece normal y se coloca al bebé piel contra piel sobre el pecho de la madre para continuar con la transición mientras se controlan los signos vitales y la actividad de cerca para detectar un posible deterioro. Poco tiempo después, los miembros del equipo realizan un breve debriefing para evaluar su preparación, trabajo en equipo y comunicación.

¿Cuándo se debe pinzar el cordón umbilical?

En el momento del parto, un gran volumen de la sangre del bebé permanece en la placenta. Si la sangre materna aún está fluyendo hacia la placenta y el cordón umbilical no se ha pinzado, el intercambio gaseoso de la placenta continuará y la sangre con oxígeno adicional llegará al bebé a través de la vena umbilical. Esta sangre puede desempeñar un rol muy importante en la transición del recién nacido de la circulación fetal a la neonatal.

Marque la *hora de nacimiento* poniendo en marcha un cronómetro cuando la última parte del cuerpo del feto salga del cuerpo de la madre. El momento ideal para pinzar el cordón umbilical es aún objeto de investigación.

- Para los recién nacidos prematuros, las ventajas del pinzamiento tardío del cordón umbilical, comparadas con el pinzamiento inmediato, incluyen disminuir la posibilidad de necesitar medicación para facilitar la presión arterial después del parto, requerir menos transfusiones durante la hospitalización y posiblemente mejorar la supervivencia.
- Para los recién nacidos a término o prematuros tardíos, el pinzamiento tardío del cordón umbilical puede mejorar las medidas hematológicas tempranas y, si bien es incierto, es posible que haya beneficios para el desarrollo neurológico. Sin embargo, es posible que aumenten las probabilidades de que se necesite fototerapia por la hiperbilirrubinemia.

Antes del parto, determine con el obstetra cuál será el plan para establecer el momento del pinzamiento del cordón umbilical. Para los bebés prematuros más vigorosos, la evidencia actual sugiere que el pinzamiento se debe retrasar al menos entre 30 a 60 segundos. En el caso de los recién nacidos a término, la evidencia sugiere que es razonable mantener el mismo retraso. Durante este tiempo, el bebé puede colocarse piel sobre piel sobre el pecho o abdomen de la madre, o mantenerlo seguro en una toalla o manta caliente y seca. Los recién nacidos muy prematuros, con menos de 32 semanas de gestación, se pueden envolver en una manta caliente o un plástico de polietileno para ayudarles a mantener su temperatura. Recuerde, hasta que se pinza el cordón, el bebé también recibe sangre caliente de la placenta. Durante este intervalo entre el parto y el pinzamiento del cordón umbilical, el obstetra y el equipo neonatal deben evaluar el tono del bebé y el esfuerzo respiratorio y continuar con los pasos iniciales del cuidado de un recién nacido que se describen en el resto de esta lección.

El pinzamiento **temprano** (inmediato) del cordón umbilical se indica, o se puede considerar, en ciertos casos:

- Si la circulación de la placenta no está intacta, como en el caso de un desprendimiento prematuro de la placenta, una placenta previa sangrante, una vasa previa sangrante o una avulsión del cordón umbilical, se debe pinzar el cordón inmediatamente después del parto.
- Los estudios sobre el pinzamiento tardío del cordón umbilical han excluido las gestaciones múltiples, por lo que no hay demasiada evidencia para evaluar la seguridad de este procedimiento en un parto múltiple.
- En otros escenarios, cuando se disponga de pocos datos sobre la seguridad del pinzamiento tardío del cordón umbilical, podría ser conveniente que el neonatólogo analice con el obstetra si debería realizarse un pinzamiento tardío del cordón umbilical. Estos escenarios pueden incluir: restricción del crecimiento intrauterino (RCIU), mediciones anómalas del Doppler para la arteria umbilical, placentación anómala y otras situaciones en la que esté afectada la perfusión uteroplacentaria o el flujo sanguíneo del cordón umbilical.
- No hay suficiente evidencia para realizar una recomendación definitiva sobre si se debe retrasar el pinzamiento del cordón umbilical en los recién nacidos que no son vigorosos.
  - Si la circulación de la placenta está intacta, puede ser razonable retrasar el pinzamiento del cordón mientras el obstetra estimula la respiración del bebé y aspira la boca y la nariz con una perilla de succión. Si el bebé no comienza a respirar, se puede requerir un tratamiento adicional. Pinzar el cordón umbilical y trasladar al bebé al calentador radiante.
  - Iniciar la reanimación cerca de la madre con el cordón intacto aún es objeto de investigación que podría proporcionar evidencia adicional para informar futuras recomendaciones.

¿Cómo se evalúa a un recién nacido inmediatamente después del parto?

Después del parto, todos los recién nacidos deben tener una evaluación rápida para determinar si pueden permanecer con su madre para seguir con la transición o si se los debe colocar en un calentador radiante para más evaluaciones. Esta evaluación inicial puede ocurrir en el intervalo entre el parto y el pinzamiento del cordón umbilical. Usted deberá hacer rápidamente 3 preguntas: (1) ¿El bebé parece haber nacido a término?, (2) ¿El bebé tiene buen tono muscular?, y (3) ¿El bebé respira o llora?

¿El bebé parece haber nacido a término?

Determine si la apariencia del bebé coincide con la edad gestacional prevista. En algunas situaciones, no se conoce la edad gestacional del bebé antes del parto. Si el bebé parece haber nacido a término, proceda con la siguiente pregunta. Si el bebé parece ser prematuro (menos de 37 semanas de gestación), llévelo al calentador radiante para los pasos iniciales.

Los bebés prematuros generalmente requieren intervenciones durante la transición a la vida extrauterina. Por ejemplo, tienen más dificultad para airear sus pulmones, establecer un buen esfuerzo respiratorio y mantener la temperatura de su cuerpo.

- Debido a estos riesgos, una vez que se pinza el cordón, los siguientes pasos iniciales del cuidado de un bebé prematuro se deben realizar bajo un calentador radiante.
- Si el bebé nace en una gestación prematura tardía (34 a 36 semanas) y parece vigoroso con buen esfuerzo respiratorio, se lo puede llevar a la madre a los pocos minutos para continuar con la transición.

Evaluación rápida para todos los recién nacidos

- ¿Nació a término?
- ¿Cuál es el tono muscular?
- ¿Respira o llora?

¿El bebé tiene buen tono muscular?

Observe rápidamente el tono muscular del bebé. Los bebés saludables nacidos a término deben estar activos con las extremidades flexionadas (figura 3.1). Los recién nacidos que necesitan intervención tiene las extremidades flácidas (figura 3.2).

¿El bebé respira o llora?

Un llanto vigoroso es un indicador de un esfuerzo respiratorio fuerte (figura 3.1). Si el bebé no llora, observe el pecho del bebé para comprobar el esfuerzo respiratorio. Tenga cuidado de no confundirse con un bebé que jadea/boquea. Los jadeos/boqueos son una serie de inspiraciones profundas, simples o sucesivas, que se producen en el contexto de una alteración grave del intercambio gaseoso. Un bebé que jadea/boquea requiere una intervención y se lo debe llevar al calentador radiante.

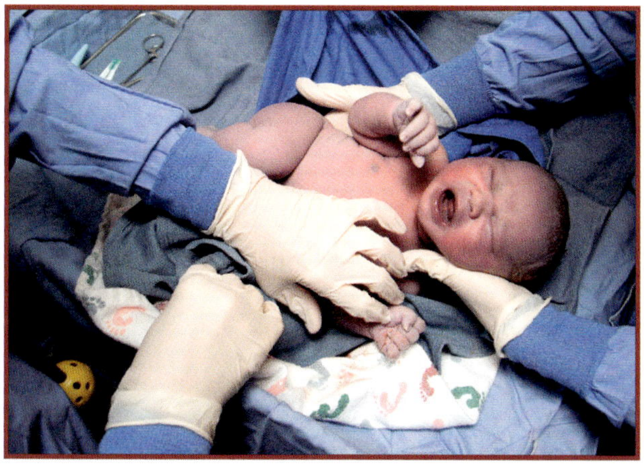

Figura 3.1. Recién nacido de bajo riesgo: a término, buen tono, llora. (Imagen utilizada con autorización de Mayo Foundation for Medical Education and Research).

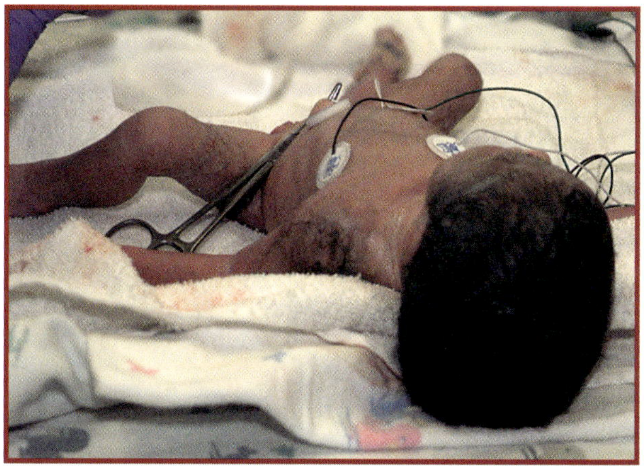

Figura 3.2. Recién nacido de alto riesgo: prematuro, tono deficiente, no llora.

Una vez que se haya completado la evaluación rápida, ¿cuáles son los pasos iniciales para el cuidado de recién nacidos?

Los pasos iniciales incluyen proporcionar calor, secar, proporcionar una suave estimulación táctil, posicionar la cabeza y el cuello para que se abra la vía aérea y eliminar las secreciones de la vía aérea si es necesario. Estos pasos se deben iniciar durante el intervalo entre el parto y el pinzamiento del cordón umbilical y se deben completar dentro de los 30 segundos del nacimiento. En muchos casos, los pasos iniciales los realizan más de 1 persona y algunos pasos se pueden realizar en forma simultánea.

¿Cómo se realizan los primeros pasos con recién nacidos a término vigorosos?

Pasos iniciales del cuidado de un recién nacido

- Proporcionar calor.
- Secar.
- Estimular.
- Posicionar la cabeza y el cuello.
- Eliminar las secreciones si es necesario.

Si la respuesta a las 3 preguntas de la evaluación rápida es *"sí"*, el bebé puede permanecer con la madre y los primeros pasos se pueden realizar sobre el tórax o abdomen.

- El calor se mantiene con el contacto piel a piel y cubriendo al bebé con una toalla o manta caliente (figura 3.3).
- Seque al bebé con una toalla o manta caliente y estimúlelo con suavidad.
- Posicione al bebé sobre el pecho o el abdomen de la madre de manera que la vía aérea quede abierta.

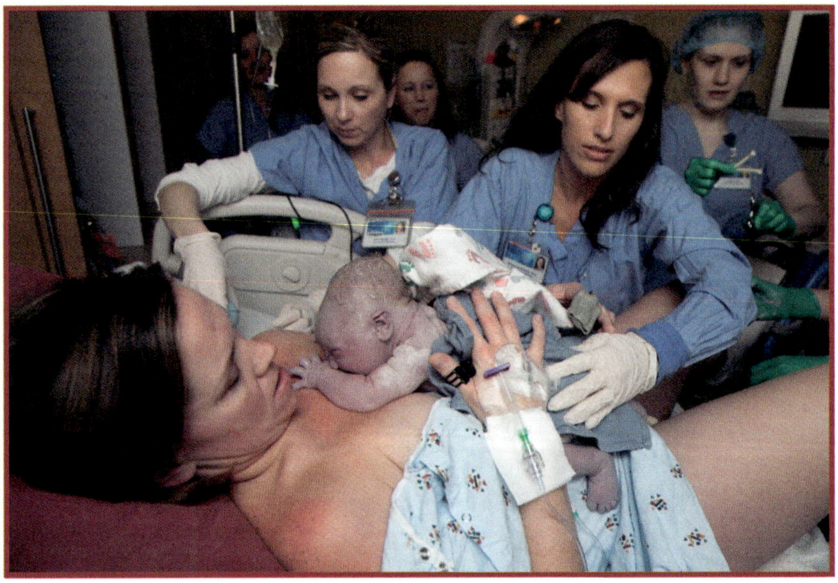

Figura 3.3. Recién nacido a término, vigoroso. Los pasos iniciales se realizan piel contra piel con la madre. (Imagen utilizada con autorización de Mayo Foundation for Medical Education and Research).

- Si es necesario, se pueden eliminar las secreciones de la vía aérea superior limpiando la boca y la nariz del bebé con un paño. La aspiración suave con una perilla de succión se debe reservar para los bebés que tienen dificultad para eliminar sus secreciones.
- Una vez que se completan los pasos iniciales, siga controlando de cerca la respiración, el tono, la actividad, el color y la temperatura del recién nacido para determinar si se requieren intervenciones adicionales.

¿Cómo se realizan los primeros pasos a los recién nacidos no vigorosos y prematuros?

Si la respuesta a alguna de las preguntas de la evaluación inicial es *"no"*, lleve al bebé a un calentador radiante porque podrían requerirse intervenciones adicionales.

Proporcionar calor.

Coloque al bebé en un calentador radiante para que el equipo de reanimación tenga un fácil acceso al bebé sin provocar una pérdida de calor (figura 3.4). Deje al bebé destapado para permitir una visualización completa y que el calor radiante llegue al bebé.

- Si prevé que el bebé permanecerá bajo el calentador durante más de unos minutos, coloque un sensor de temperatura servocontrolado en la piel del bebé para vigilar y controlar su temperatura corporal. Evite la hipotermia o el sobrecalentamiento.
- Durante la reanimación y estabilización, la temperatura corporal del bebé debe mantenerse entre 36,5 °C y 37,5 °C.

Secar.

La piel húmeda aumenta la pérdida de calor por evaporación (figura 3.5). Coloque al bebé sobre una toalla o manta caliente y seque con cuidado cualquier líquido. Si la primera toalla o manta se moja, deséchela y utilice una toalla o manta limpia y caliente para continuar con el secado (figura 3.6).

- No es necesario secar a los bebés prematuros de menos de 32 semanas de gestación porque se los debe cubrir inmediatamente con un plástico de polietileno, que reduce la pérdida de calor por evaporación.
- Las intervenciones utilizadas para reducir la pérdida de calor en bebés muy prematuros se describen en la lección 8.

Aprendizaje mejorado

https://bcove.video/3tcvkk1

QR 3.1 Escanee el código para ver un video de 30 segundos sobre los pasos iniciales del cuidado de un recién nacido.

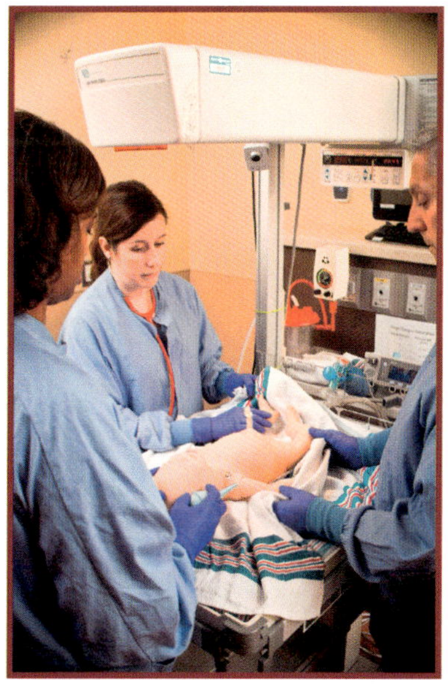

Figura 3.4. Calentador radiante utilizado para los pasos iniciales con recién nacidos de alto riesgo.

* Después de la reanimación, se indica hipotermia terapéutica para ciertos recién nacidos de alto riesgo, un procedimiento que se describe detalladamente en la lección 8.

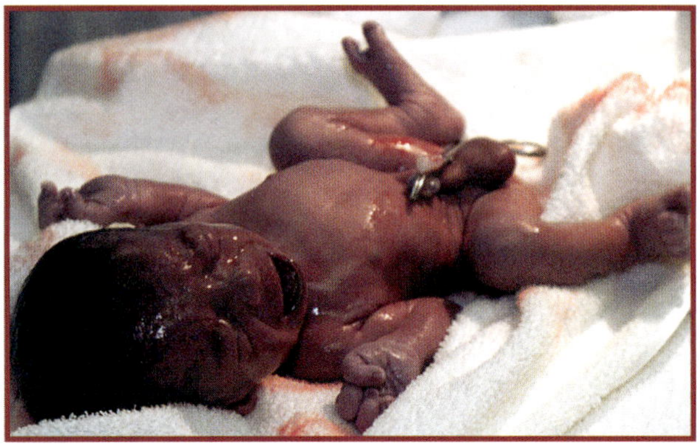

Figura 3.5. La piel húmeda favorece el rápido enfriamiento corporal.

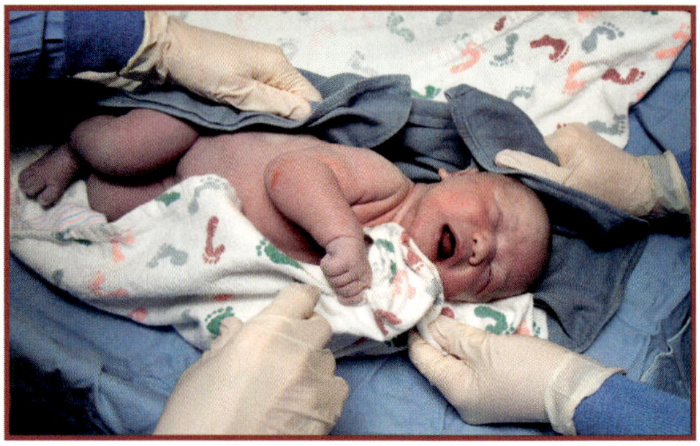

Figura 3.6. Secar al bebé y quitar los paños húmedos para evitar la pérdida de calor y estimular la respiración. La estimulación táctil suave también puede iniciar la respiración. (Imagen utilizada con autorización de Mayo Foundation for Medical Education and Research).

Estimular.

Secar al bebé en general provocará la estimulación suficiente para iniciar la respiración. Si el recién nacido no respira correctamente, se puede realizar una breve estimulación táctil para favorecer la respiración.

- Frote la espalda, el torso o las extremidades del recién nacido con suavidad (figura 3.6).
- Una estimulación demasiado vigorosa no ayuda y puede causar lesiones.
- **Nunca sacuda al bebé.**

Posicione la cabeza y el cuello para abrir la vía aérea.

Coloque al bebé boca arriba (en posición supina), con la cabeza y el cuello en posición neutra o apenas extendidos y los ojos dirigidos hacia el techo en la posición de "olfateo" (figura 3.7) Esta posición abre la vía aérea y permite que el aire ingrese sin restricciones.

- Evite la hiperextensión o flexión del cuello porque estas posiciones pueden interferir con la entrada de aire.
- Para mantener la posición correcta, puede colocar una pequeña toalla enrollada bajo los hombros del bebé (figura 3.8). Esto es particularmente útil si el bebé tiene un occipucio (parte posterior de la cabeza) grande por el amoldamiento, un edema o prematuridad.

Si es necesario, elimine las secreciones de la vía aérea.

No se indica la aspiración como procedimiento de rutina para un bebé vigoroso que llora. Limpie las secreciones de la vía aérea si el bebé no respira, si jadea/boquea, si tiene un tono deficiente, si las secreciones obstruyen la vía aérea, si el bebé tiene dificultad para eliminar sus secreciones o si prevé la necesidad de iniciar de la VPP. Las secreciones se pueden eliminar de la vía aérea suavemente con una perilla de succión (figura 3.9). Si se observan secreciones abundantes en la boca del recién

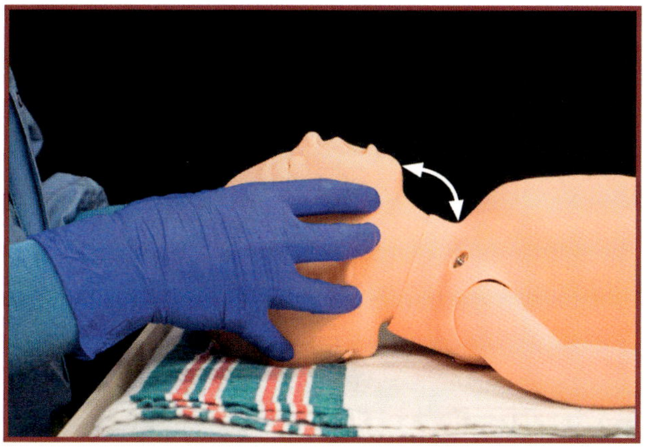

Figura 3.7. Posición correcta de olfateo.

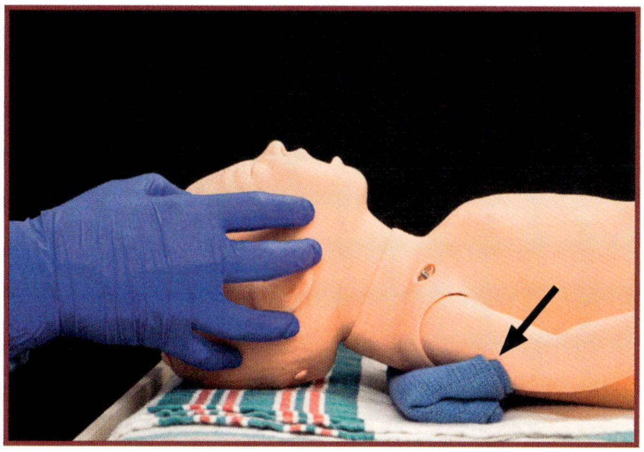

Figura 3.8. Rollo en los hombros opcional para mantener la posición de olfateo.

nacido, gírele la cabeza hacia un lado. Esto permitirá que las secreciones se acumulen en la mejilla, donde se las puede eliminar.

- En general, una aspiración breve y suave es suficiente para eliminar las secreciones.
- Aspire la boca antes que la nariz para que el bebé no trague nada si jadea/boquea durante la aspiración de la nariz. Puede recordar que la "boca viene antes de la nariz" pensando en que la "B" está antes de la "N" en el alfabeto.
- *Tenga cuidado de no aspirar con demasiada fuerza o muy profundo.* Si aspira con demasiada fuerza, podría dañar tejidos. La estimulación de la

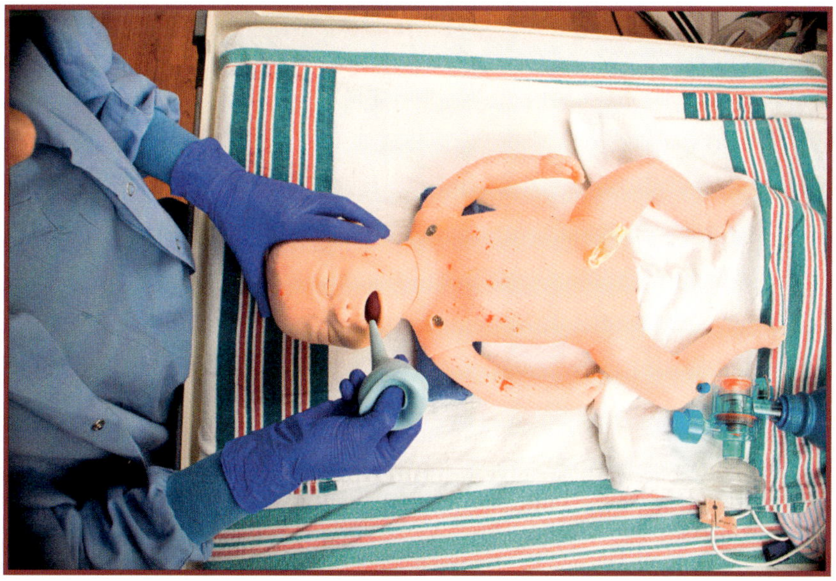

Figura 3.9. Aspiración suave de la boca y la nariz con una perilla de succión. Utilice el pulgar para presionar la perilla de succión antes de colocarla en la boca o la nariz del bebé.

faringe posterior durante los primeros minutos después del parto puede provocar una respuesta vagal que provoque bradicardia o apnea.

- Si se utiliza una sonda de aspiración, el control de la aspiración se debe ajustar para que la presión negativa indique aproximadamente de 80 a 100 mm Hg cuando se ocluya el tubo.

¿Cómo se evalúa la respuesta del recién nacido a los pasos iniciales?

Evalúe la respiración del recién nacido para determinar si el bebé está respondiendo a los pasos iniciales. No debe llevar más de 30 segundos adicionales.

¿El bebé está apneico o jadea/boquea?

Luego de los pasos iniciales, determine si el bebé llora o respira. Si el bebé está apneico, o respira con jadeos/boqueos después de los pasos iniciales, inicie la VPP directamente. Recuerde, la respiración con jadeos/boqueos no es efectiva y se trata del mismo modo que la apnea. En la lección 4 se proporciona más información sobre la realización de la VPP con mascarilla facial.

Si usted es la única persona en el calentador, llame para pedir ayuda adicional de inmediato.

Si el bebé no ha respondido a los pasos iniciales dentro del primer minuto de vida, no es apropiado continuar solo con la estimulación táctil. Para los bebés que permanecen apneicos o bradicárdicos, retrasar el inicio de la VPP más allá del primer minuto de vida puede empeorar los resultados.

Recuerde: La ventilación de los pulmones del bebé es la acción más importante y efectiva durante la reanimación neonatal.

Si el bebé respira después de los pasos iniciales, evalúe la frecuencia cardíaca.

Si el bebé respira de manera efectiva, la frecuencia cardíaca debería ser de al menos 100 lpm. Si la frecuencia cardíaca es menor a 100 lpm, **iniciar la VPP, aunque el bebé respire.**

La evaluación inicial de la frecuencia cardíaca se debe realizar utilizando un estetoscopio. La auscultación del lado izquierdo del tórax es el método de examen físico más preciso para determinar la frecuencia cardíaca del recién nacido (figura 3.10). Aunque las pulsaciones se pueden sentir en la base del cordón umbilical, la palpitación es menos precisa y se puede subestimar la verdadera frecuencia cardíaca. Mientras escucha, puede marcar los latidos sobre la mesa para que su equipo también sepa cuál es la frecuencia cardíaca.

- Calcule la frecuencia cardíaca contando la cantidad de latidos en el transcurso de 6 segundos y multiplíquelos por 10. Por ejemplo, si al escuchar durante 6 segundos oye 12 latidos, la frecuencia cardíaca es de 120 lpm.

- Informe la frecuencia cardíaca de manera clara a sus compañeros de equipo ("La frecuencia cardíaca es de 120 latidos por minuto").

Si no puede determinar la frecuencia cardíaca con la exploración física y el bebé no se ve vigoroso, pídale a otro miembro del equipo que conecte rápidamente un pulsioxímetro o un monitor cardíaco. Otras opciones son el uso de una ecografía Doppler de mano o un estetoscopio digital.

Precauciones

- La pulsioximetría puede que no funcione si la frecuencia cardíaca del bebé es baja o si el bebé tiene una mala perfusión. En este caso, la determinación de la frecuencia cardíaca con un monitor cardíaco es el método preferente.
- En circunstancias inusuales, un monitor cardíaco puede indicar una actividad eléctrica, pero en realidad el corazón no bombea sangre. Esto se denomina actividad eléctrica sin pulso (AESP). En los recién nacidos, la AESP debe tratarse del mismo modo que a la ausencia de frecuencia cardíaca (asistolia).

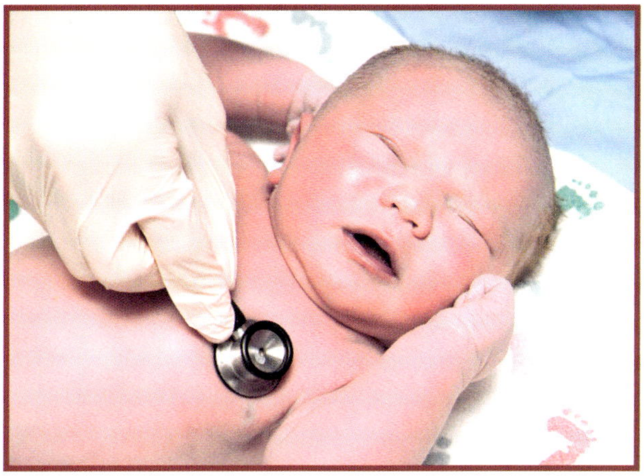

Figura 3.10. Evaluar la frecuencia cardíaca con el uso de un estetoscopio. (Imagen utilizada con autorización de Mayo Foundation for Medical Education and Research).

¿Qué se debe hacer si el bebé respira y la frecuencia cardíaca es de al menos 100 lpm, pero el bebé parece cianótico de manera persistente?

El término cianosis describe un cuadro en el que la piel o las mucosas adquieren una tonalidad azulada por falta de oxígeno en la sangre. La presencia de cianosis en las manos y pies (acrocianosis) es común en los recién nacidos, y no es un indicador de mala oxigenación (figura 3.11). Una baja saturación de oxígeno que hace que los labios, la lengua y el torso del bebé se vean azulados se denomina cianosis central. Los bebés sanos pueden presentar cianosis central durante varios minutos después del parto. Los estudios han demostrado que una evaluación ocular de la cianosis no es un indicador confiable de la saturación de oxígeno del bebé y no se debe utilizar como guía para el tratamiento con oxígeno. Si se sospecha una cianosis central persistente, se debe colocar un pulsioxímetro en la mano o muñeca derecha para evaluar la oxigenación del bebé.

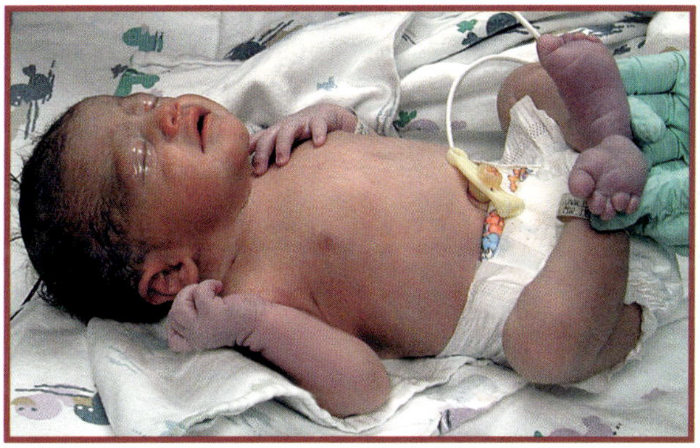

Figura 3.11. El bebé tiene cianosis en las manos y los pies (acrocianosis), pero el cuerpo y las mucosas están rosados. La acrocianosis es normal. La administración de oxígeno adicional solo se necesita si la saturación de oxígeno está por debajo del rango objetivo.

¿Qué es un pulsioxímetro?

El oxígeno se transporta a través de la hemoglobina dentro de los glóbulos rojos. La hemoglobina que transporta el oxígeno no absorbe la luz roja de la misma manera que la hemoglobina que no transporta oxígeno. Un

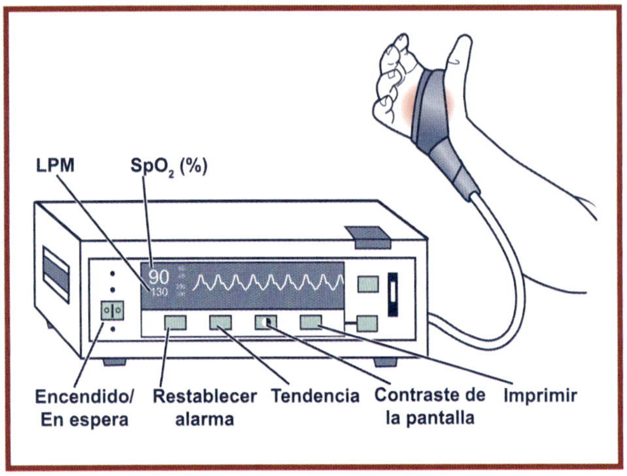

Figura 3.12. Pulsioxímetro con sensor colocado en la eminencia hipotenar de la mano derecha de bebé.

pulsioxímetro utiliza una fuente de luz y un sensor para medir la absorción de la luz roja a través de los capilares de la piel y calcula el porcentaje de hemoglobina que transporta oxígeno (figura 3.12). El monitor muestra la saturación de oxígeno en una escala de 0% a 100%. Este número no es lo mismo que la presión parcial de oxígeno (Po_2), que se mide con una máquina de gasometría. El pulsioxímetro también indica la frecuencia cardíaca del bebé mediante la detección del flujo sanguíneo pulsátil en los capilares.

Indicaciones para la pulsioximetría

- Cuando se prevé la necesidad de realizar una reanimación
- Para confirmar su percepción de cianosis central persistente
- Cuando se administra oxígeno adicional
- Cuando se requiere VPP

¿Cuándo se utiliza la pulsioximetría en la sala de partos?

Utilice la pulsioximetría para guiar su tratamiento cuando se prevea reanimación, para confirmar su precepción de cianosis central persistente, cuando se administre oxígeno adicional o si se requiere VPP.

¿Dónde y cómo se debe colocar un pulsioxímetro?

En la mayoría de los bebés, la arteria que irriga la sangre al brazo derecho se ramifica desde la aorta antes de que el conducto arterial persistente ingrese en ella. La sangre del brazo derecho en general se denomina "preductal" y tiene una saturación de oxígeno similar a la de sangre que perfunde el corazón y el cerebro. El origen del flujo sanguíneo hacia el brazo izquierdo es menos predecible. Las arterias que irrigan ambas piernas se ramifican desde la aorta después del conducto arterial persistente y se denominan "postductales".

- Para medir la saturación de oxígeno de la sangre preductal que perfunde el corazón y el cerebro, *coloque el sensor del pulsioxímetro en la mano o muñeca derecha del recién nacido.*
- El brazo izquierdo y ambas piernas pueden tener niveles inferiores de saturación de oxígeno. Puede que reciban sangre de la aorta que se haya mezclado con sangre venosa poco oxigenada que se ha desviado de los pulmones a través del conducto arterial persistente (postductal).

Es importante la colocación correcta del sensor. Una vez que el sensor está colocado en el bebé, observe el monitor para garantizar que detecte el pulso en cada latido. La mayoría de los instrumentos no muestran la lectura de la saturación hasta que se detecte el pulso. Si está controlando la frecuencia cardíaca con un monitor cardíaco, la frecuencia que figure en el pulsioxímetro debería ser la misma que la que aparece en el monitor.

- El sensor debe estar orientado de manera correcta para que pueda detectar la luz roja transmitida. Luego de la colocación, podría ser útil cubrir el sensor para protegerlo de la luz de la habitación. Si el pulsioxímetro no detecta un pulso constante, es posible que deba ajustar el sensor para garantizar que esté colocado frente a la fuente de luz.
- Con una buena técnica, el pulsioxímetro mostrará la frecuencia cardíaca y la saturación de oxígeno en aproximadamente 1 o 2 minutos desde el parto.
- Si el bebé tiene una frecuencia cardíaca muy baja o mala perfusión, es posible que el pulsioxímetro no pueda detectar el pulso o la saturación de oxígeno.

¿Cuál es la saturación de oxígeno objetivo?

Los recién nacidos sanos que atraviesan una transición normal suelen tardar varios minutos para aumentar la saturación de oxígeno en sangre desde aproximadamente el 60%, que es el valor normal dentro del útero, hasta más del 90%, que es el estado final de los recién nacidos que respiran. La figura 3.13 muestra el lapso de tiempo de los cambios en la saturación de oxígeno después del parto, para recién nacidos sanos, a término, que respiran aire ambiente (oxígeno al 21%). Los valores de la saturación de oxígeno después de una cesárea son apenas superiores a los de un parto vaginal.

Cuando el pulsioxímetro tenga una señal fiable, compare la saturación de oxígeno preductal del bebé con el rango de valores objetivo de la tabla 3-1. Estos valores están basados en la saturación de oxígeno obtenida de bebés sanos, nacidos a término, que respiran aire ambiente durante los primeros 10 minutos de vida. La saturación de oxígeno ideal después del parto no se ha establecido y existe polémica constante sobre qué valores se deben utilizar. Estos valores objetivo se han seleccionado para representar un consenso de los valores aceptables que puedan ser recordados con facilidad.

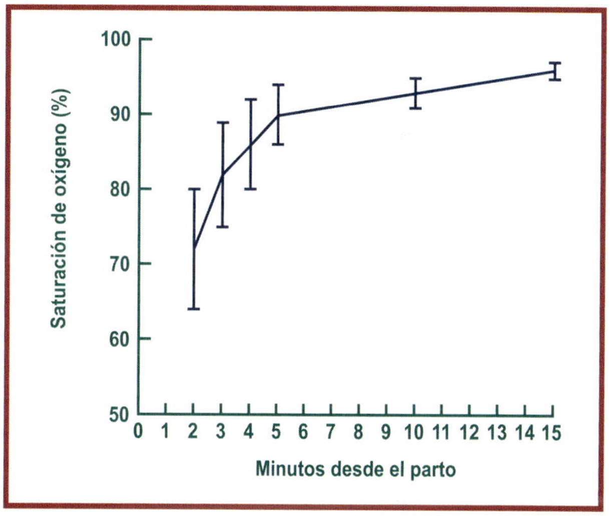

Figura 3.13. La saturación de oxígeno preductal cambia después del parto (mediana y rango intercuartil). (De Mariani G, Dik PB, Ezquer A, et al. Pre-ductal and post-ductal O_2 saturation in healthy term neonates after birth. *J Pediatr.* 2007;150[4]:418-421.)

Tabla 3-1. Objetivos de saturación de oxígeno preductal

Tabla de objetivos de saturación de oxígeno	
1 min	60%-65%
2 min	65%-70%
3 min	70%-75%
4 min	75%-80%
5 min	80%-85%
10 min	85%-95%

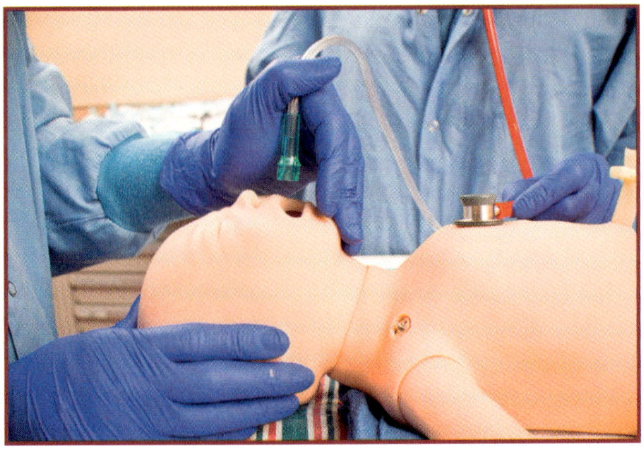

Figura 3.14. Oxígeno a flujo libre administrado a un bebé que respira de manera espontánea con un tubo de oxígeno cerca de la boca y la nariz del bebé.

Aprendizaje mejorado

https://bcove.video/3tcldM0

QR 3.2 Escanee el código para ver un video de 45 segundos sobre la administración de oxígeno adicional a flujo libre.

¿Cuándo y cómo administrar oxígeno adicional?

Administre oxígeno adicional a flujo libre cuando la lectura del pulsioxímetro permanezca por debajo del rango objetivo para la edad del bebé. El oxígeno a flujo libre se puede administrar a un bebé que respira de manera espontánea colocando un tubo de oxígeno cerca de la boca y la nariz del bebé (figura 3.14). El oxígeno a flujo libre no es efectivo si el bebé no respira.

También puede utilizar uno de los dispositivos de ventilación con presión positiva que se describen en la lección 4 (figura 3.15).

- Si utiliza una bolsa no autoinflable o un reanimador con pieza en T, sujete la mascarilla cerca de la cara, pero no tan apretada como para que hacer un sello y que se acumule presión dentro de la máscara.

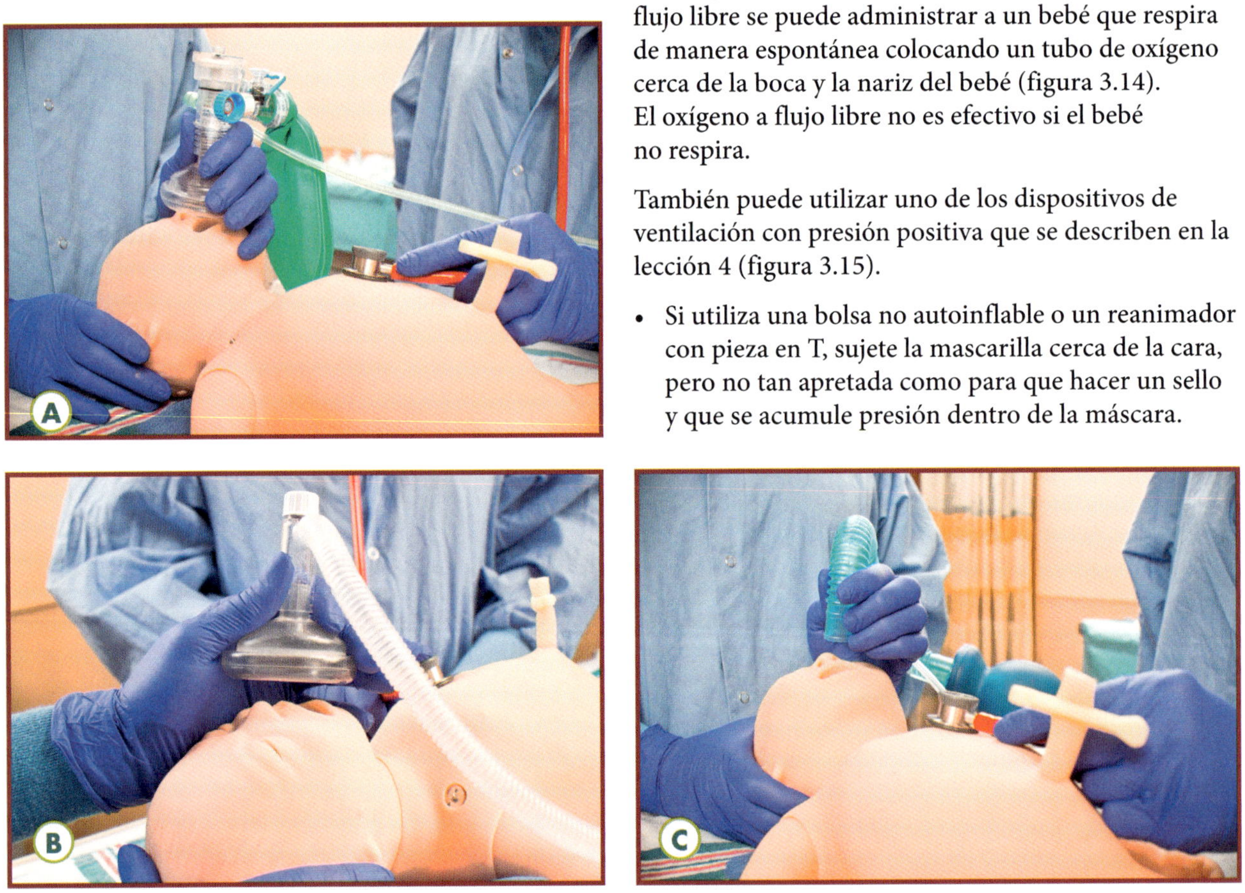

Figura 3.15. Oxígeno a flujo libre a través de (A) una bolsa no autoinflable, (B) un reanimador con pieza en T, y (C) la válvula de una bolsa autoinflable con un reservorio abierto.
Nota: Para la administración de oxígeno a flujo libre, la mascarilla de una bolsa no autoinflable y el reanimador con pieza en T NO se colocan contra la cara.

- Si se utiliza una bolsa no autoinflable, esta *no se debe inflar* cuando se utiliza para administrar oxígeno a flujo libre.
  - Una bolsa inflada indica que la mascarilla está apretada contra la cara y que se está administrando una presión positiva involuntaria.
- Si se utiliza el reanimador con pieza en T, no ocluya la abertura de la tapa de la pieza con T.
  - Durante la administración de oxígeno a flujo libre, el manómetro de la pieza con T debe indicar "cero."
- **No** intente administrar oxígeno a flujo libre con la mascarilla autoinflable (figura 3.16), porque el gas no fluye de forma confiable a través de la máscara a menos que se apriete la bolsa.
  - El oxígeno a flujo libre se debe administrar a través del reservorio abierto (válvula) en algunas bolsas autoinflables. Si su hospital tiene bolsas autoinflables con los reservorios cerrados, necesitará un tubo de oxígeno por separado para administrar oxígeno a flujo libre (figura 3.14).

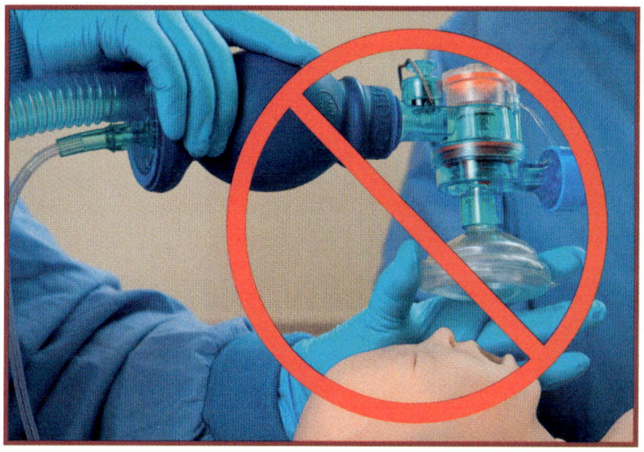

Figura 3.16. No intentar administrar oxígeno a flujo libre por medio de mascarilla de una bolsa autoinflable.

¿Cómo se ajusta la concentración de oxígeno adicional?

Si es necesario administrar oxígeno adicional, se recomienda empezar con 30%. Luego, con ayuda de la pulsioximetría, ajuste la FIO_2 para mantener la saturación de oxígeno del bebé dentro del rango objetivo de la tabla 3-1. El objetivo es prevenir la baja saturación de oxígeno sin exponer al recién nacido al riesgo de que se le administre oxígeno de manera innecesaria. Ajuste la concentración y administración de oxígeno adicional utilizando aire comprimido y oxígeno, un mezclador y un flujómetro (figura 3.17).

Aire comprimido y oxígeno

Los gases comprimidos pueden estar integrados a la pared o se pueden obtener de tanques portátiles. El aire médico (oxígeno al 21%) proviene desde las mangueras de alta presión de color amarillo, y el oxígeno al 100% proviene de las mangueras de alta presión de color verde.

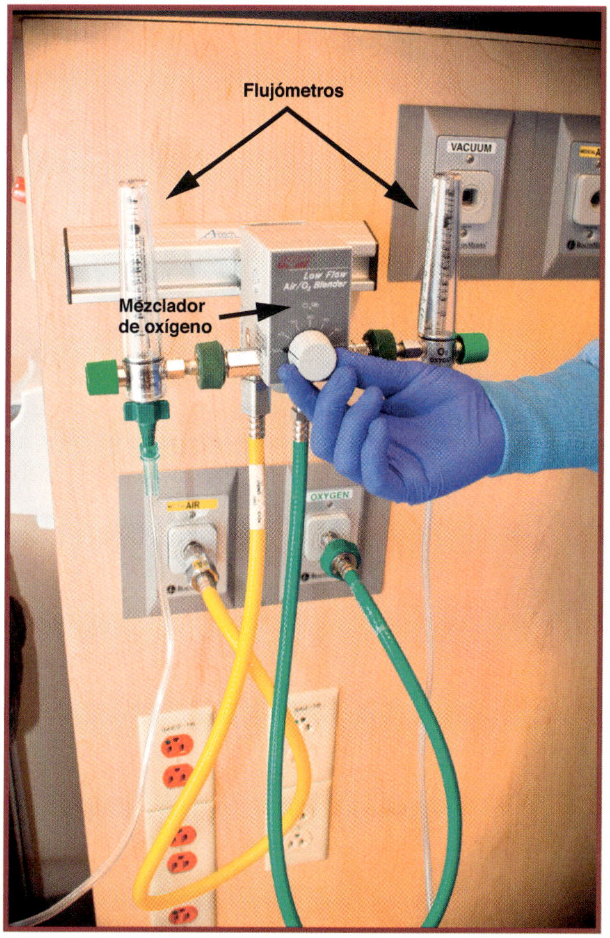

Figura 3.17. Ajustar la concentración y el flujo de oxígeno con aire comprimido (flujo desde la manguera amarilla), oxígeno comprimido (flujo desde la manguera verde), un mezclador de oxígeno y un flujómetro. La imagen muestra 2 medidores de flujo conectados al mezclador de oxígeno. Puede ser que su sistema tenga solo 1 flujómetro.

Mezclador de oxígeno y flujómetro

Los gases comprimidos se conectan a un mezclador, que tiene un dial para ajustar la mezcla del gas (21%-100%). El gas mezclado viaja a un flujómetro ajustable. El flujómetro suele tener una bola flotante dentro de un tubo de vidrio que indica la velocidad del flujo de gas que sale del dispositivo. Según el tamaño del flujómetro, se puede ajustar el dial para que el gas fluya entre 0 l/min y 20 l/m. El gas mezclado, ajustado a la concentración y velocidad deseadas, se dirige a través de un tubo hasta el dispositivo de administración de oxígeno.

- Para la administración de oxígeno adicional a flujo libre, **ajuste el flujómetro en 10 l/min**.
- Comience a administrar oxígeno adicional a flujo libre con el mezclador establecido en 30% de oxígeno. Utilice el mezclador para ajustar la FIO_2 según sea necesario para lograr la saturación de oxígeno objetivo.

Si no hay mezclador de oxígeno disponible

Si se necesita administrar oxígeno adicional a flujo libre y no hay un mezclador de oxígeno disponible, como ocurre cuando se debe realizar una reanimación fuera de la sala de partos, se puede administrar oxígeno a flujo libre al 100% desde la pared o desde una fuente de oxígeno portátil. Tal como se explicó con anterioridad, dirija el flujo de oxígeno hacia la boca y la nariz del bebé, utilizando un tubo, una mascarilla o un dispositivo de VPP apropiado. A medida que el oxígeno fluye fuera del tubo o mascarilla, se mezcla con el aire. La concentración de oxígeno que llega a la nariz del bebé se determina por la cantidad de oxígeno al 100% que viene del tubo o la mascarilla y la cantidad de aire que debe atravesar para legar al bebé. Mientras más cerca esté el tubo o la mascarilla de la cara, mayor será la concentración de oxígeno que respire el bebé. Con la ayuda de la pulsioximetría, ajuste la FIO_2 acercando o alejando el tubo o la mascarilla de la cara del bebé.

Si el bebé sigue necesitando oxígeno adicional después de unos minutos, ¿cómo se lo debe administrar?

Intente disminuir gradualmente la FIO_2 hasta que el recién nacido pueda mantener la saturación dentro del rango objetivo sin administrarle oxígeno adicional. Si la respiración y la frecuencia cardíaca están estables pero el recién nacido sigue necesitando oxígeno adicional, utilice la pulsioximetría para lograr la FIO_2 apropiada.

- El oxígeno administrado directamente desde una fuente de gas comprimido es frío y seco.
- Para evitar la pérdida de calor, el oxígeno que se administra a los recién nacidos por períodos de tiempo prolongados se debe calentar y humedecer.

¿Qué hacer si el bebé tiene dificultad respiratoria o saturación de oxígeno persistentemente baja?

Si el bebé tiene dificultad respiratoria o no se puede mantener la saturación de oxígeno dentro del rango objetivo a pesar de la administración de oxígeno al 100%, se puede probar la presión positiva continua en la vía aérea (CPAP) o la VPP.

La CPAP es un método de asistencia respiratoria que utiliza una presión de gas baja y continua para mantener abiertos los pulmones de un bebé que respira de manera espontánea. La CPAP puede ser efectiva cuando la vía aérea está abierta, pero el bebé muestra signos de dificultad respiratoria o saturación de oxígeno persistentemente baja. Solo se debe evaluar la posibilidad de utilizar la CPAP en la sala de partos si el bebé respira y la frecuencia cardíaca es de al menos 100 lpm.

- Administrar CPAP puede aumentar el riesgo de desarrollar un neumotórax (fuga de aire).
- Los proveedores deben estar atentos a esta posible complicación y prepararse para tratarla.

Si se desea, se puede realizar una prueba de CPAP en la sala de partos utilizando una bolsa no autoinflable o un reanimador con pieza en T conectado a una mascarilla que esté bien sujeta a la cara del bebé (figura 3.18). **No** se puede administrar la CPAP con una bolsa autoinflable. Los equipos y el método para administrar la CPAP se describen detalladamente en la lección 4.

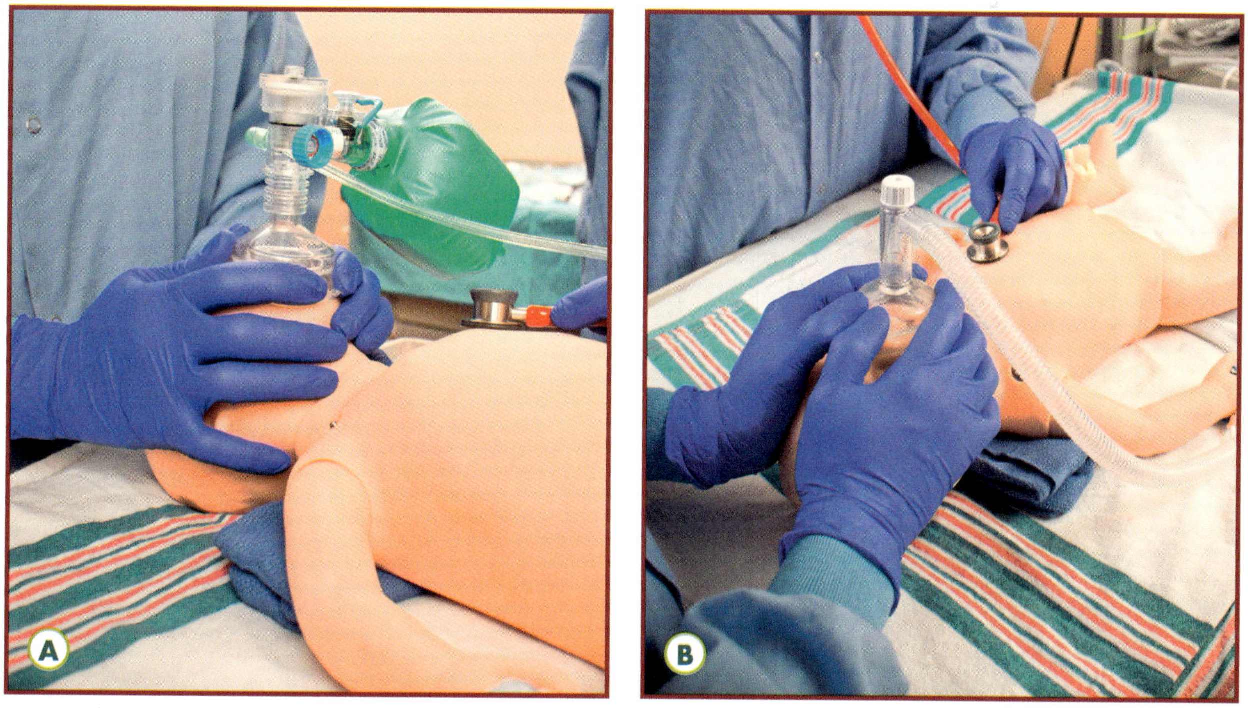

Figura 3.18. Administración de CPAP utilizando (A) una bolsa no autoinflable o (B) un reanimador con pieza en T. El bebé debe respirar de manera espontánea y la frecuencia cardíaca debe ser mayor a 100 lpm.
Nota: Para la CPAP, se debe sujetar firmemente la mascarilla contra la cara para crear un sello.

¿La presencia de líquido amniótico teñido por meconio cambia quién debe asistir al parto o cómo se deben realizar los pasos iniciales?

La presencia de líquido amniótico teñido por meconio puede indicar sufrimiento fetal y aumenta el riesgo de que el bebé necesite una reanimación tras el parto. Al menos 2 personas cualificadas que puedan iniciar la reanimación deben estar presentes al momento del parto únicamente para tratar al bebé. Es necesario identificar a un individuo con competencias de intubación que esté disponible de inmediato.

Si existen factores de riesgo adicionales que indican que probablemente se necesite una reanimación, un equipo cualificado con todas las competencias de reanimación debe estar presente en el parto.

Líquido amniótico teñido por meconio y un recién nacido vigoroso

Si el bebé está vigoroso con buen esfuerzo respiratorio y tono muscular, puede permanecer con la madre para recibir los pasos iniciales del cuidado de un recién nacido.

Líquido amniótico teñido por meconio y un recién nacido no vigoroso

Si el bebé nace con líquido amniótico teñido por meconio y presenta depresión respiratoria o un tono muscular bajo, lleve el bebé al calentador radiante y realice los pasos iniciales del cuidado de un recién nacido tal como se describen en esta lección. Utilice una perilla de succión para eliminar las secreciones de la boca y la nariz. Si el bebé no respira o si el bebé respira y la frecuencia cardíaca es menor a 100 lpm después que se completan los pasos iniciales, proceda con la VPP.

No se aconseja la laringoscopia de rutina con o sin intubación para la aspiración traqueal. Históricamente, se recomendaba la intubación y aspiración de rutina inmediatamente después del parto en un esfuerzo por reducir el riesgo de aparición del síndrome de aspiración de meconio; sin embargo, una revisión sistemática reciente demostró que no hay evidencia que justifique esta práctica. La intubación y la aspiración traqueal pueden ser necesarias si la VPP no infla los pulmones o si se sospecha de alguna obstrucción de vía aérea.

Enfoque centrado en el trabajo de equipo

Los pasos iniciales de la reanimación destacan diversas oportunidades para que los equipos eficaces utilicen las competencias fundamentales del comportamiento del Neonatal Resuscitation Program® (NRP®).

Comportamiento	Ejemplo
Prever y planificar.	Asegúrese de tener suficiente personal presente al momento del parto de acuerdo a los factores de riesgo identificados.
Comunicar eficazmente. Usar la información disponible.	Inmediatamente después del parto, los equipos de atención obstétrica y neonatal deben compartir su evaluación del recién nacido. Las intervenciones posteriores se basarán en esta evaluación. Los equipos de cuidados deben comunicar sus hallazgos de manera clara y eficaz.
Conocer el entorno.	Conozca cómo funcionan el pulsioxímetro, las fuentes de aire comprimido y oxígeno, el mezclador de oxígeno y los medidores de flujo en su entorno de práctica. Conozca que dispositivo está disponible para administrar la CPAP en su hospital. Conozca cómo obtener un monitor cardíaco si es necesario.
Usar los recursos disponibles.	Si no puede auscultar la frecuencia cardíaca y el bebé no se ve vigoroso, coloque de inmediato un sensor de pulsioxímetro o cables de monitor cardíaco y conéctelos al monitor correspondiente.
Pedir ayuda cuando sea necesario.	Luego de los pasos iniciales, si identifica apnea, jadeos/boqueos o una frecuencia cardíaca inferior a 100 lpm y se encuentra solo/a, llame para pedir ayuda adicional. Se requiere ventilación con presión positiva y necesitará personal adicional.

Oportunidades para mejorar la calidad

Hágase las siguientes preguntas y abra un debate con su equipo si encuentra alguna diferencia entre las recomendaciones del NRP y lo que sucede actualmente en su entorno hospitalario. Analice la posibilidad de utilizar las evaluaciones de procesos y resultados sugeridas para guiar la recopilación de datos, identificar áreas de mejora y controlar el resultado de sus esfuerzos para mejorar.

Preguntas para lograr una mejora de la calidad

1. ¿Los recién nacidos vigorosos se colocan piel contra piel con su madre?
2. ¿Cómo se comunican los hallazgos sobre la evaluación inicial del bebé entre el obstetra y el pediatra?
3. ¿Se les realiza una aspiración de boca y nariz como procedimiento de rutina a los recién nacidos vigorosos?

Medidas de procesos y resultados

1. ¿A qué porcentaje de recién nacidos vigorosos se les retrasa el pinzamiento del cordón umbilical entre 30 y 60 segundos?
2. ¿Qué porcentaje de recién nacidos lloran o respiran tras el secado y la estimulación?
3. ¿Qué porcentaje de recién nacidos con líquido amniótico teñido por meconio aún se los somete a una laringoscopia y aspiración traqueal?

Preguntas más frecuentes

Después del parto, ¿todos los bebés necesitan una aspiración de boca y nariz con una perilla de succión?

No. Los recién nacidos vigorosos que respiran o lloran y tienen buen tono muscular no necesitan una aspiración de boca y nariz. Si es necesario, la vía aérea superior se puede despejar limpiando la boca y la nariz del bebé con un paño. La aspiración suave debe reservarse para los bebés que tengan dificultad para eliminar sus secreciones, para los bebés que tengan secreciones que obstruyan la vía aérea, y para aquellos que no respiran ni lloran, tienen un tono muscular deficiente o necesitan VPP.

¿Es importante que el sensor del pulsioxímetro esté colocado en la mano o la muñeca del bebé?

En el caso de un bebé pequeño, para los profesionales de la salud es más fácil asegurarle el sensor en la muñeca; sin embargo, las recomendaciones de los fabricantes es que el sensor del pulsioxímetro solo se coloque en la mano del bebé. Existe evidencia de que las lecturas más precisas se obtienen utilizando el sensor colocado la muñeca del bebé. En los estudios que establecieron la progresión normal de la saturación de oxígeno en recién nacidos sanos, sensor del pulsioxímetro estaba colocado en la muñeca del bebé. El sensor se puede colocar tanto en la mano como la muñeca siempre que detecte la luz que transmitida y se obtenga una señal confiable.

Anteriormente, el Neonatal Resuscitation Program recomendaba la intubación endotraqueal y aspiración como procedimientos de rutina para los bebés no vigorosos que nacían con líquido amniótico teñido por meconio. ¿Por qué ya no se recomienda esto? ¿Esto cambia quién debe asistir al parto del bebé con líquido amniótico teñido por meconio?

Antes de cada edición del *Libro de texto para la reanimación neonatal*, el Grupo de trabajo neonatal del International Liaison Committee on Resuscitation (ILCOR) identifica las preguntas. Se revisa la evidencia científica mediante un enfoque sistemático y se elaboran las recomendaciones de tratamiento a través de un método que evalúa la solidez de la evidencia que la sustenta (GRADE). Antes de la 7.ª edición

(2016) del *Libro de texto para la reanimación neonatal*, la recomendación del NRP para la aspiración traqueal se basaba en pequeños estudios observacionales que no utilizaban los métodos de investigación actualmente aceptados para comparar tratamientos. Como resultado, las conclusiones de esos estudios están sujetas a sesgos y la solidez de la evidencia se considera muy débil.

Recientemente, se han publicado varios ensayos aleatorizados con recién nacidos no vigorosos que no demuestran obtener beneficios de la aspiración traqueal. Tanto la revisión del ILCOR de 2015 como la de 2019 determinaron que la evidencia existente no sustentaba la aspiración traqueal de rutina. Aún se necesita un ensayo amplio y aleatorizado de manera correcta.

Entre los valores del Comité Directivo del NRP se incluye el de evitar los procedimientos invasivos que no cuenten con sólida evidencia en términos de beneficios con resultados importantes. Como resultado, el Comité Directivo del NRP actualmente no sugiere la laringoscopia de rutina, con o sin aspiración traqueal, en los bebés no vigorosos que nacen con líquido amniótico teñido por meconio. Si se presenta evidencia adicional disponible, el Grupo de Trabajo Neonatal de ILCOR y el Comité Directivo del NRP reevaluarán esta recomendación.

La presencia de líquido amniótico teñido por meconio aún se considera como un factor de riesgo perinatal que aumenta la probabilidad de que el recién nacido requiera reanimación. Al menos 2 personas cualificadas que puedan iniciar la reanimación deben estar presentes al momento del parto únicamente para tratar al bebé. Es necesario identificar a un individuo con competencias de intubación que esté disponible de inmediato. Si existen factores de riesgo adicionales que indican que probablemente se necesite reanimación, un equipo cualificado con todas las competencias de reanimación debe estar presente en el parto.

REPASO DE LA LECCIÓN 3

1. Enumere las 3 preguntas para una evaluación rápida que determinan qué recién nacidos deben ser llevados al calentador radiante para los pasos iniciales.
2. Enumere los 5 pasos iniciales para el cuidado de un recién nacido.
3. Usted cuenta los latidos del recién nacido durante 6 segundos y cuenta 6 latidos. Informa que la frecuencia cardíaca es de (36 latidos por minuto/60 latidos por minuto).
4. La saturación de oxígeno debe estar entre el 85% y el 95% a los (2 minutos de edad/10 minutos de edad).

5. ¿Qué imagen muestra la manera correcta de colocar la cabeza de un recién nacido para abrir la vía aérea (A, B o C)?

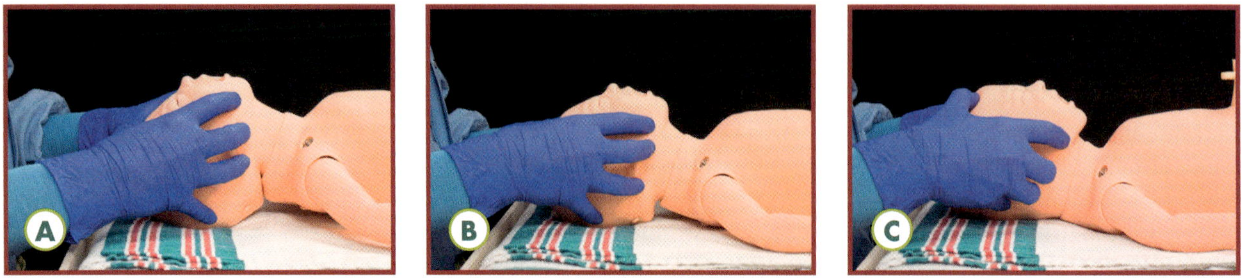

6. Ya ha proporcionado calor, ha secado, ha estimulado, ha posicionado la cabeza y el cuello y ha eliminado las secreciones de la vía aérea. Han trascurrido 60 segundos del parto y el bebé aún esta apneico y sin fuerzas. ¿Cuál debe ser la siguiente acción?
7. Si el bebé respira, la frecuencia cardíaca es mayor a 100 latidos por minuto, la vía aérea está libre y posicionada de manera correcta, pero se observa dificultad respiratoria, se puede considerar (una aspiración faríngea profunda/presión positiva continua en la vía aérea [CPAP]).

Respuestas

1. ¿El bebé nació a término? ¿El bebé tiene buen tono? ¿El bebé respira o llora?
2. Proporcionar calor, secar, estimular, posicionar la cabeza y cuello, eliminar las secreciones de la vía aérea si es necesario.
3. Informa que la frecuencia cardíaca es de 60 latidos por minuto.
4. La saturación de oxígeno debe estar entre el 85% y el 95% a los 10 minutos de edad.
5. La imagen B muestra la manera correcta de colocar la cabeza de un recién nacido para abrir la vía aérea.
6. Su próximo paso es comenzar con la ventilación con presión positiva. Llame para pedir ayuda si se encuentra solo/a.
7. Puede considerar la presión positiva continua en la vía aérea (CPAP).

LECCIÓN 3: ESCENARIOS DE PRÁCTICA

Pasos iniciales del cuidado de un recién nacido

Objetivos de aprendizaje

1. Identificar al recién nacido que necesita realizar los primeros pasos de la reanimación en el calentador radiante.
2. Demostrar cuáles son las técnicas correctas para realizar los pasos iniciales cuando el recién nacido permanece con la madre y cuando se lo coloca en el calentador radiante.
3. Demostrar la precisión en la evaluación de la frecuencia cardíaca con un estetoscopio.
4. Demostrar la correcta colocación del sensor del pulsioxímetro, la interpretación de la pulsioximetría y la administración de oxígeno adicional a flujo libre.

Estos escenarios de práctica sirven para repaso/práctica y evaluación.

La siguiente es la secuencia sugerida para el escenario de práctica.

1. **Repasar las preguntas de las pruebas de conocimientos** con su instructor del Neonatal Resuscitation Program (NRP).

   a. ¿Cuáles son las 3 preguntas de evaluación rápida? ¿Cómo las respuestas a estas preguntan determinan si un recién nacido debe permanecer con la madre o ir al calentador radiante?

   b. ¿Cuáles son los recién nacidos que reciben los pasos iniciales? ¿Cuáles son los 5 pasos iniciales para el cuidado de recién nacidos?

   c. ¿Cuándo se inicia el cronómetro de Apgar?

   d. ¿Cómo se calcula la frecuencia cardíaca de un recién nacido? ¿Qué hacer si el bebé no está vigoroso y no puede oír la frecuencia cardíaca con el estetoscopio?

   e. ¿Por qué se usa la pulsioximetría y cuándo se indica?

   f. ¿Cuál es la concentración de oxígeno que se usa para iniciar la administración de oxígeno a flujo libre?

   g. ¿Qué es la CPAP y cuándo se debe evaluar la posibilidad de utilizarla en la sala de partos?

2. **Practicar/repasar estas habilidades** con el instructor del NRP.
    a. Realizar los pasos iniciales para el cuidado de un bebé que permanece con la madre.
    b. Realizar los pasos iniciales para el cuidado de un bebé en el calentador radiante, incluso el uso apropiado de la perilla de succión.
    c. Evaluar la frecuencia cardíaca utilizando un estetoscopio.
    d. Colocar un sensor de un pulsioxímetro y practicar el uso de la Tabla de objetivos de saturación de oxígeno para administrar oxígeno a flujo libre.
3. **Practicar los escenarios** aplicables a su rol con su instructor del NRP hasta que necesite poca o ninguna ayuda o instrucción.
4. **Aprobar la evaluación del escenario de práctica de la lección 3** tras dirigir los escenarios de práctica y aplicar las habilidades relevantes para el rol y las responsabilidades correspondientes. Si alguna competencia técnica incluida en este escenario no se encuentra dentro de sus responsabilidades, delegue la competencia a un miembro cualificado del equipo y cumpla el rol de asistente, de ser necesario. Una vez que pueda dirigir el escenario y poner en práctica las habilidades con poca ayuda del instructor o sin ayuda, pase al siguiente escenario de práctica de la lección.

Escenarios de práctica

Se proporcionan cuatro opciones de escenarios. Utilice la misma introducción para cada escenario; las respuestas a las 4 preguntas previas al parto son diferentes en cada escenario. El instructor determina la cantidad de personas que asistirán el parto y sus cualificaciones, en función de las políticas del hospital.

1. Recién nacido a término y vigoroso que puede permanecer con la madre para los pasos iniciales.
2. Recién nacido a término y vigoroso con líquido amniótico teñido por meconio y cianosis persistente (este escenario está designado para un equipo de 2 personas).
3. Recién nacido a término que requiere los pasos iniciales en un calentador radiante, se lo regresa a la madre para los cuidados piel contra piel.
4. Recién nacido prematuro tardío con líquido amniótico claro, requiere los pasos iniciales en el calentador radiante, permanece apneico.

"Lo/la llaman para que atienda un parto vaginal. La madre se encuentra en trabajo de parto activo y se rompe la bolsa. ¿Cómo se prepararía para el nacimiento de este bebé y cómo realizaría los pasos iniciales del cuidado de un recién nacido? A medida que trabaja, diga lo que piensa y lo que hace en voz alta para que yo pueda saber qué está pensando y haciendo".

Opción 1: Recién nacido a término y vigoroso permanece con la madre para los pasos iniciales

✓	Pasos de actuación crítica
Evaluar el riesgo perinatal.	
	Evalúa el riesgo perinatal (el estudiante hace las 4 preguntas previas al parto y el instructor ["obstetra"] responde)
	¿Edad gestacional? **"39 semanas de gestación".**
	¿Líquido limpio? **"El líquido amniótico está limpio".**
	¿Hay más factores de riesgo? **"No hay factores de riesgo adicionales".**
	¿Cuál es el plan de manejo del cordón umbilical? **"Retrasaré el pinzamiento del cordón. Si el bebé no llora, lo estimularé por un momento. Si no hay respuesta, pinzaré y cortaré el cordón".**
Reunir el equipo.	
	Reúne al equipo en función de los factores de riesgo perinatal.
	Cuando las probabilidades de reanimación son bajas, se debe contar con la presencia de 1 persona cualificada en el parto.
	Si 1 persona asistirá al parto: Conoce las respuestas de las 4 preguntas previas al parto, determina los suministros y equipos necesarios, sabe cómo llamar para pedir ayuda.
Realizar la comprobación del equipo.	
	"Nació el bebé".
Evaluación rápida.	
	Hace las 3 preguntas de evaluación rápida: • ¿Nació a término? **"Sí".** • ¿Tono muscular? **"Sí".** • ¿Respira o llora? **"Sí, el bebé llora".**
	El recién nacido permanece con la madre para los pasos iniciales.
Pasos iniciales.	
	Coloca al bebé piel contra piel con la madre, seca al bebé y lo estimula si es necesario, posiciona la cabeza y el cuello. Lo cubre con una manta caliente.
Fin del escenario.	
	Continúa con la evaluación de la respiración, la frecuencia cardíaca, el tono, la actividad, el color y la temperatura.

Opción 2: Recién nacido a término y vigoroso con líquido amniótico teñido por meconio y cianosis persistente.

✓	**Pasos de actuación crítica**	
Evaluar el riesgo perinatal.		
	Evalúa el riesgo perinatal (el estudiante hace las 4 preguntas previas al parto y el instructor ["obstetra"] responde)	
	¿Edad gestacional?	**"41 semanas de gestación".**
	¿Líquido limpio?	**"El líquido amniótico está teñido por meconio".**
	¿Hay más factores de riesgo?	**"Ninguno, excepto el líquido amniótico teñido por meconio".**
	¿Cuál es el plan de manejo del cordón umbilical?	**"Retrasaré el pinzamiento del cordón. Si el bebé no llora, lo estimularé por un momento. Si no hay respuesta, pinzaré y cortaré el cordón".**
Reunir el equipo.		
	Reúne al equipo en función de los factores de riesgo perinatal. • Cuando el líquido amniótico teñido por meconio es el único factor de riesgo, al menos 2 personas cualificadas que puedan iniciar la reanimación deben estar presentes en el parto, únicamente para atender al bebé. Es necesario identificar a un individuo con competencias de intubación que esté disponible de inmediato. • Un equipo de reanimación plenamente cualificado debe estar presente al momento del parto si los factores de riesgo adicionales sugieren que se pueden requerir medidas de soporte vital avanzado.	
Realizar una sesión informativa previa a la reanimación con el personal del equipo.		
	Identifica al líder del equipo. Evalúa los factores de riesgo, delega las tareas, identifica quién será quien documente los eventos (si fuera necesario), determina los suministros y equipos necesarios, sabe cómo llamar para pedir ayuda adicional.	
Realizar la comprobación del equipo.		
		"Nació el bebé".
Evaluación rápida.		
	Hace las 3 preguntas de evaluación rápida:	
	• ¿Nació a término?	**"Sí".**
	• ¿Tono muscular?	**"Sí".**
	• ¿Respira o llora?	**"Sí".**
	El recién nacido puede permanecer con la madre para los pasos iniciales.	
Pasos iniciales.		
	Coloca al bebé piel contra piel con la madre, seca al bebé y lo estimula si es necesario, posiciona la cabeza y el cuello, elimina las secreciones si es necesario. Controla la respiración, el tono, la actividad, el color y la temperatura para determinar si se necesitan más intervenciones.	
		"El recién nacido tiene 4 minutos de vida y está notablemente cianótico".
	Comprueba si hay respiración.	**"El bebé respira, sin dificultad".**
	Ausculta la frecuencia cardíaca de manera correcta.	**Frecuencia cardíaca según la auscultación = 140 lpm**
	Coloca el sensor del pulsioxímetro en la mano/muñeca derecha.	**SpO_2 = 68%**
Administrar oxígeno a flujo libre.		
	Ajusta el mezclador al 30% y administra oxígeno a flujo libre utilizando la técnica correcta. Controla la saturación de oxígeno y ajusta el mezclador de manera correcta de acuerdo a la pulsioximetría para mantener la saturación de oxígeno dentro del rango objetivo. Puede intentar retirar el oxígeno adicional. Controla la saturación de oxígeno con la pulsioximetría hasta que los signos vitales están estables y la saturación de oxígeno está estable dentro del rango objetivo. Controla la respiración, la frecuencia cardíaca, el tono, la actividad, el color y la temperatura. Se comunica con el equipo neonatal según el protocolo del hospital para discutir los próximos pasos. Actualiza al equipo perinatal. Actualiza a los padres y les comunica los próximos pasos, incluso el plan para los cuidados posteriores a la reanimación.	
Fin del escenario.		

Opción 3: Recién nacido a término que requiere los pasos iniciales en un calentador radiante, se lo regresa a la madre para los cuidados piel contra piel.

✓	Pasos de actuación crítica	
Preparación para la reanimación.		
	Evalúa el riesgo perinatal (el estudiante hace las 4 preguntas previas al parto y el instructor ["obstetra"] responde)	
	• ¿Edad gestacional?	**"Nació a término".**
	• ¿Líquido limpio?	**"El líquido amniótico está limpio".**
	• ¿Hay más factores de riesgo?	**"Se han observado repetidas desaceleraciones de la frecuencia cardíaca fetal en los últimos 15 minutos".**
	¿Cuál es el plan de manejo del cordón umbilical? **"Retrasaré el pinzamiento del cordón. Si el bebé no llora, lo estimularé por un momento. Si no hay respuesta, pinzaré y cortaré el cordón".**	
Reunir el equipo.		
	Reúne al equipo en función de los factores de riesgo perinatal. Al menos 2 personas cualificadas deben estar presentes únicamente para asistir al bebé dado que hay riesgos perinatales presentes. La cantidad de miembros del equipo y sus cualificaciones varían según el riesgo.	
Realizar una sesión informativa previa a la reanimación.		
	Identifica al líder del equipo. Evalúa los factores de riesgo, delega tareas, designa a alguien para documentar los eventos, determina los suministros y equipos necesarios, sabe cómo llamar para pedir ayuda.	
Realizar la comprobación del equipo.		
		"Nació el bebé".
Evaluación rápida.		
	Hace las 3 preguntas de evaluación rápida:	
	• ¿Nació a término?	**"Sí".**
	• ¿Tono muscular?	**"No".**
	• ¿Respira o llora?	**"No".**
Pasos iniciales.		
	Recibe al bebé en el calentador radiante. Lo seca con una toalla o manta, elimina los paños húmedos. Estimula al bebé frotándole la espalda y/o extremidades. Posiciona la cabeza para abrir la vía aérea. Aspira la boca y la nariz si persiste la apnea.	
Comprobar la respiración. Si respira, comprobar la frecuencia cardíaca.		
	Evalúa la respiración.	**"El bebé llora".**
	Ausculta la frecuencia cardíaca de manera correcta.	**Frecuencia cardíaca = 120 lpm**
Fin del escenario.		
	Envuelve al bebé en una manta, lo regresa a la madre y se lo coloca piel contra piel. Controla la respiración, el tono, la actividad, el color y la temperatura para determinar si se necesitan más intervenciones.	

Opción 4: Recién nacido prematuro tardío con líquido amniótico limpio, requiere los pasos iniciales en el calentador, permanece apneico.

✓	Pasos de actuación crítica
Evaluar el riesgo perinatal.	
	Evalúa el riesgo perinatal (el estudiante hace las 4 preguntas previas al parto y el instructor ["obstetra"] responde) • ¿Edad gestacional? **"36 semanas de gestación".** • ¿Líquido limpio? **"El líquido amniótico está limpio".** • ¿Hay más factores de riesgo? **"La madre tiene fiebre".** ¿Cuál es el plan de manejo del cordón umbilical? **"Retrasaré el pinzamiento del cordón. Si el bebé no llora, lo estimularé por un momento. Si no hay respuesta, pinzaré y cortaré el cordón".**
Reunir el equipo.	
	Reúne al equipo en función de los factores de riesgo perinatal. Al menos 2 personas cualificadas deben estar presentes únicamente para asistir al bebé dado que hay riesgos perinatales presentes. La cantidad de miembros del equipo y sus cualificaciones varían según el riesgo.
Realizar una sesión informativa previa a la reanimación.	
	Identifica al líder del equipo. Evalúa los factores de riesgo, delega las tareas, identifica quién será quien documente los eventos (si fuera necesario), determina los suministros y equipos necesarios, sabe cómo llamar para pedir ayuda adicional.
Realizar la comprobación del equipo.	
	"Nació el bebé".
Evaluación rápida.	
	Hace las 3 preguntas de evaluación rápida: • ¿Nació a término? **"No, parece de 36 semanas de gestación, como se esperaba".** • ¿Tono muscular? **"No".** • ¿Respira o llora? **"No".**
Pasos iniciales.	
	Recibe al bebé en el calentador radiante. Lo seca con una toalla o manta, elimina los paños húmedos. Estimula al bebé frotándole la espalda y/o extremidades. Posiciona la cabeza para abrir la vía aérea. Aspira la boca y la nariz.
Comprobar la respiración. Comprobar también la frecuencia cardíaca.	
	• ¿Respira? **"No, el bebé está apneico". (Frecuencia cardíaca = 70 lpm, si se evalúa)** • Indica que se necesita VPP. • Indica el método estándar para llamar para pedir ayuda adicional.
Fin del escenario.	

Ejemplos de preguntas durante el debriefing

1. ¿Qué factores fueron determinantes para decidir quién debía asistir en los partos descritos en estos escenarios?

2. ¿Cómo supieron si el recién nacido requería:

   a. los pasos iniciales en el calentador radiante?

   b. una pulsioximetría?

   c. oxígeno adicional?

3. ¿Qué harían diferente al prepararse para una reanimación o al realizar los pasos iniciales en el próximo escenario?

4. Mencionen un ejemplo que ilustre cómo utilizaron al menos una de las competencias fundamentales del comportamiento del NRP.

Competencias fundamentales del comportamiento del NRP

- Conocer el entorno.
- Usar la información disponible.
- Prever y planificar.
- Identificar claramente al líder del equipo.
- Comunicar eficazmente.
- Delegar trabajo de manera óptima.
- Distribuir la atención con inteligencia.
- Usar los recursos disponibles.
- Pedir ayuda cuando sea necesario.
- Mantener un comportamiento profesional.

Ventilación con presión positiva

4

Puntos de aprendizaje

- Características de las bolsas autoinflables, las bolsas no autoinflables y los reanimadores con pieza en T
- Cuándo administrar ventilación con presión positiva
- Cómo posicionar la cabeza del recién nacido para la ventilación con presión positiva
- Cómo colocar una mascarilla de reanimación sobre el rostro del recién nacido
- Cómo administrar ventilación con presión positiva y evaluar su efectividad
- Cómo usar los pasos correctivos de la ventilación
- Cómo insertar una mascarilla laríngea para ventilación con presión positiva
- Cómo administrar presión positiva continua en la vía aérea
- Cómo insertar un tubo orogástrico

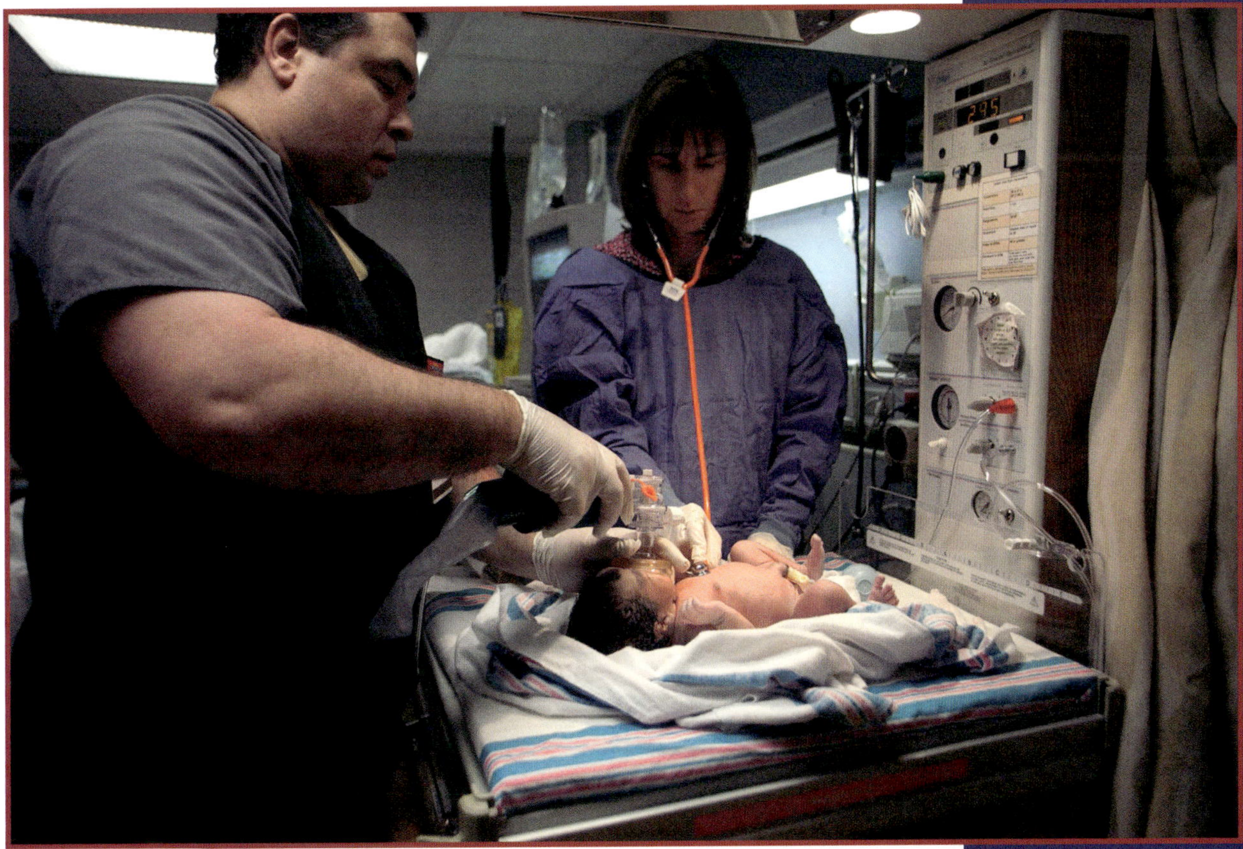

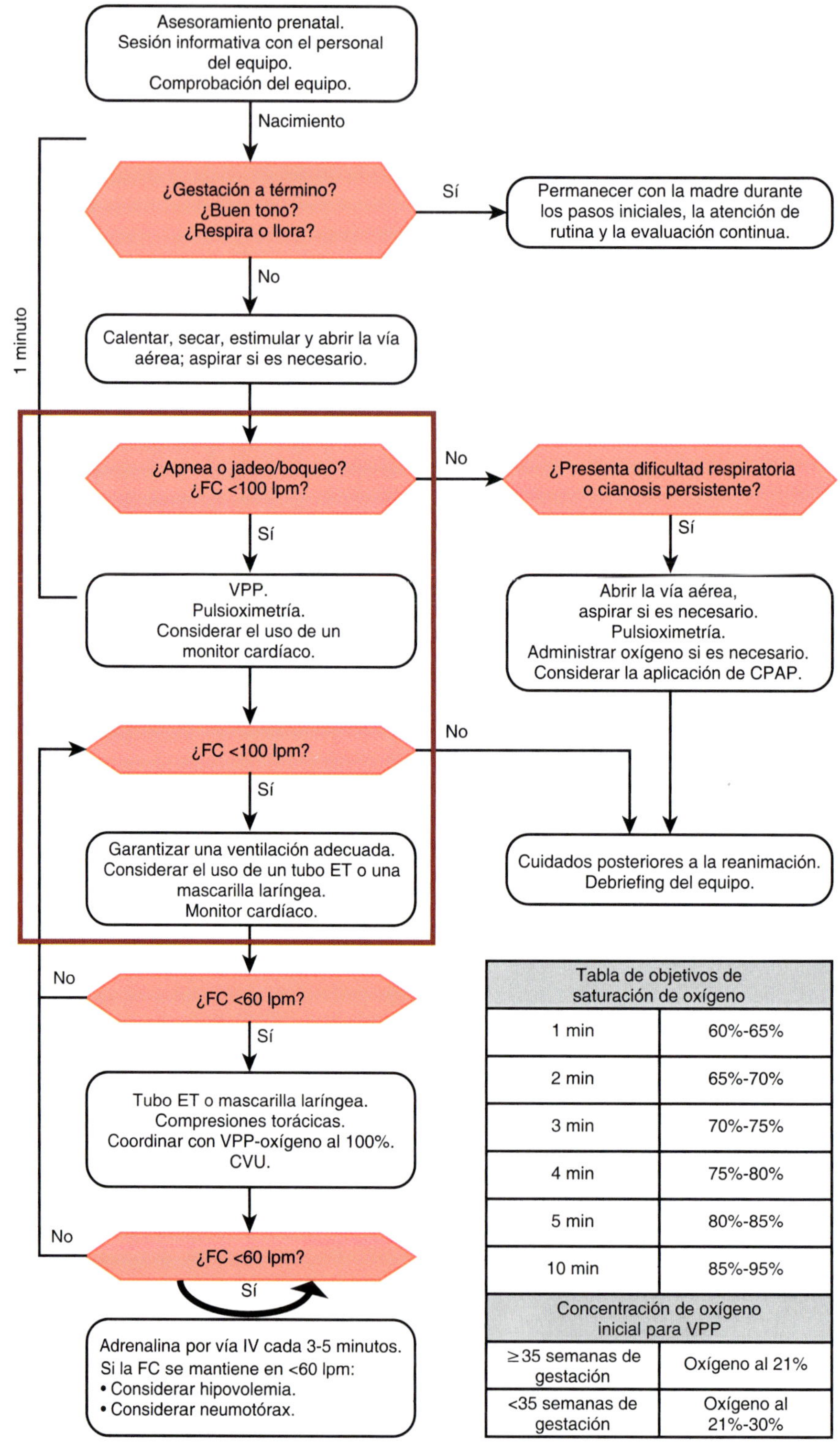

Tabla de objetivos de saturación de oxígeno	
1 min	60%-65%
2 min	65%-70%
3 min	70%-75%
4 min	75%-80%
5 min	80%-85%
10 min	85%-95%
Concentración de oxígeno inicial para VPP	
≥35 semanas de gestación	Oxígeno al 21%
<35 semanas de gestación	Oxígeno al 21%-30%

Puntos clave

1. La ventilación de los pulmones del recién nacido es el paso más importante y efectivo en la reanimación neonatal.
2. Después de completar los pasos iniciales, se indica ventilación con presión positiva (VPP) si el bebé no respira O si el bebé jadea/boquea O si la frecuencia cardíaca del bebé es inferior a 100 latidos por minuto (lpm).
3. Durante la VPP, la concentración inicial de oxígeno (FiO_2) para recién nacidos con 35 semanas de gestación o más es del 21%. La FiO_2 inicial para recién nacidos prematuros con menos de 35 semanas de gestación es del 21% al 30%.
4. La frecuencia de ventilación es de 40 a 60 ventilaciones por minuto y la presión de ventilación inicial es de 20 a 25 cm H_2O.
5. El indicador más importante de una VPP exitosa es el aumento de la frecuencia cardíaca.
6. Si la frecuencia cardíaca no aumenta en los primeros 15 segundos de VPP y no se observa movimiento torácico, se debe comenzar a realizar los pasos correctivos de la ventilación.
7. Los pasos correctivos de la ventilación *(MR. SOPA)* son los siguientes:
   a. Ajustar la mascarilla ("Mask").
   b. Cambiar la posición de la cabeza y el cuello ("Reposition").
   c. Aspirar la boca y la nariz ("Suction").
   d. Abrir la boca ("Open").
   e. Aumentar la presión ("Pressure").
   f. Vía aérea alternativa ("Alternative").
8. Si no se le puede administrar una ventilación exitosa al bebé con una mascarilla facial y la intubación no es viable o eficaz, la mascarilla laríngea puede proporcionar una vía aérea de rescate exitosa.
9. Si la frecuencia cardíaca se mantiene por debajo de 60 lpm después de al menos 30 segundos de VPP con mascarilla facial que insufle los pulmones (movimiento torácico), se deberá reevaluar la técnica de ventilación, considerar si es necesario realizar los pasos correctivos de la ventilación, ajustar la FiO_2 según las indicaciones de la pulsioximetría, insertar una vía aérea alternativa (tubo endotraqueal o mascarilla laríngea) y realizar 30 segundos de VPP a través de la vía aérea alternativa. Después de estos pasos, si la frecuencia cardíaca sigue siendo inferior a 60 lpm, se deberá aumentar la FiO_2 al 100% e iniciar las compresiones torácicas.

10 Si se mantiene la VPP con mascarilla facial o la presión positiva continua en la vía aérea (CPAP) por más de algunos minutos, se debe insertar un tubo orogástrico para que actúe como válvula de ventilación para el gas en el estómago.

Caso: Reanimación con ventilación con presión positiva mediante bolsa de reanimación y mascarilla

Su equipo tiene que asistir el parto de una mujer con 36 semanas de gestación cuyo embarazo y parto son complicados por preeclampsia, restricción del crecimiento intrauterino y un patrón de frecuencia cardíaca fetal de categoría II. El líquido amniótico está limpio. Completa una sesión informativa con el equipo antes de la reanimación y prepara sus suministros y equipos. Luego del parto, el obstetra seca y estimula al bebé, pero el bebé permanece flácido y apneico. Se pinza y corta el cordón umbilical, y se traslada al bebé al calentador radiante.

Termina de secar al bebé, brinda estimulación adicional breve y posiciona la cabeza y despeja secreciones de la vía aérea, pero el bebé aún no respira. Dentro de 1 minuto después del parto, inicia la ventilación con presión positiva (VPP) con oxígeno al 21% (aire ambiente). Un asistente informa que la frecuencia cardíaca del bebé es de 70 latidos por minuto (lpm), no aumenta y el tórax no se está moviendo. Otro miembro del equipo coloca un sensor de pulsioximetría en la mano derecha del bebé, coloca guías del monitor cardíaco en el tórax del bebé y conecta el sensor y las guías a los monitores. Otro miembro del equipo documenta los eventos a medida que ocurren.

Comienza los pasos correctivos de la ventilación. Primero, vuelve a colocar la mascarilla en el rostro y cambia la posición de la cabeza y el cuello del bebé. Vuelve a comenzar con la VPP mientras su asistente observa el tórax del recién nacido. Luego de varias ventilaciones, el asistente informa que sigue sin haber movimiento torácico. Usted realiza una aspiración de boca y nariz, y le abre la boca al bebé. Nuevamente inicia la VPP, pero todavía no hay movimiento torácico. Gradualmente aumenta la presión de inflado y el asistente dice, "*El tórax se mueve ahora.*" A 30 segundos de lograr una ventilación que insufle los pulmones del bebé, su frecuencia cardíaca supera los 100 lpm y la saturación de oxígeno es del 64%. El asistente ajusta la concentración de oxígeno (FIO_2) para mantener la saturación de oxígeno del bebé en el rango objetivo.

Continúa la VPP mientras controla el esfuerzo respiratorio del bebé. El bebé comienza a respirar y la frecuencia de ventilación disminuye gradualmente. Cuando el bebé tiene 4 minutos de edad, hay buen esfuerzo respiratorio espontáneo, la frecuencia cardíaca es de 140 lpm y la saturación de oxígeno es de 85%. Interrumpe la VPP y supervisa la saturación de oxígeno del bebé. Mientras su equipo se prepara para trasladar al bebé a la sala de Neonatología para los cuidados posteriores a la reanimación, explica los siguientes pasos a la madre. Poco después, se reúne con su equipo y realizan un debriefing para evaluar su preparación, trabajo en equipo y comunicación.

¿Por qué el Neonatal Resuscitation Program® se enfoca en la ventilación con presión positiva?

La ventilación de los pulmones del recién nacido es el paso más importante y efectivo en la reanimación neonatal. Aprender a administrar VPP constituye la base de la reanimación neonatal. Esta lección se enfoca en la ventilación asistida a través de una mascarilla facial y mascarilla laríngea. La siguiente lección describe cómo proporcionar ventilación a través de un tubo endotraqueal.

¿Cuál es la terminología común para describir la ventilación con presión positiva?

Se utilizan varios términos y abreviaturas para describir la VPP (figura 4.1).

- *Presión máxima de inflado (PIP):* presión máxima administrada con cada ventilación.
- *Presión positiva al final de la espiración (PEEP):* presión de gas mantenida en los pulmones entre una ventilación y otra cuando el bebé recibe **ventilaciones asistidas**.
- *Presión positiva continua en la vía aérea (CPAP):* presión de gas mantenida en los pulmones entre una ventilación y otra cuando el bebé **respira de forma espontánea**.
- *Frecuencia:* cantidad de ventilaciones asistidas por minuto.
- *Tiempo de inflado (IT):* duración (en segundos) de la fase de inflado de cada ventilación con presión positiva.
- *Manómetro:* indicador utilizado para medir la presión del gas.

Aprendizaje mejorado

https://bcove.video/3tbOm9Y

QR 4.1 Escanee el código para ver un video de 2 minutos sobre la terminología de la VPP.

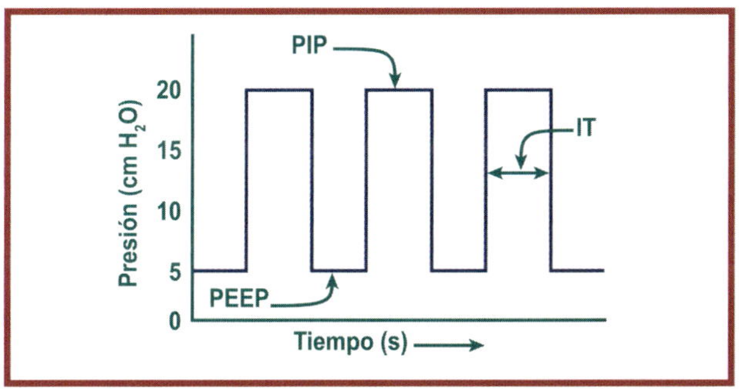

Figura 4.1. Monitorización de la presión durante 3 ventilaciones con presión positiva. PIP = presión máxima de inflado, PEEP = presión positiva al final de la espiración, IT = tiempo de inflado.

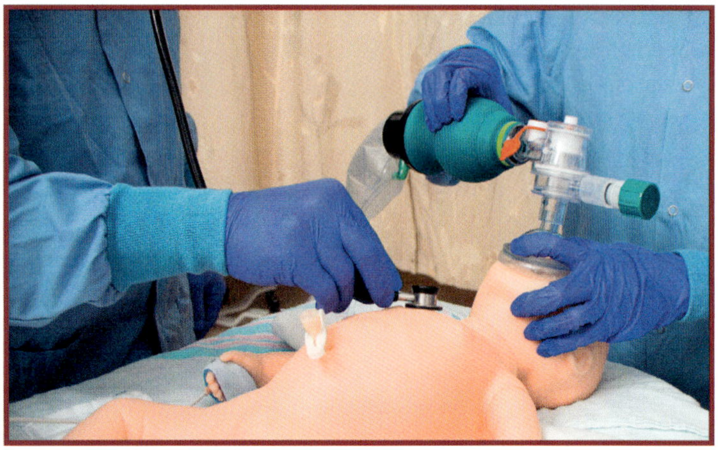

Figura 4.2. Bolsa autoinflable

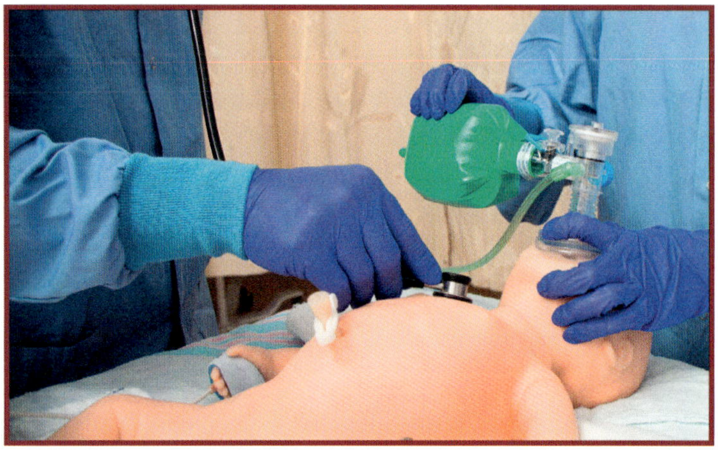

Figura 4.3. Bolsa no autoinflable

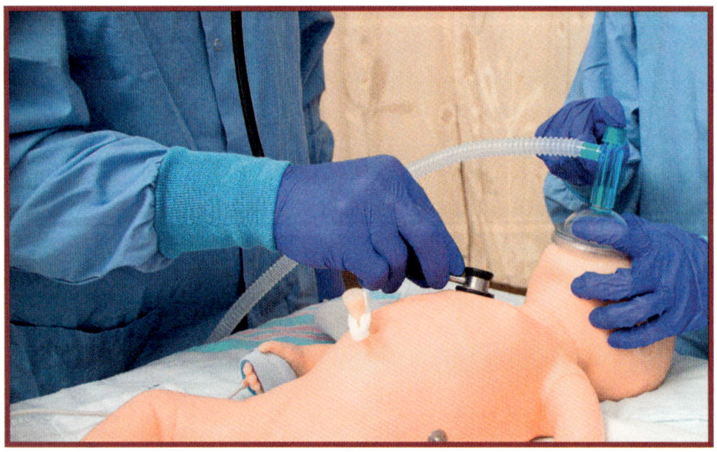

Figura 4.4. Reanimador con pieza en T

¿Cuáles son los diferentes tipos de dispositivos de reanimación utilizados para ventilar a recién nacidos?

Se suelen utilizar tres tipos de dispositivos para la ventilación.

1. La *bolsa autoinflable* se llena espontáneamente con gas (aire, oxígeno o una mezcla de ambos) luego de ser apretada y soltada (figura 4.2).
2. La *bolsa no autoinflable* (también llamada bolsa de anestesia) únicamente se llena cuando ingresa a ella gas desde una fuente comprimida y la salida está sellada (figura 4.3).
3. El *reanimador con pieza en T* dirige continuamente gas comprimido hacia el bebé. La presión aumenta cuando una abertura en la parte superior del dispositivo con pieza en T está bloqueada (figura 4.4).

Averigüe qué tipo de dispositivo de reanimación se utiliza en su hospital. Si su hospital utiliza bolsas no autoinflables o reanimadores con pieza en T, debe aprender a utilizar bolsas autoinflables de todas formas. La bolsa autoinflable debe estar disponible como un respaldo cuando se necesite realizar la reanimación en caso de que no haya gas comprimido disponible. El siguiente texto describe brevemente los 3 dispositivos. En el Apéndice de esta lección encontrará más detalles. Debe leer las secciones del Apéndice que corresponden a los dispositivos utilizados en su hospital.

Bolsas autoinflables

Las bolsas autoinflables permanecen totalmente infladas a menos que se las apriete (figura 4.5). Una vez que suelta la bolsa, se expande e ingresa gas nuevo dentro de la misma. Si la bolsa está conectada a una fuente de oxígeno, se llena con el gas de la FIO_2 suministrada. Si la bolsa no está conectada a una fuente de oxígeno, se llena con el aire ambiente (oxígeno al 21%). Como la bolsa es autoinflable, no requiere gas comprimido o un sello hermético en la salida para permanecer inflada.

- La frecuencia de ventilación se define por la cantidad de veces que se aprieta la bolsa, y el tiempo de inflado dependerá de la rapidez con que se apriete la bolsa.
- La PIP se regula a partir de la fuerza con la que se aprieta la bolsa.
- Se puede administrar la PEEP si se conecta una válvula adicional a la bolsa.
- Como el gas no fluye de la máscara a menos que se apriete la bolsa, las bolsas autoinflables y mascarillas **no se pueden** utilizar para administrar CPAP u oxígeno a flujo libre.
- Se puede administrar oxígeno a flujo libre a través del reservorio ("válvula") abierto en algunas bolsas autoinflables.

Aprendizaje mejorado

https://bcove.video/3J9Lr7o

QR 4.2 Escanee el código para ver un video de 1:30 minutos sobre el uso de la bolsa autoinflable.

La mayoría de las bolsas autoinflables tienen una válvula de liberación de presión, también llamada válvula de descarga, que limita el pico de presión. Se suelen configurar estas válvulas para descargarse a 30 a 40 cm H_2O de presión, pero no son confiables y es posible que no se descarguen hasta que se logren presiones mayores. Algunas bolsas autoinflables tienen un dispositivo que permite bloquear temporalmente la válvula de liberación de presión, lo que permite administrar presiones mayores. El bloqueo de la válvula de descarga debe ser una medida poco común, y se deben tomar precauciones para no utilizar presión excesiva.

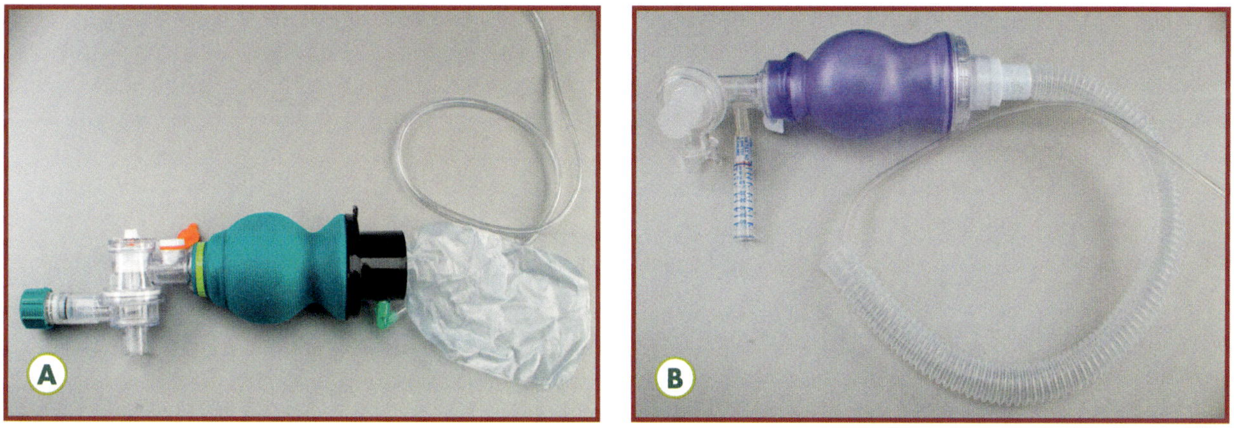

Figura 4.5. Bolsas autoinflables con reservorio cerrado (A) y reservorio de "válvula" abierta (B). Ambas bolsas se vuelven a inflar automáticamente sin gas comprimido.

Siempre se debe utilizar un manómetro para asegurar el nivel adecuado de presión. El manómetro puede estar integrado a la bolsa o puede haber en la misma un sitio para conectar un manómetro externo. Si se deja el sitio de conexión abierto sin un manómetro, causará una gran fuga de gas y el bebé no podrá recibir la presión de inflado deseada.

Aprendizaje mejorado

https://bcove.video/3w5ciOk

QR 4.3 Escanee el código para ver un video de 20 segundos sobre las pruebas de la bolsa autoinflable.

Prueba de la bolsa autoinflable durante la revisión del equipo y antes del uso

Bloquee la mascarilla o salida de gas con la palma de la mano y apriete la bolsa (figura 4.6).

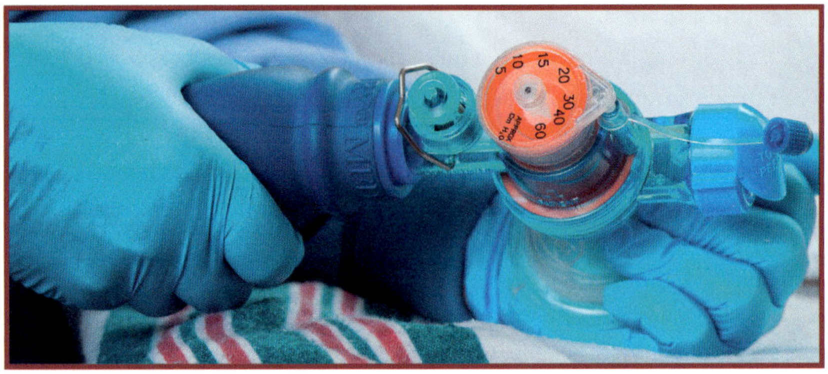

Figura 4.6. Probar una bolsa autoinflable

Probar una bolsa autoinflable

Bloquee la mascarilla o la salida de gas y apriete la bolsa.

- ¿Siente presión contra la mano?
- ¿El manómetro registra presión?
- ¿La válvula de liberación de presión se abre cuando el manómetro registra 30 a 40 cm H_2O de presión?
- ¿La bolsa se vuelve a inflar con rapidez cuando relaja su agarre de la misma?

Si la respuesta es negativa,

- ¿Hay una rotura o fuga en la bolsa?
- ¿Falta el manómetro, lo que causa que el sitio de la conexión quede abierto?
- ¿La válvula de liberación de presión falta o está bloqueada?

Aprendizaje mejorado

https://bcove.video/3u10TMG

QR 4.4 Escanee el código para ver un video de 1 minuto sobre las pruebas y el uso de la bolsa no autoinflable.

Bolsas no autoinflables

Las bolsas no autoinflables únicamente se inflan cuando fluye gas comprimido al interior de la bolsa y la salida está sellada, por ejemplo, como cuando se coloca la mascarilla sobre el rostro del bebé (figura 4.7A). Si el aire comprimido no fluye al interior de la bolsa o la salida no está sellada, la bolsa colapsa y se ve como un globo desinflado (figura 4.7B).

- La frecuencia de ventilación se define por la cantidad de veces que se aprieta la bolsa, y el tiempo de inflado dependerá de la rapidez con que se apriete y suelte la bolsa.
- La PIP se regula a partir de la fuerza con la que se aprieta la bolsa y el equilibrio entre la cantidad de gas que fluye al interior de la bolsa y el gas que escapa por la válvula ajustable de control de flujo.

- Se puede administrar PEEP, CPAP y oxígeno a flujo libre con una bolsa no autoinflable, y se ajustan por el equilibrio entre el gas que fluye al interior de la bolsa y el gas que escapa por la válvula de control de flujo.

Al igual que con las bolsas autoinflables, siempre se debe utilizar un manómetro para medir con precisión la presión de gas. Si el sitio para la conexión del manómetro se deja abierto, causará una gran fuga y no se podrá llenar la bolsa no autoinflable.

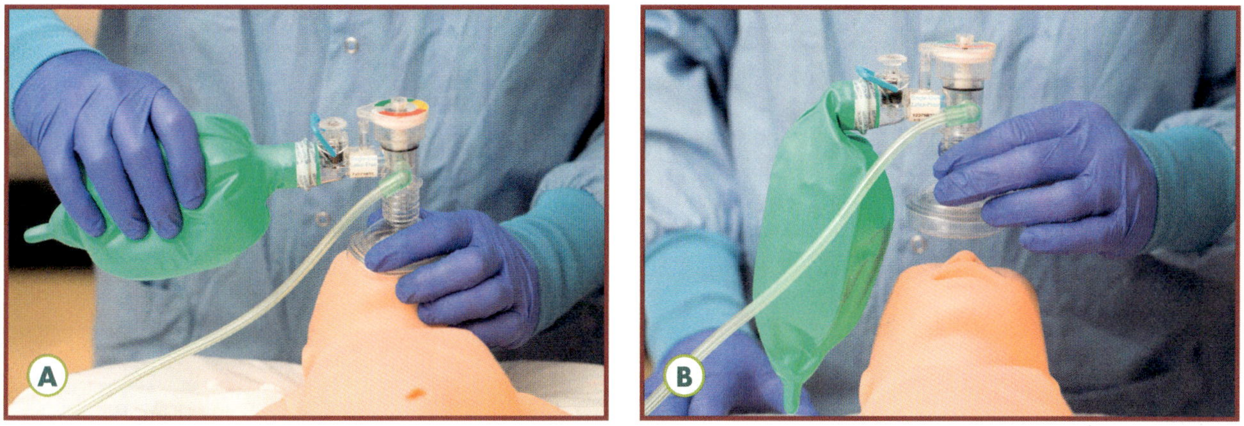

Figura 4.7. Bolsa no autoinflable inflada con aire comprimido y un sello contra el rostro del bebé (A). Si el aire comprimido no fluye al interior de la bolsa o la salida no está sellada, la bolsa colapsa (figura B).

Prueba de la bolsa no autoinflable durante la revisión del equipo y antes del uso

Bloquee la mascarilla o salida de gas con la palma de la mano y apriete la bolsa (figura 4.8).

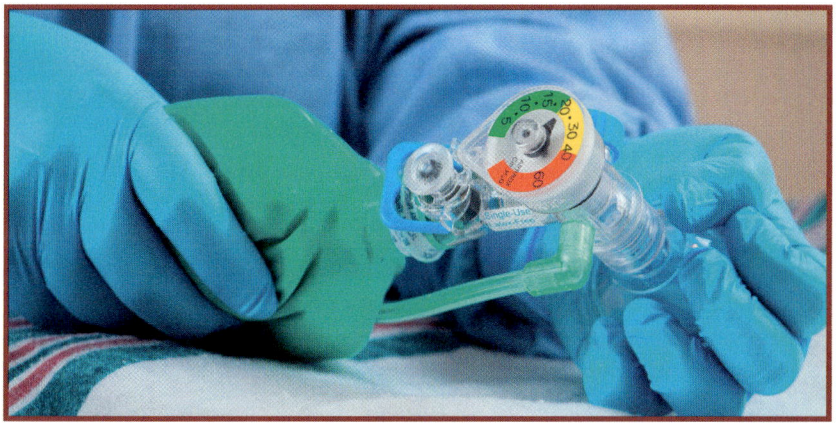

Figura 4.8. Probar una bolsa no autoinflable

Probar una bolsa no autoinflable

Bloquee la mascarilla o la salida de gas.

- ¿La bolsa se llena de forma adecuada?
- Ajuste la válvula de control de flujo para que lea 5 cm H_2O PEEP.

Apriete la bolsa 40 a 60 veces por minuto.

- ¿La bolsa se vuelve a inflar con rapidez cuando relaja su agarre de la misma?
- Ajuste la válvula de control de flujo para que lea 30 a 40 cm H_2O cuando se la aprieta con firmeza.
- Asegúrese de que la presión siga leyendo 5 cm H_2O cuando no se aprieta (PEEP).

Si la bolsa no se llena correctamente,

- ¿Hay una rotura o agujero en la bolsa?
- ¿La válvula de control de flujo está demasiado abierta?
- ¿El manómetro está conectado?
- ¿El tubo del gas está bien conectado?
- ¿La salida de gas está suficientemente bloqueada?

Aprendizaje mejorado

https://bcove.video/3i9oXrj

QR 4.5 Escanee el código para ver un video de 45 segundos sobre el uso del reanimador con pieza en T.

Reanimadores con pieza en T

Los reanimadores con pieza en T son dispositivos mecánicos que utilizan válvulas para regular el flujo de gas comprimido dirigido hacia el paciente (figura 4.9). Al igual que la bolsa no autoinflable, el dispositivo requiere una fuente de gas comprimido. Se administra una ventilación utilizando un dedo para bloquear y liberar una abertura para el escape de gas en la parte superior de la tapa de la pieza en T. Cuando la abertura está bloqueada, el gas es dirigido a través del dispositivo y hacia el bebé. Cuando se libera la abertura, parte del gas escapa por la tapa. La posición y la función de los cuadrantes de control en el reanimador con pieza en T puede variar según el fabricante. A continuación se describe la operación de uno.

- La frecuencia de ventilación se determina por la cantidad de veces que se bloquea la abertura de la tapa, y el tiempo de inflado depende del tiempo durante el cual la abertura se encuentra bloqueada.
- Hay 2 cuadrantes de control que se utilizan para limitar la presión de inflado. El control de la *presión máxima de inflado* limita la presión máxima durante cada ventilación asistida. El *control de liberación de presión máxima* es una característica de seguridad similar a la válvula de descarga en una bolsa autoinflable, que evita que el usuario aumente la presión máxima por encima del valor preestablecido. Se puede cubrir este cuadrante de control con una barrera removible.
- El cuadrante ajustable en la tapa de la pieza en T controla cuánto gas puede escapar entre ventilaciones y, por lo tanto, ajusta la PEEP y la CPAP.
- El manómetro integrado mide la presión de inspiración y expiración.

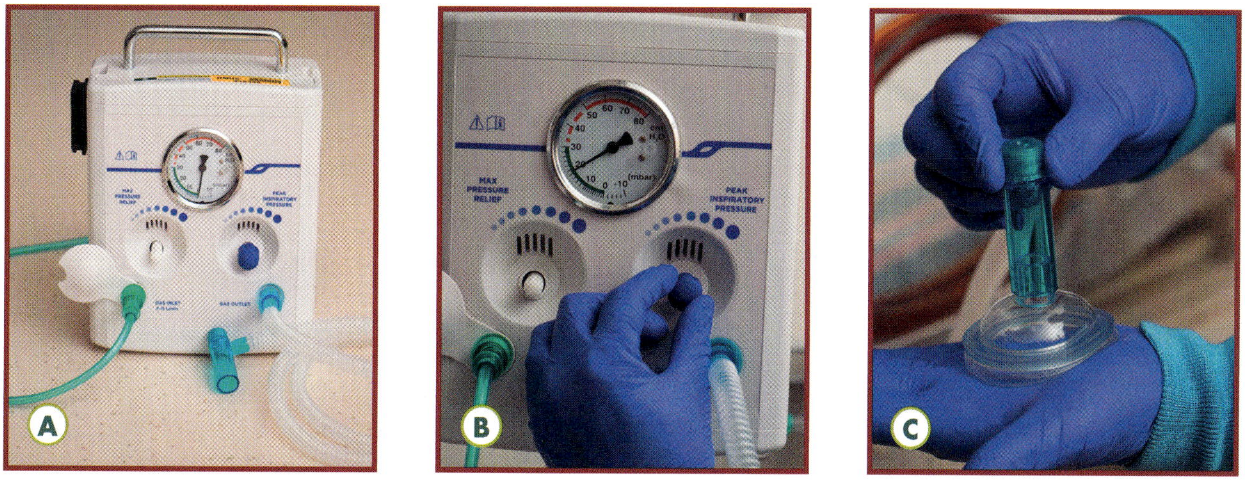

Figura 4.9. Ejemplo de un reanimador con pieza en T (A). La presión del reanimador con pieza en T es controlada por válvulas ajustables. La PIP se ajusta mediante un cuadrante en la máquina (B) y la PEEP se controla a través de un cuadrante en la tapa de la pieza en T (C).

Prueba del reanimador con pieza en T durante la revisión del equipo y antes del uso

Bloquee la mascarilla o la salida de gas con la palma de la mano o la tapa de bloqueo. Primero, deje abierta la abertura de la tapa de la pieza en T y luego bloquee la abertura con el dedo (figura 4.10).

Aprendizaje mejorado

https://bcove.video/3ibJoUG

QR 4.6 Escanee el código para ver un video de 1 minuto sobre el armado del reanimador con pieza en T.

Probar un reanimador con pieza en T

Bloquee la mascarilla o la salida de gas de la pieza en T sin bloquear la abertura en la tapa de la pieza.

- ¿Se indica una PEEP de 5 cm H_2O?

Bloquee la abertura de la tapa de la pieza en T.

- ¿Se indica un pico de presión de 20 a 25 cm H_2O?

Si la presión no es correcta:

- ¿La salida de la pieza en T está sellada?
- ¿El tubo de gas está conectado a la entrada de gas?
- ¿El flujo de gas está configurado a 10 l/min?
- ¿La salida de gas (proximal) está desconectada?
- ¿La presión máxima del circuito, la PIP o la PEEP están mal configuradas?

¿Cuáles son las indicaciones para ventilación con presión positiva?

Después de realizar los pasos iniciales, se indica VPP *si el bebé no respira (está apneico),* O *si el bebé jadea/boquea,* O si la frecuencia cardíaca del bebé está por debajo de *100 lpm* (figura 4.11). Cuando se indique, se debe iniciar la VPP dentro de 1 minuto después del parto.

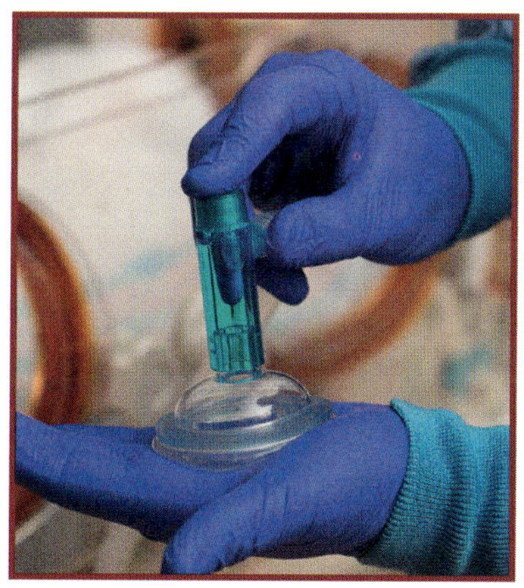

Figura 4.10. Probar un reanimador con pieza en T

Además, se puede considerar una prueba de VPP si el bebé respira y la frecuencia cardíaca es mayor o igual a 100 lpm, pero la saturación de oxígeno del bebé no se puede mantener dentro del rango objetivo a pesar del oxígeno a flujo libre o la CPAP.

Si está solo, pida ayuda inmediatamente. Sus asistentes supervisarán la respuesta de la frecuencia cardíaca a la VPP, observarán si hay movimiento torácico, supervisarán la saturación de oxígeno del bebé con pulsioximetría y documentarán los eventos a medida que ocurren.

Aprendizaje mejorado

https://bcove.video/36jQnrM

QR 4.7 Escanee el código para ver un video de 2 minutos sobre cómo administrar ventilación con presión positiva.

¿Cómo prepararse para iniciar la ventilación con presión positiva?

Colóquese al lado del calentador radiante.

La persona a cargo de posicionar la cabeza para abrir la vía aérea y sostener la mascarilla sobre el rostro del bebé está ubicada al lado de la cabeza del bebé (figura 4.12). Es difícil mantener la cabeza, el cuello y la mascarilla en la posición correcta cuando se está al lado o al pie de la cama. Los miembros del equipo que se encuentran al lado de la cama están en una mejor ubicación para evaluar el movimiento torácico, escuchar la frecuencia cardíaca y los ruidos respiratorios y asistir con la colocación del pulsioxímetro y el monitor cardíaco.

Complete los pasos iniciales para el cuidado de un recién nacido.

Si nadie realizó aún una aspiración de boca y nariz, hágalo para asegurarse de que las secreciones no obstruyan la VPP.

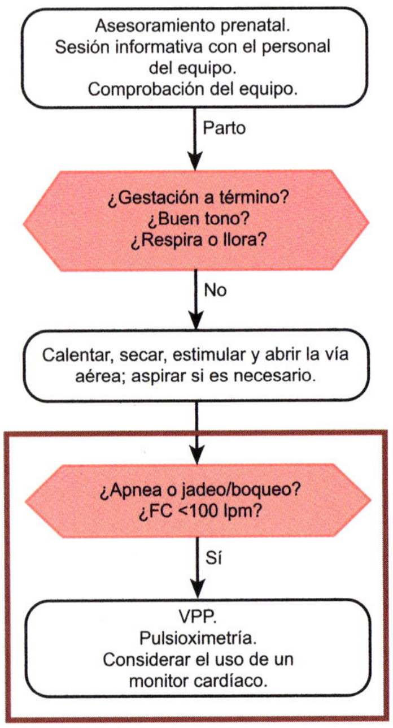

Figura 4.11. Indicaciones para realizar la VPP

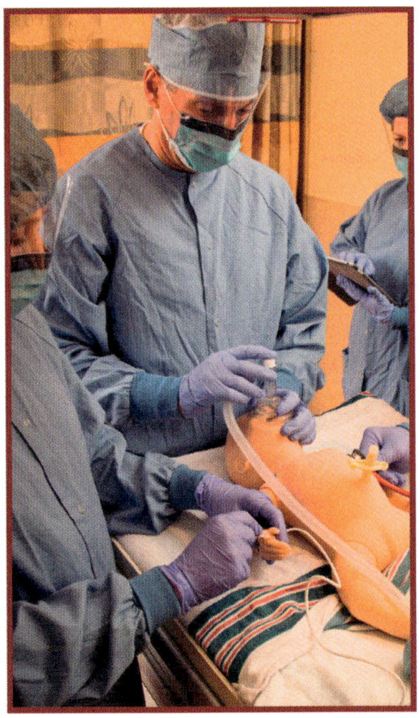

Figura 4.12. Ubicarse al lado de la cabeza del bebé para administrar ventilación asistida.

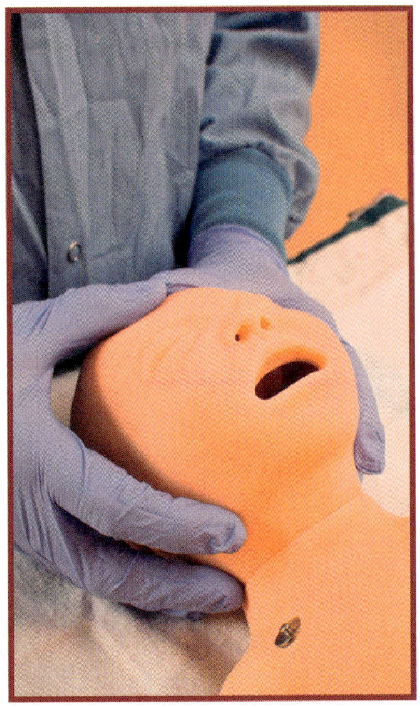

Figura 4.13. Posición de olfateo

Posicione la cabeza y el cuello del bebé para la ventilación con presión positiva.

La cabeza y el cuello del bebé deben posicionarse en la línea media y neutral, o levemente extendidos, en la posición de olfateo para que los ojos del bebé apunten en línea recta hacia el techo (figura 4.13). El posicionamiento incorrecto es una de las causas más comunes de la ventilación con mascarilla no efectiva. Si se flexiona o extiende con exceso el cuello, la vía aérea estará obstruida. Como la parte posterior de la cabeza del recién nacido (el occipucio) es prominente, puede ser útil levantar levemente los hombros del bebé colocando una toalla o una manta pequeña enrollada debajo de los mismos (figura 4.14).

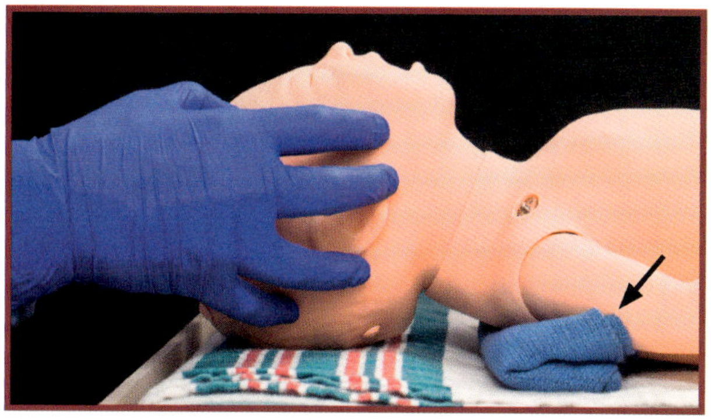

Figura 4.14. Rollo para hombros utilizado para posicionar la cabeza y el cuello

¿Cómo posicionar la mascarilla sobre el rostro del bebé?

Seleccione la mascarilla correcta.

En cada parto debería haber disponible una gran variedad de tamaños de mascarilla. Las mascarillas neonatales tienen un borde acolchado o suave y flexible y vienen en 2 formas: anatómica y redonda (figura 4.15). Las mascarillas anatómicas se colocan con la parte puntiaguda sobre la nariz. La mascarilla debe descansar en el mentón y cubrir la boca y la nariz, pero no los ojos. La mascarilla adecuada creará un sello hermético en el rostro. Si el borde de una mascarilla acolchada no se infla correctamente, puede ser difícil lograr un buen sellado.

Coloque la mascarilla sobre el rostro del bebé.

Es necesario que haya un sello hermético entre el borde de la mascarilla y el rostro para lograr la presión que inflará los pulmones. La ventilación no tendrá éxito si hay una gran fuga de aire por una mascarilla mal colocada.

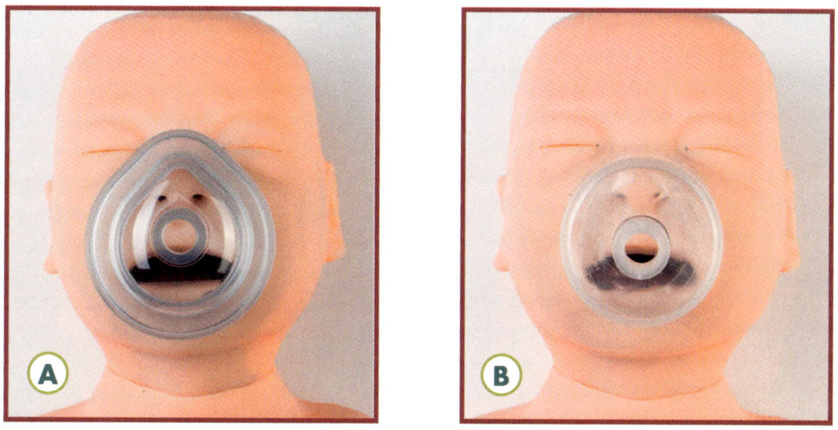

Figura 4.15. Mascarillas anatómicas (A) y redondas (B) del tamaño correcto

Soporte con una mano

- Sostenga el mentón en la parte inferior de la mascarilla anatómica y coloque la mascarilla sobre la boca y nariz (figura 4.16).
- La parte inferior de la mascarilla debe descansar sobre el mentón, no por debajo del mismo. La punta de la mascarilla debe descansar en el puente nasal o justo por debajo del mismo para evitar la aplicación de presión sobre los ojos del bebé o que ocurra una gran fuga alrededor de los ojos.
- Sostenga la mascarilla sobre el rostro, con el pulgar y el dedo índice rodeando el borde.
- Coloque los otros 3 dedos debajo del ángulo óseo de la mandíbula y levante con cuidado la mandíbula hacia la mascarilla.
- Una vez posicionada la mascarilla, puede lograr un sello hermético mediante presión constante hacia abajo en el borde de la mascarilla mientras sostiene la cabeza en la posición de olfateo (figura 4.17).

Algunas mascarillas redondas están diseñadas para colocarse directamente sobre la nariz y la boca y sostenerse en su lugar por el vástago en lugar del borde (figura 4.18). Si aplica presión en el borde de este tipo de mascarilla, la misma va a perder su forma y presentará fugas.

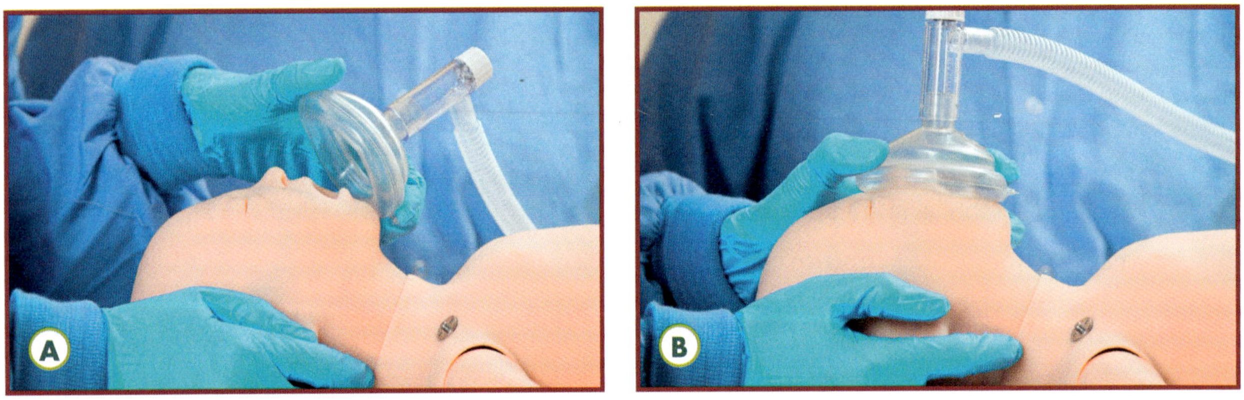

Figura 4.16. (A) Colocar la barbilla en la mascarilla anatómica. (B) Poner la mascarilla sobre la boca y nariz.

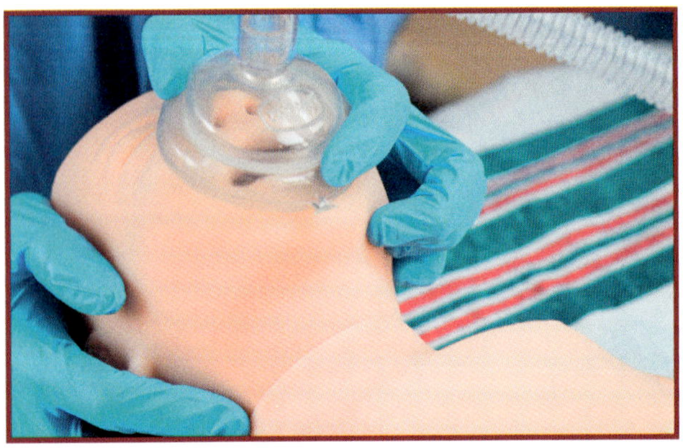

Figura 4.17. Mantener un sello con el soporte con 1 mano con una mascarilla anatómica

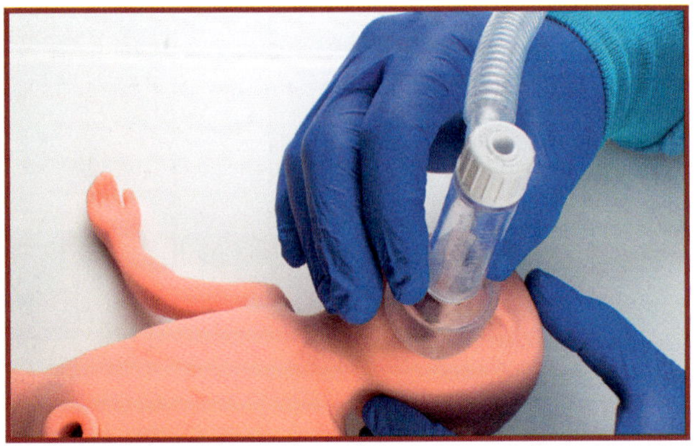

Figura 4.18. Mantener un sello con el soporte con 1 mano sosteniendo únicamente el vástago de una mascarilla redonda

Soporte con dos manos y tracción mandibular

Puede ser difícil mantener un buen sellado y la posición de la cabeza correcta con 1 mano. Si no puede lograr un buen sellado, use ambas manos para sostener la máscara y levantar la mandíbula.

- Utilice el pulgar y el primer dedo de ambas manos para sostener la máscara contra el rostro.
- Coloque los otros 3 dedos de cada mano debajo del ángulo óseo de la mandíbula y levante con cuidado la mandíbula hacia la mascarilla (figura 4.19).
- Mientras se concentra en lograr un buen sellado y mantener la posición de la cabeza correcta en la línea media, otro miembro del equipo está parado al lado del bebé y aprieta la bolsa o bloquea la tapa de la pieza en T.
- Una tercera persona supervisa la respuesta del bebé.

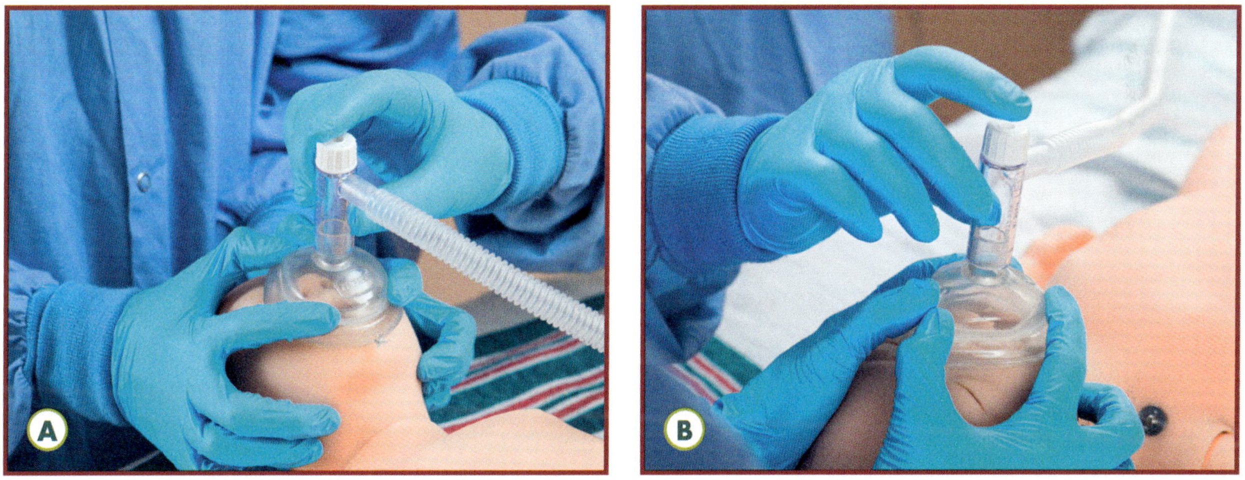

Figura 4.19. Soporte con dos manos y tracción mandibular. Un asistente administra una ventilación.

Precauciones

Debe tener cuidado al sostener la mascarilla.

- No "empuje" la mascarilla sobre el rostro del bebé ni bloquee los pasajes nasales. Aplicar demasiada presión puede bloquear la mascarilla, causar una fuga de aire alrededor de los lados de la mascarilla, flexionar el cuello del bebé accidentalmente o causar moretones en su rostro.
- No apoye la mano sobre los ojos del bebé.
- No comprima el tejido blando del cuello del bebé.
- Vuelva a revisar la posición de la mascarilla y la cabeza del bebé a intervalos regulares para asegurarse de que sigan en la posición correcta.

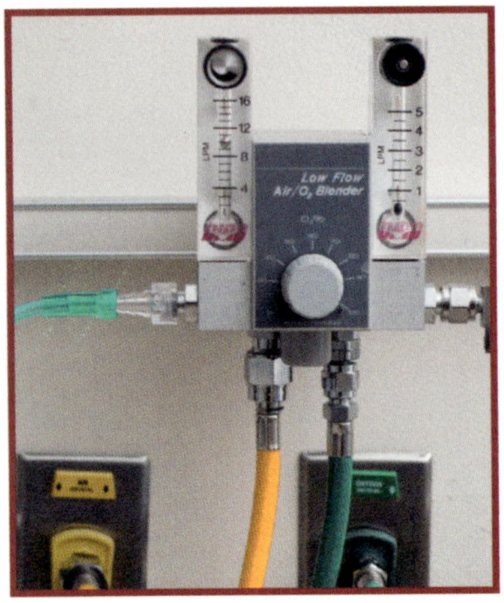

Figura 4.20. Flujómetro (izquierda) ajustado a 10 l/min. Ajustar el mezclador al FIO_2 deseado.

Tabla 4-1. Objetivos de saturación de oxígeno preductal

Tabla de objetivos de saturación de oxígeno	
1 min	60%-65%
2 min	65%-70%
3 min	70%-75%
4 min	75%-80%
5 min	80%-85%
10 min	85%-95%
Concentración de oxígeno inicial para VPP	
≥35 semanas de gestación	Oxígeno al 21%
<35 semanas de gestación	Oxígeno al 21%-30%

¿Qué concentración de oxígeno se debe utilizar para iniciar la ventilación con presión positiva?

Los estudios han demostrado que la reanimación que inicia con oxígeno al 21% en recién nacidos a término y casi a término, y con 21% a 30% en recién nacidos prematuros, es igual de efectiva que la reanimación que inicia con oxígeno al 100%. Para equilibrar los peligros que posiblemente se asocian a los extremos de la oxigenación, este programa recomienda intentar mantener una saturación de oxígeno, medida con pulsioximetría, cercana a la saturación de oxígeno medida en bebés sanos nacidos a término. Antes del parto, el feto tiene una saturación de oxígeno en sangre de aproximadamente 60%. Luego del parto, la saturación de oxígeno aumenta gradualmente por encima de 90%. Sin embargo, incluso en recién nacidos a término sanos, llegar a este nivel de saturación puede tardar 10 minutos o más.

- Para la reanimación inicial de recién nacidos **con 35 semanas de gestación o más,** configure el mezclador a **oxígeno al 21%** (figura 4.20).
- Para la reanimación inicial de recién nacidos **con menos de 35 semanas de gestación,** configure el mezclador a **oxígeno al 21% a 30%.**
- Configure el flujómetro a **10 l/min** (figura 4.20).
- Un asistente debe colocar el pulsioxímetro en la mano o muñeca derecha apenas inicia la VPP. Una vez que el pulsioxímetro realice lecturas fiables, compare la saturación de oxígeno preductal del bebé con el rango de valores objetivo que figuran en la tabla 4-1 y ajuste la FIO_2 según corresponda.

¿Qué frecuencia de ventilación se debe utilizar durante la ventilación con presión positiva?

Las ventilaciones se administran con una frecuencia de ***40 a 60 por minuto.***

- Cuente en voz alta para ayudar a mantener la frecuencia correcta.
- Utilice el siguiente ritmo: "**Ventilar,** *dos, tres*; **ventilar,** *dos, tres*; **ventilar,** *dos, tres*."
- Diga "Ventilar" mientras aprieta la bolsa o bloquea la tapa de la pieza en T y suelte al decir "dos, tres".

¿Cuánta presión se debe utilizar para iniciar la ventilación con presión positiva?

Después del parto, se debe reemplazar el líquido en los pulmones del feto dentro de los alvéolos con aire para que ocurra el intercambio de gases. Si el bebé no respira de forma espontánea, las primeras ventilaciones asistidas pueden requerir más presión que lo usual para quitar el líquido de los espacios de aire e insuflar los alvéolos. Sin embargo, los volúmenes pulmonares y presiones de la vía aérea excesivamente altos pueden causar lesiones pulmonares. El objetivo es utilizar la presión justa necesaria para insuflar y airear los pulmones, a fin de aumentar la frecuencia cardíaca y la saturación de oxígeno (tabla 4-2).

- Comience con una **PIP de 20 a 25 cm H_2O**.
- Los bebés a término pueden requerir una presión de inflado mayor en las primeras ventilaciones para que se insuflen los pulmones. Después de las primeras ventilaciones de insuflación, es posible que pueda disminuir la presión de inflado.
- Administrar la PEEP con las ventilaciones de insuflación iniciales ayuda a lograr una insuflación pulmonar estable más rápidamente, eliminar líquidos y evitar que los espacios de aire colapsen durante la exhalación. **Cuando se utiliza la PEEP, la configuración inicial sugerida es de 5 cm H_2O.**

Luego de insuflar los pulmones, debería ver que el tórax sube y baja levemente con cada ventilación. Si parece que el bebé respira muy profundo durante la VPP, probablemente está utilizando demasiada presión y es posible que los pulmones se insuflen por demás. Esto aumenta el riesgo de producir una fuga de aire dentro del pulmón (neumotórax). Recuerde que el volumen de una respiración normal es mucho menor a la cantidad de gas en una bolsa de reanimación común.

Si el bebé es prematuro, la evaluación ocular del movimiento torácico puede ser menos confiable y puede haber un mayor riesgo de lesión por una insuflación excesiva. Es posible lograr una ventilación exitosa sin movimiento torácico evidente. En la lección 8 se ofrecen más detalles de la aplicación de ventilación asistida con recién nacidos prematuros.

Tabla 4-2. Configuración inicial para la ventilación con presión positiva

	Componente	Configuración inicial
Concentración de oxígeno	≥35 semanas de gestación	21%
	<35 semanas de gestación	21%-30%
Flujo de gas		10 l/min
Frecuencia		40-60 ventilaciones por minuto
PIP		20-25 cm H_2O
PEEP		5 cm H_2O

¿Cómo evaluar la respuesta del bebé a la ventilación con presión positiva?

El indicador más importante de una VPP exitosa es el aumento de la frecuencia cardíaca. Cuando usted inicie la VPP, un asistente controlará la respuesta de la frecuencia cardíaca del bebé. La evaluación inicial de la frecuencia cardíaca puede realizarse con un estetoscopio. Una vez iniciada la VPP, un asistente deberá colocar el sensor de un pulsioxímetro para evaluar continuamente la saturación de oxígeno y la frecuencia cardíaca del bebé. Se puede evaluar la posibilidad de realizar una monitorización

Aprendizaje mejorado

https://bcove.video/3lilkK5

QR 4.8 Escanee el código para ver un video de 1 minuto sobre la evaluación de la frecuencia cardíaca durante la VPP.

continua con un monitor cardíaco. Si se inició la VPP porque el bebé tenía una frecuencia cardíaca baja, esta debería mejorar rápidamente.

- La frecuencia cardíaca del bebé debería comenzar a aumentar a los 15 segundos de iniciada la VPP.
- La frecuencia cardíaca del bebé debería superar los 100 lpm a los 30 segundos de iniciada la VPP.

Si la **frecuencia cardíaca comienza a aumentar** después de los primeros 15 segundos, continúe con la VPP. Después de 30 segundos de VPP, vuelva a controlar la respuesta.

Si la **frecuencia cardíaca no comienza a aumentar** después de los primeros 15 segundos, pregúntele a su asistente si el tórax se mueve.

- **Si el tórax se mueve,** continúe con la VPP mientras vigila su técnica de ventilación. Después de 30 segundos de VPP, vuelva a controlar la respuesta del bebé.
- **Si el tórax NO se mueve,** es posible que usted no esté ventilando los pulmones del bebé. Realice los pasos correctivos de la ventilación, que se describen a continuación, hasta lograr un movimiento torácico con la VPP.

Aprendizaje mejorado

https://bcove.video/3MP8E0V

QR 4.9 Escanee el código para ver un video de 3 minutos sobre MR. SOPA.

¿Cuáles son los pasos correctivos de la ventilación MR. SOPA?

Los pasos correctivos de la ventilación son una serie de ajustes que se deben realizar si la frecuencia cardíaca del bebé no mejora y no hay movimiento

Tabla 4-3. Pasos correctivos de la ventilación MR. SOPA

	Paso correctivo	Acciones
M	Ajustar la mascarilla ("Mask").	Volver a colocar la mascarilla y levantar la mandíbula hacia adelante. Considerar el uso de la técnica de 2 manos.
R	Cambiar la posición de la cabeza y el cuello ("Reposition").	Colocar la cabeza en una posición neutra o ligeramente extendida.
Realizar 5 ventilaciones y evaluar el movimiento torácico. Si no hay movimiento torácico, continuar con los siguientes pasos.		
S	Aspirar la boca y la nariz ("Suction").	Utilizar una perilla de succión o una sonda de aspiración.
O	Abrir la boca ("Open").	Utilizar un dedo para abrir la boca con cuidado.
Realizar 5 ventilaciones y evaluar el movimiento torácico. Si no hay movimiento torácico, continuar con el siguiente paso.		
P	Aumentar la presión ("Pressure").	Aumentar la presión a intervalos de 5 a 10 cm H_2O hasta alcanzar la presión máxima recomendada. • Máximo de 40 cm de H_2O para el recién nacido a término • Máximo de 30 cm de H_2O para el recién nacido prematuro
Realizar 5 ventilaciones y evaluar el movimiento torácico. Si no hay movimiento torácico, continuar con el siguiente paso.		
A	Vía aérea alternativa ("Alternative").	Colocar una mascarilla laríngea o un tubo endotraqueal.
Intentar la VPP, y evaluar el movimiento torácico y los ruidos respiratorios.		

torácico. Cuando la ventilación con mascarilla no es eficaz, las causas más probables son las fugas alrededor de la mascarilla, la obstrucción de la vía aérea y una presión de ventilación insuficiente. Los pasos correctivos de la ventilación abordan estos problemas comunes y se resumen en la tabla 4-3.

Se puede utilizar la regla mnemotécnica MR. SOPA para recordar los 6 pasos en orden.

- Ajustar la mascarilla ("**M**ask").
- Cambiar la posición de la cabeza y el cuello ("**R**eposition").
- Aspirar la boca y la nariz ("**S**uction").
- Abrir la boca ("**O**pen").
- Aumentar la presión ("**P**ressure").
- Vía aérea alternativa ("**A**lternative").

Se deben realizar estos pasos correctivos en ese orden hasta lograr movimiento torácico con ventilaciones asistidas.

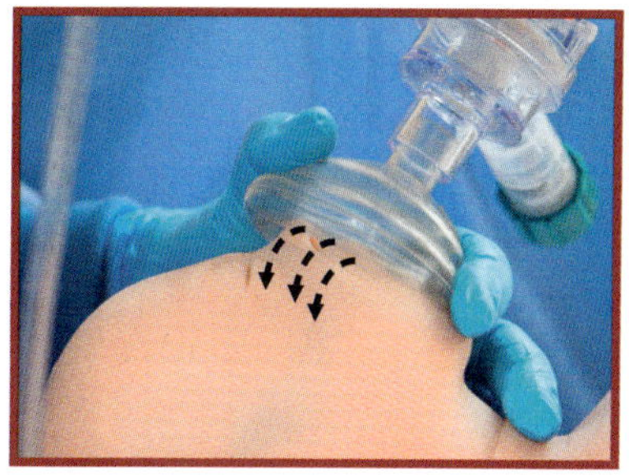

Figura 4.21. El sellado inadecuado de la mascarilla sobre el rostro puede causar una ventilación no efectiva. La filtración de aire entre la mejilla y el puente de la nariz es común.

Ajustar la mascarilla ("Mask").

Vuelva a colocar la **mascarilla** contra la cara para lograr un mejor sellado. Algunos de los indicadores de un buen sellado al utilizar un reanimador con pieza en T y una bolsa no autoinflable son: lograr la PIP deseada, mantener la PEEP deseada en el manómetro y volver a inflar rápidamente la bolsa no autoinflable entre una ventilación y otra.

- Si hay una fuga, levante la mandíbula hacia arriba pero no presione con fuerza el rostro del bebé. Es posible que necesite aplicar un poco más de presión en el borde de la mascarilla anatómica.
- El punto de fuga más común es entre la mejilla y el puente de la nariz (figura 4.21).
- Si sigue teniendo dificultades para lograr un sello hermético, utilice el **soporte con 2 manos** descrito con anterioridad.

Cambiar la posición de la cabeza y el cuello ("Reposition").

La vía aérea puede estar obstruida porque el cuello está flexionado demasiado hacia adelante o está extendido por demás. Cambie la posición de la cabeza y el cuello del bebé para asegurar que esté en la línea media y neutral o ligeramente extendido (posición de olfateo).

Una vez que ajustó la mascarilla y reposicionó la cabeza y el cuello, vuelva a intentar la VPP y evalúe el movimiento torácico. Si el tórax no se mueve, continúe con los siguientes 2 pasos correctivos.

Aspirar la boca y la nariz ("Suction").

Aspire la boca y la nariz con una perilla de succión. Es posible que secreciones espesas bloqueen la vía aérea. En situaciones inusuales, las secreciones espesas pueden bloquear la tráquea y se puede necesitar una intubación traqueal.

Abrir la boca ("Open").

Abrir la boca del bebé puede disminuir la resistencia al flujo de aire durante la VPP. Utilice el dedo para abrir la boca del bebé y vuelva a colocar la mascarilla.

Después de realizar una aspiración de boca y nariz, y de abrir la boca, intente la VPP nuevamente y evalúe el movimiento torácico. Si el tórax sigue sin moverse, continúe con el siguiente paso.

Aumentar la presión ("Pressure").

Aunque tiene un sellado adecuado y una vía aérea abierta, insuflar los pulmones del bebé puede requerir una presión de inflado mayor.

- Utilice el manómetro para guiar los ajustes de la presión de inflado. Aumente la presión en incrementos de 5 a 10 cm H_2O hasta lograr movimiento torácico.
- La presión máxima recomendada con la ventilación con mascarilla facial es de 40 cm H_2O para un recién nacido a término y 30 cm H_2O para un recién nacido prematuro.

Después de cada aumento de presión, vuelva a intentar la VPP y evalúe el movimiento torácico. Si el tórax no se está moviendo con la presión máxima recomendada, proceda al siguiente paso.

Vía aérea alternativa ("Alternative").

La ventilación con mascarilla no siempre es suficiente para insuflar los pulmones. Si usted ya realizó los primeros 5 pasos correctivos y aún no obtuvo movimiento torácico, debe insertar una vía aérea alternativa, como una mascarilla laríngea o un tubo endotraqueal. Una vez insertada la vía aérea alternativa, inicie la VPP y evalúe el movimiento torácico y los ruidos respiratorios del bebé. Esta lección incluye instrucciones para la inserción de una mascarilla laríngea. La intubación endotraqueal se tratará en la lección 5.

El tórax del bebé comenzó a moverse después de uno de los pasos correctivos de la ventilación. ¿Qué debe hacer ahora?

Una vez que haya obtenido movimiento torácico con cada ventilación asistida, anuncie: *"El tórax se está moviendo AHORA"*. De este modo se asegurará de que los miembros de su equipo estén al tanto de su evaluación y sepan que no es necesario realizar los otros pasos MR. SOPA.

Siga administrando VPP con movimiento torácico por 30 segundos mientras controla la frecuencia de ventilación, la presión y la respuesta de la frecuencia cardíaca del bebé.

Si tiene dificultades para mantener el movimiento torácico durante este lapso, repita los pasos correctivos de la ventilación según corresponda. Inserte una vía aérea alternativa si sigue teniendo dificultades para mantener una ventilación efectiva con una mascarilla facial.

¿Qué debe hacer después de 30 segundos de ventilación con presión positiva que ventila los pulmones?

Después de 30 segundos de VPP que ventila los pulmones, determinada por el aumento de la frecuencia cardíaca o el movimiento torácico, vuelva a controlar la respuesta de la frecuencia cardíaca del bebé.

- **La frecuencia cardíaca es igual o mayor a 100 lpm.**

  La ventilación asistida tuvo éxito.

  - Siga ventilando con una frecuencia de 40 a 60 ventilaciones por minuto.
  - Controle el movimiento torácico, la frecuencia cardíaca y el esfuerzo respiratorio del bebé.
  - Ajuste el FIO_2 de ser necesario según la pulsioximetría.
  - Cuando la frecuencia cardíaca esté por encima de los 100 lpm de manera constante, reduzca gradualmente la frecuencia de la VPP, observe si hay respiración espontánea efectiva y estimule con delicadeza al bebé para que respire.
  - Se puede interrumpir la ventilación con presión positiva cuando el bebé tenga una frecuencia cardíaca que se mantenga por encima de 100 lpm y respire espontáneamente de forma sostenida.

- **La frecuencia cardíaca es de al menos 60 lpm pero menor a 100 lpm.**

  Si la frecuencia cardíaca mejora, siga administrando VPP mientras el bebé muestre mejoras estables. Controle la saturación de oxígeno y ajuste el FIO_2 para llegar al rango de saturación objetivo que se indica en la tabla.

  Si la frecuencia cardíaca **no** mejora, considere cada una de las siguientes acciones:

  - Reevalúe rápidamente su técnica de ventilación. ¿El tórax se está moviendo? ¿Está ventilando con una frecuencia de 40 a 60 ventilaciones por minuto? ¿Escucha ruidos respiratorios? Si es necesario, realice los pasos correctivos de la ventilación.
  - Ajuste el FIO_2 para llegar a la saturación objetivo.
  - Si todavía no lo hizo, considere colocar guías del monitor cardíaco para la monitorización continua.
  - Si todavía no lo hizo, considere insertar una mascarilla laríngea o un tubo endotraqueal.
  - Si está disponible, pida ayuda adicional de expertos para resolver la situación.

- **La frecuencia cardíaca es menor a 60 lpm.**

  Esta situación poco común ocurre cuando el corazón no puede responder a la ventilación por sí solo y requiere ayuda adicional para llevar sangre oxigenada a las arterias coronarias.

Considere cada una de las siguientes acciones:

- Reevalúe rápidamente su técnica de ventilación. ¿El tórax se está moviendo? ¿Está ventilando con una frecuencia de 40 a 60 ventilaciones por minuto? ¿Escucha ruidos respiratorios? Si es necesario, realice los pasos correctivos de la ventilación.
- Si la pulsioximetría tiene señal confiable, ajuste el FIO_2 para cumplir con el objetivo de saturación.
- Si todavía no lo hizo, coloque guías del monitor cardíaco e inicie la monitorización continua.
- Si todavía no lo hizo, inserte una mascarilla laríngea o un tubo endotraqueal.
- Si está disponible, pida ayuda adicional de expertos para resolver la situación.
- Si la frecuencia cardíaca del bebé sigue estando por debajo de 60 lpm después de un mínimo de 30 segundos de VPP con movimiento torácico, preferentemente mediante una vía aérea alternativa, aumente el FIO_2 a 100% e inicie las compresiones torácicas según lo indicado en la lección 6.

Aprendizaje mejorado

https://bcove.video/3q62WOA

QR 4.10 Escanee el código para ver un video de 20 segundos sobre el uso del detector de CO_2 en el dispositivo de VPP.

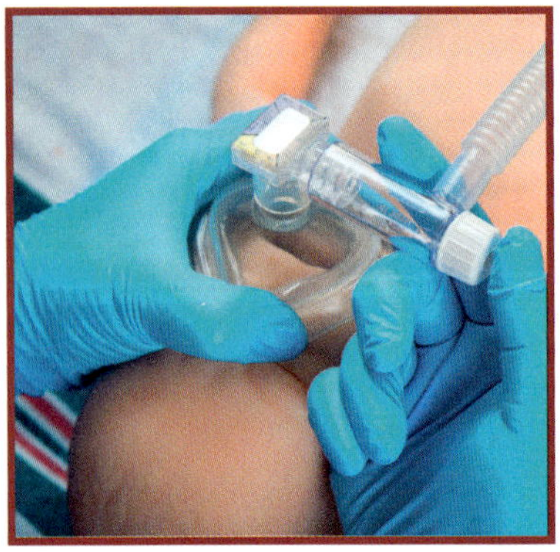

Figura 4.22. Detector de dióxido de carbono utilizado con la mascarilla facial durante los pasos correctivos de la ventilación. El color amarillo en el dispositivo como el que se muestra sugiere ventilación de los pulmones.

Mientras se realizan los pasos correctivos de la ventilación, ¿se puede utilizar un detector de dióxido de carbono para evaluar la efectividad de la ventilación?

El uso de un detector de dióxido de carbono (CO_2) durante los pasos correctivos de la ventilación puede brindar una indicación visual que les permita a usted y a su equipo identificar si están insuflando y aireando los pulmones con la ventilación. Coloque un detector de CO_2 entre el dispositivo de VPP y la mascarilla. Si los pulmones reciben ventilación efectiva y ocurre el intercambio de gases, se debe exhalar el CO_2 a través de la mascarilla.

- Si ventila efectivamente los pulmones, debería ver que el detector se torna amarillo con cada exhalación (figura 4.22).
- Si el detector de CO_2 pasa del color púrpura al amarillo después de un paso correctivo, el paso fue efectivo y es probable que la frecuencia cardíaca del bebé mejore rápidamente.
  - Si el detector CO_2 no pasa al color amarillo, es posible que la ventilación con mascarilla facial no esté ventilando los pulmones.
  - Si se sigue observando el color púrpura en el detector después de los primeros 5 pasos correctivos y la frecuencia cardíaca no ha mejorado, esta puede ser otra indicación de que no se ha logrado una ventilación efectiva y se necesita una vía aérea alternativa.
- **Precaución:** Si la frecuencia cardíaca del bebé es muy baja o no bombea sangre, es posible que el detector no cambie de color porque no se transporta CO_2 a los pulmones a pesar de que los esté ventilando.

¿Qué es una mascarilla laríngea?

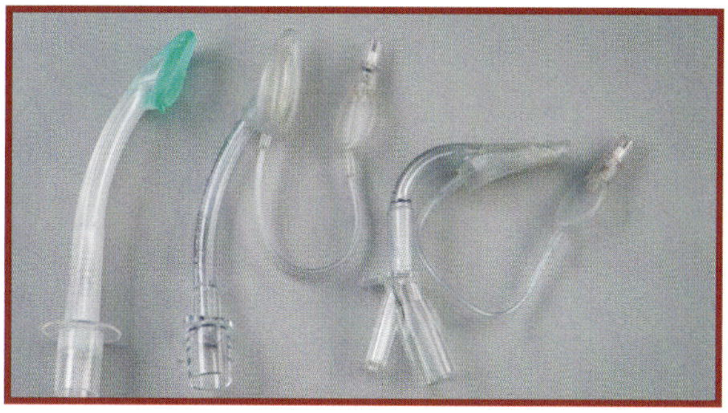

Figura 4.23. Ejemplos de mascarillas laríngeas neonatales

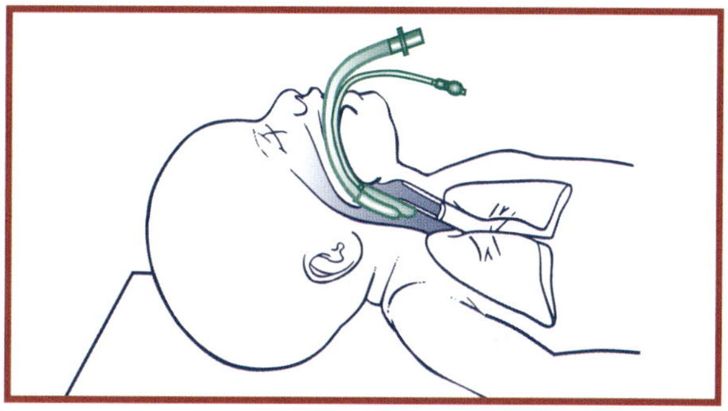

Figura 4.24. Mascarilla laríngea que forma un sello sobre la glotis

La mascarilla laríngea es una pequeña mascarilla conectada a un tubo de manejo de la vía aérea (figura 4.23). La mascarilla se inserta en la boca del bebé y avanza dentro de la garganta hasta que crea un sello en la entrada de la tráquea del bebé (la glotis) (figura 4.24). La mascarilla laríngea sella mejor que una mascarilla facial y esto puede mejorar la efectividad de la ventilación. A diferencia de la intubación endotraqueal, no se requieren instrumentos para colocar la mascarilla laríngea y no necesita visualizar las cuerdas vocales del bebé al momento de la inserción. Si no se puede administrar ventilación exitosa al bebé con una mascarilla facial y la intubación no es viable o exitosa, la mascarilla laríngea puede brindar una vía aérea de rescate exitosa.

Hay muchas variaciones disponibles, que incluyen dispositivos con una mascarilla inflable, una mascarilla de gel blando que no requiera inflado, un tubo precurvado para manejo de la vía aérea y un puerto para un tubo de drenaje gástrico. La mascarilla laríngea es una vía aérea alternativa efectiva cuando los intentos de ventilación con mascarilla facial o intubación no tienen éxito. No obstante, su uso en recién nacidos prematuros es limitado porque incluso las mascarillas laríngeas más pequeñas pueden ser demasiado grandes para recién nacidos muy prematuro.

Para aprender más sobre las limitaciones de la mascarilla laríngea, consulte la sección de Preguntas más frecuentes de esta lección en la página 96.

Aprendizaje mejorado

https://bcove.video/3tXySFY

QR 4.11 Escanee el código para ver un video de 2 minutos sobre la colocación de la mascarilla laríngea sin borde inflable.

¿Cómo colocar una mascarilla laríngea?

Las siguientes instrucciones e imágenes corresponden a un ejemplo de mascarilla laríngea descartable con tubo precurvado para manejo de la vía aérea y mascarilla de gel blando que no requiera inflado. Su uso pretendido es con bebés que pesan entre 2 y 5 kg. Los dispositivos varían según el fabricante, por lo que debe consultar las instrucciones del fabricante del dispositivo específico utilizado en su institución.

1. Si todavía no lo hizo, conecte las guías del monitor cardíaco para una correcta evaluación de la frecuencia cardíaca del bebé.

2. Utilizando una técnica limpia, retire el dispositivo del envase estéril y el contenedor de protección. Puede esparcir una capa fina de lubricante a base de agua en la parte posterior y los laterales de la mascarilla, pero puede no ser necesario, ya que los recién nacidos suelen tener suficientes secreciones orales para lubricar el dispositivo (figura 4.25).

Aprendizaje mejorado

https://bcove.video/3JiUTW8

QR 4.12 Escanee el código para ver un video de 2:30 minutos sobre la colocación de la mascarilla laríngea con borde inflable.

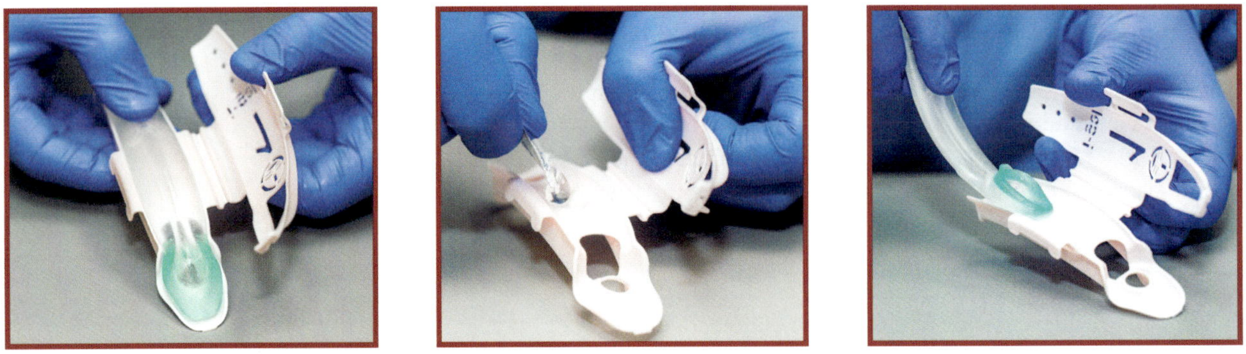

Figura 4.25. Retirar el dispositivo y Lubricar la parte posterior y laterales (opcional).

3. Ubíquese cerca de la cabeza del bebé y coloque al bebé en la posición de olfateo.

4. Sostenga el dispositivo con el tubo de manejo de la vía aérea con la parte inferior cerrada de la mascarilla hacia el paladar del bebé y la parte en forma de cuenco abierta hacia el mentón del bebé (figura 4.26).

5. Abra la boca del bebé presionando levemente hacia abajo el mentón del bebé.

6. Inserte la punta guía de la mascarilla en la boca del bebé, encima de la lengua, con la parte inferior de la mascarilla presionada contra el paladar del bebé (figura 4.27).

7. Deslice el dispositivo hacia abajo y hacia atrás, siguiendo el contorno del paladar, empujando de forma suave y continua hasta sentir resistencia definitiva (figura 4.28).

8. Sostenga el tubo en su lugar, conecte un detector de CO_2 y un dispositivo de VPP. Inicie la VPP y asegure el dispositivo en el lugar (figura 4.29).

9. Si la mascarilla laríngea fue insertada correctamente y está dando ventilación que insufla los pulmones, debería detectar CO_2 exhalado dentro de las 8 a 10 ventilaciones con presión positiva. Debería ver movimiento en la pared torácica y escuchar ruidos respiratorios iguales con el estetoscopio. No debería escuchar una gran fuga de aire que sale de la boca del bebé, ni ver un bulto cada vez mayor en el cuello del bebé.

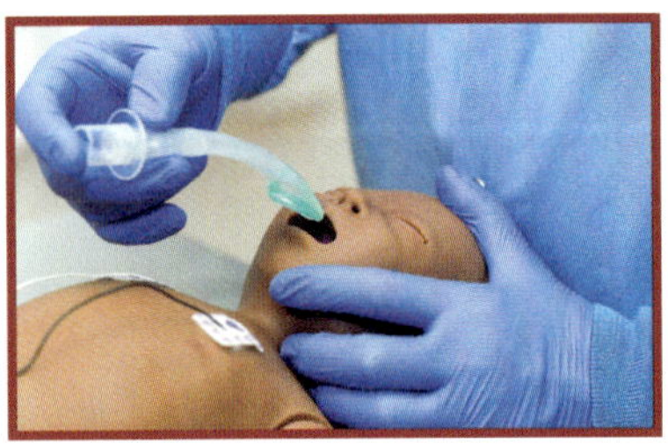

Figura 4.26. Preparación para la inserción

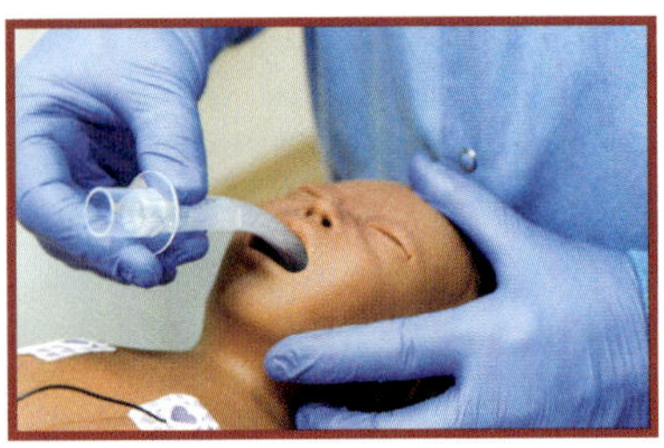

Figura 4.27. Insertar la mascarilla en la boca del bebé.

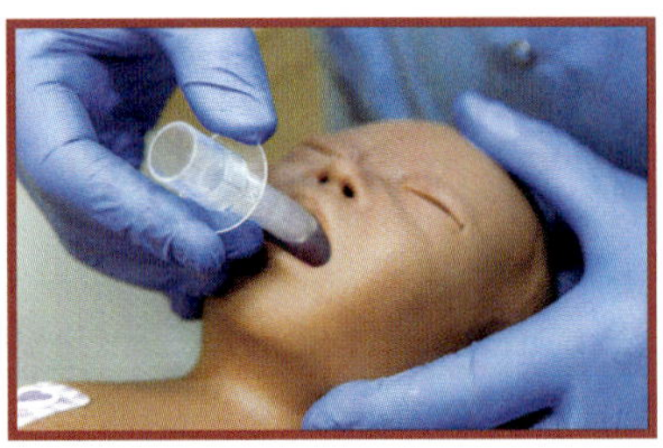

Figura 4.28. Hacer avanzar avanzar el dispositivo siguiendo el contorno de la boca y el paladar.

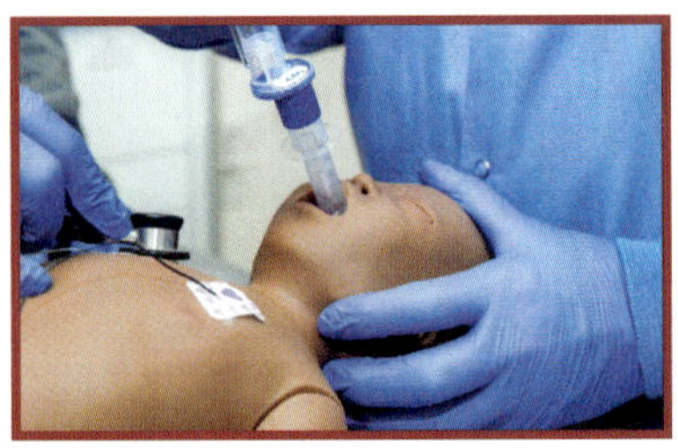

Figura 4.29. Iniciar la VPP y confirme la ubicación.

¿Cuándo se debe retirar la mascarilla laríngea?

Podrá retirar la vía aérea cuando el bebé establezca una respiración espontánea efectiva y el dispositivo ya no sea necesario, o cuando se pueda insertar con éxito un tubo endotraqueal. Los bebés pueden respirar de forma espontánea a través del dispositivo, y es posible que escuche sonidos de llanto y gruñidos.

- Cuando decida retirar la mascarilla laríngea, aspire las secreciones de la boca y la garganta antes de retirar el dispositivo.
- Si el dispositivo tiene un borde inflable, desínflelo antes de retirarlo.

¿Qué hacer si el bebé respira espontáneamente y tiene una frecuencia cardíaca de al menos 100 lpm, pero tiene dificultad respiratoria o saturación de oxígeno baja a pesar del oxígeno a flujo libre?

Si el bebé respira espontáneamente y la frecuencia cardíaca es de al menos 100 lpm, pero presenta dificultad respiratoria o quejidos espiratorios, o tiene una baja saturación de oxígeno, se puede considerar la CPAP. La CPAP **NO** es adecuada si el bebé está apneico o jadea/boquea o si su frecuencia cardíaca es menor a 100 lpm.

La CPAP es una técnica para mantener la presión dentro de los pulmones de un bebé que *respira espontáneamente*. La CPAP mantiene los pulmones ligeramente insuflados en todo momento y puede ser útil para bebés prematuros cuyos pulmones tienen deficiencia de surfactantes, lo que causa que los alvéolos colapsen al final de cada exhalación. Cuando se administra la CPAP, el bebé no tiene que hacer tanto esfuerzo para insuflar los pulmones con cada respiración. El uso temprano de la CPAP con recién nacidos prematuros puede evitar la necesidad de intubación y ventilación mecánica. La administración de CPAP puede aumentar las posibilidades de desarrollar neumotórax (fuga de aire). Los proveedores deben conocer esta potencial complicación y estar preparados para abordarla.

¿Cómo administrar CPAP durante el periodo de estabilización inicial?

La CPAP se administra logrando un sello entre el rostro del bebé y una mascarilla conectada a un reanimador con pieza en T o a una bolsa no autoinflable. La CPAP **no** se puede administrar con una bolsa autoinflable aunque se haya colocado una válvula de PEEP. La CPAP deseada se logra ajustando el cuadrante de PEEP en la tapa del reanimador con pieza en T o la válvula de control de flujo en la bolsa no autoinflable (figura 4.30).

Aprendizaje mejorado

https://bcove.video/3i7998r

QR 4.13 Escanee el código para ver un video de 2 minutos sobre la administración de CPAP.

- Pruebe la cantidad de CPAP antes de colocar la mascarilla sobre el rostro del bebé sosteniendo la mascarilla con fuerza contra su mano y leyendo la presión en el manómetro (indicador de presión).
- Ajuste la tapa de PEEP o la válvula de control de flujo para que el manómetro lea 5 a 6 cm H_2O de presión.

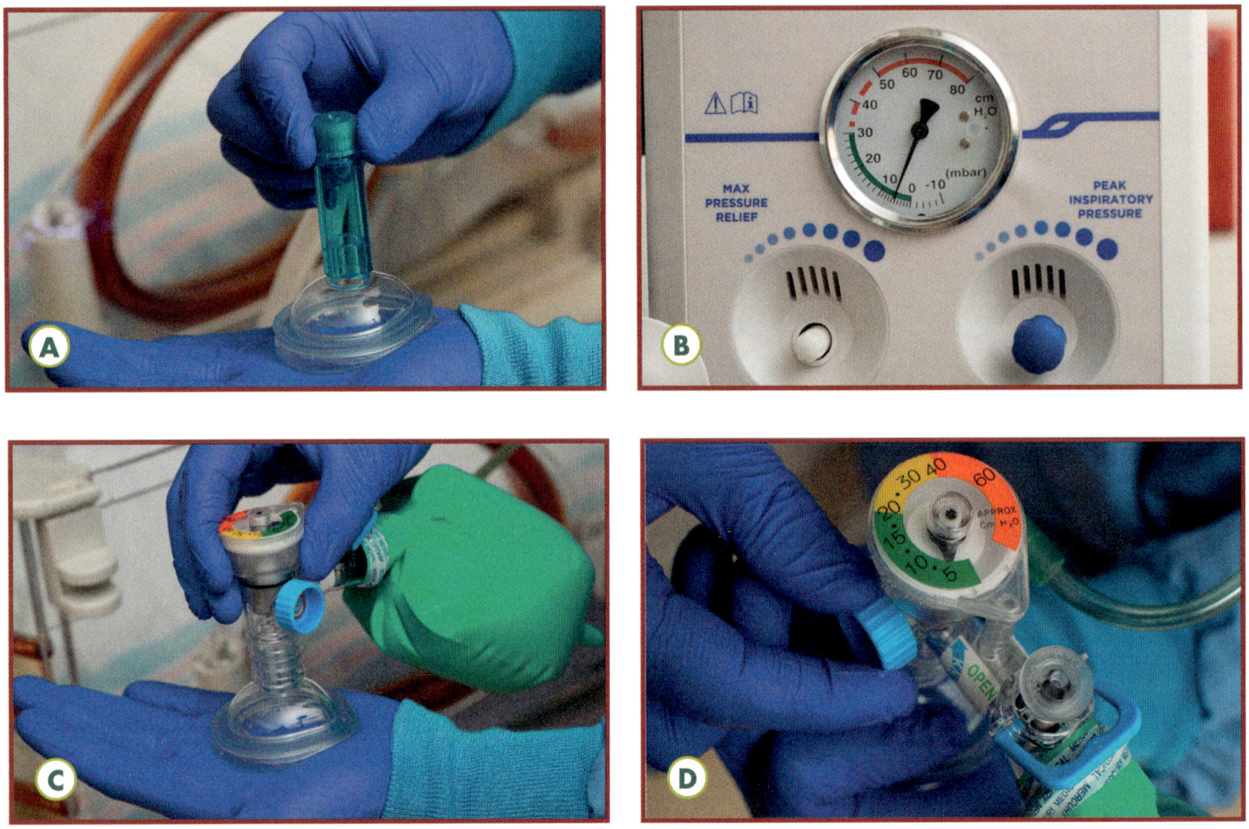

Figura 4.30. Ajustar la presión de la CPAP en la tapa de un reanimación con pieza en T (A). La presión de CPAP resultante se muestra en el manómetro (B). Ajustar la presión de la CPAP con una válvula de control de flujo en una bolsa no autoinflable (C). La presión de CPAP resultante se muestra en el manómetro (D). Para ambos, ajustar la CPAP antes de colocar la mascarilla sobre el rostro del bebé.

Después de ajustar la CPAP a la presión deseada, colóquela con firmeza contra el rostro del bebé (figura 4.31) utilizando el soporte con 2 manos con tracción mandibular.

- Levante la mandíbula del bebé hacia el interior de la mascarilla en lugar de empujar la cabeza del bebé hacia abajo en el colchón.
- Compruebe que la presión siga en el nivel seleccionado. Si es menor, es posible que no tenga un sello hermético de la mascarilla en el rostro del bebé.
- Puede ajustar la CPAP según el esfuerzo que el bebé haga para respirar. No utilice más de 8 cm H_2O.

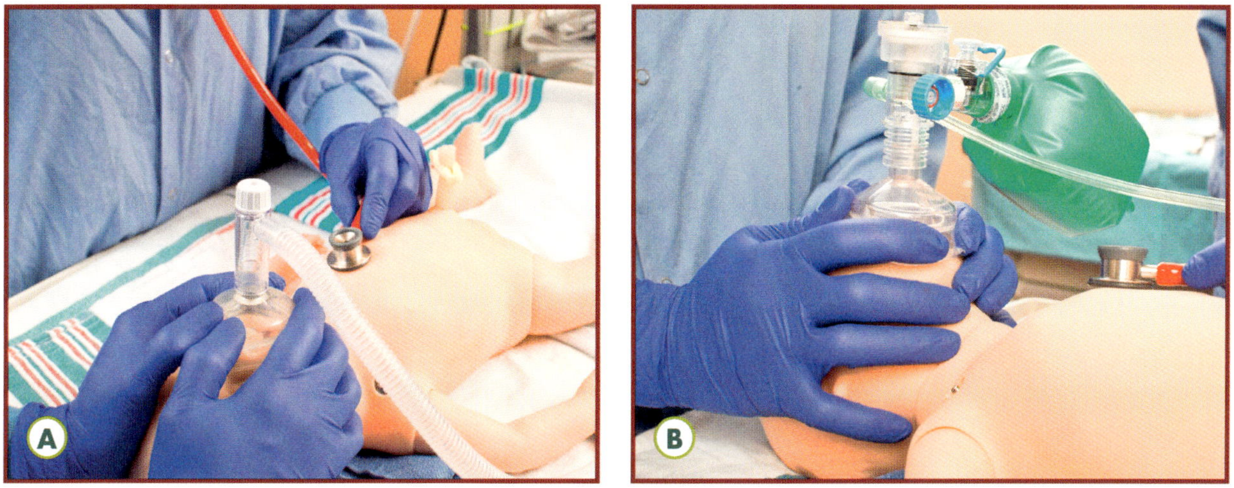

Figura 4.31. Administrar CPAP con mascarilla facial con una pieza en T (A) y una bolsa no autoinflable (B). El manómetro muestra la cantidad de CPAP administrado. Se debe mantener un sello hermético con la mascarilla.

- Durante la CPAP, NO bloquee la tapa de la pieza en T ni apriete la bolsa no autoinflable.
- Si el bebé no puede mantener una frecuencia cardíaca de al menos 100 lpm con respiración espontánea, se deberán administrar VPP en lugar de CPAP.

Si va a administrar CPAP por un periodo prolongado, necesitará cánulas nasales o una mascarilla nasal (figura 4.32). Tras la estabilización inicial, se puede administrar CPAP con un sistema de agua burbujeante, un dispositivo dedicado de CPAP o un ventilador mecánico.

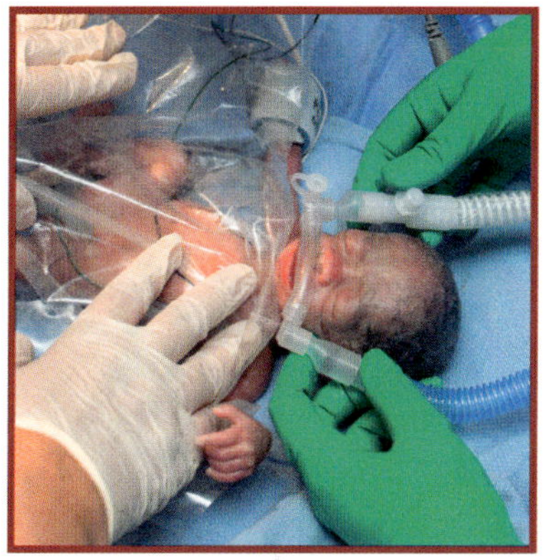

Figura 4.32. CPAP administrada a un recién nacido prematuro con cánulas nasales. (Imagen utilizada con autorización de Mayo Foundation for Medical Education and Research).

¿Cuándo debe insertar un tubo orogástrico?

Durante la CPAP o VPP con mascarilla facial o mascarilla laríngea, el gas ingresa al esófago y al estómago. El gas dentro del estómago puede interferir con la ventilación. Si un recién nacido requiere CPAP o VPP durante más de varios minutos, considere colocar un tubo orogástrico y dejarlo destapado para que funcione como ventilación del estómago.

Material necesario

- Tubo orogástrico de 8 F
- Jeringa de 20 ml
- Cinta adhesiva

Aprendizaje mejorado

https://bcove.video/36hXoJG

QR 4.14 Escanee el código para ver un video de 45 segundos sobre la inserción del tubo orogástrico.

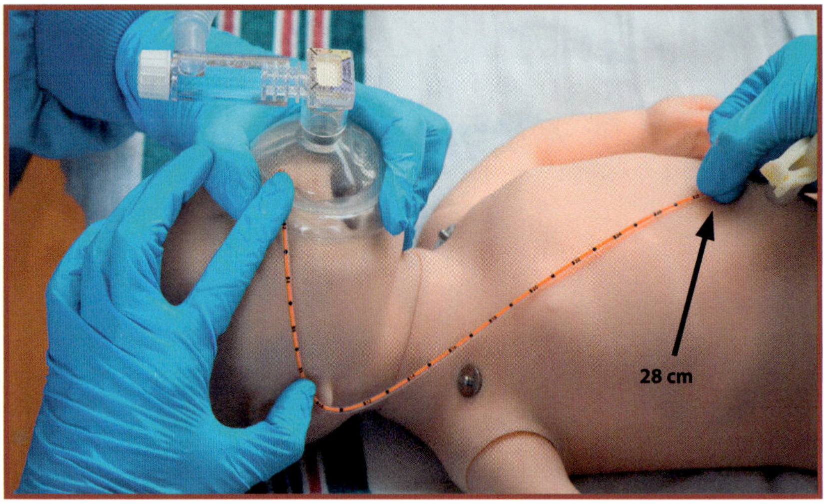

Figura 4.33. Medir la profundidad de inserción correcta para un tubo orogástrico. En este ejemplo, el tubo debe insertarse 28 cm.

Pasos para la inserción

1. Mida la distancia desde el puente de la nariz hasta el lóbulo de la oreja, y desde el lóbulo de la oreja hasta un punto medio entre el proceso xifoides (la punta inferior del esternón) y el ombligo. Observe la marca de la medida del centímetro en este lugar en el tubo (figura 4.33). Para minimizar las interrupciones en la ventilación, se puede aproximar la medición del tubo orogástrico con la mascarilla puesta.

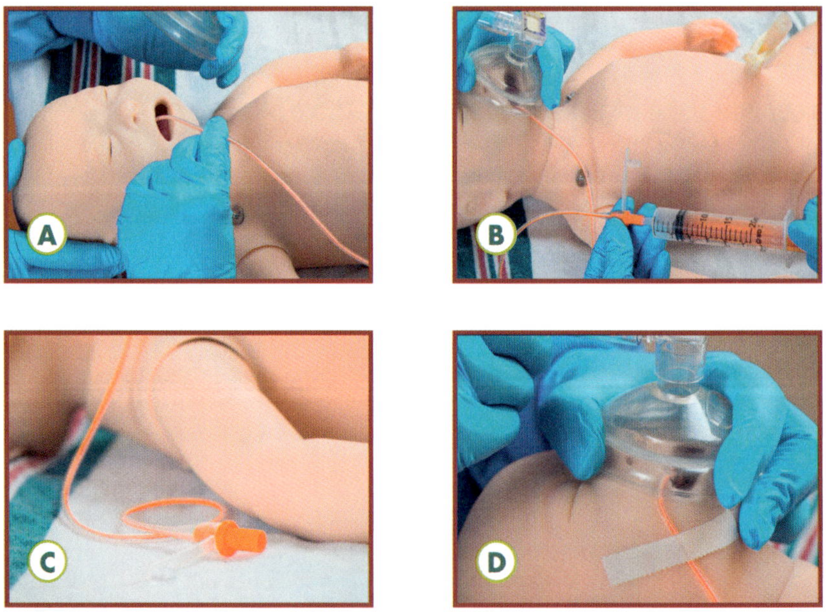

Figura 4.34. Inserción del tubo orogástrico (A), aspiración del tubo orogástrico (B), apertura del tubo orogástrico para ventilar (C) y asegurar el tubo orogástrico con cinta (D)

2. Inserte el tubo por la boca (figura 4.34A). Se puede reanudar la ventilación inmediatamente después de insertado el tubo. Reevalúe el sellado de la mascarilla facial.

3. Una vez insertado el tubo a la distancia deseada, conecte una jeringa y remueva los contenidos gástricos (figura 4.34B).

4. Retire la jeringa del tubo y deje el extremo del tubo abierto a modo de conducto de ventilación del aire que ingresa al estómago (figura 4.34C).

5. Adhiera el tubo a la mejilla del bebé (figura 4.34D).

Enfoque centrado en el trabajo de equipo

La administración de VPP ofrece diversas oportunidades para que los equipos eficaces utilicen las competencias fundamentales del comportamiento del Neonatal Resuscitation Program (NRP®).

Comportamiento	Ejemplo
Prever y planificar.	Asegúrese de tener suficiente personal presente al momento del parto basado en los factores de riesgo que identificó. Durante su sesión informativa previa a la reanimación con el personal del equipo, determine quién realiza la VPP, ausculta la frecuencia cardíaca, evalúa el movimiento torácico, coloca el sensor de pulsioximetría y el monitor cardíaco y documenta los eventos a medida que ocurren.
Delegar trabajo de manera óptima. Pedir ayuda cuando sea necesario.	Si se requiere VPP, se necesitan al menos 2 o 3 proveedores cualificados para realizar todas las tareas con rapidez. Si tiene dificultades para mantener un sellado hermético, es posible que necesite el soporte con 2 manos, lo cual requiere que una segunda persona administre las ventilaciones asistidas y una tercera persona evalúe la respuesta. Es posible que necesite pedir ayuda adicional si se requiere la intubación.
Comunicar eficazmente.	Las personas que administran la VPP y evalúan la efectividad de la ventilación deben intercambiar información y comunicarse entre ellas. Si es necesario realizar los pasos correctivos de la ventilación, el intercambio frecuente de información después de cada paso resulta crucial. Es importante anunciar cuándo se observa movimiento torácico ***("El tórax se está moviendo AHORA")*** para que el equipo sepa que se debe evaluar la frecuencia cardíaca en 30 segundos.
Conocer el entorno. Usar los recursos disponibles.	Saber cómo operar y solucionar problemas de su dispositivo de VPP. Saber cómo obtener una mascarilla laríngea y un monitor cardíaco.

Oportunidades para mejorar la calidad

Hágase las siguientes preguntas y abra un debate con su equipo si encuentra alguna diferencia entre las recomendaciones del NRP y lo que sucede actualmente en su entorno hospitalario. Analice la posibilidad de utilizar las evaluaciones de procesos y resultados sugeridas para guiar la recopilación de datos, identificar áreas de mejora y controlar el resultado de sus esfuerzos para mejorar.

Preguntas para lograr una mejora de la calidad

1. ¿Quién administra VPP en la sala de partos?
2. ¿Quién controla la respuesta de la frecuencia cardíaca del bebé durante la VPP?
3. ¿Hay un monitor cardíaco disponible para el recién nacido en la sala de partos?
4. ¿Con qué frecuencia los proveedores de la sala de partos practican la VPP?
5. ¿Los proveedores saben dónde encontrar una mascarilla laríngea y cómo insertarla?

Medidas de procesos y resultados

1. ¿Con qué frecuencia se administra VPP en la sala de partos?
2. ¿Con qué frecuencia los recién nacidos sin factores de riesgo requieren VPP?
3. Cuando se requiere VPP, ¿con qué frecuencia hay un segundo proveedor capacitado presente en el momento del parto?
4. ¿Con qué frecuencia se siguen los pasos MR. SOPA en la sala de partos?
5. ¿Con qué frecuencia se realizan compresiones torácicas en la sala de partos?
6. ¿Con qué frecuencia se completa un registro completo de reanimación para recién nacidos que recibieron VPP?

Preguntas más frecuentes

¿Cuáles son las ventajas y desventajas de cada dispositivo de reanimación?

Se suele considerar que la *bolsa autoinflable* es más fácil de usar que los otros dispositivos y requiere menos tiempo de preparación. No necesita una fuente de gas comprimido y puede utilizarse en un entorno de emergencia cuando no hay gas comprimido disponible. Dado que la bolsa vuelve a inflarse totalmente aunque no esté sellada, es menos probable que se detecte una fuga importante entre la mascarilla y el rostro del bebé. Es difícil controlar el tiempo de inflado con una bolsa autoinflable. Además, no se puede usar la mascarilla para administrar oxígeno a flujo libre o CPAP al bebé.

La *bolsa no autoinflable* es más difícil de preparar que los otros dispositivos y toma más práctica usarla de forma efectiva. Requiere una fuente de gas comprimido y ajustes para encontrar el equilibrio correcto entre el flujo interno y externo de gas. La ventaja es que sabrá inmediatamente si pierde presión de gas o si tiene una fuga entre la bolsa y la mascarilla porque la bolsa se desinflará. La falta de inflado o el inflado parcial de la bolsa indica que no se estableció un sello hermético o que la bolsa tiene una fuga. El sellado de la mascarilla facial efectivo es indicado por la PEEP/CPAP estable en el manómetro. De ser necesario, se puede aumentar el tiempo de inflado apretando la bolsa por un periodo de tiempo mayor. La bolsa no autoinflable puede administrar CPAP, PEEP y oxígeno a flujo libre.

El *reanimador con pieza en T* también requiere un tiempo de preparación antes de su uso. Como sucede con la bolsa no autoinflable, para utilizar este artículo se requiere una fuente de gas comprimido y se deben ajustar los cuadrantes que controlan la PIP y la PEEP. La principal ventaja del reanimador con pieza en T es que brinda una presión más uniforme con cada ventilación que las bolsas autoinflables o no autoinflables. Para saber si la mascarilla facial está bien sellada, el manómetro de la pieza en T debe indicar una PEEP/CPAP estable. Además, los usuarios no se fatigarán, ya que no están apretando la bolsa repetidamente. De ser necesario, se puede aumentar el tiempo de inflado bloqueando la tapa de la pieza en T por un periodo de tiempo mayor. La pieza en T puede administrar CPAP, PEEP y oxígeno a flujo libre.

¿Por qué no se utiliza de forma rutinaria oxígeno al 100% en todas las reanimaciones neonatales?

Múltiples estudios en animales y en humanos plantearon preocupaciones sobre la seguridad del uso rutinario de oxígeno al 100% durante la reanimación neonatal. Una serie de estudios aleatorizados y cuasialeatorizados que se realizaron con seres humanos en las últimas 2 décadas demostraron que la reanimación con oxígeno al 21% es, como mínimo, igual de efectiva que la reanimación con oxígeno al 100%. En los metaanálisis de estos estudios, disminuyó la mortalidad entre los bebés nacidos a término y prematuros tardíos reanimados con oxígeno al 21%, en comparación con oxígeno al 100%. No se han estudiado las concentraciones de oxígeno iniciales intermedias entre 21% y 100%. Como el oxígeno relaja los vasos sanguíneos pulmonares, se ha planteado que los bebés reanimados con concentraciones de oxígeno menores tienen más probabilidad de desarrollar hipertensión pulmonar. Los estudios en animales han demostrado que la resistencia vascular pulmonar disminuye de forma adecuada con oxígeno al 21% y que la reanimación con oxígeno al 21% puede prevenir la hipertensión pulmonar de rebote y preservar la respuesta al óxido nítrico inhalado si se desarrolla hipertensión pulmonar.

En recién nacidos prematuros, no hubo diferencias en los resultados entre los reanimados con oxígeno bajo (21% a 30%) y oxígeno alto (60% a 100%). Aunque no se encontró ninguna diferencia, la recomendación de iniciar con oxígeno bajo y ajustar hacia arriba según se necesite con pulsioximetría refleja una preferencia por evitar exponer los recién nacidos prematuros a oxígeno adicional sin evidencia que demuestre un beneficio en los resultados importantes. El FIO_2 inicial ideal para reanimar recién nacidos prematuros sigue siendo desconocido, pero la mayoría de los recién nacidos prematuros inscritos en estudios requirieron una cierta cantidad de oxígeno complementario durante los primeros minutos de vida.

¿El personal de enfermería o un fisioterapeuta respiratorio pueden insertar una mascarilla laríngea?

El organismo estatal a cargo de la concesión de licencias define el ámbito de práctica de cada profesional de la salud, y cada hospital determina el nivel de competencia y las calificaciones necesarios para que los proveedores con licencia desempeñen competencias clínicas. Aunque la inserción de una mascarilla laríngea se ajusta a las pautas generales para personal de enfermería y fisioterapeutas respiratorios, se debe consultar al organismo estatal a cargo de la concesión de licencias y a la institución.

¿Cuáles son las limitaciones de la mascarilla laríngea?

Las mascarillas laríngeas tienen varias limitaciones a considerar durante la reanimación neonatal.

- No se ha estudiado el dispositivo para la aspiración de secreciones desde la vía aérea.
- Si necesita usar presiones de ventilación altas, es posible que haya una fuga de aire en el sello entre la faringe y la máscara, lo que causaría presión insuficiente para insuflar los pulmones.
- Pocos informes describen el uso de la mascarilla laríngea durante las compresiones torácicas. Sin embargo, si la intubación traqueal no tiene éxito, es razonable intentar compresiones con el dispositivo colocado.
- No existen pruebas suficientes para recomendar el uso de una mascarilla laríngea para administrar medicación endotraqueal. La medicación endotraqueal puede dirigirse al esófago y no a los pulmones debido a una fuga en la mascarilla.
- Las mascarillas laríngeas no pueden utilizarse en recién nacidos muy pequeños. Actualmente, se indica la mascarilla laríngea más pequeña para bebés que superen los 2 kg, aproximadamente. Muchos informes describen su uso en bebés que pesan entre 1,5 kg y 2,5 kg. Algunos informes describen el uso exitoso de una mascarilla laríngea en bebés que pesan menos de 1,5 kg.

REPASO DE LA LECCIÓN 4

1. El paso más importante y efectivo de la reanimación neonatal es (estimulación agresiva)/(ventilación de los pulmones).

2. Después de los pasos iniciales, se indica la ventilación con presión positiva si el bebé ______, O si el bebé ______, O si la frecuencia cardíaca del bebé es menor a ______ latidos por minuto. *(Complete los espacios en blanco)*

3. El bebé nació flácido y apneico. Coloca al bebé bajo un calentador radiante, lo seca y estimula, posiciona la cabeza y el cuello para abrir la vía aérea, y aspira la boca y la nariz. Pasó 1 minuto desde el parto y el bebé sigue apneico. El siguiente paso es (estimular más)/(iniciar la ventilación con presión positiva).

4. Para la ventilación con presión positiva, ajuste el flujómetro a (5 l/min)/(10 l/min).

5. Administre ventilación con presión positiva a una frecuencia de (20 a 25 ventilaciones por minuto)/(40 a 60 ventilaciones por minuto).

6. Inicie la ventilación con presión positiva con una presión de inflado de (20 a 25 cm H_2O)/(40 a 60 cm H_2O).

7. La ventilación del recién nacido a término comienza con (oxígeno al 21%)/(oxígeno al 100%).

8. Si utiliza un dispositivo que administra presión positiva al final de la espiración (PEEP), la presión inicial recomendada es de (5 cm H_2O)/(10 cm H_2O).

9. Usted ha iniciado la ventilación con presión positiva para un recién nacido apneico. La frecuencia cardíaca es de 40 latidos por minuto y no mejora. Su asistente no observa movimiento torácico. Usted deberá (iniciar los pasos correctivos de la ventilación)/(pasar a las compresiones torácicas).

10. La insuflación y la aireación de los pulmones es sugerida por un detector de CO_2 que se torna (amarillo)/(púrpura).

11. Usted ha iniciado la ventilación con presión positiva para un recién nacido apneico. La frecuencia cardíaca sigue siendo de 40 latidos por minuto a pesar de haber realizado todos los pasos correctivos de la ventilación y de haber ventilado mediante tubo endotraqueal por 30 segundos. Su asistente observa movimiento torácico a partir de la ventilación con presión positiva. Usted deberá (aumentar la frecuencia de ventilación a 100 ventilaciones por minuto)/(pasar a las compresiones torácicas).

12. Se coloca una mascarilla laríngea dentro de la boca del bebé y se la introduce en la garganta hasta que (pase entre las cuerdas vocales del bebé)/(genere un sello en la entrada de la tráquea del bebé).

13. Para insertar un tubo orogástrico, mida la distancia entre el puente de la nariz hasta el lóbulo de la oreja y desde el lóbulo de la oreja (hasta los pezones)/(hasta un punto medio entre el proceso xifoides y el ombligo).

Respuestas

1. El paso más importante y efectivo de la reanimación neonatal es la ventilación de los pulmones.
2. Después de los pasos iniciales, se indica la ventilación con presión positiva si el bebé está apneico, O si el bebé jadea/boquea, O si la frecuencia cardíaca del bebé es menor a 100 latidos por minuto.
3. El siguiente paso es iniciar la ventilación con presión positiva.
4. Para la ventilación con presión positiva, ajuste el flujómetro a 10 l/min.
5. Administre ventilación con presión positiva a una frecuencia de 40 a 60 ventilaciones por minuto.
6. Inicie la ventilación con presión positiva con una presión de inflado de 20 a 25 cm H_2O.
7. La ventilación del recién nacido a término comienza con oxígeno al 21%.
8. Si utiliza un dispositivo que administra presión positiva al final de la espiración (PEEP), la presión inicial recomendada es 5 cm H_2O.
9. Debe comenzar a realizar los pasos correctivos de la ventilación.
10. La insuflación y la aireación de los pulmones es sugerida por un detector de CO_2 que se torna amarillo.
11. Debe proceder con las compresiones torácicas.
12. Se coloca una mascarilla laríngea dentro de la boca del bebé y se avanza dentro de la garganta hasta que crea un sello en la entrada de la tráquea del bebé.
13. Mida la distancia desde el puente de la nariz hasta el lóbulo de la oreja, y desde el lóbulo de la oreja hasta un punto medio entre el proceso xifoides y el ombligo.

Apéndice

Lea la sección o secciones que se refieren al tipo de dispositivo que se utiliza en su hospital.

A. Bolsa de reanimación autoinflable

¿Cuáles son las partes de una bolsa autoinflable?

Hay 8 partes básicas en una bolsa autoinflable (figura 4A.1).

1. Salida de gas
2. Válvula de presión positiva al final de la espiración (PEEP) (opcional)
3. Manómetro
4. Válvula de liberación de presión
5. Entrada de gas
6. Tubos de gas
7. (A) Reservorio de oxígeno (tipo cerrado), (B) Reservorio de oxígeno (tipo abierto)
8. Ensamblaje de la válvula

La bolsa autoinflable se vuelve a expandir luego de ser apretada y se llena con gas desde 3 ubicaciones. A medida que la bolsa se vuelve a inflar, el aire ambiente ingresa mediante las aberturas en la parte posterior de la bolsa. El gas del mezclador y el flujómetro viaja a través de los *tubos de gas* e ingresa a la bolsa en la *entrada de gas.* El gas del mezclador se acumula en el *reservorio de oxígeno* y brinda una tercera fuente de gas para llenar la bolsa. El tubo de oxígeno no necesita estar conectado a la bolsa para brindar presión con ventilación positiva (VPP) con oxígeno al 21%. El tubo de oxígeno debe estar conectado a una fuente de gas comprimido para administrar oxígeno a más del 21%. La *salida de gas* es por donde el gas sale de la bolsa hacia el bebé y donde se conecta la mascarilla facial, la mascarilla laríngea o el tubo endotraqueal.

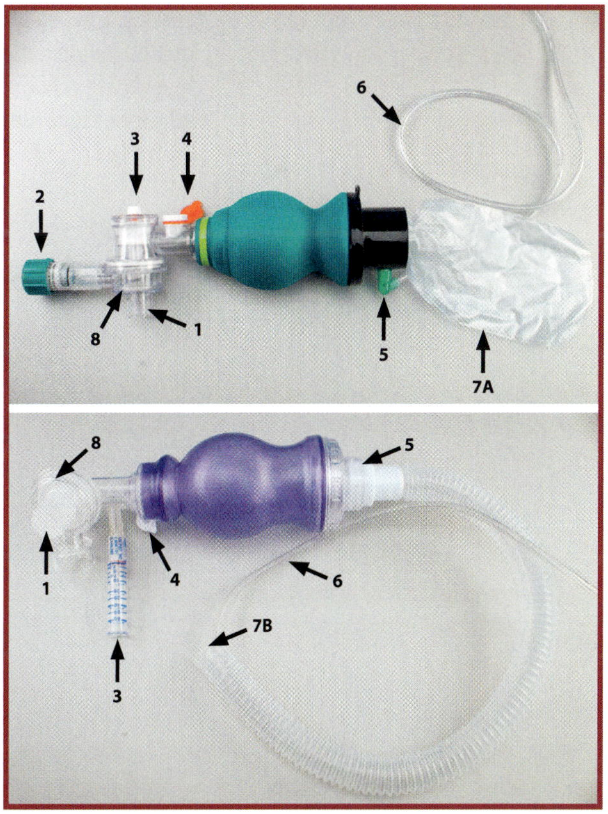

Figura 4A.1. Bolsas autoinflables con reservorio cerrado (7A) y abierto (7B)

El *manómetro* (indicador de presión) mide la presión de inflado durante la VPP. Algunas bolsas tienen un manómetro integrado y otras necesitan que se conecte uno. El sitio de conexión suele estar cerca de la salida del paciente. Si el sitio de conexión del manómetro se deja abierto, sin un manómetro conectado, el aire

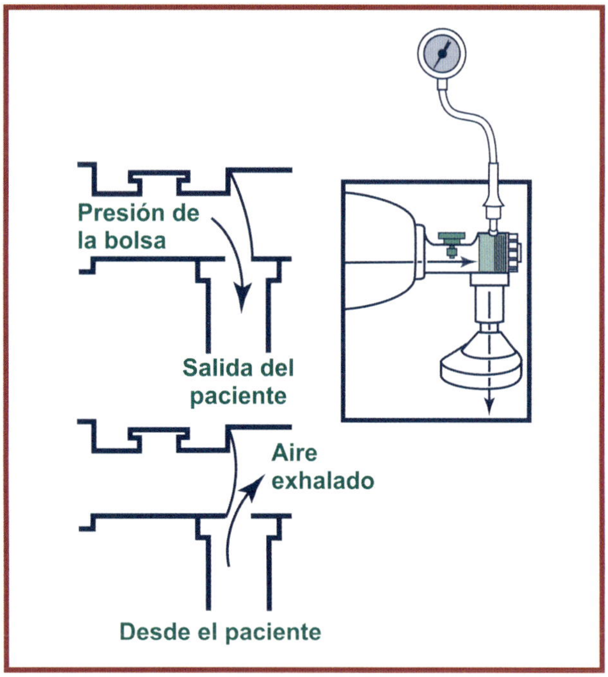

Figura 4A.2. Ensamblaje de la válvula dentro de una bolsa no autoinflable

se fugará por allí y no podrá lograr la presión de inflado. No conecte el tubo de flujo de oxígeno al sitio de conexión del manómetro. Esto podría generar una presión alta no deseada. La mayoría de las bolsas autoinflables también tienen una *válvula de liberación de presión (válvula de descarga).* Se suelen configurar estas válvulas para descargarse a 30 cm a 40 cm H_2O de presión, pero no son confiables y es posible que no se descarguen hasta que se logren presiones mayores.

Las bolsas autoinflables tienen un *ensamblaje de válvula* ubicado entre la bolsa y la salida del paciente (figura 4A.2). Cuando se aprieta la bolsa durante la ventilación, la válvula se abre y dirige el gas hacia el paciente. Cuando la bolsa se vuelve a inflar, la válvula se cierra. Esto evita que el aire exhalado del paciente ingrese a la bolsa y el paciente lo vuelva a respirar. Algunas bolsas autoinflables también tienen una *válvula de PEEP* ajustable.

¿Por qué se utiliza un reservorio de oxígeno en una bolsa autoinflable?

El reservorio de oxígeno es un dispositivo que se puede colocar sobre la entrada de aire de la bolsa. El gas del mezclador se acumula en el reservorio. En velocidades de flujo muy bajas, el reservorio evita que el gas mezclado se diluya en el aire ambiente. Hay diferentes tipos de reservorios de oxígeno disponibles, pero todos realizan la misma función. Algunos tienen extremos abiertos ("colas") y otros parecen una bolsa que cubre la entrada de aire.

B. Bolsa de reanimación no autoinflable

¿Cuáles son las partes de una bolsa no autoinflable?

Hay 6 partes en una bolsa no autoinflable (figura 4A.3).

1. Salida de gas
2. Manómetro
3. Entrada de gas
4. Válvula de liberación de presión (opcional)
5. Tubos de gas
6. Válvula de control de flujo

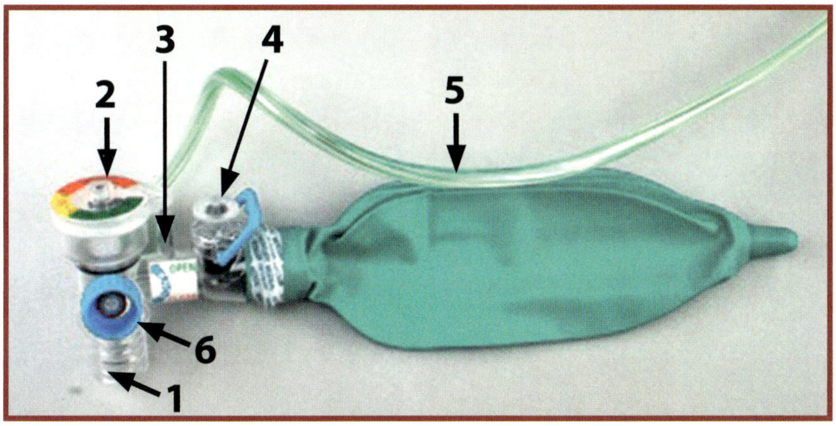

Figura 4A.3. Partes de una bolsa no autoinflable

El aire comprimido del mezclador y el flujómetro ingresa a través del tubo de oxígeno conectado a la *entrada de aire.* La *salida de gas* es por donde el gas sale de la bolsa hacia el bebé y donde se conecta la mascarilla facial, la mascarilla laríngea o el tubo endotraqueal. Aunque se planee utilizar oxígeno al 21% para la VPP, se debe contar con una fuente de aire comprimido para llenar la bolsa no autoinflable.

La *válvula de control de flujo* brinda una fuga ajustable que le permite regular la presión de la bolsa. La fuga ajustable permite que el exceso de gas se escape en lugar de inflar demasiado la bolsa o de que el paciente lo reciba a la fuerza. La válvula de control de flujo regula tanto la presión máxima de inflado (PIP) como la PEEP.

Las bolsas no autoinflables tienen un sitio para conectar el *manómetro.* El sitio de conexión suele estar cerca de la salida del paciente. Se debe conectar un manómetro, de lo contrario, el sitio será una fuente de fuga y la bolsa no se inflará correctamente. También puede haber una válvula *de liberación de presión (válvula de descarga).*

¿Cómo funciona la bolsa no autoinflable?

Para que la bolsa no autoinflable funcione correctamente, debe haber un flujo de gas adecuado desde la fuente y un sistema sellado. El inflado de la bolsa es controlado por el equilibrio entre el gas que ingresa en la bolsa, el gas que sale por la válvula de control de flujo ajustable y el gas que sale por la salida de gas. La bolsa no autoinflable no se inflará de forma adecuada si la mascarilla no está bien sellada, si el flujo desde la fuente de gas es insuficiente, está desconectado o bloqueado, si hay un agujero en la bolsa, si la válvula de control de flujo está demasiado abierta o si el sitio de conexión del manómetro se dejó abierto (figura 4A.4).

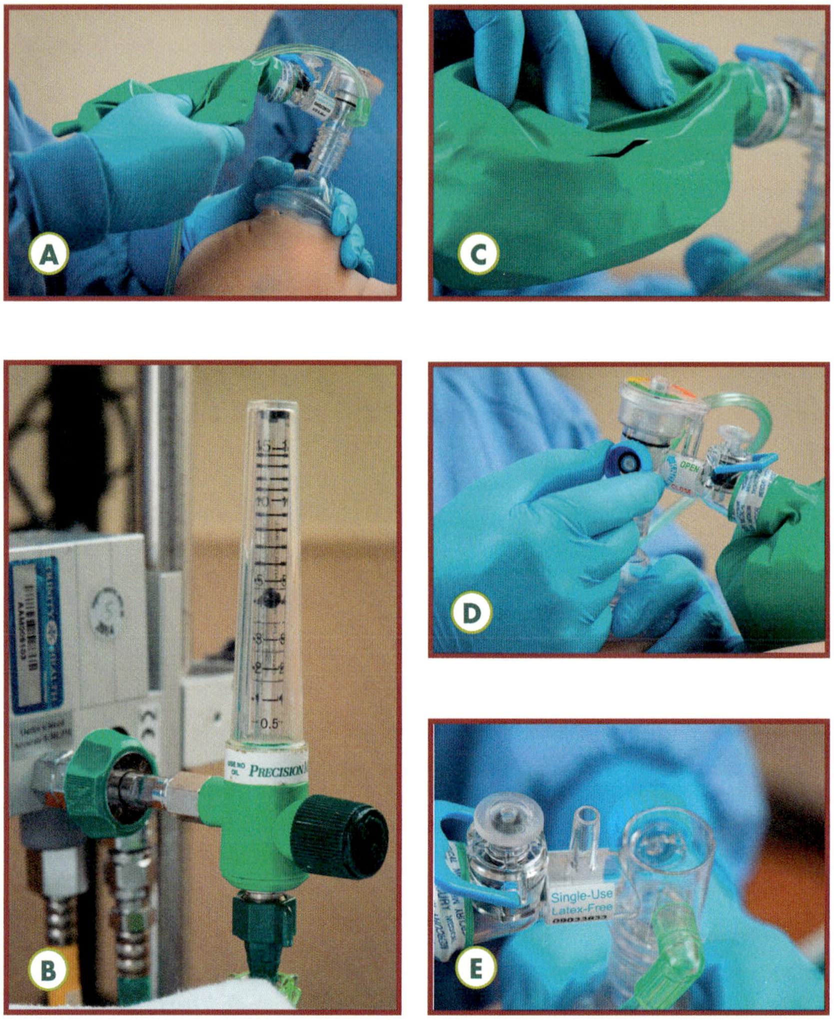

Figura 4A.4. Causas del inflado insuficiente de una bolsa no autoinflable: (A) fugas en la mascarilla por sellado inadecuado, (B) flujo de gas insuficiente, (C) agujero en la bolsa, (D) apertura excesiva de la válvula de control de flujo, (E) apertura del sitio de conexión del manómetro

¿Cómo se ajusta el inflado de la bolsa no autoinflable?

Existen 2 formas de ajustar la presión en la bolsa y, por ende, cuánto se infla la misma.

- Si ajusta el gas entrante desde el flujómetro, regula cuánto gas ingresa en la bolsa.
- Si ajusta la válvula de control de flujo en la bolsa, regula cuánto gas sale de la misma.

El flujómetro y la válvula de control de flujo deben configurarse de forma tal que la bolsa se infle hasta el punto en el que es cómodo manipularla y no se desinfla totalmente con cada ventilación asistida (figura 4A.5A).
Una bolsa excesivamente inflada (figura 4A.5B) es difícil de manipular y puede administrar presión alta al bebé, lo cual puede resultar en un

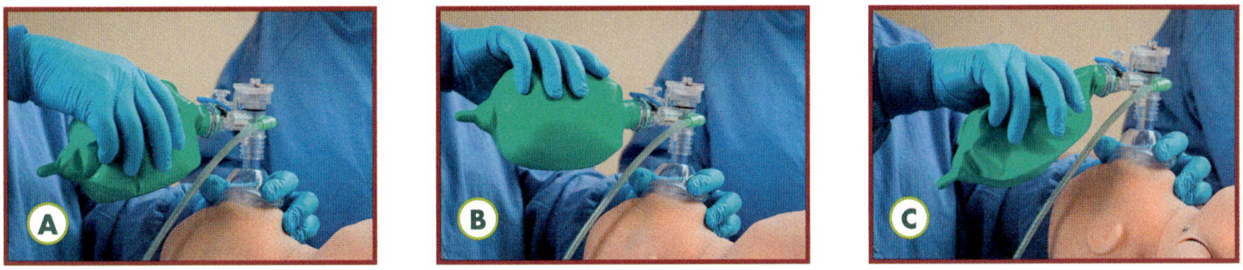

Figura 4A.5. Inflado correcto (A), demasiada insuflación (B) y demasiado poca insuflación (C) de la bolsa no autoinflable

neumotórax u otra fuga de aire. Una bolsa que no está lo suficientemente inflada (figura 4A.5C) dificulta lograr la presión de inflado deseada. Con la práctica, podrá realizar los ajustes necesarios para lograr un equilibrio. Si existe un buen sellado entre el rostro del bebé y la mascarilla, debe poder mantener la cantidad de inflado adecuada con el flujómetro configurado en 8 a 10 l/min.

C. Reanimador con pieza en T

¿Cuáles son las partes del reanimador con pieza en T?

Hay 9 partes en un reanimador con pieza en T (figura 4A.6). La posición y la función de los cuadrantes de control en el reanimador con pieza en T puede variar según el fabricante. A continuación se describen las partes y la operación de uno.

1. Tubos de gas
2. Entrada de gas
3. Control de liberación de presión máxima
4. Manómetro
5. Control de presión de inflado
6. Salida de gas (proximal)
7. Salida de gas de la pieza en T (paciente)
8. Control de ajuste de PEEP de la pieza en T
9. Abertura en la tapa de la pieza en T

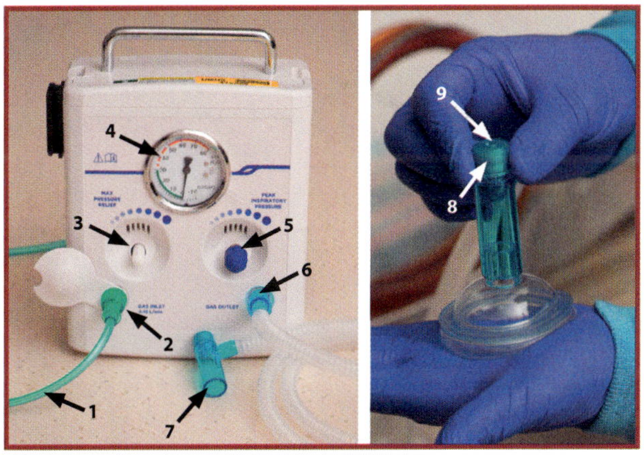

Figura 4A.6. Mascarilla de reanimador con pieza en T

¿Cómo funciona un reanimador con pieza en T?

El gas de una fuente comprimida ingresa al reanimador con pieza en T a través de un *tubo de gas* en la *entrada de gas*. El gas sale de la caja de control desde la *salida de gas (proximal)* y se traslada por el tubo corrugado a la *salida de gas de la pieza en T (paciente)*, donde se conecta la mascarilla facial, la mascarilla laríngea o el tubo endotraqueal. Cuando el operador bloquea la *abertura en la tapa de la pieza en T*, se administra la presión de inflado preconfigurada al paciente mientras la abertura de la pieza en T está bloqueada. En el dispositivo que se muestra en la figura 4A.6, la presión máxima que se puede utilizar es regulada por la válvula de *control de liberación de presión máxima*. La *PEEP* se ajusta mediante un cuadrante en la tapa de la pieza en T.

¿Cómo se prepara el reanimador con pieza en T para su uso?

Ensamble las partes del reanimador con pieza en T según las instrucciones del fabricante. Bloquee la salida del paciente (utilizando un pulmón de prueba, una tapa de bloqueo de salida, o la palma de la mano). Conecte el dispositivo a la fuente de gas comprimido utilizando el tubo de gas.

Ajuste la configuración de la presión de la siguiente manera:

- Ajuste el flujómetro de gas mezclado en la pared para regular cuánto gas ingresa al reanimador con pieza en T. En la mayoría de los casos, **10 l/min es adecuado.**
- Configure el *control de liberación de presión máxima* bloqueando la tapa de la pieza en T con el dedo y ajustando el cuadrante de liberación de presión máxima al valor deseado (40 cm H_2O es el valor máximo recomendado para recién nacidos a término, 30 cm H_2O es el valor máximo recomendado para recién nacidos prematuros). Algunos fabricantes recomiendan ajustar el control de liberación máxima según un límite definido por la institución cuando el dispositivo se utiliza por primera vez y no reajustarlo durante su uso regular.
- Configure la presión máxima de inflado (PIP) deseada bloqueando la tapa de la pieza en T con el dedo y ajustando el *control de presión de inflado* a la presión deseada (figura 4A.7).
- Configure la PEEP quitando el dedo de la tapa de la pieza en T y ajustando el cuadrante de la tapa a la configuración deseada (se recomienda 5 cm H_2O) (figura 4A.8).

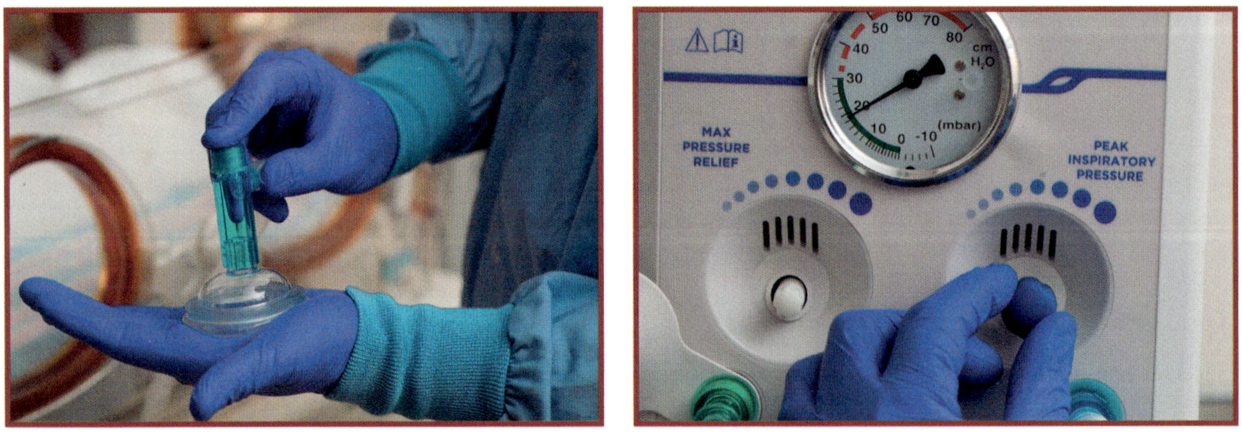

Figura 4A.7. Regular la presión máxima de inflado (PIP)

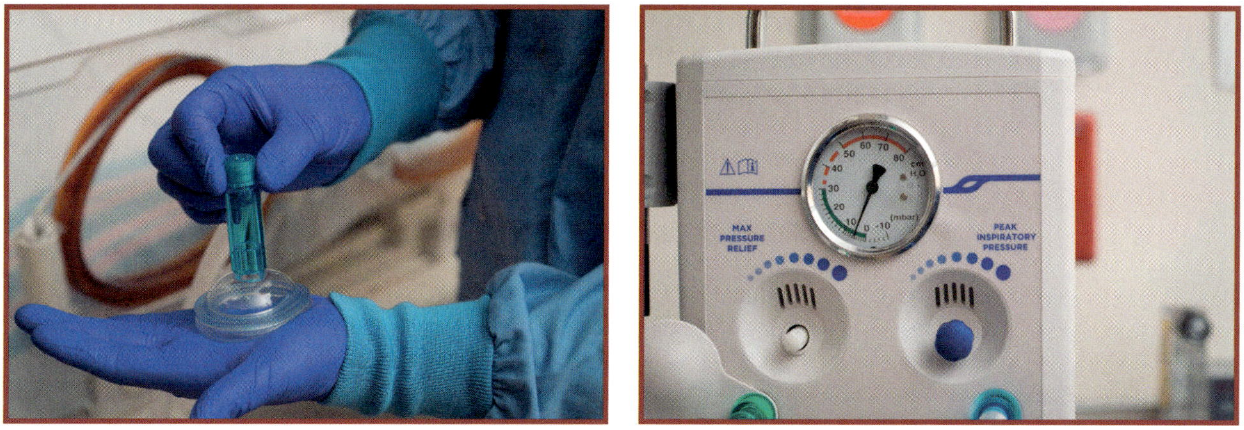

Figura 4A.8. Regular la PEEP

Cuando se utiliza el dispositivo para administrar ventilaciones a un bebé, ya sea colocando la mascarilla contra el rostro del bebé o conectando el dispositivo a una mascarilla laríngea o a un tubo endotraqueal, la ventilación se administra tapando y destapando la abertura de la tapa de la pieza en T. La cantidad de tiempo que su dedo cubre la abertura controla el tiempo de inflado. Procure no distraerse para no cubrir con el dedo la abertura de la tapa de la pieza en T demasiado tiempo.

¿Cómo ajusta la concentración de oxígeno en el reanimador con pieza en T?

La concentración de oxígeno que se administra a la pieza en T es controlada por el mezclador de oxígeno.

LECCIÓN 4: ESCENARIOS DE PRÁCTICA

Ventilación con presión positiva, mascarilla laríngea, tubo laríngeo y (opcional) presión positiva continua en la vía aérea

Escenarios de prueba de las habilidades integrales para el curso de proveedores Aspectos Fundamentales del Neonatal Resuscitation Program (NRP).

Objetivos de aprendizaje

1. Identificar a un recién nacido que requiere ventilación con presión positiva (VPP).
2. Demostrar la técnica correcta para administrar VPP.
3. Demostrar los pasos para evaluar la respuesta a la VPP.
4. Demostrar los pasos correctivos de la ventilación (MR. SOPA).
5. Identificar las indicaciones y métodos para la interrupción de la VPP.
6. Identificar las indicaciones para la administración de presión positiva continua en la vía aérea (CPAP) en la sala de partos y demostrar la técnica correcta de administración de CPAP.
7. Identificar los usos y limitaciones de la mascarilla laríngea.
8. Demostrar la técnica correcta para la inserción y extracción de un mascarilla laríngea.
9. Detallar las competencias fundamentales del comportamiento del NRP para una VPP exitosa.

Estos escenarios de práctica sirven para repaso/práctica y evaluación. También se pueden utilizar estos escenarios como opción de prueba de habilidades integrales ("prueba de eximición") durante un curso para proveedores.

La siguiente es la secuencia sugerida para el escenario de práctica.

1. **Repasar las preguntas de las pruebas de conocimientos** con su instructor del NRP.
   a. ¿Cuáles son las indicaciones para realizar una VPP? ¿Cuándo se puede detener la VPP?
   b. ¿Qué es la PIP? ¿Qué es la PEEP? ¿En qué se diferencia la CPAP de la VPP?
   c. ¿Cuál es la concentración de oxígeno recomendada para iniciar la VPP para un recién nacido con 35 semanas de gestación o más? ¿Y para un recién nacido con menos de 35 semanas de gestación?

d. ¿Cuál es la presión y la frecuencia de ventilación inicial recomendada para un recién nacido a término?

e. ¿Cuál es el indicador más importante de una ventilación exitosa?

f. ¿Cuáles son los pasos correctivos de la ventilación MR. SOPA?

g. ¿Cuáles son las indicaciones para la CPAP? (opcional)

h. ¿Cuál es el propósito del tubo orogástrico?

i. ¿Cuáles son las indicaciones para una mascarilla laríngea? ¿Cuáles son las limitaciones de la mascarilla laríngea?

j. ¿En qué punto se debe pasar a las compresiones torácicas?

2 **Practicar/repasar estas habilidades** con el instructor del NRP.

a. Haga un control de seguridad de la bolsa autoinflable antes de utilizarla. (Asegúrese de que la válvula de liberación de presión no esté bloqueada).

b. Haga un control de seguridad del reanimador con pieza en T antes de utilizarlo. (Asegúrese de que las presiones están bien configuradas antes de iniciar la VPP en un recién nacido).

c. Coloque la cabeza y el cuello del recién nacido en la posición de olfateo.

d. Coloque la mascarilla del tamaño correcto en el rostro del recién nacido.

e. Realice los pasos correctivos de la ventilación (MR. SOPA).

f. Administre la VPP en la frecuencia, presión y concentración de oxígeno adecuados según la pulsioximetría.

g. Utilice el soporte de 2 manos con tracción mandibular.

h. Interrumpa la VPP disminuyendo la frecuencia y la presión a medida que el bebé comienza a respirar.

i. Inserte y retire la mascarilla laríngea (si esta competencia está dentro del alcance de sus responsabilidades).

j. Mida e inserte un tubo orogástrico para descomprimir el estómago.

k. Administre la CPAP con un reanimador con pieza en T y/o una bolsa no autoinflable utilizando la técnica correcta (si esta competencia está dentro del alcance de sus responsabilidades).

3 **Practicar los escenarios** aplicables a su rol con su instructor del NRP hasta que necesite poca o ninguna ayuda o instrucción.

4 **Aprobar la evaluación del escenario de práctica de la lección 4** tras dirigir los escenarios de práctica y aplicar las habilidades relevantes para el rol y las responsabilidades correspondientes. Si alguna competencia técnica incluida en un escenario no se encuentra dentro de sus responsabilidades, delegue la competencia a un miembro cualificado del equipo y cumpla el rol de asistente, de ser necesario.

5. Una vez que hayan podido dirigir los escenarios y poner en práctica las habilidades con poca ayuda del instructor o sin ayuda, los estudiantes de Nivel Avanzado del NRP pueden pasar al escenario de práctica de la siguiente lección. Los estudiantes de Aspectos Fundamentales del NRP pueden pasar al componente de simulación y debriefing del curso para proveedores.

Nota: Si la política de la institución incluye el uso de un reanimador con pieza en T en la sala de partos como práctica habitual, el estudiante debe demostrar el dominio de dicho dispositivo. No obstante, el estudiante también debe demostrar la competencia en el uso de la bolsa autoinflable y la mascarilla.

Escenarios de práctica

Se ofrecen tres opciones de escenarios. El instructor determina la cantidad de personas que asistirán a los escenarios de parto y sus cualificaciones, en función de las políticas del hospital.

1. Recién nacido a término con factores de riesgo que requiere VPP. (La CPAP y el tubo orogástrico son opcionales en este escenario).
2. Recién nacido a término sin factores de riesgo que súbitamente requiere VPP.
3. Recién nacido a término que requiere una mascarilla laríngea por dificultades en la ventilación con mascarilla facial.

"Lo/la llaman para que atienda un parto vaginal. El trabajo de parto avanza rápidamente. Demuestre cómo se prepararía para este parto. A medida que trabaja, diga lo que piensa y lo que hace en voz alta para que yo pueda saber qué está pensando y haciendo".

Opción 1: Recién nacido a término con factores de riesgo requiere VPP. (CPAP y tubo orogástrico opcionales).

✓	Pasos de actuación crítica
Evaluar el riesgo perinatal.	
	Evalúa el riesgo perinatal (el estudiante hace las 4 preguntas previas al parto y el instructor ["obstetra"] responde). ¿Edad gestacional? **"38 semanas de gestación".** ¿Líquido limpio? **"El líquido amniótico está limpio".** ¿Hay más factores de riesgo? **"La madre tiene hipertensión inducida por el embarazo, y se indujo el parto a las 38 semanas de gestación. Se han observado varias desaceleraciones tardías de la frecuencia cardíaca fetal".** ¿Cuál es el plan de manejo del cordón umbilical? **"Retrasaré el pinzamiento del cordón. Si el bebé no llora, lo estimularé por un momento. Si no hay respuesta, pinzaré y cortaré el cordón".**
Reunir el equipo.	
	Reúne al equipo en función de los factores de riesgo perinatal. Si hay factores de riesgo presentes, debería haber al menos 2 personas cualificadas para ocuparse exclusivamente de atender al bebé. La cantidad de miembros del equipo y sus cualificaciones varían según el riesgo.

✓	**Pasos de actuación crítica (cont.)**
Realizar una sesión informativa previa a la reanimación.	
	Identifica al líder del equipo. Evalúa los factores de riesgo, delega tareas, designa a alguien para documentar los eventos que se van produciendo, determina los suministros y equipos necesarios, sabe cómo llamar para pedir ayuda.
Realizar la comprobación del equipo.	
	"Nació el bebé".
Evaluación rápida.	
	Hace las 3 preguntas de evaluación rápida: • ¿Nació a término? **"Sí".** • ¿Tono muscular? **"No".** • ¿Respira o llora? **"No, no respira ni llora".**
Pasos iniciales en el calentador radiante.	
	Recibe al bebé en el calentador radiante, lo seca y desecha los paños, lo estimula brevemente frotándole la espalda, posiciona la cabeza para abrir la vía aérea, aspira la boca y la nariz.
Evaluar la respiración. Si respira, comprobar la frecuencia cardíaca.	
	¿El bebé respira? **"No".** **(Frecuencia cardíaca = 60 lpm, si se evalúa).**
	Indica que se necesita VPP.
Comenzar con la VPP dentro de los 60 segundos posteriores al parto.	
	Coloca la mascarilla correctamente.
	Inicia la VPP con oxígeno al 21% (aire ambiente) y entre 20 y 25 cm H_2O (PEEP de 5 cm H_2O si se utiliza un reanimador con pieza en T, una bolsa no autoinflable o una bolsa autoinflable con válvula de PEEP); frecuencia de 40 a 60 ventilaciones/min.
	Pide al asistente que coloque el sensor del pulsioxímetro en la mano o muñeca derecha del bebé. **"El pulsioxímetro no tiene señal".**
	Pide un monitor cardíaco (opcional).
	Dentro de los 15 segundos de iniciada la VPP, pide la comprobación de la frecuencia cardíaca para evaluar si está aumentando. **Frecuencia cardíaca = 40 lpm y no aumenta.**
	Evalúa el movimiento torácico. **"No hay movimiento torácico".**
Pasos correctivos de la ventilación (MR. SOPA). El instructor determina cuántos pasos MR. SOPA se necesitan antes de que la VPP produzca movimiento torácico.	
	• Ajusta la mascarilla ("**M**ask"). • Cambia la posición de la cabeza y el cuello ("**R**eposition"). Realiza 5 ventilaciones y le pide al asistente que evalúe el movimiento torácico. **"No hay movimiento torácico".**
	• Aspira la boca y la nariz ("**S**uction"). • Abre la boca ("**O**pen"). Realiza 5 ventilaciones y le pide al asistente que evalúe el movimiento torácico. **"No hay movimiento torácico".** **Frecuencia cardíaca = 40 lpm "El pulsioxímetro no tiene señal".**
	• Aumenta la **P**resión a intervalos de 5 a 10 cm H_2O al máximo de 40 cm H_2O para bebés a término. Realiza 5 ventilaciones y le pide al asistente que evalúe el movimiento torácico. **"Hay movimiento torácico con VPP". (Nota:** Si el instructor indica que el tórax no se está moviendo con VPP después de este paso MR. SOPA, los estudiantes deben colocar una mascarilla laríngea. Consultar la opción 3).
	El asistente del estudiante dice: "El tórax se está moviendo AHORA. Continúe con la VPP durante 30 segundos".

✓	**Pasos de actuación crítica (cont.)**
Administrar VPP para obtener movimiento torácico.	
	Administra VPP por 30 segundos. (El estudiante interrumpe gradualmente la VPP si el bebé tiene una frecuencia cardíaca de más de 100 lpm y llora antes de los 30 segundos de VPP).
	Controla la frecuencia cardíaca después de 30 segundos de VPP con movimiento torácico. **Frecuencia cardíaca = 120 lpm SPO$_2$ = 64% "Esfuerzo respiratorio inconstante".**
	Continúa con la VPP, ajusta la concentración de oxígeno según la pulsioximetría, controla la frecuencia cardíaca y el esfuerzo respiratorio. **Frecuencia cardíaca = 140 lpm SPO$_2$ = 74%** **"Se observa un aumento del esfuerzo respiratorio espontáneo del bebé, con mejor tono muscular".**
	Interrumpe gradualmente la VPP. **Frecuencia cardíaca = 140 lpm SPO$_2$ = 72% "El bebé realiza un esfuerzo respiratorio fuerte y continuo".**
Oxígeno a flujo libre.	
	Interrumpe la VPP. Evalúa la necesidad de oxígeno a flujo libre para mantener la saturación de oxígeno dentro del rango objetivo. **Frecuencia cardíaca = 140 lpm SPO$_2$ = 70% "El bebé presenta un adecuado esfuerzo respiratorio espontáneo".**
	Inicia el oxígeno a flujo libre correctamente. Evalúa la frecuencia cardíaca, la saturación de oxígeno y el estado respiratorio. **Frecuencia cardíaca = 140 lpm SPO$_2$ = 90% "El bebé presenta un adecuado esfuerzo respiratorio".**
Fin del escenario.	
	Disminuye e interrumpe el oxígeno a flujo libre y mantiene la saturación de oxígeno dentro del nivel objetivo. Controla la frecuencia cardíaca, la respiración, la saturación de oxígeno y la temperatura. Planifica los cuidados posteriores a la reanimación. Se comunica con el equipo perinatal y los padres. Hace un debriefing de la reanimación.
Opcional: CPAP y tubo orogástrico.	
	"Después de interrumpir la VPP y el oxígeno a flujo libre, el recién nacido tiene dificultad respiratoria y quejido espiratorio". **Frecuencia cardíaca = 140 lpm SPO$_2$ = 80%**
Administrar CPAP e insertar el tubo orogástrico.	
	Administra CPAP a 5 cm H_2O de presión. Regula la concentración de oxígeno según la pulsioximetría. **Frecuencia cardíaca = 140 lpm SPO$_2$ = 85%**
	Continúa con CPAP, ajusta la concentración de oxígeno según la pulsioximetría. **Frecuencia cardíaca = 140 lpm SPO$_2$ = 90%** **"El bebé tiene ___ minutos de vida. El esfuerzo respiratorio ha mejorado".**
	Mide la profundidad de la inserción del tubo orogástrico mientras la CPAP está en proceso. • Coloca el extremo distal del tubo orogástrico en el puente de la nariz y mide hasta el lóbulo de la oreja y desde el lóbulo de la oreja hasta un punto medio entre el proceso xifoides y el ombligo. Observa la marca de la medida del centímetro en el tubo. Inserta el tubo por la boca. Reanuda la CPAP. • Conecta una jeringa y extrae el contenido gástrico. Retira la jeringa del tubo y deja el extremo abierto a modo de ventilación de aire. • Adhiere el tubo a la mejilla del bebé.
Fin del escenario.	
	Controla la frecuencia cardíaca, la respiración, la saturación de oxígeno y la temperatura. Planifica los cuidados posteriores a la reanimación. Se comunica con el equipo perinatal y los padres. Hace un debriefing de la reanimación.

Opción 2: Recién nacido a término sin factores de riesgo inesperadamente requiere VPP. (Este escenario está diseñado para la asistencia de 1 persona asignada para el manejo del cuidado del recién nacido al momento del parto).

✓	**Pasos de actuación crítica**
Evaluar el riesgo perinatal.	
	Evalúa el riesgo perinatal (el estudiante hace las 4 preguntas previas al parto y el instructor ["obstetra"] responde). ¿Edad gestacional? **"39 semanas de gestación".** ¿Líquido limpio? **"El líquido amniótico está limpio".** ¿Hay más factores de riesgo? **"No hay factores de riesgo adicionales".** **¿Cuál es el plan de manejo del cordón umbilical? "Retrasaré el pinzamiento del cordón. Si el bebé no llora, lo estimularé por un momento. Si no hay respuesta, pinzaré y cortaré el cordón".**
Una persona cualificada asistirá este parto. Conoce las respuestas de las 4 preguntas previas al parto, determina los suministros y equipos necesarios, y sabe cómo llamar para pedir ayuda.	
Realizar la comprobación del equipo.	
	"Nació el bebé".
Evaluación rápida.	
	Hace las 3 preguntas de evaluación rápida: • ¿Nació a término? **"Sí, como estaba previsto".** • ¿Tono muscular? **"No".** • ¿Respira o llora? **"No, no respira ni llora".**
Pasos iniciales en el calentador radiante.	
	Recibe al bebé en el calentador radiante, lo seca y desecha los paños, lo estimula brevemente frotándole la espalda, posiciona la cabeza para abrir la vía aérea, aspira la boca y la nariz.
Evaluar la respiración. Si respira, evaluar la frecuencia cardíaca.	
	¿El bebé respira? **"No". (Frecuencia cardíaca = 70 lpm, si se evalúa).**
	Indica que se necesita VPP.
	Utiliza el proceso estandarizado para llamar al equipo de reanimación.
Inicia la VPP dentro de los 60 segundos después del parto.	
	Coloca la cabeza en la posición de "olfateo".
	Coloca la mascarilla correctamente.
	Inicia la VPP con oxígeno al 21% (aire ambiente) y entre 20 y 25 cm H_2O (PEEP de 5 cm H_2O si se utiliza un reanimador con pieza en T, una bolsa no autoinflable o una bolsa autoinflable con válvula de PEEP); frecuencia de 40 a 60 ventilaciones/min.
	Pide ayuda adicional hasta la llegada del equipo de reanimación.
	Pide que se coloque el sensor del pulsioxímetro en la mano o muñeca derecha del bebé.
	Pide un monitor cardíaco (opcional).
	Dentro de los 15 segundos de iniciada la VPP, pide la comprobación de la frecuencia cardíaca para evaluar si está aumentando. **Frecuencia cardíaca = 70 lpm y no aumenta SpO_2 = 66%**
	El estudiante le pide al asistente que evalúe el movimiento torácico. **"No hay movimiento torácico".**

✓	Pasos de actuación crítica (cont.)
Pasos correctivos de la ventilación (MR. SOPA). El instructor determina cuántos pasos MR. SOPA se necesitan antes de que la VPP produzca un movimiento torácico.	
	• Ajusta la mascarilla ("**M**ask"). • Cambia la posición de la cabeza y el cuello ("**R**eposition"). Realiza 5 ventilaciones y le pide al asistente que evalúe el movimiento torácico. **"No hay movimiento torácico".**
	• Aspira la boca y la nariz ("**S**uction"). • Abre la boca ("**O**pen"). Realiza 5 ventilaciones y le pide al asistente que evalúe el movimiento torácico. **"No hay movimiento torácico". Frecuencia cardíaca = 70 lpm SpO_2 = 66%**
	• Aumenta la **P**resión en incrementos de 5 a 10 cm H_2O al máximo de 40 cm H_2O para recién nacidos a término. Realiza 5 ventilaciones y le pide al asistente que evalúe el movimiento torácico. **"Hay movimiento torácico con VPP". (Nota:** Si el instructor indica que el tórax no se está moviendo después de este paso MR. SOPA, los estudiantes deben colocar una mascarilla laríngea. Consultar la opción 3).
	El asistente del estudiante dice: "El tórax se está moviendo AHORA. Continúe con la VPP durante 30 segundos".
Administrar VPP para obtener movimiento torácico.	
	Administra VPP por 30 segundos. (El estudiante puede interrumpir gradualmente la VPP si el bebé tiene una frecuencia cardíaca mayor a 100 lpm y llora antes de los 30 segundos de VPP).
	Evalúa la frecuencia cardíaca y la necesidad de oxígeno adicional a flujo libre **Frecuencia cardíaca = 120 lpm SpO_2 = 72% "El bebé tiene esfuerzo respiratorio en aumento".**
	Interrumpe gradualmente la VPP, controla la frecuencia cardíaca y el esfuerzo respiratorio. **Frecuencia cardíaca = 140 lpm SpO_2 = 75% y en aumento "El bebé respira con regularidad, el tono muscular está mejorando".**
Fin del escenario.	
	Interrumpe la VPP. Controla la frecuencia cardíaca, la respiración, la saturación de oxígeno y la temperatura. Se comunica con los miembros del equipo de reanimación cuando llegan. Les comunica a los padres las novedades y los siguientes pasos. Hace un debriefing de la reanimación.

Opción 3: Es difícil ventilar al recién nacido a término con una mascarilla facial y requiere una mascarilla laríngea.

✓	Pasos de actuación crítica
Evaluar el riesgo perinatal.	
	Evalúa el riesgo perinatal (el estudiante hace las 4 preguntas previas al parto y el instructor ["obstetra"] responde). ¿Edad gestacional? **"40 semanas de gestación".** ¿Líquido limpio? **"El líquido amniótico está limpio".** ¿Hay más factores de riesgo? **"Algunas desaceleraciones cardíacas fetales en los últimos 20 minutos".** ¿Cuál es el plan de manejo del cordón umbilical? **"Retrasaré el pinzamiento del cordón. Si el bebé no llora, lo estimularé por un momento. Si no hay respuesta, pinzaré y cortaré el cordón".**
Reunir el equipo.	
	Reúne al equipo en función de los factores de riesgo perinatal. Cuando las probabilidades de reanimación son bajas, se debe contar con la presencia de 1 persona cualificada en el parto. Si hay factores de riesgo presentes, debería haber al menos 2 personas cualificadas para ocuparse exclusivamente de atender al bebé. La cantidad de miembros del equipo y sus cualificaciones varían según el riesgo.
	Si 1 persona asistirá al parto: Conoce las respuestas de las 4 preguntas previas al parto, determina los suministros y equipos necesarios, sabe cómo llamar para pedir ayuda.

✓	Pasos de actuación crítica (cont.)
	Si un equipo asistirá el parto, realice una sesión informativa con el personal antes de la reanimación. Identifica al líder del equipo. Evalúa los factores de riesgo, delega tareas, designa a alguien para documentar los eventos, determina los suministros y equipos necesarios, sabe cómo llamar para pedir ayuda.
Evaluación rápida.	
	Hace las 3 preguntas de evaluación rápida: • ¿Nació a término? **"Sí, parece haber nacido a término según lo esperado".** • ¿Tono muscular? **"No".** • ¿Respira o llora? **"No, no respira ni llora".**
Pasos iniciales en el calentador radiante.	
	Recibe al bebé en el calentador radiante, lo seca y desecha los paños, lo estimula brevemente frotándole la espalda, posiciona la cabeza para abrir la vía aérea, aspira la boca y la nariz.
Evaluar la respiración. Si respira, evaluar la frecuencia cardíaca.	
	¿El bebé respira? **"No".** **(Frecuencia cardíaca = 70 lpm, si se evalúa).**
	Indica que se necesita VPP. Solicita la ayuda inmediata de 1 persona y utiliza un método estandarizado para pedir ayuda adicional.
Comenzar con la VPP dentro de los 60 segundos posteriores al parto.	
	Coloca la cabeza en la posición de "olfateo".
	Coloca la mascarilla correctamente.
	Inicia la VPP con oxígeno al 21% (aire ambiente) y entre 20 y 25 cm H_2O (PEEP de 5 cm H_2O si se utiliza un reanimador con pieza en T, una bolsa no autoinflable o una bolsa autoinflable con válvula de PEEP); frecuencia de 40 a 60 ventilaciones/min.
	Pide que se coloque el sensor del pulsioxímetro en la mano o muñeca derecha del bebé.
	Solicita un monitor cardíaco (opcional en este momento).
	Dentro de los 15 segundos de iniciada la VPP, pide la comprobación de la frecuencia cardíaca para evaluar si está aumentando. **Frecuencia cardíaca = 70 lpm y no aumenta SpO_2 = 67%**
	Le pide al asistente que evalúe el movimiento torácico. **"No hay movimiento torácico".**
Realizar los pasos correctivos de la ventilación (MR. SOPA). El instructor determina cuántos pasos MR. SOPA se necesitan antes de que la VPP produzca un movimiento torácico.	
	• Ajusta la mascarilla ("**M**ask"). • Cambia la posición de la cabeza y el cuello ("**R**eposition"). Realiza 5 ventilaciones y le pide al asistente que evalúe el movimiento torácico. **"No hay movimiento torácico". Frecuencia cardíaca = 70 lpm y no aumenta SpO_2 = 67%**
	• Aspira la boca y la nariz ("**S**uction"). • Abre la boca ("**O**pen"). Realiza 5 ventilaciones y le pide al asistente que evalúe el movimiento torácico. **"No hay movimiento torácico". Frecuencia cardíaca = 70 lpm y no aumenta SpO_2 = 65%**
	• Aumenta la **P**resión a intervalos de 5 a 10 cm H_2O al máximo de 40 cm H_2O para bebés a término. Realiza 5 ventilaciones y le pide al asistente que evalúe el movimiento torácico. **"Hay movimiento torácico con VPP". (Nota:** Si el instructor indica que el tórax no se está moviendo después de este paso MR. SOPA, los estudiantes colocarán la mascarilla laríngea en este momento).
	El asistente del estudiante dice: "El tórax se está moviendo AHORA. Continúe con la VPP durante 30 segundos".

✓	Pasos de actuación crítica (cont.)
Administrar VPP para obtener movimiento torácico.	
	Administra VPP con movimiento torácico por 30 segundos.
	Solicita la evaluación de la frecuencia cardíaca. **Frecuencia cardíaca = 60 lpm y no aumenta "El pulsioxímetro no tiene señal".**
Preparación de la mascarilla laríngea.	
	Llama para pedir ayuda adicional de ser necesario. Coloca las guías en el tórax y conecta un monitor cardíaco, si todavía no se ha hecho.
	Obtiene una mascarilla laríngea de tamaño 1 (y una jeringa de 5 ml si la mascarilla requiere inflado) y un tubo orogástrico de 5 F o 6 F si la mascarilla laríngea tiene un puerto de inserción.
	El equipos de reanimación continúa con los pasos MR. SOPA con la mascarilla facial mientras que el operador prepara la mascarilla laríngea.
	Si la mascarilla laríngea requiere inflado, Infla rápidamente el borde con no más de 4 ml de aire para comprobar que no haya fugas. Retira el aire.
	Lubrica la parte posterior y los laterales de la mascarilla con un lubricante soluble en agua, manteniendo el lubricante alejado de la parte interior de la mascarilla (paso opcional para el uso con maniquí).
Inserción de la mascarilla laríngea.	
	Se coloca al lado de la cabeza del bebé. Coloca la cabeza del bebé en posición de olfateo.
	Sostiene el dispositivo con el tubo de manejo de la vía aérea con la parte inferior cerrada de la mascarilla hacia el paladar del bebé y la parte en forma de cuenco abierta hacia el mentón del bebé.
	Abre la boca del bebé presionando levemente hacia abajo el mentón del bebé. Inserta la punta guía de la mascarilla en la boca del bebé, encima de la lengua, con la parte inferior de la mascarilla presionada contra el paladar del bebé.
	Desliza el dispositivo hacia abajo y hacia atrás, siguiendo el contorno del paladar, empujando de forma suave y continua hasta sentir resistencia definitiva.
	Si la mascarilla laríngea requiere inflado, Soporta el dispositivo en su lugar, permitiendo que se eleve mientras que infla el borde inyectando 2 a 4 ml de aire por la válvula de inflado. El balón piloto refleja el inflado del borde. Retira la jeringa.
	Sostiene la mascarilla laríngea en su lugar y conecta un detector de CO_2 y el dispositivo de VPP.
Ventilación con presión positiva con mascarilla laríngea.	
	La persona que sostiene la mascarilla laríngea sostiene el dispositivo de VPP e inicia la VPP.
	El estudiante y/o el asistente evalúa para confirmar la inserción y anuncia la presencia de • Movimiento torácico simétrico • Ruidos respiratorios bilaterales • Cambio en el color del detector de CO_2 dentro de las 8 a 10 ventilaciones con presión positiva
	El operador continúa con la VPP a una frecuencia y presión adecuada por 30 segundos, controlando la frecuencia cardíaca y SpO_2.
	Asegura la mascarilla laríngea con cinta adhesiva a prueba de agua.
	Si la mascarilla laríngea tiene un puerto gástrico y estará colocada por más de varios minutos, toma medidas para la inserción del tubo orogástrico (como se describe arriba), inserta el tubo orogástrico por el puerto y descomprime los contenidos del estómago con la jeringa. Deja el tubo orogástrico abierto para que funcione como ventilación. Adhiere el tubo a la mejilla del bebé.

✓	**Pasos de actuación crítica (cont.)**
Evaluar la frecuencia cardíaca después de 30 segundos de VPP con movimiento torácico.	
	Frecuencia cardíaca = 120 lpm SpO_2 = 74% **"El bebé presenta una respiración espontánea inconstante".**
	Disminuye gradualmente la frecuencia y presión de la VPP. Estimula al recién nacido. Solicita la evaluación de la frecuencia cardíaca, SpO_2 para evaluar la necesidad de oxígeno adicional y el estado respiratorio.
	Frecuencia cardíaca = 140 lpm SpO_2 = 78% y está aumentando gradualmente "El bebé está llorando".
Retirar la mascarilla laríngea.	
	Aspira las secreciones de la parte posterior de la boca y la garganta. **Si la mascarilla tiene un borde inflable,** lo desinfla antes de remover el dispositivo. Retira la mascarilla laríngea.
	Controla la frecuencia cardíaca, la respiración y la saturación de oxígeno.
	Frecuencia cardíaca = 140 lpm SpO_2 = 86% y está aumentando gradualmente. **"El bebé respira de forma espontánea y regular".**
Fin del escenario.	
	Controla la frecuencia cardíaca, la respiración, la saturación de oxígeno y la temperatura. Se comunica con el equipo perinatal. Actualiza a los padres sobre los pasos siguientes, que incluyen los cuidados posteriores a la reanimación. Hace un debriefing de la reanimación.

Ejemplos de preguntas durante el debriefing

1. ¿Cuál es el tema más importante que se debe discutir en este debriefing?
2. ¿Qué salió bien durante esta reanimación?
3. ¿Qué harían diferente si debieran enfrentarse a una situación como esta en un futuro?
4. ¿Tienen algún otro comentario o sugerencia que realizarles a los miembros de su equipo? ¿Y al líder del equipo?
5. Mencionen un ejemplo que ilustre cómo utilizaron al menos una de las competencias fundamentales del comportamiento del NRP.

Si se cometieron errores significativos, considere la posibilidad de preguntarles lo siguiente a los estudiantes.

1. ¿Que ocurrió? ¿Qué debería haber ocurrido? ¿Qué podrían haber hecho para obtener los resultados correctos?
2. ¿Qué competencias fundamentales del comportamiento del NRP podrían haber sido útiles en esta situación?

Competencias fundamentales del comportamiento del NRP

- Conocer el entorno.
- Usar la información disponible.
- Prever y planificar.
- Identificar claramente al líder del equipo.
- Comunicar eficazmente.
- Delegar trabajo de manera óptima.
- Distribuir la atención con inteligencia.
- Usar los recursos disponibles.
- Pedir ayuda cuando sea necesario.
- Mantener un comportamiento profesional.

5

Intubación endotraqueal

Puntos de aprendizaje

- Indicaciones para la intubación endotraqueal durante la reanimación
- Cómo seleccionar y preparar el equipo para la intubación endotraqueal
- Cómo intervenir en la intubación endotraqueal
- Cómo usar un laringoscopio para introducir un tubo endotraqueal
- Cómo determinar si el tubo endotraqueal está en la tráquea
- Cómo usar un tubo endotraqueal para aspirar las secreciones espesas de la tráquea

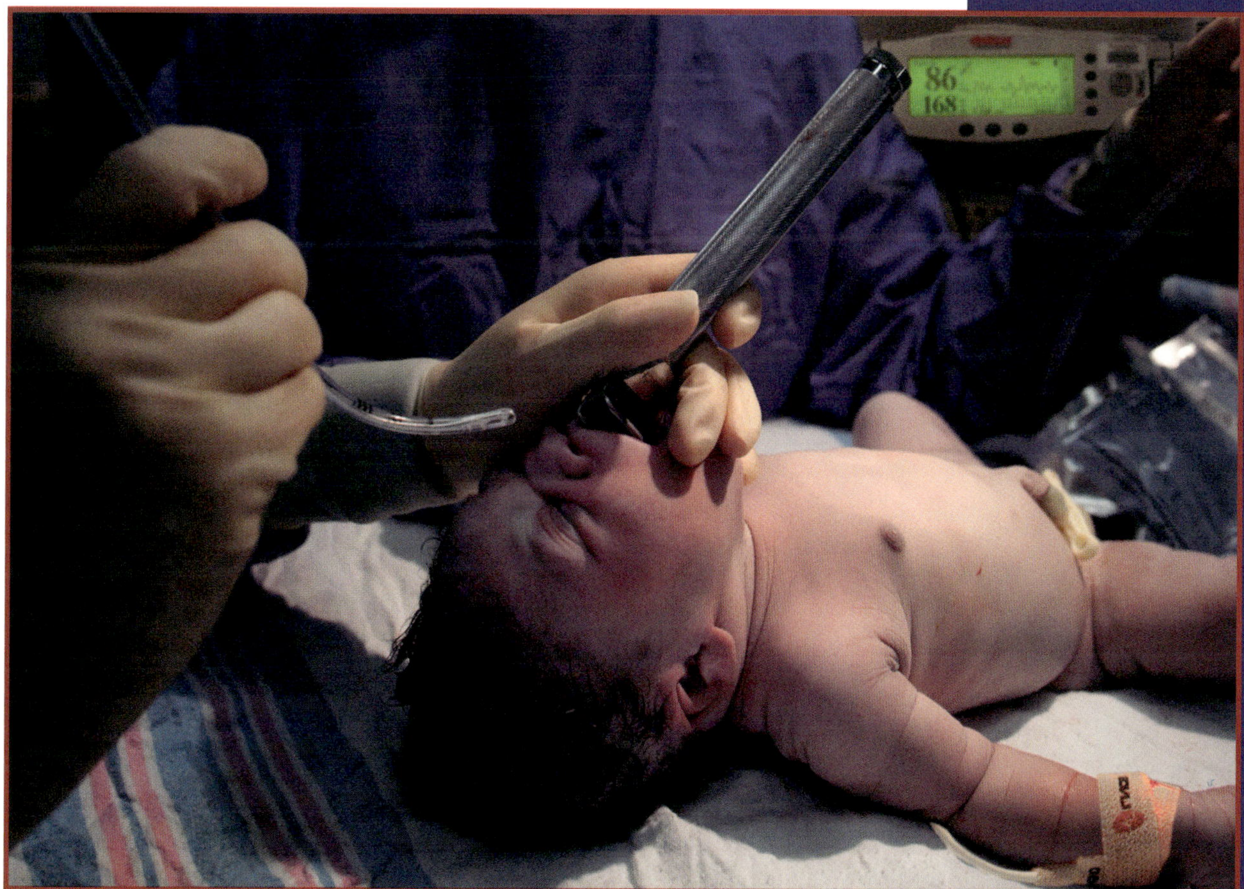

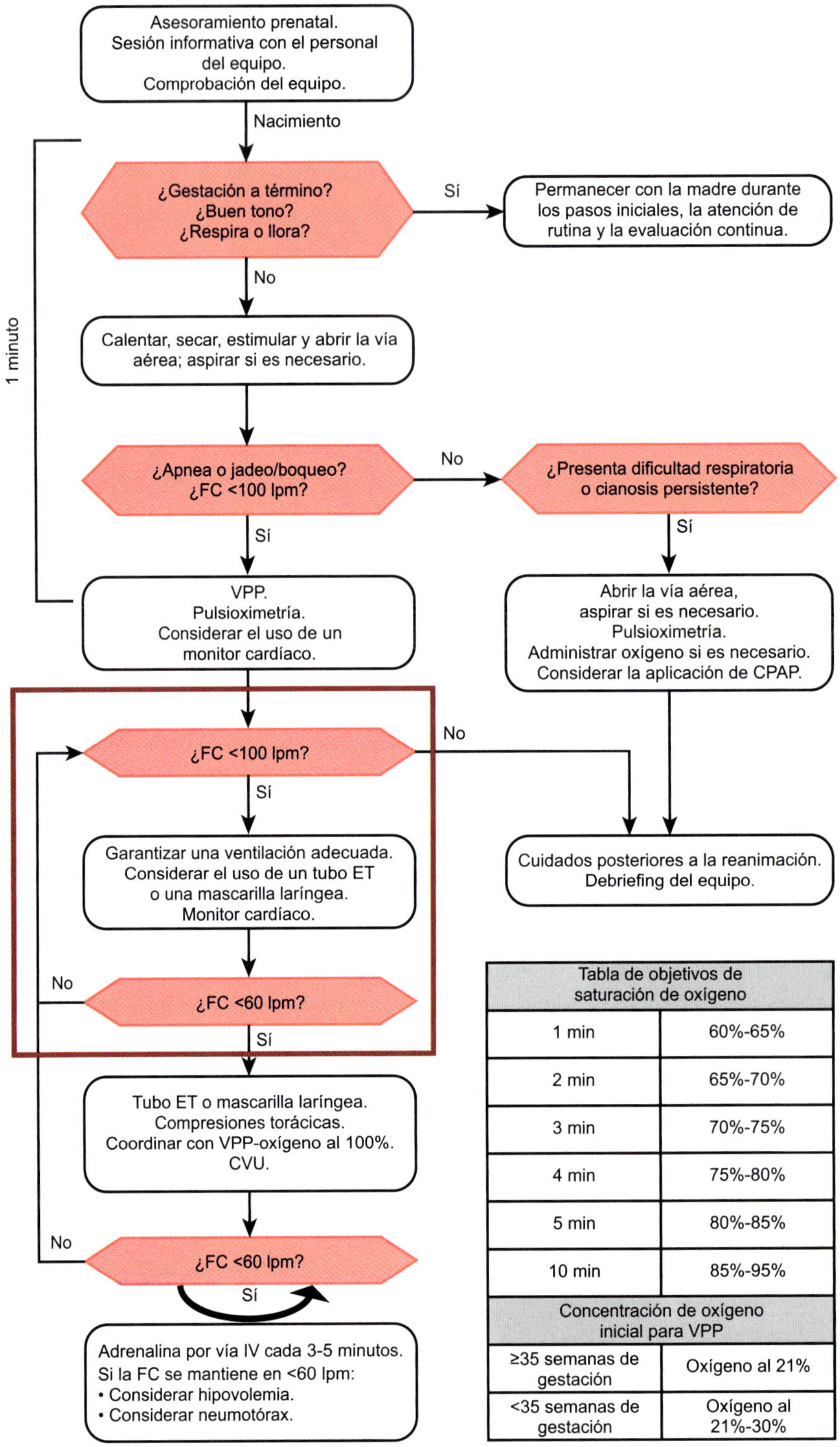

Tabla de objetivos de saturación de oxígeno	
1 min	60%-65%
2 min	65%-70%
3 min	70%-75%
4 min	75%-80%
5 min	80%-85%
10 min	85%-95%
Concentración de oxígeno inicial para VPP	
≥35 semanas de gestación	Oxígeno al 21%
<35 semanas de gestación	Oxígeno al 21%-30%

Puntos clave

1. Es muy recomendable insertar un tubo endotraqueal (intubación) si la frecuencia cardíaca del bebé es inferior a 100 lpm y no aumenta después de la ventilación con presión positiva (VPP) con una mascarilla facial o laríngea.

2. Es muy recomendable insertar un tubo endotraqueal antes de iniciar las compresiones torácicas. Si la intubación no tiene éxito o no es factible, y el bebé pesa más de 2 kg (aproximadamente), se debe usar una mascarilla laríngea.

3. Se debe introducir un tubo endotraqueal para la aspiración traqueal directa si la tráquea se encuentra obstruida por secreciones espesas, para la administración de surfactantes y para la estabilización de un recién nacido con sospecha de hernia diafragmática.

4. Si se prolonga la VPP, se puede considerar el uso de un tubo endotraqueal para que la ventilación asistida sea más eficaz y más sencilla.

5. Debería haber una persona capacitada para realizar intubaciones en el hospital, con disponibilidad para presentarse de inmediato cuando sea necesario. Si se prevé la necesidad de realizar una intubación, esta persona debe estar presente en la sala de partos. No es suficiente tener a alguien de guardia en su casa o en un área remota del hospital.

6. La hoja del laringoscopio apropiada para un recién nacido a término es la de tamaño n.º 1. La hoja correcta para un recién nacido prematuro es la de tamaño n.º 0 (el tamaño n.º 00 es *opcional* para los recién nacidos extremadamente prematuros).

7. Lo ideal es que el procedimiento de intubación se complete en 30 segundos. Para realizar este procedimiento rápidamente se necesita un trabajo de equipo eficaz.

8. La demostración del dióxido de carbono (CO_2) exhalado y la observación del rápido aumento de la frecuencia cardíaca son los métodos principales para confirmar la inserción del tubo endotraqueal en la tráquea.

9. La profundidad de la inserción del tubo endotraqueal se puede calcular a partir de la distancia desde el tabique nasal al trago (DNT) o la edad gestacional del bebé; sin embargo, la profundidad se debe confirmar mediante la auscultación de ruidos respiratorios iguales. Si el tubo debe permanecer colocado, realice una radiografía de tórax para la confirmación final.

10. Si no se produce una VPP con movimiento torácico tras la correcta inserción del tubo endotraqueal, se deberá sospechar la existencia de una obstrucción en la vía aérea y aspirar la tráquea con una sonda de aspiración o un aspirador traqueal.

11. Si el cuadro del bebé empeora después de la intubación endotraqueal, es posible que se haya **desplazado** u **obstruido** el tubo, o que se haya producido un **neumotórax** o una falla en el **equipo** de VPP (regla nemotécnica *DONE*).

12. Evite repetir los intentos fallidos para realizar una intubación endotraqueal. En los bebés que pesen más de 2 kg, aproximadamente, la mascarilla laríngea puede proporcionar una vía aérea de rescate cuando la VPP con mascarilla facial no produzca una ventilación eficaz y no se pueda realizar una intubación efectiva.

Caso: Reanimación con ventilación con presión positiva mediante un tubo endotraqueal

Llaman a su equipo a asistir un parto de una mujer de 37 semanas de gestación en trabajo de parto complicado por fiebre de la madre y taquicardia fetal. El líquido amniótico está limpio. Usted completa una sesión informativa previa a la reanimación y prepara sus suministros y equipos. Luego del parto vaginal, el obstetra seca y estimula al bebé, pero sigue flácido y apneico. Se pinza y corta el cordón umbilical y se coloca al bebé en el calentador radiante. Usted posiciona y aspira la boca y la nariz mientras proporciona estimulación adicional, pero el bebé aún no respira. Comienza con la ventilación con presión positiva (VPP) mientras un miembro del equipo coloca el sensor del pulsioxímetro en la mano derecha del bebé y otro documenta los eventos a medida que ocurren. La frecuencia cardíaca del bebé es 50 latidos por minuto (lpm) y no aumenta. Observa que el tórax no se mueve con la VPP e inicia los pasos correctivos de la ventilación. Después de los 5 pasos correctivos, no se produce movimiento torácico y la frecuencia cardíaca no mejora. El detector de dióxido de carbono (CO_2) colocado entre el dispositivo de VPP y la mascarilla permanece morado tras las ventilaciones asistidas. Decide introducir un tubo endotraqueal para mejorar la eficacia de la VPP.

Se colocan los cables en el pecho y se conectan a un monitor cardíaco. Un asistente sostiene un tubo endotraqueal de 3,5 mm, proporciona presión del cricoides y controla el tiempo del procedimiento mientras que un profesional cualificado utiliza un laringoscopio de tamaño 1 para introducir el tubo endotraqueal. Se coloca un detector de CO_2 en el tubo, se reinicia la VPP y el detector se pone amarillo, lo que indica que el tubo está en la tráquea y los pulmones se están ventilando. El pecho del bebé se mueve y la frecuencia cardíaca aumenta rápidamente. De acuerdo con la medición de la distancia desde el tabique nasal al trago (DNT), el tubo endotraqueal se sostiene con la marca de 8 cm junto al labio. Los ruidos respiratorios son iguales en ambas axilas, se fija el tubo y continúa la VPP. Ajusta la concentración de oxígeno de acuerdo a la pulsioximetría. El bebé sigue con un tono deficiente y un esfuerzo respiratorio irregular. Rápidamente informa a sus padres y lo lleva a la sala de recién nacidos para una radiografía de tórax y los cuidados posteriores a la reanimación. Poco después, su equipo de reanimación realiza un debriefing para discutir la preparación, el trabajo en equipo y la comunicación.

¿Qué es un tubo endotraqueal?

Un tubo endotraqueal (figura 5.1) es un tubo delgado que se introduce a través de la glotis, entre las cuerdas vocales y avanza dentro de la tráquea. Aunque se ha descrito la intubación digital utilizando solo el dedo del operador, la intubación endotraqueal generalmente requiere el uso de un instrumento con iluminación (laringoscopio [figura 5.2]) para visualizar la laringe y guiar la inserción del tubo entre las cuerdas vocales.

¿Cuándo se debe considerar la inserción de un tubo endotraqueal?

- Se recomienda con énfasis la inserción de un tubo endotraqueal (intubación) si la frecuencia cardíaca del bebé es menor a 100 lpm y no aumenta después de la VPP con una mascarilla facial o laríngea.
- Se recomienda con énfasis la inserción del tubo endotraqueal antes de iniciar las compresiones torácicas. Si la intubación no tiene éxito o no es factible, y el bebé pesa más de 2 kg (aproximadamente), se debe usar una mascarilla laríngea.

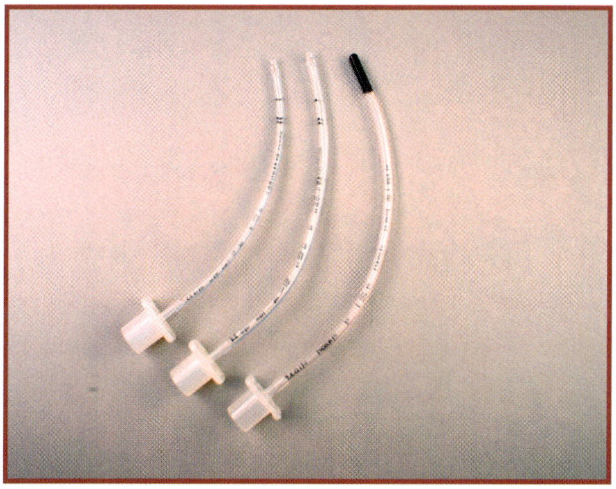

Figura 5.1. Tubo endotraqueal (tamaño 2,5; 3,0; 3,5)

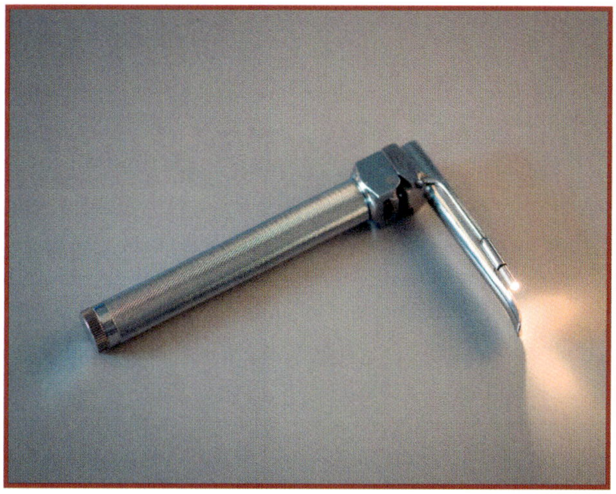

Figura 5.2. Laringoscopio

- La ventilación con un tubo endotraqueal durante 30 segundos puede mejorar la eficacia de la ventilación y evitar la necesitad de iniciar las compresiones torácicas.
- Si se necesitan compresiones torácicas, la ventilación con un tubo endotraqueal puede ayudar a mejorar la coordinación con las compresiones.
- La intubación permite que una persona realice las compresiones desde la cabecera de la cama.

- Se debe introducir un tubo endotraqueal para la aspiración traqueal directa si la tráquea se encuentra obstruida por secreciones espesas, para la administración de surfactantes y para la estabilización de un recién nacido con sospecha de hernia diafragmática.
- Si se prolonga la VPP, se puede considerar el uso de un tubo endotraqueal para mejorar la eficacia y la facilidad de la ventilación asistida.

Cuando se requiere la intubación endotraqueal, se debe realizar sin demoras significativas. Debe haber una persona con competencias de intubación disponible para que se le pida ayuda inmediata si es necesario. Si se prevé la necesidad de realizar una intubación, esta persona debe estar presente en la sala de partos.

¿Cuáles son los puntos anatómicos de referencia en la vía aérea neonatal?

Los puntos anatómicos de referencia se detallan en la figura 5.3 y 5.4.

1. **Esófago:** conducto que va desde la garganta al estómago.
2. **Epiglotis:** estructura similar a un párpado que cuelga sobre la glotis.
3. **Valécula:** bolsa formada por la base de la lengua y la epiglotis.
4. **Laringe:** porción de la vía aérea que conecta la faringe y la tráquea.
5. **Glotis:** abertura de la laringe que conduce a la tráquea, flanqueada por las cuerdas vocales.
6. **Cuerdas vocales:** ligamentos cubiertos de mucosas a ambos lados de la glotis.
7. **Tráquea:** porción de la vía aérea que se extiende desde la laringe hasta la carina.

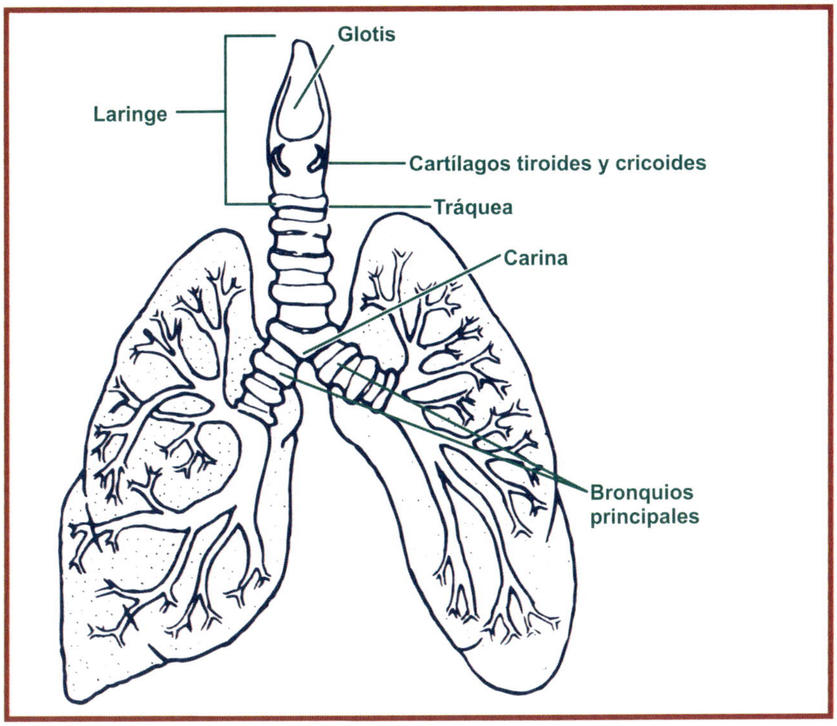

Figura 5.3. Anatomía de la vía aérea

8 **Cartílagos tiroides y cricoides:** porción inferior del cartílago que protege la laringe.

9 **Carina:** lugar donde la tráquea se ramifica en los 2 bronquios principales.

10 **Bronquios principales:** los 2 conductos de aire que van desde la tráquea a los pulmones.

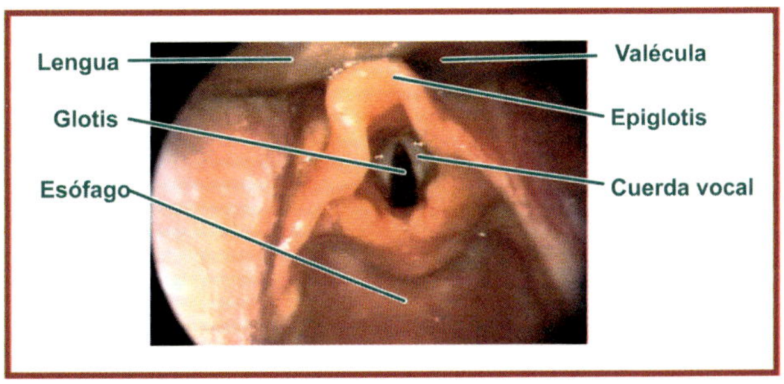

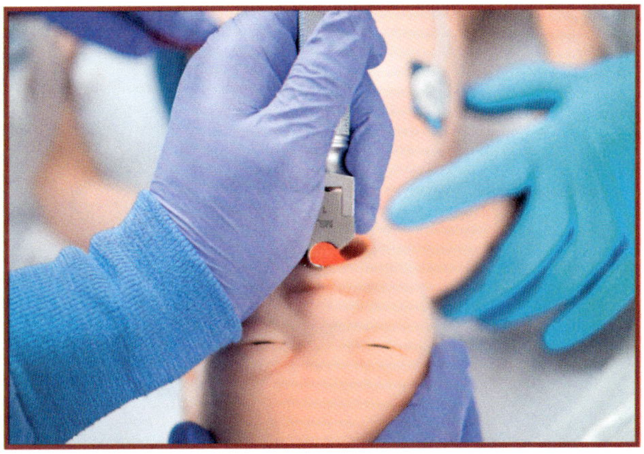

Figura 5.4. Vista laringoscópica de las cuerdas vocales y las estructuras circundantes

¿Qué suministros y equipos deben estar disponibles para la intubación?

Los suministros y equipos para la intubación deben permanecer juntos y a mano. Es importante prever la necesidad de la intubación y preparar los suministros y equipos antes de un parto de alto riesgo.

Cada sala de partos, sala de recién nacidos y servicio de emergencias hospitalario debe tener al menos 1 juego completo de los siguientes artículos (figura 5.5):

1. Mango del laringoscopio*
   - Si el mango utiliza baterías y lámparas reemplazables, debe haber un juego adicional disponible.
2. Hojas del laringoscopio (rectas, Miller)*
   - N.º 1 (recién nacido a término)
   - N.º 0 (recién nacido prematuro)
   - N.º 00 *(opcional para los recién nacidos extremadamente prematuros)*
3. Tubos endotraqueales con diámetros internos de 2,5, 3,0 y 3,5 mm
   - Los tubos de tamaño 2,0 mm, 4,0 mm y los de manguito inflable están disponibles y se los puede considerar para indicaciones especiales pero no se utilizan en la reanimación neonatal de rutina.
4. Estilete *(opcional)* que calza en el tubo endotraqueal
5. Detector de CO_2
6. Configuración de la aspiración con sondas de aspiración: tamaño 10 F o superior (para aspirar la faringe), tamaño 8 F y tamaños 5 F o 6 F (para aspirar tubos endotraqueales de varios tamaños que se obstruyen con las secreciones durante la reanimación)
7. Cinta adhesiva impermeable de 1,3 o 1,9 cm (½ o ¾ pulgadas), u otro dispositivo para sujetar el tubo
8. Cinta métrica y/o tabla de profundidad de inserción del tubo endotraqueal (tabla 5-4)
9. Tijeras para cortar la cinta
10. Aspirador traqueal
11. Estetoscopio (con cabeza neonatal)

---

* Una opción es un video laringoscopio con una cámara integrada que muestra una vista amplificada de las estructuras de la vía aérea en una pantalla de video.

⑫ Dispositivo de ventilación con presión positiva (bolsa o reanimador con pieza en T) y tubos para la mezcla de aire y oxígeno.

⑬ Pulsioxímetro, sensor y tapa

⑭ Mascarilla laríngea (tamaño 1) como vía aérea de rescate

- Jeringa de 5 ml si se utiliza una mascarilla laríngea con un borde inflable

La intubación debe realizarse como un procedimiento limpio. Se deben proteger todos los suministros de la contaminación abriéndolos, armándolos y volviéndolos a guardar en sus envases hasta el momento justo antes de su uso. Las hojas y el mango del laringoscopio se deben limpiar, siguiendo los procedimientos de su hospital, después de cada uso.

Cuando se necesita una intubación, se recomienda el uso de un monitor cardíaco para obtener la evaluación más precisa de la frecuencia cardíaca del bebé. Durante la reanimación, la auscultación puede ser difícil y la pulsioximetría quizá no detecte el pulso del bebé de manera fiable. El monitor cardíaco es una herramienta valiosa en este momento de la reanimación porque un aumento de la frecuencia cardíaca es un indicador crítico para la correcta inserción del tubo endotraqueal y porque su decisión de realizar las compresiones torácicas luego de la intubación depende de la correcta evaluación de la frecuencia cardíaca.

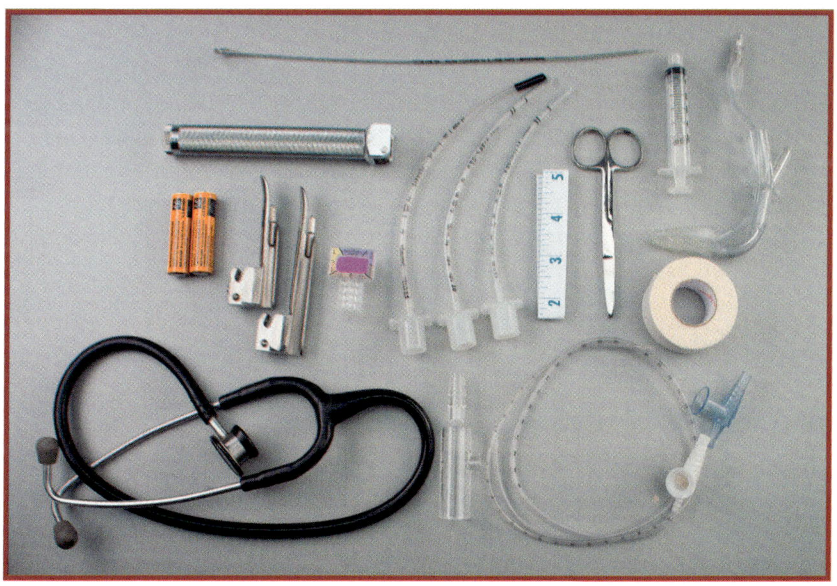

Figura 5.5. Suministros y equipos para el manejo de la vía aérea neonatal. (Suministros fuera de su envase con fines demostrativos).

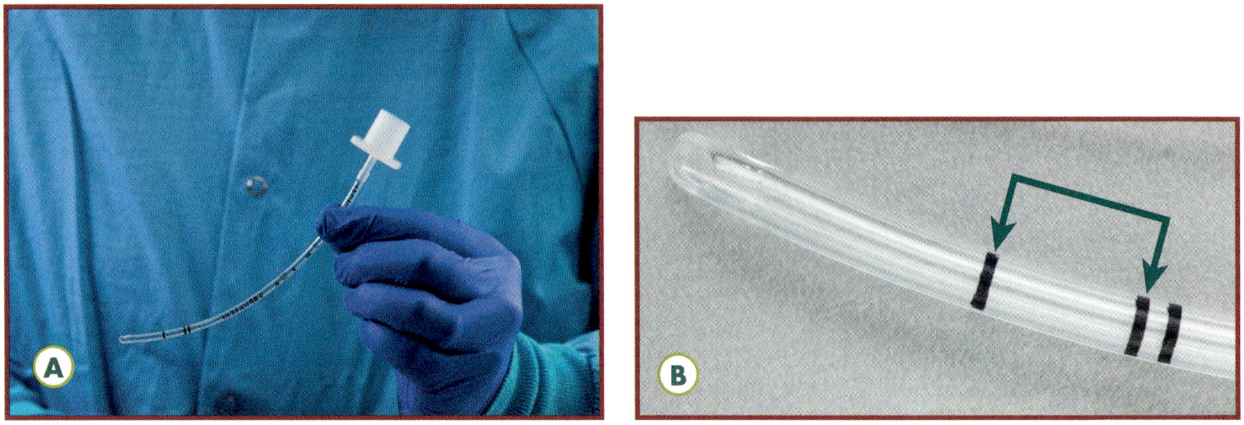

Figura 5.6. Tubo endotraqueal neonatal con un diámetro uniforme (A). Este tubo tiene una guía para la cuerda vocal que se utiliza para aproximar la profundidad de inserción (B). El tubo se introduce de modo que las cuerdas vocales queden ubicadas entre la línea doble y la simple (se indica con las flechas). La guía para la cuerda vocal es solo una aproximación y puede no predecir de manera confiable la correcta profundidad de la inserción.

¿Qué tipo de tubo endotraqueal se debe usar?

El tubo endotraqueal debe tener diámetro uniforme en toda la extensión del tubo (figura 5.6A). Los tubos en punta no se recomiendan para la reanimación neonatal. Los tubos endotraqueales tienen marcas en centímetros a lo largo del tubo que miden la distancia hacia la punta del tubo. Muchos tubos también tienen líneas y marcas (figura 5.6B) cerca de la punta que sirven de guía para las cuerdas vocales. Cuando se introduce el tubo de modo que las cuerdas vocales quedan posicionadas entre los 2 grupos de líneas, la punta del tubo debería debe estar por encima de la carina; sin embargo, la ubicación y el diseño de las líneas varían de manera considerable entre los fabricantes. *La guía para la cuerda vocal es solo una aproximación y puede que no indique de manera confiable la correcta profundidad de la inserción.*

¿Cómo prepara el tubo endotraqueal?

Seleccione el tamaño correcto.

Los tubos endotraqueales se describen por el tamaño de su diámetro interno (mm DI). El diámetro adecuado del tubo endotraqueal se estima a partir del peso del bebé o la edad gestacional. La tabla 5-1 indica los tamaños recomendados para los tubos endotraqueales según las distintas categorías de peso y edad gestacional. El uso de un tubo demasiado pequeño aumenta la resistencia del flujo del aire y la posibilidad de que se obstruya con las secreciones. El uso de un tubo demasiado grande puede provocar un traumatismo en la vía aérea. Los tubos de tamaño 2,0 mm, 4,0 mm y los de manguito inflable están disponibles y se los puede considerar para indicaciones especiales pero no se utilizan en la reanimación neonatal de rutina.

Tabla 5-1. Tamaño del tubo endotraqueal para bebés de distintos pesos y edades gestacionales

Peso	Edad gestacional	Tamaño del tubo endotraqueal
Menos de 1 kg	Menos de 28 semanas	2,5 mm DI
Entre 1 y 2 kg	Entre 28 y 34 semanas	3,0 mm DI
Más de 2 kg	Más de 34 semanas	3,5 mm DI

Considere el uso de un estilete.

A muchos operadores les resulta útil usar un estilete con el tubo endotraqueal para proporcionar rigidez y curvatura adicional (figura 5.7A). El uso del estilete es opcional y depende de la preferencia del operador. Cuando se introduce un estilete, es importante asegurarse de que la punta no sobresale del extremo ni del orificio lateral del tubo endotraqueal (figura 5.7B). Si la punta sobresale, puede provocar traumatismos en los tejidos. Es estilete debe asegurarse con un tapón, o doblarse en la parte superior, para que no pueda avanzar más por el tubo durante el proceso de inserción. Es importante asegurarse de que el estilete se pueda quitar con facilidad del tubo endotraqueal porque los intentos agresivos para quitar el estilete luego de la intubación pueden desplazar al tubo por accidente.

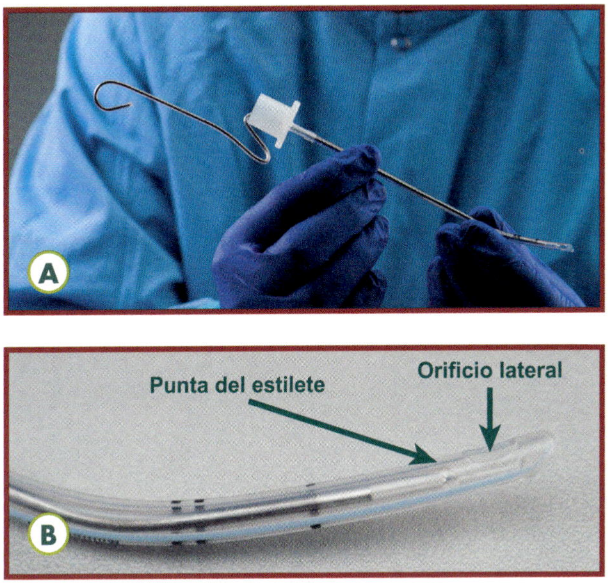

Figura 5.7. Estilete opcional para aumentar la rigidez del tubo endotraqueal y mantener la curvatura durante la intubación.

¿Cómo prepara el laringoscopio y los demás equipos que necesitará?

Aprendizaje mejorado

https://bcove.video/3tcAzjv

QR 5.1 Escanee el código para ver un video de 30 segundos sobre los suministros para la intubación.

Los siguientes pasos describen cómo preparar el equipo que se usa para la intubación:

1. Si aún no se ha hecho, conecte los cables del monitor cardíaco para una evaluación precisa de la frecuencia cardíaca del bebé.
2. Seleccione la hoja del laringoscopio adecuada y conéctela al mango.
   a. Use una hoja n.º 1 para los recién nacidos a término.
   b. Use una hoja n.º 0 para los recién nacidos prematuros. Algunos operadores pueden preferir el uso de una hoja n.º 00 para los recién nacidos extremadamente prematuros.
3. Encienda la luz haciendo un clic con la hoja en la posición abierta para verificar que las baterías y la luz funcionan. Si la luz es tenue o titila, ajuste o reemplace la lámpara, coloque una batería nueva o reemplace el laringoscopio. Si está usando un laringoscopio con iluminación, ciérrelo hasta su uso para evitar el sobrecalentamiento de la lámpara y la hoja.

4 Prepare el equipo de aspiración.

a. Ocluya el extremo de tubo de aspiración para asegurarse de que la aspiración se establezca entre 80 y 100 mm Hg.

b. Conecte una sonda de aspiración de tamaño 10 F (o superior) para eliminar las secreciones de la boca y la faringe.

c. Las sondas de aspiración más pequeñas (tamaños 8 F y 5 F o 6 F) deben estar disponibles para eliminar las secreciones de un tubo endotraqueal obstruido, si es necesario, después de la inserción. Los tamaños adecuados de la sonda se detallan en la tabla 5-2.

d. Se puede conectar un aspirador traqueal directamente al tubo endotraqueal para aspirar el meconio o las secreciones espesas que obstruyen la tráquea. Algunos tubos endotraqueales tienen un puerto de aspiración incorporado que se puede conectar directamente al tubo de aspiración y no requieren el uso de un aspirador traqueal.

5 Prepare el dispositivo de VPP con una mascarilla para ventilar al bebé, si es necesario, entre los intentos de intubación. Controle el funcionamiento del dispositivo descrito en la lección 4.

6 Coloque un detector de CO_2, un estetoscopio, una cinta métrica o la tabla de profundidad, la cinta adhesiva impermeable de 1,3 o 1,9 cm (½ o ¾ pulgadas), y las tijeras u otros dispositivos para fijar el tubo.

Tabla 5-2. Tamaño de las sondas de aspiración para los tubos endotraqueales de distintos diámetros interiores

Tamaño del tubo endotraqueal	Tamaño de la sonda
2,5 mm DI	5 F o 6 F
3,0 mm DI	6 F o 8 F
3,5 mm DI	8 F

¿Cómo debe colocar al recién nacido para la intubación?

Coloque la cabeza del bebé en la línea media, con el cuello apenas extendido en la posición de "olfateo" y el cuerpo recto. Puede resultar útil colocar un pequeño rollo debajo de los hombros del bebé para mantener la ligera extensión del cuello. Esta posición alinea la tráquea para una visualización óptima, ofreciendo una línea recta de visión dentro de la glotis después de la colocación correcta del laringoscopio. Un miembro del equipo debe ayudar a mantener la posicion correcta durante todo el procedimiento.

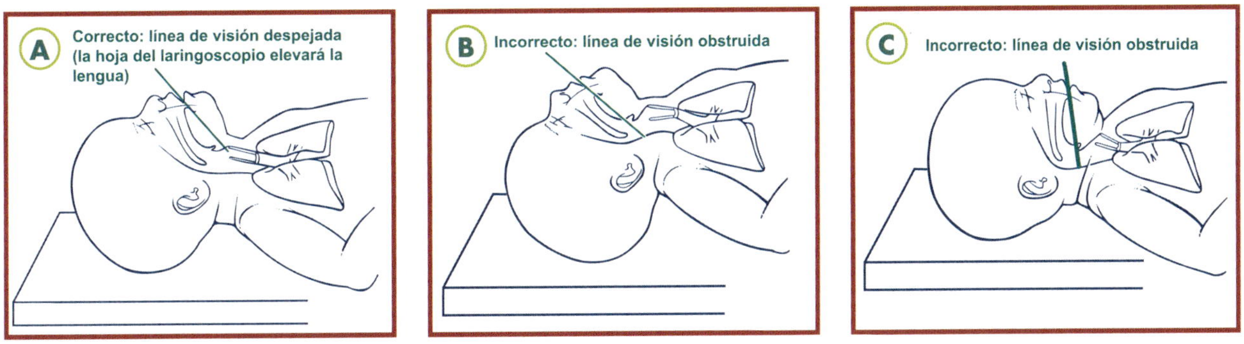

Figura 5.8. Posición correcta (A) e incorrecta (B) para la intubación.

Tanto la sobreextensión como la flexión del cuello obstruirán su visión de la vía aérea. Si el rollo en los hombros es muy grande o si el cuello está sobre extendido, la glotis se elevará por encima de su línea de visión. Si el cuello está flexionado hacia el pecho, usted verá la faringe posterior y no podrá visualizar las glotis (figura 5.8).

Ajuste la altura de la cabeza del bebé, si es posible, para que quede a nivel de la parte superior del abdomen o la parte inferior del pecho del operador para tener la cabeza cerca del nivel del ojo del operador y mejorar la visión de la vía aérea.

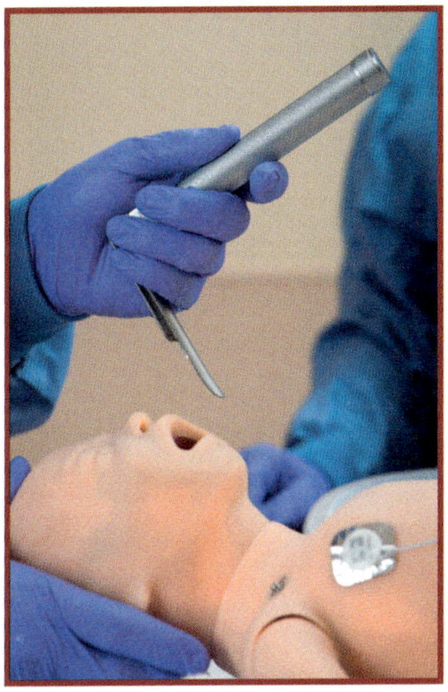

Figura 5.9. Sostener el laringoscopio con la mano izquierda.

¿Cómo sostiene el laringoscopio?

Siempre sostenga el laringoscopio con su mano **izquierda** con el pulgar sobre la parte superior del mango y la hoja apuntando en la dirección opuesta a usted (figura 5.9). El laringoscopio está diseñado para que se lo sostenga con la mano izquierda, tanto para los zurdos como para los diestros. Si se lo sostiene con la mano derecha, su visión a través de la porción abierta y curva de la hoja se verá obstruida.

¿Cómo realiza el procedimiento de la intubación?

Los pasos para la intubación endotraqueal se describen brevemente a continuación; sin embargo, se requiere supervisión y práctica considerable para lograr la competencia. Incluso si no realiza el procedimiento, el útil que entienda los pasos para poder asistir al operador de manera eficaz.

Aprendizaje mejorado

https://bcove.video/3MQkSX6

QR 5.2 Escanee el código para ver un video de 2 minutos sobre el proceso de intubación.

Prepárese para introducir el laringoscopio.

1. Coloque al bebé en la posición correcta. Si es posible, ajuste la altura de la cabeza según sea necesario. Puede estabilizar la cabeza del bebé con su mano derecha (figura 5.10) mientras un miembro del equipo se asegura de que todo el cuerpo del bebé esté acostado recto y que la cabeza se encuentre en la posición de "olfateo".

2. Use su dedo índice derecho o el pulgar para abrir la boca del bebé.

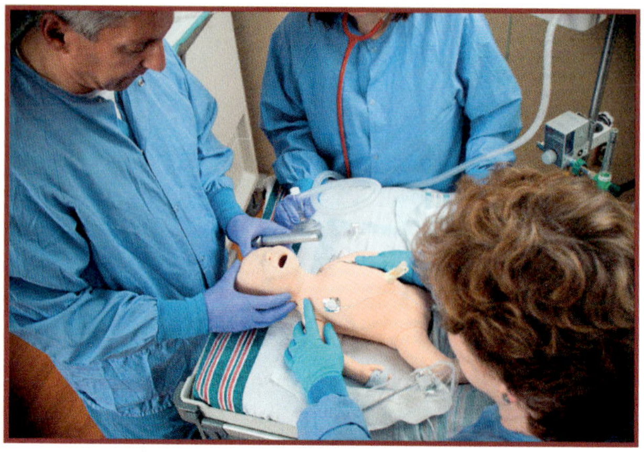

Figura 5.10. Colocar el bebé en posición para la intubación.

Introduzca el laringoscopio e identifique los puntos de referencia claves.

3. Introduzca la hoja del laringoscopio en la línea media y deslícela con suavidad sobre la lengua a través de la orofaringe hasta que la punta llegue al espacio entre la base de la lengua y la epiglotis. Este espacio se denomina valécula (figura 5.11).

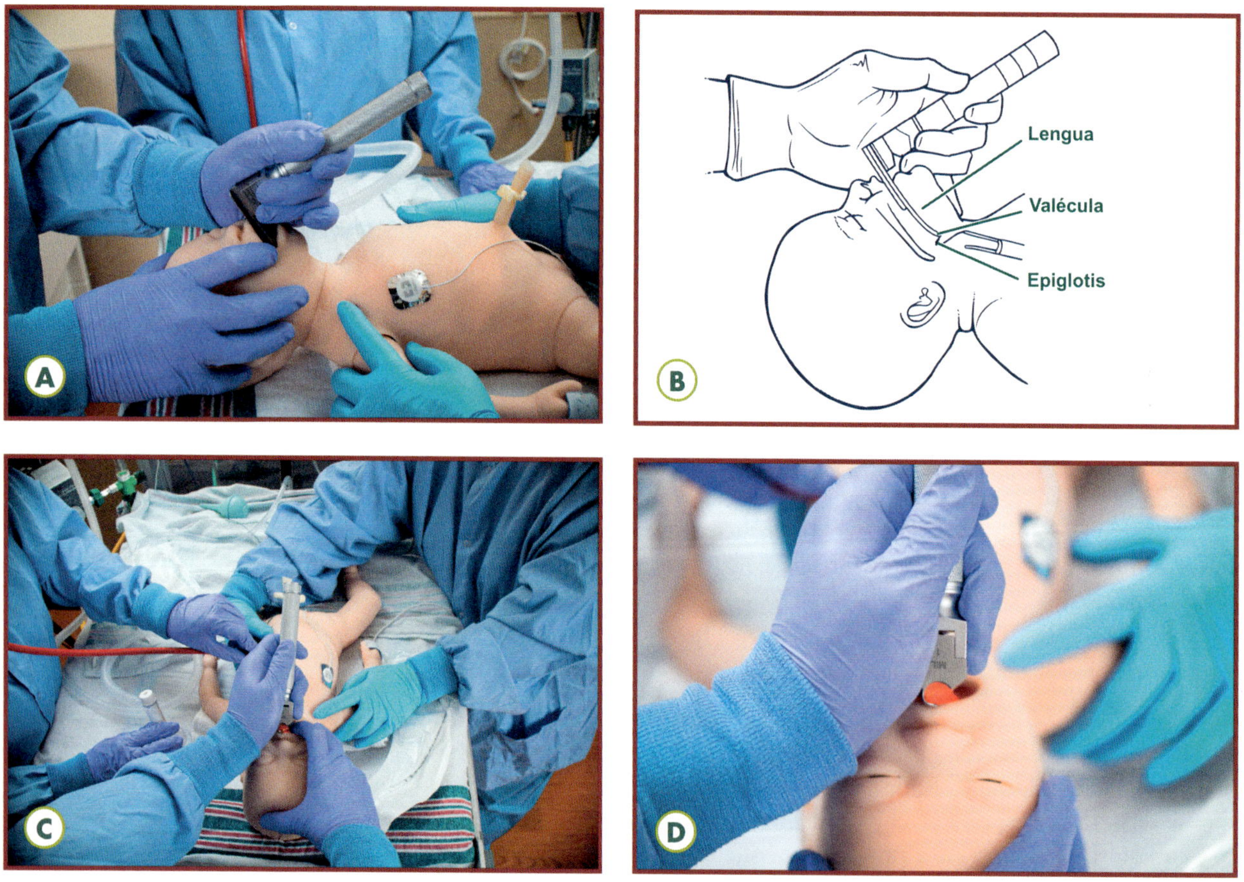

Figura 5.11. Introducir la hoja del laringoscopio en la línea media (A) y avanzar hasta que la punta quede en la valécula (B). Sostener el laringoscopio en la línea media (C) para identificar los puntos de referencia a través de la porción abierta y curva de la hoja del laringoscopio (D).

En los recién nacidos extremadamente prematuros, la valécula puede ser muy pequeña y puede que necesite colocar la punta del laringoscopio bajo la epiglotis.

4. Eleve todo el laringoscopio en la dirección a la que apunta el mango, abriendo la boca y moviendo la lengua para dejar expuesta a la glotis. Es posible que necesite inclinar apenas la punta de la hoja para elevar la epiglotis y ver la glotis y las cuerdas vocales.

Cuando aprenden el procedimiento por primera vez, los operadores tienden a doblar su muñeca, tirando la parte superior del mango hacia ellos, como "meciéndola" contra la encía superior del bebé. Esto no producirá la visión deseada y puede lesionar los labios y las encías del bebé (figura 5.12).

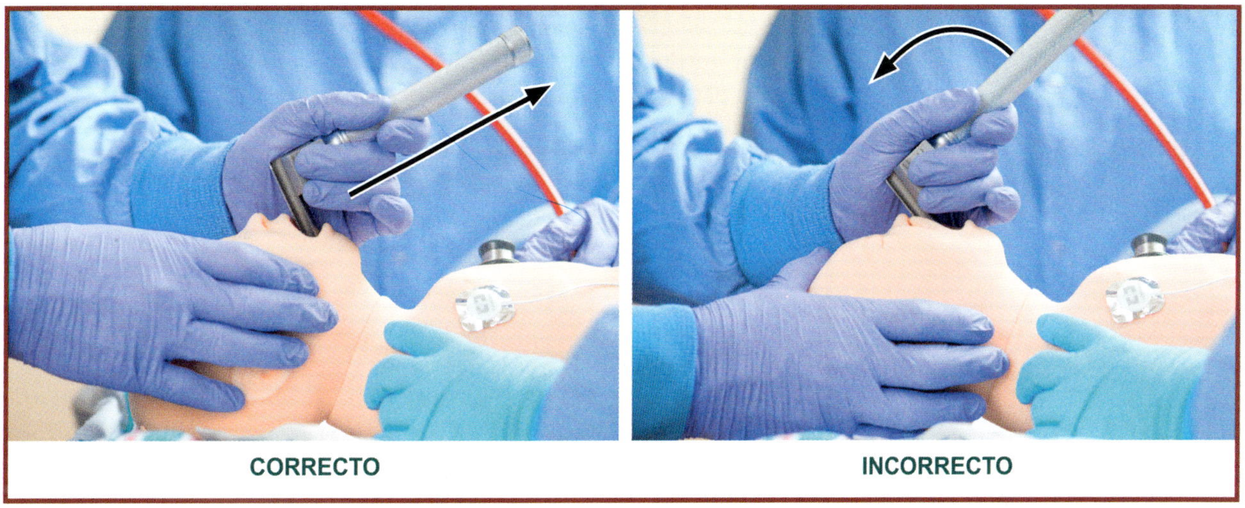

Figura 5.12. Método correcto (izquierda) e incorrecto (derecha) para elevar el laringoscopio y exponer la laringe. Elevar el laringoscopio en la dirección a la que apunta el mango, no rotar ni "mecer" hacia la encía superior del bebé.

Nota: Esta lesión describe la colocación de la punta de la hoja en la valécula para elevar la epiglotis. En algunos casos, donde la valécula es pequeña o la epiglotis es grande y flexible, puede ser necesario usar la punta de la hoja para levantar directamente la epiglotis *con suavidad.*

5. Las cuerdas vocales y la glotis aparecen bien en la parte superior de su vista cuando mira hacia abajo del laringoscopio. Un asistente puede ayudarle a visualizar la epiglotis usando el pulgar y el índice para aplicar una suave presión sobre los cartílagos tiroides y cricoides del bebé (figura 5.13). Debe aplicar la presión hacia abajo y hacia la oreja derecha el bebé.

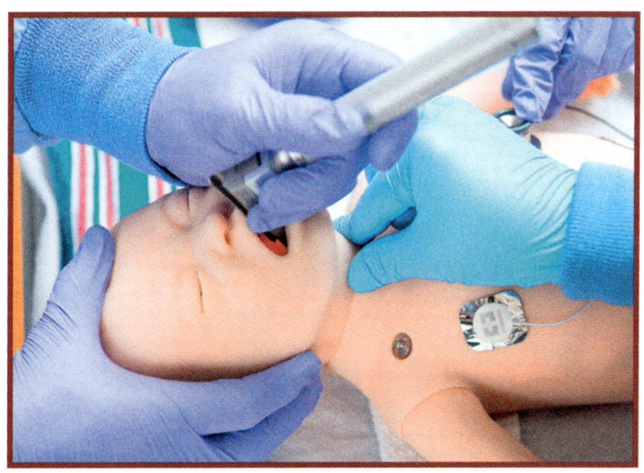

Figura 5.13. La presión tiroidea y cricoidea que aplica el ayudante puede mejorar la visualización de las cuerdas vocales y la glotis. Presionar hacia abajo y hacia la oreja derecha del bebé.

6. Identifique los puntos de referencia claves (figura 5.14). Si la punta de la hoja está colocada de manera correcta en la valécula, podrá ver la epiglotis colgando desde arriba y las cuerdas

vocales justo debajo. Las cuerdas vocales parecen unas franjas verticales delgadas con la forma de una letra "V" invertida.

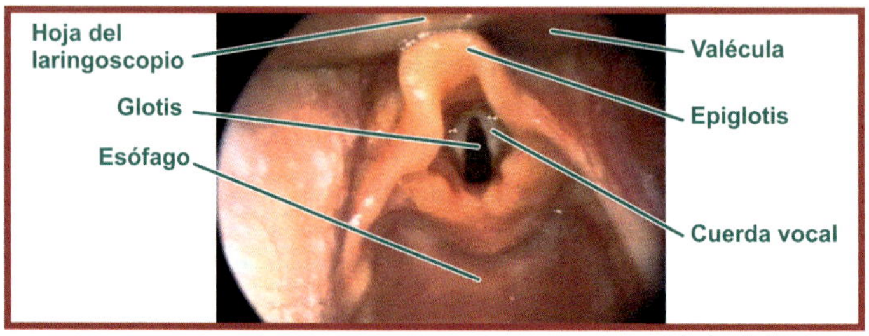

Figura 5.14. Puntos claves de referencia. El bebé está acostado en posición supina. La hoja del laringoscopio está en la parte superior de la foto, sosteniendo la lengua arriba y apartada.

Si estas estructuras no quedan inmediatamente a la vista, ajuste la hoja hasta que queden visibles. Tal vez necesite introducir o retirar la hoja con suavidad para poder ver las cuerdas vocales (figura 5.15).

Figura 5.15. Acciones correctivas para mejorar la visualización de los puntos de referencia durante la laringoscopia

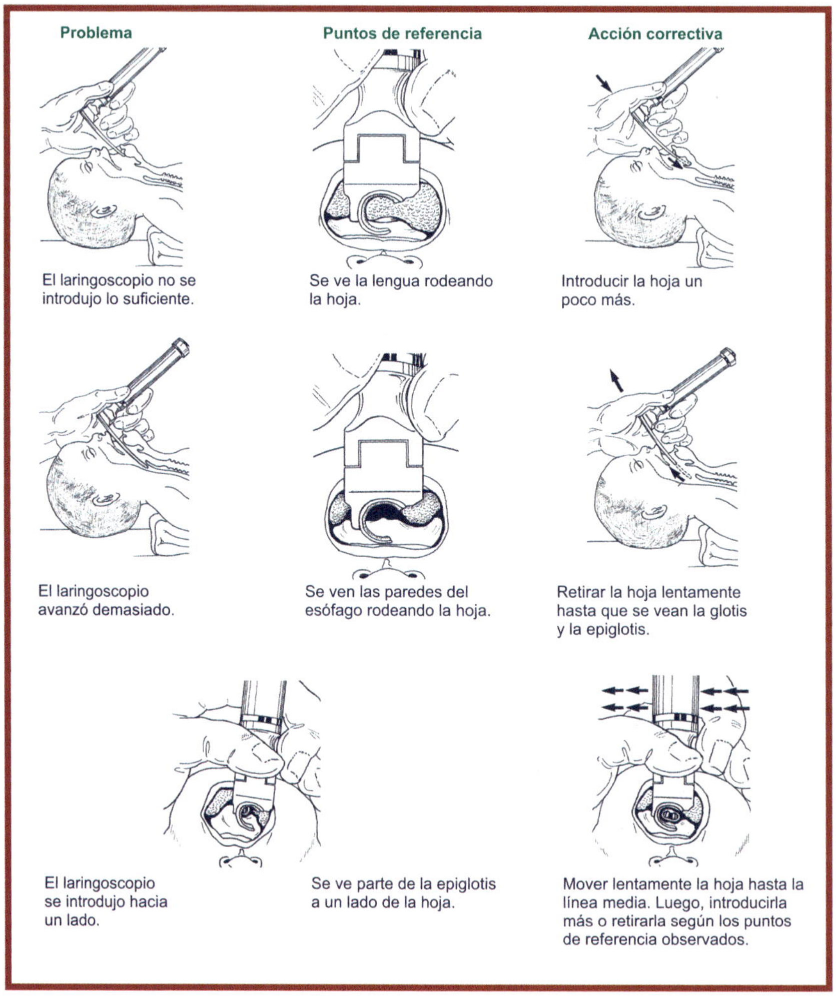

Si la hoja no se introduce lo suficiente, verá la base de la lengua y la faringe posterior (figura 5.16). Haga avanzar la hoja suavemente hasta que se vea la epiglotis.

Si la hoja se introduce demasiado, verá solo el esófago (figura 5.17) y deberá retirar la hoja suavemente hasta que la epiglotis caiga desde arriba.

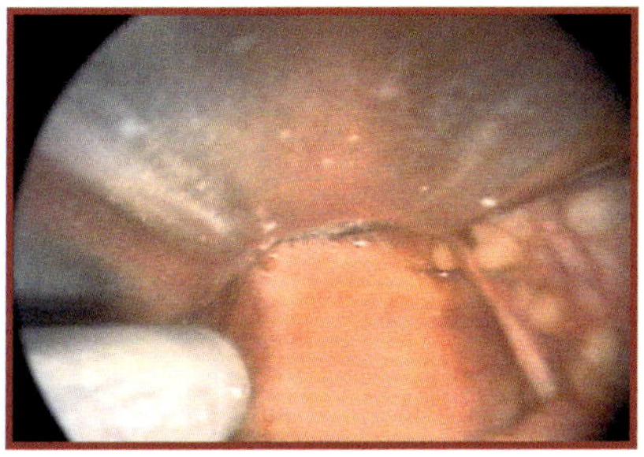

Figura 5.16. El laringoscopio no se introdujo lo suficiente. La lengua y la faringe posterior obstruyen la visión.

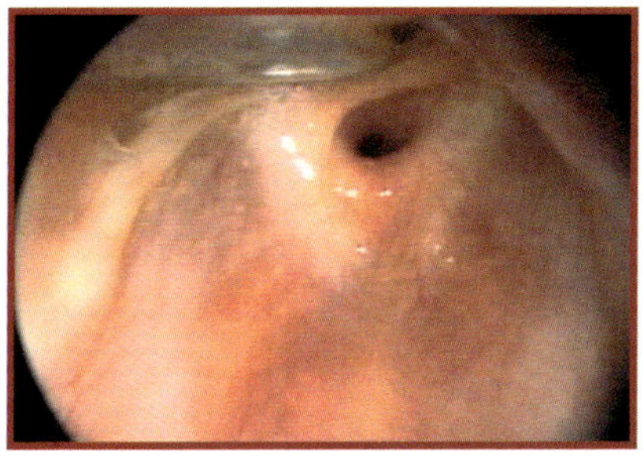

Figura 5.17. El laringoscopio avanzó demasiado. Solo se visualiza el esófago.

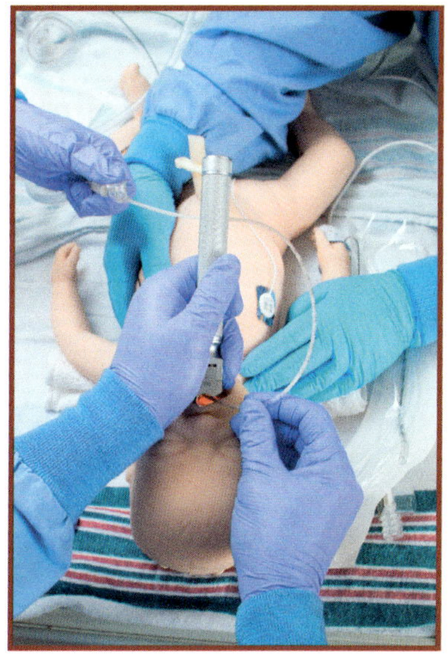

Figura 5.18. Aspiración de secreciones durante la laringoscopia

Si los puntos anatómicos de referencia están obstruidos por secreciones, utilice una sonda de tamaño 10 F o 12 F para eliminar las secreciones de la boca y la faringe (figura 5.18).

Introduzca el tubo endotraqueal.

7 Una vez que haya identificado las cuerdas vocales, sostenga el laringoscopio y mantenga la vista en las cuerdas vocales, mientras un asistente coloca el tubo endotraqueal en su mano derecha. Introduzca el tubo por el lado derecho de la boca del bebé, fuera de la hoja, con la curva cóncava en el plano horizontal (figura 5.19). No introduzca el tubo a través del canal abierto del laringoscopio. Esto obstruirá su visión de las cuerdas vocales.

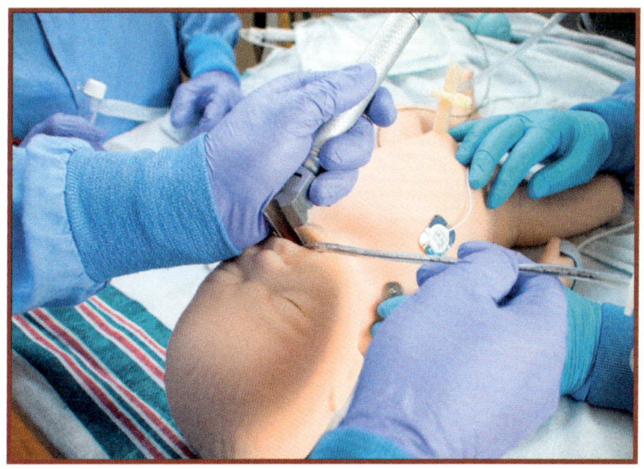

Figura 5.19. Inserción del tubo endotraqueal en el lado derecho de la boca

Pase el tubo por el lado derecho de la boca del bebé hacia las cuerdas vocales. A medida que la punta se acerca a las cuerdas vocales, gire la curvatura del tubo hacia el plano vertical para que la punta quede hacia arriba. Cuando se abran las cuerdas vocales, introduzca el tubo hasta que las cuerdas vocales queden entre las líneas de guía marcadas en el tubo. Si hay un asistente aplicando una suave presión tiroidea y cricoidea, podrá sentir que el tubo pasa por debajo de sus dedos. Tenga presente la marca en centímetros de la profundidad en la parte exterior del tubo que se alinea con el labio superior del bebé.

Si las cuerdas vocales están cerradas, espere que se abran. No las toque con la punta del tubo y nunca trate de forzar el tubo entre ellas.

Si las cuerdas vocales no se abren en 30 segundos, deténgase y reinicie la ventilación con la mascarilla hasta que esté preparado/a para una nueva inserción.

Asegure el tubo endotraqueal.

8. Use su índice derecho para sostener el tubo con firmeza contra el paladar duro del bebé. *Retire el laringoscopio con cuidado* sin desplazar el tubo (figura 5.20). Si se usó un estilete, un asistente debe quitarlo del tubo endotraqueal, asegurándose de que está sosteniendo el tubo en su lugar (figura 5.21). Aunque es importante sostener el tubo con firmeza, tenga cuidado de no apretarlo demasiado como para que no se pueda quitar el estilete.

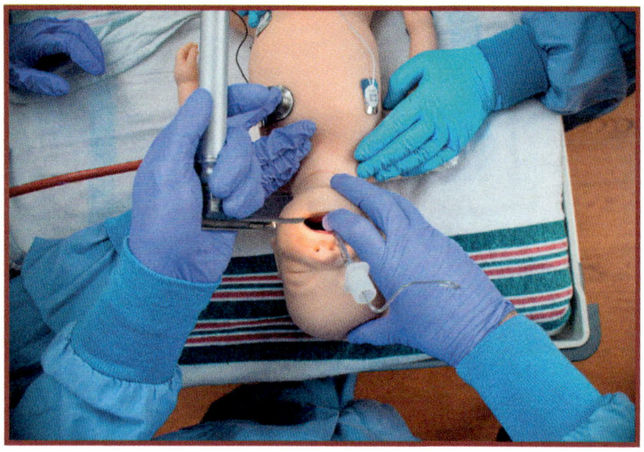

Figura 5.20. Estabilizar el tubo contra el paladar o la mejilla del bebé mientras se retira el laringoscopio.

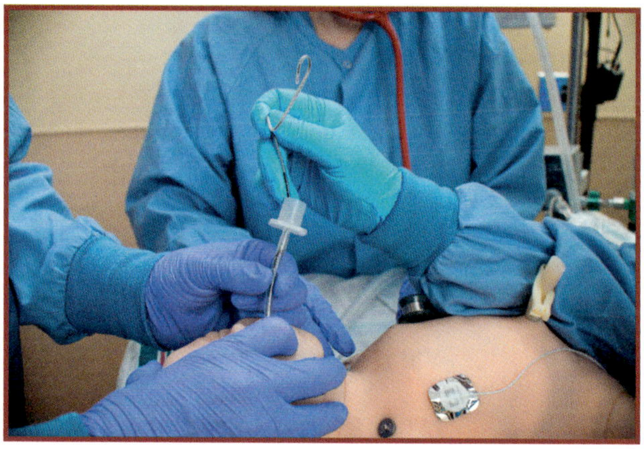

Figura 5.21. Un asistente quita el estilete opcional mientras el operador sostiene el tubo en su lugar.

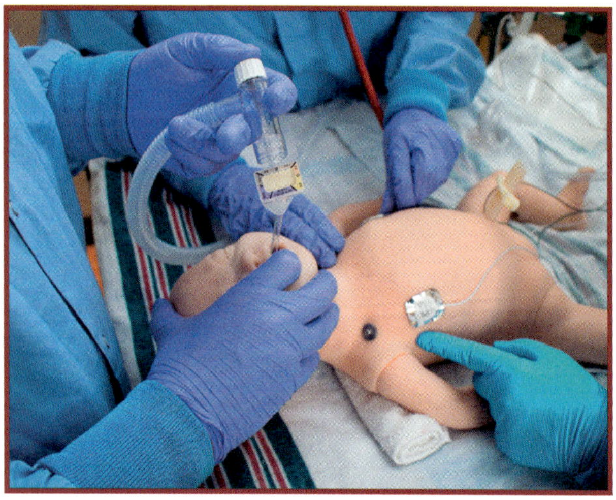

Figura 5.22. Conectar el detector de CO_2 y el dispositivo de VPP al tubo endotraqueal y comenzar la ventilación. Tener en cuenta la posición segura de la mano utilizada para sostener el tubo endotraqueal en el lugar.

Ventile a través del tubo endotraqueal.

9. Un asistente debe conectar un detector de CO_2 y un dispositivo de VPP al tubo endotraqueal (figura 5.22). Para evitar una extubación accidental, puede ser útil que la misma persona que sostiene el tubo endotraqueal sostenga el dispositivo de VPP. Una vez colocado el dispositivo de VPP, comience la ventilación a través del tubo.

¿Cuánto tiempo debe llevar un intento de intubación?

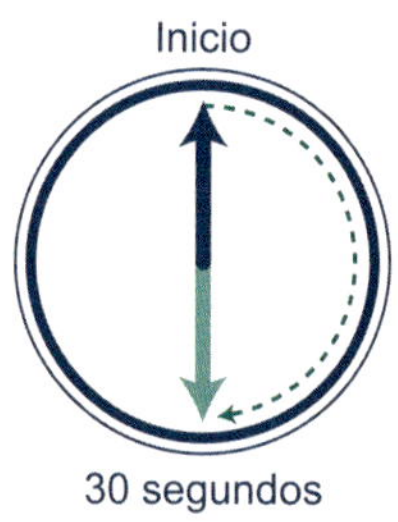

Los pasos de una intubación deben completarse en un lapso de aproximadamente **30 segundos.** Para realizar este procedimiento rápidamente se necesita un trabajo de equipo eficaz. El bebé no recibe ventilación durante el procedimiento, por lo que se necesita un accionar rápido. Si los signos vitales del bebé empeoran durante el procedimiento (bradicardia grave o disminución de la saturación de oxígeno), es preferible detenerse, reiniciar la VPP con una mascarilla y luego volver a intentar.

No se recomienda realizar repetidos intentos de intubación porque aumentará la posibilidad de traumatismos en los tejidos blandos y hará que después el manejo de la vía aérea sea más difícil. Si los primeros intentos no tienen éxito, evalúe otras opciones, incluso el uso de un video laringoscopio si hay uno disponible, solicitar ayuda a otro profesional con competencias en intubación (por ej., un anestesista, un médico del servicio de emergencias hospitalario, un fisioterapeuta respiratorio, un enfermero/a practicante de neonatología o un ayudante médico), colocar una mascarilla laríngea o continuar con la ventilación con la mascarilla facial.

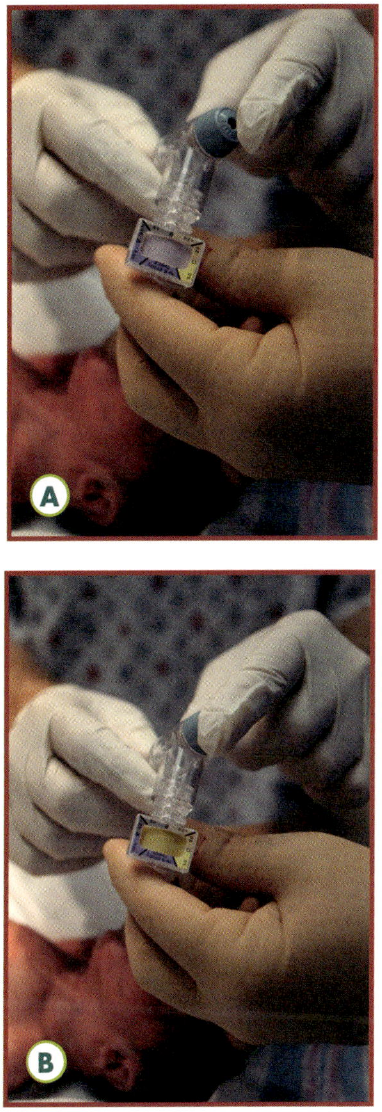

Figura 5.23. El detector colorimétrico de CO_2 es de color violeta o azul antes de detectar el CO_2 exhalado (A). El detector se pone amarillo en presencia de CO_2 exhalado (B).

¿Cómo confirma que el tubo endotraqueal está en la tráquea?

El método principal para confirmar la inserción del tubo endotraqueal en la tráquea es la detección del CO_2 exhalado y el rápido aumento de la frecuencia cardíaca. En cuanto introduzca el tubo endotraqueal, conecte un detector de CO_2 (figura 5.22) y confirme la presencia de CO_2 durante la exhalación. Si el tubo está bien colocado y se proporciona la ventilación efectiva a través de él, debería detectar el CO_2 exhalado dentro de las 8 a 10 ventilaciones de presión positiva.

Hay 2 tipos de detectores de CO_2 disponibles. Los dispositivos colorimétricos que cambian de color en presencia de CO_2 (figura 5.23). Estos son los dispositivos que más se usan en las salas de partos. Los capnógrafos son monitores electrónicos que muestran la concentración de CO_2 en cada respiración.

¿Puede estar el tubo en la tráquea aunque NO se detecte CO_2?

Si, existen limitaciones para el uso de los detectores de CO_2. Si el tubo se coloca dentro de la tráquea, pero los pulmones no se ventilan de manera correcta, puede que no haya suficiente CO_2 exhalado para que se detecte. Esto puede ocurrir si el tubo endotraqueal o la tráquea están obstruidos con secreciones, no se está aplicando la suficiente presión de ventilación o hay un gran neumotórax bilateral y los pulmones están colapsados. Además, los bebés con una frecuencia cardíaca muy baja o con la función cardíaca disminuida (gasto cardíaco bajo) tal vez no tengan suficiente CO_2 en sus pulmones como para que se detecte.

¿Puede el detector de CO_2 cambiar de color cuando el tubo NO está en la tráquea?

Aunque es poco común, es posible que un dispositivo colorimétrico de CO_2 cambie de color aun cuando el tubo no está en la tráquea (tabla 5-3). Si el detector ya ha cambiado de color dentro de su envase y se pone amarillo cuando se saca, el dispositivo está defectuoso y no debe utilizarse. Si se administra adrenalina, surfactantes o atropina a través del tubo endotraqueal y tocan el papel dentro del detector de CO_2, o si las secreciones gástricas tocan el papel, la pantalla puede cambiar a amarillo de manera permanente y hacer que el detector resulte inutilizable.

Tabla 5-3. Problemas del detector colorimétrico de CO_2

Falso negativo (El tubo ESTÁ EN la tráquea, pero NO cambia de color)	Falso positivo (El tubo NO ESTÁ en la tráquea, pero cambia de color)
• Presión de ventilación inadecuada • Pulmones colapsados • Neumotórax bilateral • Frecuencia cardíaca muy baja • Gasto cardíaco bajo • Obstrucción del tubo endotraqueal	• Dispositivo defectuoso cambió de color en el envase antes de su uso • Contaminación con adrenalina, surfactantes, atropina o secreciones gástricas

¿Qué otros indicadores nos permiten saber si el tubo está en la tráquea?

La demostración del *CO_2 exhalado* y la observación del *rápido aumento de la frecuencia cardíaca* son los *métodos principales* para confirmar la inserción del tubo endotraqueal en la tráquea.

Si el tubo está colocado de manera correcta, también debería observar lo siguiente:

- Ruidos respiratorios audibles e iguales cerca de ambas axilas durante la VPP
- Movimiento torácico simétrico con cada ventilación
- Poca o ninguna fuga de aire de la boca durante la VPP
- Entrada de aire disminuida o ausente sobre el estómago

Tenga cuidado al interpretar los ruidos respiratorios en los recién nacidos porque los sonidos se transmiten con facilidad. Cuando escuche los ruidos respiratorios, utilice un estetoscopio pequeño y colóquelo cerca de la axila. Un estetoscopio grande, o uno que se coloca cerca del centro del pecho puede transmitir sonidos desde el esófago o del estómago.

¿Qué debe hacer si sospecha que el tubo no está en la tráquea?

Si el detector de CO_2 no muestra la presencia de CO_2 exhalado dentro de las 8 a 10 ventilaciones, es posible que el tubo no esté en la tráquea. Un tubo endotraqueal que se introduce en el esófago no proporciona ventilación a los pulmones del bebé, y continuar con su uso solo demora la ventilación efectiva. En la mayoría de los casos, debe quitar el tubo, reiniciar la ventilación con una mascarilla facial, asegurarse de que el equipo está debidamente preparado, asegurarse de que el bebé está colocado en una posición óptima y repetir el procedimiento utilizando un tubo nuevo.

Recuerde que los bebés con una frecuencia cardíaca muy baja o una función cardíaca disminuida puede que no tengan suficiente CO_2 en sus pulmones como para cambiar el color del detector de CO_2. Si cree que el tubo está colocado de forma correcta en la tráquea pese a la falta de CO_2 exhalado, puede optar por estabilizar el tubo, volver a introducir el laringoscopio y tratar de confirmar que el tubo esté pasando entre las cuerdas vocales. Este procedimiento de "segunda mirada" puede ser difícil y puede demorar el hecho de establecer la correcta ventilación si el tubo no está bien colocado. Si se confirma la posición del tubo y la frecuencia cardíaca del bebé no mejora con la ventilación a través del tubo endotraqueal, se recomiendan las compresiones torácicas. Una vez que el gasto cardíaco haya mejorado, se detectará el CO_2.

¿Qué tan profundo se debe introducir el tubo en la tráquea?

El objetivo es introducir la punta del tubo endotraqueal en la porción media de la tráquea. En general, esto requiere que se introduzca el tubo de modo que la punta quede a solo 1 o 2 centímetros debajo de las cuerdas vocales. Es importante no introducir demasiado el tubo como para que la punta toque la carina o ingrese en uno de los bronquios principales. Existen dos métodos para estimar la profundidad de inserción. Su equipo debe determinar qué método prefiere dentro de su entorno de práctica.

El cálculo de la distancia desde el tabique nasal al trago (DNT) es un método validado tanto para los recién nacidos a término como para los prematuros. El método de la DNT utiliza un cálculo basado en la distancia (cm) desde el tabique nasal del bebé hasta el trago de la oreja (figura 5.24). Utilice una cinta métrica para medir la DNT. La profundidad de inserción estimada es igual a la DNT + 1 cm. Introduzca el tubo endotraqueal de modo que la marca del tubo correspondiente a la profundidad de inserción estimada quede junto el labio del bebé.

Aprendizaje mejorado

https://bcove.video/3JltF1i

QR 5.3 Escanee el código para ver un video de 30 segundos sobre la medición de la DNT.

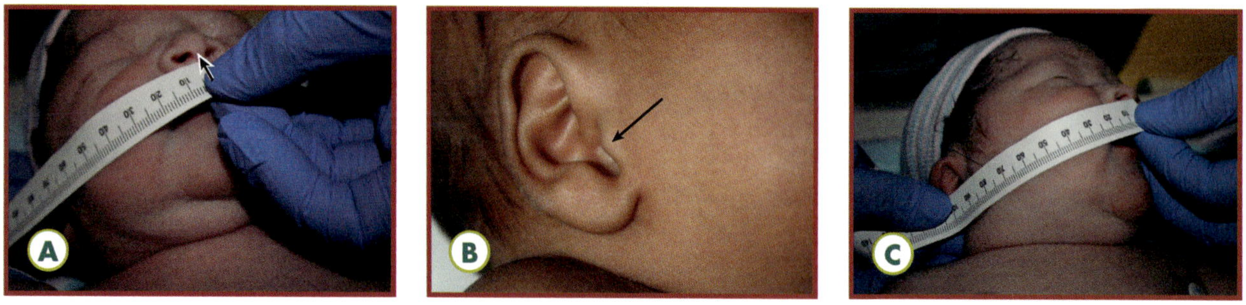

Figura 5.24. Medición de la DNT. Medir desde el medio del tabique nasal (flecha, A) hasta el trago de la oreja (flecha, B) y agregar 1 cm a la medida.

Se ha demostrado en estudios recientes que la edad gestacional del bebé también es un predictor preciso de la profundidad de inserción correcta (tabla 5-4) y tiene la ventaja de que se puede determinar antes del parto. Esta tabla se puede colocar cerca del calentador radiante o junto a los suministros para la intubación.

Tabla 5-4. Profundidad inicial de inserción del tubo endotraqueal ("punta a labio") para intubación orotraqueal

Gestación	Profundidad de inserción del tubo endotraqueal desde los labios	Peso del bebé
Entre 23 y 24 semanas	**5,5 cm**	Entre 0,5 y 0,6 kg
Entre 25 y 26 semanas	**6,0 cm**	Entre 0,7 y 0,8 kg
Entre 27 y 29 semanas	**6,5 cm**	Entre 0,9 y 1 kg
Entre 30 y 32 semanas	**7,0 cm**	Entre 1,1 y 1,4 kg
Entre 33 y 34 semanas	**7,5 cm**	Entre 1,5 y 1,8 kg
Entre 35 y 37 semanas	**8,0 cm**	Entre 1,9 y 2,4 kg
Entre 38 y 40 semanas	**8,5 cm**	Entre 2,5 y 3,1 kg
Entre 41 y 43 semanas	**9,0 cm**	Entre 3,2 y 4,2 kg

Adaptado de Kempley ST, Moreiras JW, Petrone FL. Endotracheal tube length for neonatal intubation. *Resuscitation*. 2008;77(3):369-373.

Recuerde que ambos métodos son cálculos de la profundidad correcta del tubo endotraqueal. Luego de introducir un tubo, utilice un estetoscopio para escuchar los ruidos respiratorios en ambas axilas y sobre el estómago (figura 5.25).

- Si el tubo está bien colocado, los ruidos respiratorios deberían ser iguales en ambos lados.
- Si el tubo se introduce demasiado, los ruidos respiratorios pueden disminuir en un lado.
  - La mayoría de las veces, si el tubo se introduce demasiado, entrará en el bronquio principal derecho provocando que los ruidos respiratorios del lado derecho sean más fuertes y más suaves en el

lado izquierdo. Suavemente, retire el tubo mientras escucha los ruidos respiratorios en el lado más silencioso.

- Cuando el tubo esté bien colocado, los ruidos respiratorios deberían mejorar y ser iguales en ambos lados.

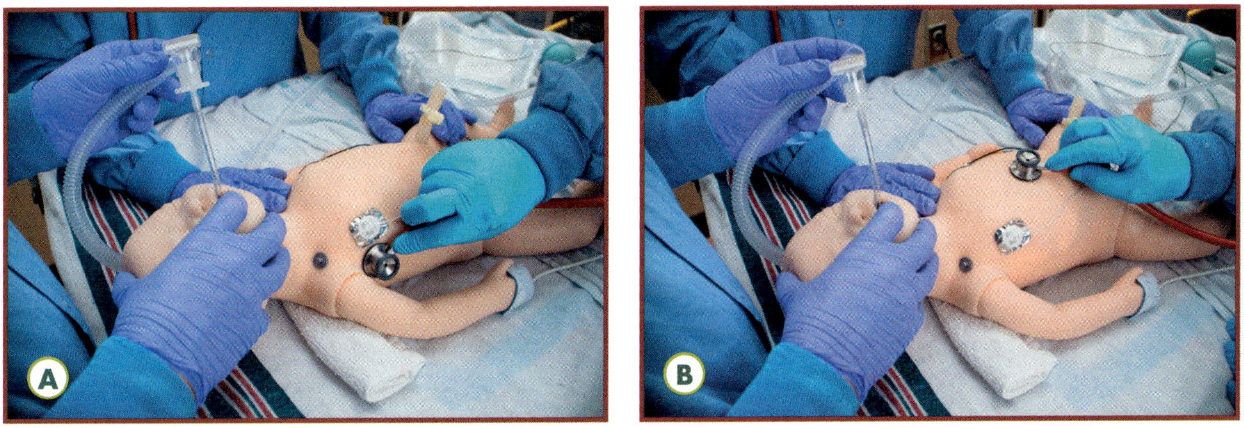

Figura 5.25. Escuchar si hay ruidos respiratorios iguales en ambas axilas (A). Los ruidos respiratorios no se deben escuchar sobre el estómago (B).

Si planea dejar el tubo colocado, ¿cómo lo sujeta?

Se han descrito varios métodos para sujetar el tubo. Se puede usar una cinta adhesiva impermeable o un dispositivo diseñado específicamente para sujetar un tubo endotraqueal.

Uno de los métodos se describe de la siguiente manera:

1. Una vez que haya posicionado correctamente el tubo, fíjese en la marca en centímetros a un lado del tubo junto al labio superior del bebé (figura 5.26).
2. Corte un trozo de cinta de 1,3 o 1,9 cm (½ o ¾ pulgadas) que sea lo suficientemente largo como para que se extienda desde un lado de la boca del bebé, por encima del labio superior y hasta aproximadamente 2 cm sobre la mejilla opuesta (figura 5.27).
3. Divida la cinta por la mitad a lo largo de su longitud de modo que parezca un pantalón (figura 5.27A).
4. Coloque la parte sin cortar sobre la mejilla del bebé de modo que el principio de la separación quede cerca de la comisura de la boca del bebé. Coloque la “pierna” superior de la cinta a lo largo del labio superior del bebé (figura 5.27B).
5. Con cuidado, envuelva la “pierna” inferior alrededor del tubo (figuras 5.27C y 5.27D). Asegúrese que la marca en centímetros permanece junto al labio superior del bebé. Es fácil empujar el tubo de manera inadvertida durante el procedimiento de colocación de la cinta.

Aprendizaje mejorado

https://bcove.video/3leZE1J

QR 5.4 Escanee el código para ver un video de 45 segundos sobre la sujeción del tubo endotraqueal con cinta.

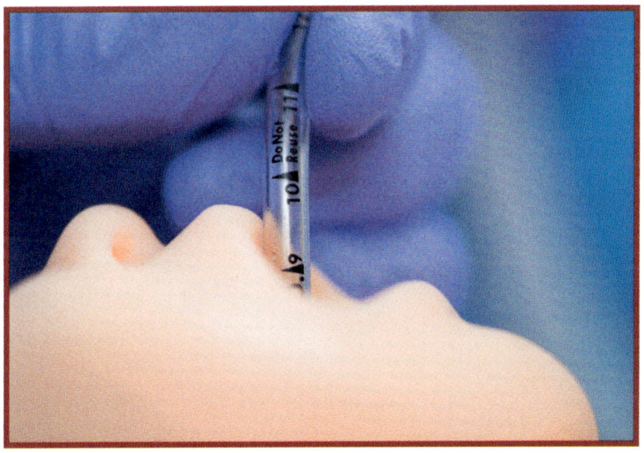

Figura 5.26. Tener en cuenta la marca junto al labio superior.

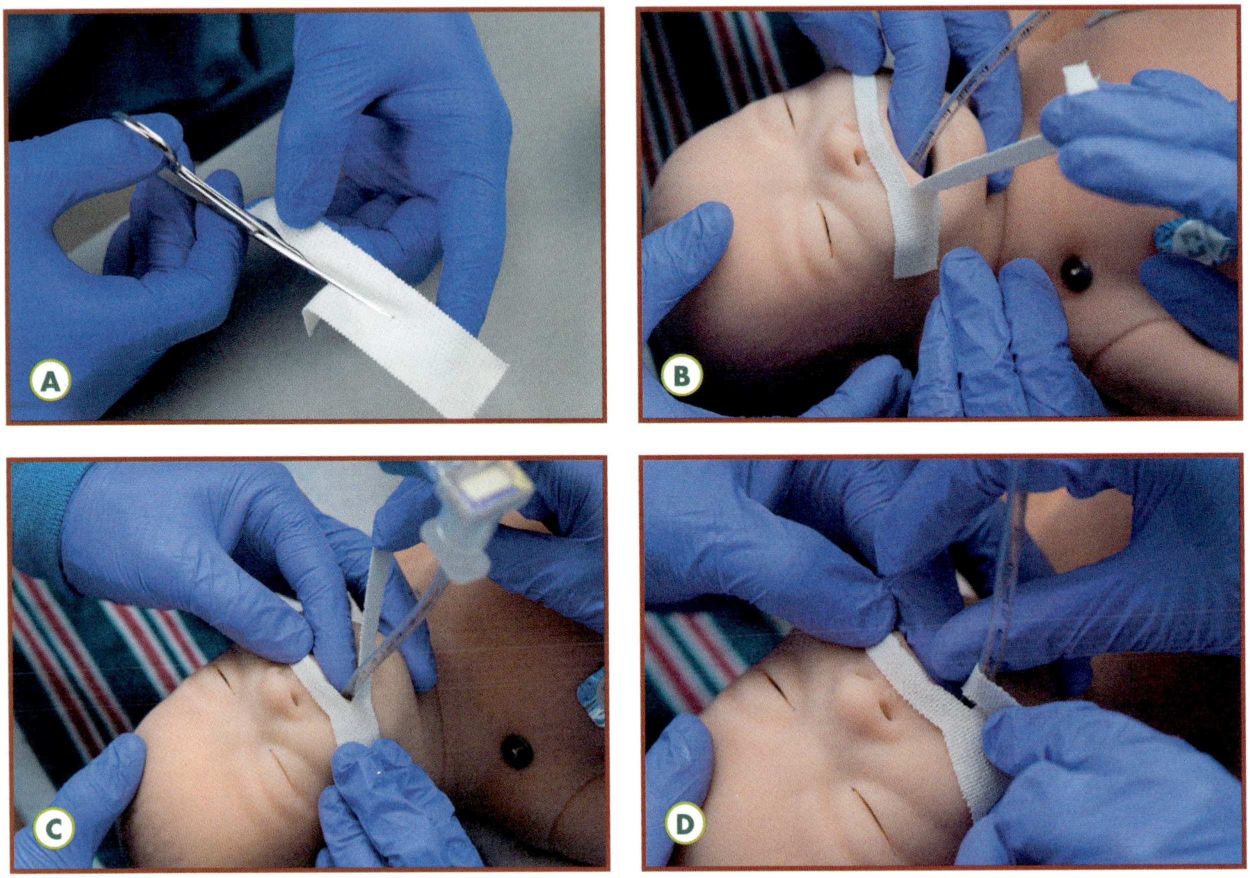

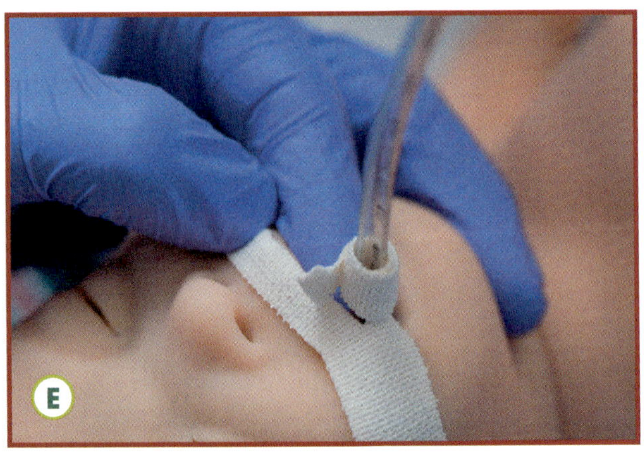

Figura 5.27. Dividir la cinta por la mitad a lo largo de su longitud (A). Colocar la parte sin cortar sobre la mejilla del bebé cerca de la comisura de la boca y la "pierna" superior de la cinta encima del labio (B). Envolver la "pierna" inferior alrededor del tubo (C y D). Dejar una pequeña lengüeta doblada en la punta que ayudará a quitarla (E).

6. En la punta, doble la cinta sobre sí para dejar una pequeña "lengüeta" que le permita desenrollarla cuando quiera ajustar la profundidad de inserción o quitar el tubo (figura 5.27E).

7. Escuche con un estetoscopio sobre ambos lados del pecho para asegurarse de que el tubo no se ha desplazado. Controle el cambio de color del detector de CO_2 y las elevaciones y descensos del pecho con cada ventilación asistida.

8. Si se va a dejar el tubo colocado después de la reanimación inicial, saque una radiografía de tórax para una confirmación final de la ubicación.

La punta del tubo debería aparecer en tráquea media *junto a la primera o la segunda vértebra torácica* (figuras 5.28). La punta debe estar encima de la carina, que generalmente se encuentra junto a la tercera o cuarta vértebra torácica. Evite usar las clavículas como punto de referencia porque su ubicación varía de acuerdo a la posición del bebé y al ángulo desde el cual se toma la radiografía. Si el tubo se introduce demasiado, puede tocar la carina o ingresar en el bronquio principal derecho y provocar que el lóbulo superior derecho o el pulmón izquierdo colapsen (figura 5.29).

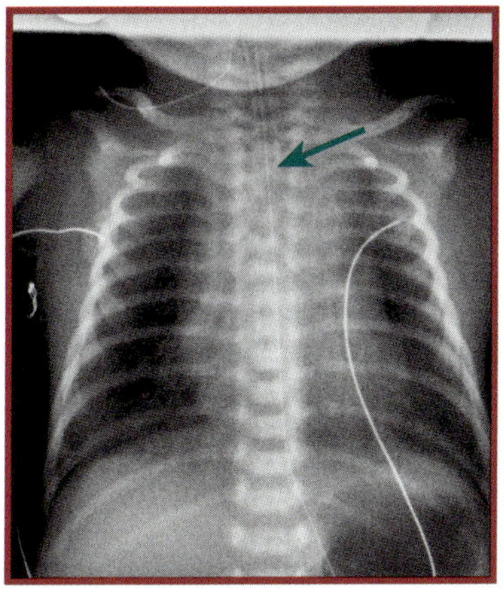

Figura 5.28. Colocación correcta. La punta del tubo endotraqueal está junto a la segunda vértebra torácica.

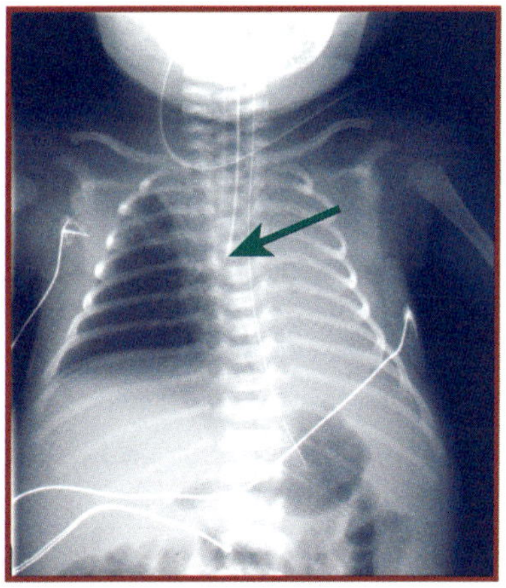

Figura 5.29. Colocación incorrecta. La punta del tubo endotraqueal se introdujo demasiado. Está tocando la carina, acercándose al bronquio principal y el pulmón izquierdo está colapsado.

¿Qué puede hacer un asistente para ayudar al operador durante el procedimiento de intubación?

Para completar el procedimiento de intubación de manera rápida y eficiente se requiere un trabajo de equipo eficaz. Un asistente capacitado puede realizar múltiples tareas que mejoren el trabajo en equipo, acorten el procedimiento de intubación y mejoren la posibilidad de tener éxito en el primer intento.

1. Comprobar que el laringoscopio funciona.
2. Comprobar que la aspiración esté establecida entre 80 y 100 mm Hg.
3. Preparar a cinta o el dispositivo para asegurar el tubo.
4. Colocar los cables en el pecho y encender el monitor cardíaco si aún no se ha hecho.
5. Asegurarse de que se seleccionen la hoja del laringoscopio y el tubo endotraqueal del tamaño correcto según la edad gestacional o el peso previstos para el recién nacido.
6. Comunicarse con el operador para determinar qué método se usará para estimar la profundidad de inserción del tubo endotraqueal: la DNT o la tabla de profundidad de inserción estimada.
7. Verificar que el estilete, si se usa uno, no sobresale del orificio lateral del tubo ni de extremo.
8. Asegurarse de que el recién nacido y la camilla estén colocados de manera correcta antes de comenzar el procedimiento y que se mantenga la posición correcta durante todo el procedimiento.

Aprendizaje mejorado

https://bcove.video/3tdbuFm

QR 5.5 Escanee el código para ver un video de 2 minutos sobre el rol del asistente durante la intubación.

9. Sostener el equipo y entregarlo cuando se indique de modo que el operador no tenga que quitar la vista de los puntos anatómicos de referencia para aspirar las secreciones y agarrar el tubo antes de la inserción.

10. Controlar la frecuencia cardíaca del recién nacido y alertar al operador si el intento de intubación supera los 30 segundos.

11. Aplicar presión tiroidea y cricoidea cuando se solicite.

12. Después de la inserción del tubo endotraqueal, quitar el estilete con cuidado y conectar el detector de CO_2.

13. Escuchar si aumenta la frecuencia cardíaca y evaluar el cambio de color del detector de CO_2.

14. Verificar la profundidad de inserción desde la punta al labio.

15. Escuchar los ruidos respiratorios en ambas axilas y evaluar el movimiento torácico con la VPP.

16. Ayudar a sujetar el tubo.

Aprendizaje mejorado

https://bcove.video/3MTDmpw

QR 5.6 Escanee el código para ver un video de 1 minuto sobre la aspiración traqueal con una sonda de aspiración y un aspirador traqueal.

¿Cómo usar un tubo endotraqueal para aspirar las secreciones espesas de la tráquea?

Si el estado del bebé no ha mejorado y no se pudo obtener movimiento torácico a pesar de haber realizado todos los pasos correctivos de la ventilación e insertado correctamente el tubo endotraqueal, es posible que haya secreciones espesas que obstruyan la vía aérea. Las secreciones espesas pueden provenir de sangre, residuos celulares, vérnix o meconio. Puede intentar despejar la vía aérea mediante el uso de una sonda de aspiración introducida en el tubo endotraqueal (tabla 5-2).

Si no puede despejar la vía aérea de manera rápida con la sonda de aspiración, puede intentar la aspiración directa en el tubo endotraqueal con un aspirador traqueal. Aunque este dispositivo generalmente se llama aspirador de meconio, también se lo puede usar para cualquier secreción espesa que obstruya la vía aérea.

Una vez que se haya introducido el tubo endotraqueal:

1. Coloque un aspirador traqueal, que esté conectado a una fuente de aspiración (aspiración entre 80 y 100 mm Hg), directamente en el conector del tubo endotraqueal. Existen muchos tipos de aspiradores traqueales disponibles en el mercado. Algunos tubos endotraqueales tienen un puerto de aspiración incorporado.

2. Ocluya el puerto de control de aspiración del aspirador con su dedo y retire lentamente el tubo durante 3 a 5 segundos a medida que continúa aspirando las secreciones en la tráquea (figura 5.30).

3. Esté listo/a para reiniciar la VPP con la mascarilla facial, colocar una mascarilla laríngea, o volver a intubar con un tubo nuevo.

¿Cuántas veces debe repetir la aspiración si las secreciones espesas impiden lograr una ventilación eficaz a través del tubo endotraqueal?

Si la vía aérea está obstruida con secreciones que impiden lograr una ventilación eficaz, debe repetir el procedimiento hasta que se haya despejado la vía aérea lo suficiente como para inflar los pulmones y lograr una ventilación eficaz.

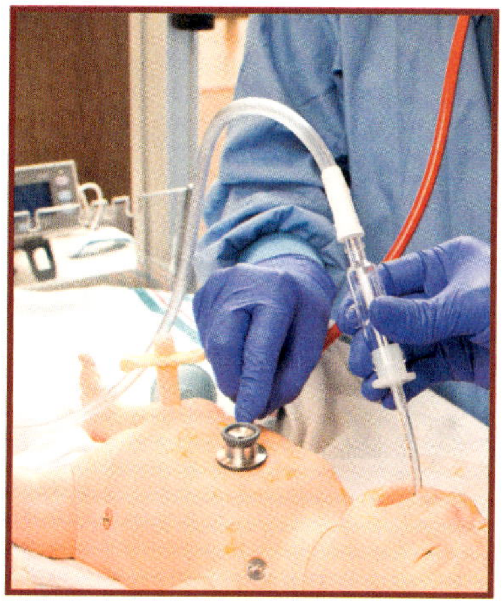

Figura 5.30. Aspiración de las secreciones espesas que obstruyen la ventilación mediante un tubo endotraqueal y un aspirador traqueal

¿Qué problemas se deben considerar si el estado del bebé empeora después de la intubación endotraqueal?

Si el estado del bebé empeora repentinamente tras la intubación, es posible que el tubo endotraqueal se haya desplazado de manera inadvertida. Es posible que el tubo haya avanzado demasiado dentro la vía aérea o que se haya movido hacia la faringe y fuera de la tráquea. El tubo podría estar obstruido con sangre, meconio u otras secreciones espesas. El bebé puede haber desarrollado un neumotórax a tensión que colapse los pulmones e impida el intercambio gaseoso. En la lección 10 (Consideraciones especiales) se proporciona más información sobre estas complicaciones. Finalmente, el dispositivo que se utiliza para proporcionar VPP pudo haberse desconectado del tubo endotraqueal o de la fuente de gas comprimido o puede tener una pérdida.

La regla nemotécnica "*DONE*" se puede usar para ayudarse a recordar estos problemas potenciales (tabla 5-5).

Tabla 5-5. **Deterioro súbito después de la intubación**

Regla nemotécnica DONE	
D	**D**esplazamiento del tubo endotraqueal
O	**O**bstrucción del tubo endotraqueal
N	**N**eumotórax
E	Falla del **E**quipo

Adaptado de Kleinman ME, Chameides L, Schexnayder SM, et al. Part 14: Pediatric advanced life support: 2010 American Heart Association Guidelines for Cardiopulmonary Resuscitation and Emergency Cardiovascular Care. *Circulation. 2010;122 (18 Suppl):S876-S908.*

Enfoque centrado en el trabajo de equipo

La inserción de un tubo endotraqueal destaca diferentes oportunidades para que los equipos eficaces utilicen las competencias fundamentales del comportamiento del Neonatal Resuscitation Program® (NRP®).

Comportamiento	Ejemplo
Pedir ayuda cuando sea necesario.	Si hay una intubación imprevista, necesitará 3 o más profesionales de la salud para realizar rápidamente todas las tareas sin demora.
Comunicar eficazmente.	Cuando se prepare para introducir una vía aérea alternativa, solicite los suministros deseados de forma clara y tranquila.
Mantener un comportamiento profesional.	Confirme la profundidad de la inserción con los miembros de su equipo antes de asegurar el tubo.
Delegar trabajo de manera óptima.	Determine que miembro(s) del equipo realizarán las tareas importantes como la inserción del tubo endotraqueal, la aplicación de la presión tiroidea y cricoidea, el control de la frecuencia cardíaca del bebé, la colocación del detector de CO_2, la auscultación de los ruidos respiratorios, la asistencia para asegurar el tubo y la documentación de los eventos.
Distribuir la atención con inteligencia.	Mantenga la alerta situacional. En todo momento, un miembro del equipo debe estar controlando el estado del bebé, la cantidad de intentos de inserción, la duración de los intentos, y alertar a los operadores sobre cualquier cambio importante (por ej., la frecuencia cardíaca, la saturación de oxígeno).

Comportamiento	Ejemplo
Usar los recursos disponibles.	Si se necesita una vía aérea alternativa, pero los intentos iniciales no tienen éxito, no realice intentos reiterados de intubación. Utilice sus recursos, como por ejemplo otra persona con experiencia en intubación, una mascarilla laríngea o un video laringoscopio. Permita que todos los miembros del equipo usen sus habilidades únicas durante el proceso de reanimación. Por ejemplo, los fisioterapeutas respiratorios cuentan con habilidades útiles específicas para la intubación. El uso de las habilidades de un fisioterapeuta respiratorio durante la intubación puede permitir que otro profesional enfoque su atención en la preparación del equipo para un acceso vascular y los medicamentos.

Oportunidades para mejorar la calidad

Hágase las siguientes preguntas y abra un debate con su equipo si encuentra alguna diferencia entre las recomendaciones del NRP y lo que sucede actualmente en su entorno hospitalario. Analice la posibilidad de utilizar las evaluaciones de procesos y resultados sugeridas para guiar la recopilación de datos, identificar áreas de mejora y controlar el resultado de sus esfuerzos para mejorar.

Preguntas para lograr una mejora de la calidad

1. ¿Quién es el responsable de comprobar y preparar los suministros y equipos de la intubación antes de cada parto?
2. ¿Quiénes son los profesionales que tienen competencias de intubación en su sala de partos?
3. ¿Hay alguien con competencias de intubación accesible de inmediato si es necesario?
4. ¿Con qué frecuencia los profesionales practican sus competencias de intubación?
5. ¿Los asistentes saben cómo medir y asegurar un tubo endotraqueal?

Medidas de procesos y resultados

1. Con qué frecuencia se intuba a los recién nacidos en su sala de partos?
2. Cuando se necesita una intubación, ¿con qué frecuencia un profesional cualificado está presente al momento del parto?
3. ¿Con qué frecuencia la intubación tiene éxito en el primer intento?
4. ¿Con qué frecuencia la intubación lleva más de 30 segundos?
5. ¿Con qué frecuencia ocurren eventos adversos durante la intubación?

Preguntas más frecuentes

¿Por qué se debe insertar un tubo endotraqueal antes de iniciar las compresiones torácicas? ¿Eso no demora el inicio de las compresiones torácicas?

En la mayoría de las situaciones, este programa recomienda introducir un tubo endotraqueal antes de iniciar las compresiones torácicas para garantizar la máxima eficacia de la ventilación tanto antes como después de iniciar las compresiones torácicas. En muchos casos, la frecuencia cardíaca del bebé aumentará durante los 30 segundos de ventilación posteriores a la intubación y no se necesitarán las compresiones.

¿El profesional con competencias en intubación puede estar de guardia fuera del contexto hospitalario o en un lugar alejado?

No. Debe haber una persona con competencias de intubación disponible en el hospital para que se le pida ayuda inmediata si es necesario. Si se prevé la necesidad de realizar una intubación, esta persona debe estar presente en la sala de partos. No es suficiente tener a alguien de guardia en su casa o en un área remota del hospital.

¿Se debe administrar medicación previa de sedación antes de la intubación?

Cuando se realiza una intubación de emergencia como parte de la reanimación, en general no hay suficiente tiempo o acceso vascular como para administrar medicación previa de sedación. Este programa se enfoca en la reanimación de un bebé recién nacido y, por lo tanto, no se incluyen los detalles de la medicación previa. La medicación previa se recomienda para una intubación de no emergencia en la unidad de cuidados intensivos neonatales (UCIN).

¿Se puede usar un video laringoscopio para una intubación neonatal?

Sí, un video laringoscopio puede ser un dispositivo útil para capacitar a operadores novatos y para intubar a un bebé con una vía aérea dificultosa. Un video laringoscopio es un laringoscopio que tiene una cámara integrada y muestra una vista amplificada de las estructuras de la vía aérea en una pantalla de video. Hay muchos tipos disponibles; algunos dispositivos tienen la forma de un laringoscopio tradicional y otros tienen una curva más pronunciada. Cuando se usa un video laringoscopio, un instructor puede ver el video en la pantalla y ver lo que el alumno está viendo directamente a través del laringoscopio. Esto permite al instructor ofrecer consejos y comentarios y confirmar que el operador haya introducido el tubo en la glotis. Se ha demostrado en estudios que los alumnos han mejorado sus primeros intentos de intubación cuando un instructor los guía mediante el uso de un video laringoscopio. Algunos video laringoscopios tienen una función de grabado que se puede utilizar para hacer un debriefing luego de que se completa el procedimiento. En el caso de un recién nacido con una vía aérea dificultosa, un video laringoscopio puede permitir al operador visualizar las estructuras de la vía aérea con mayor facilidad y menor manipulación. El uso de un video laringoscopio requiere de entrenamiento y práctica y las hojas más pequeñas en algunos video laringoscopios son demasiado grandes para los recién nacidos prematuros.

REPASO DE LA LECCIÓN 5

1. Un recién nacido ha estado recibiendo ventilación con mascarilla facial, pero no mejora. A pesar de que se realizaron los primeros 5 pasos correctivos de la ventilación, la frecuencia cardíaca no aumenta y hay poco movimiento torácico. (Se debe)/(No se debe) colocar de inmediato una vía aérea alternativa, como un tubo endotraqueal o una mascarilla laríngea.
2. Para los bebés que pesan menos de 1 kg, se recomienda un tubo endotraqueal de (2,5 mm)/(3,5 mm).
3. Si se utiliza un estilete, la punta (debe)/(no debe) salirse del extremo ni del orificio lateral del tubo endotraqueal.
4. El tamaño preferido de la hoja del laringoscopio para un recién nacido a término es el (n.º 1)/(n.º 0).
5. En la fotografía, ¿qué flecha apunta a la epiglotis?

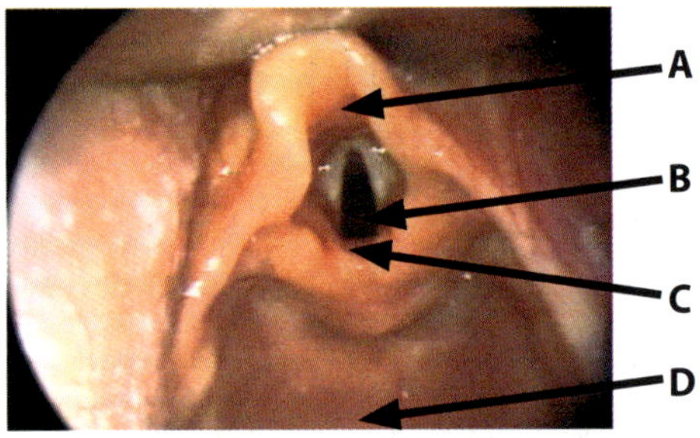

6. Debería intentar de que el procedimiento de intubación endotraqueal se complete en no más de (30)/(60) segundos.
7. Si el estado del bebé empeora después de la intubación endotraqueal, enumere 4 posibles causas.

   1.__________, 2. __________, 3. __________, 4. __________

8. ¿Qué imagen muestra la forma correcta de elevar la lengua para exponer la laringe?

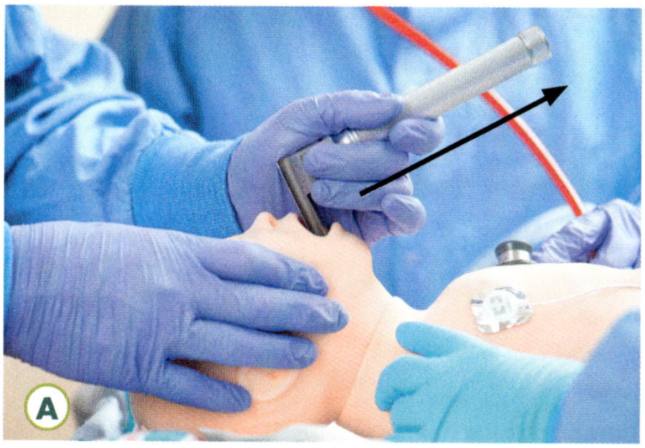

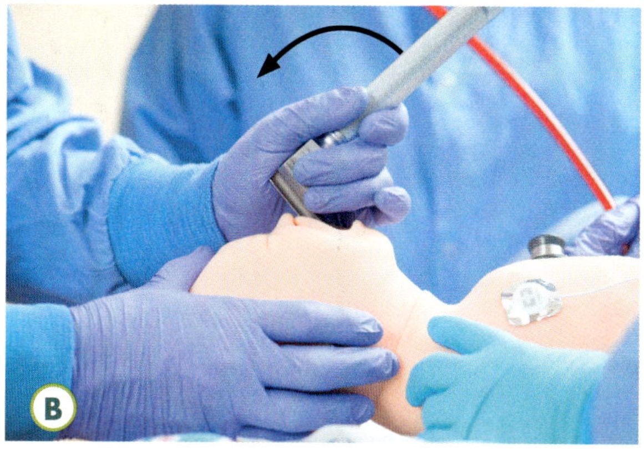

9. Ha introducido un tubo endotraqueal y está proporcionando ventilación con presión positiva través de él. El detector de CO_2 no cambia de color y la frecuencia cardíaca del bebé disminuye. Es probable que el tubo se encuentre colocado en (el esófago)/(la tráquea).

10. Los 2 indicadores más importantes de que el tubo endotraqueal se ha introducido en la tráquea son la demostración del _______ exhalado y la observación del rápido aumento de _____________.

11. Ha introducido el laringoscopio e intenta una intubación. Puede ver la imagen de la siguiente ilustración. La acción correcta es (avanzar aún más el laringoscopio)/(retirar el laringoscopio).

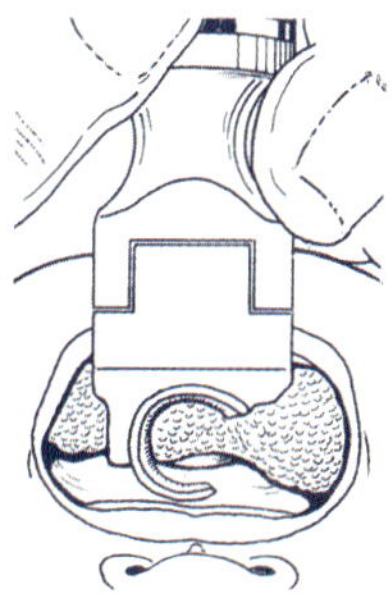

Respuestas

1. Se debe colocar de inmediato una vía aérea alternativa, como un tubo endotraqueal o una mascarilla laríngea.
2. Para los bebés que pesan menos de 1 kg, se recomienda un tubo endotraqueal de 2,5 mm.
3. Si se utiliza un estilete, la punta no debe salirse del extremo ni del orificio lateral del tubo endotraqueal.
4. El tamaño preferido de la hoja del laringoscopio para un recién nacido a término es el n. º1.
5. La flecha A apunta a la epiglotis.
6. Debería intentar de que el procedimiento de intubación endotraqueal se complete en no más de 30 segundos.
7. Las posibles causas incluyen (1) el desplazamiento del tubo endotraqueal, (2) la obstrucción del tubo endotraqueal, (3) un neumotórax y (4) la falla del equipo.
8. La imagen A muestra la forma correcta de elevar la lengua para exponer la laringe.
9. Es probable que el tubo se encuentre colocado en el esófago.
10. Los 2 indicadores más importantes de que el tubo endotraqueal se ha introducido en la tráquea son la demostración del CO_2 exhalado (el detector de CO_2 se pone amarillo) y la observación del rápido aumento de la frecuencia cardíaca.
11. La acción correcta es avanzar aún más el laringoscopio.

LECCIÓN 5: ESCENARIOS DE PRÁCTICA

Intubación endotraqueal

Objetivos de aprendizaje

1. Identificar al recién nacido que necesita una intubación endotraqueal.
2. Demostrar la preparación para la intubación, incluso la elección del tamaño correcto del tubo para el peso estimado del recién nacido.
3. Demostrar la técnica correcta para la inserción de un tubo endotraqueal (operador).
4. Demostrar el rol del asistente durante la intubación.
5. Demostrar las estrategias para determinar si el tubo endotraqueal está en la tráquea, lo que incluye el aumento de la frecuencia cardíaca, el cambio de color del detector de dióxido de carbono (CO_2), los ruidos respiratorios bilaterales y los movimientos torácicos con la ventilación con presión positiva (VPP).
6. Demostrar cómo se utiliza un aspirador traqueal para aspirar las secreciones espesas de la tráquea.
7. Detallar las competencias fundamentales del comportamiento del Neonatal Resuscitation Program (NRP) para realizar una correcta intubación endotraqueal.

Estos escenarios de práctica sirven para repaso/práctica y evaluación.

La siguiente es la secuencia sugerida para el escenario de práctica.

1. **Repasar las preguntas de las pruebas de conocimientos** con su instructor del NRP.
   a. ¿Cuáles son las indicaciones para la intubación endotraqueal durante la reanimación?
   b. ¿Cómo se determina el tamaño de tubo endotraqueal que se debe usar para las distintas edades y pesos gestacionales?
   c. ¿Cuáles son las 2 estrategias que se pueden utilizar para determinar la profundidad de inserción del tubo endotraqueal?
   d. ¿Cuáles son los principales indicadores que determinan la correcta colocación del tubo endotraqueal? ¿Qué otros indicadores se pueden utilizar?

e. ¿Cuál es el rol del asistente durante la intubación?

f. ¿Cuáles son los indicadores de una vía aérea obstruida y cuál es la intervención recomendada?

2 **Practicar/repasar estas habilidades** con el instructor del NRP.

a. Ubicar y reunir los suministros y equipos para la intubación, incluida las ayudas cognitivas disponibles que pueden ayudarle, como la tabla de tamaños de los tubos endotraqueales para bebés de distintas edades y pesos y la tabla de la profundidad de inserción inicial del tubo endotraqueal, si se utiliza.

b. Practicar o asistir a los pasos de la intubación, incluida la administración de la VPP y la evaluación de la colocación correcta del tubo endotraqueal en la tráquea.

c. Practicar el método de su unidad para asegurar el tubo endotraqueal en la sala de partos.

d. Practicar el uso de una sonda de aspiración y/o aspirador traqueal en el caso de secreciones espesas que obstruyen la vía aérea.

3 **Practicar los escenarios como la persona que realiza la intubación o como asistente** hasta que necesite poca o ninguna ayuda o instrucción.

4 **Aprobar la evaluación del escenario de práctica de la lección 5** tras dirigir los escenarios de práctica y realizar la intubación como operador o asistente.

5 Cuando pueda dirigir los escenarios y poner en práctica estas habilidades con poca o ninguna ayuda del instructor, podrá pasar al escenario de práctica de la siguiente lección.

Escenarios de práctica

Se proporcionan dos opciones de escenarios. El instructor determina la cantidad de personas que asistirán a los escenarios de parto y sus cualificaciones, en función de las políticas del hospital.

1 Recién nacido a término con factores de riesgo que requiere una intubación endotraqueal.

2 Recién nacido con 37 semanas de gestación con factores de riesgo que requiere intubación y aspiración traqueal por una sospecha de obstrucción de vía aérea.

Opción 1: Recién nacido a término con factores de riesgo que requiere una intubación endotraqueal.

"Lo llaman para que atienda un parto con complicaciones debido a un patrón de la frecuencia cardíaca fetal de categoría III. La madre en trabajo de parto es una madre primeriza de 28 años con 39 semanas de gestación. Demuestre cómo se prepararía para este parto. A medida que trabaja, diga lo que piensa y lo que hace en voz alta para que yo pueda saber qué está pensando y haciendo".

✓	**Pasos de actuación crítica**
Evaluar el riesgo perinatal.	
	Evalúa el riesgo perinatal (el estudiante hace las 4 preguntas previas al parto y el instructor ["obstetra"] responde). ¿Edad gestacional? **"39 semanas de gestación".** ¿Líquido limpio? **"El líquido amniótico está limpio".** ¿Hay más factores de riesgo? **"La madre tiene fiebre".** ¿Cuál es el plan de manejo del cordón umbilical? **"Retrasaré el pinzamiento del cordón. Si el bebé no llora, lo estimularé por un momento. Si no hay respuesta, pinzaré y cortaré el cordón".**
Reunir el equipo.	
	Reúne al equipo en función de los factores de riesgo perinatal. Si hay factores de riesgo presentes, debería haber al menos 2 personas cualificadas para ocuparse exclusivamente de atender al bebé. La cantidad de miembros del equipo y sus cualificaciones varían según el riesgo.
Realizar una sesión informativa previa a la reanimación:	
	Identifica al líder del equipo. Evalúa los factores de riesgo, delega tareas, designa a alguien para documentar los eventos, determina los suministros y equipos necesarios, sabe cómo llamar para pedir ayuda.
Realizar la comprobación del equipo (que incluya la revisión de suministros y equipos para la intubación).	
	"Nació el bebé".
Evaluación rápida.	
	Hace las 3 preguntas de evaluación rápida: • ¿Nació a término? **"Parece haber nacido a término".** • ¿Tono muscular? **"Sin tono".** • ¿Respira o llora? **"No respira".**
Pasos iniciales en el calentador radiante.	
	Recibe al bebé en el calentador radiante, lo seca y desecha los paños, lo estimula brevemente frotándole la espalda, posiciona la cabeza para abrir la vía aérea, aspira la boca y la nariz.
Evaluar la respiración. Si respira, evaluar la frecuencia cardíaca.	
	¿El bebé respira? **"No".** **(Frecuencia cardíaca según la auscultación = 40 lpm, si se evalúa)**
	Indica que se necesita VPP.
Comenzar con la VPP dentro de los 60 segundos posteriores al parto.	
	Coloca la cabeza en la posición de "olfateo".
	Coloca la mascarilla correctamente.
	Inicia la VPP con oxígeno al 21% (aire ambiente) y entre 20 y 25 cm H_2O (presión positiva al final de la espiración [PEEP] de 5 cm H_2O si se utiliza un reanimador con pieza en T, una bolsa no autoinflable o una bolsa autoinflable con válvula de PEEP); frecuencia de 40 a 60 ventilaciones/min.
	Pide que se coloque el sensor del pulsioxímetro en la mano o muñeca derecha del bebé.

✓	**Pasos de actuación crítica (cont.)**	
	Solicita un monitor cardíaco (opcional en este momento).	
	A los 15 segundos de haber iniciado la VPP, el estudiante le pide al asistente que le indique la frecuencia cardíaca y que avise si está aumentando. **Frecuencia cardíaca = 40 lpm y no aumenta** **"El pulsioxímetro no tiene señal".** Le pide al asistente que evalúe el movimiento torácico. **"No hay movimiento torácico".**	
Realizar los pasos correctivos de la ventilación (MR. SOPA).		
	Realiza los pasos M y R, S y O y P; evalúa el aumento de la frecuencia cardíaca y el movimiento torácico después de la VPP tras cada paso. **Frecuencia cardíaca = 40 lpm y no aumenta.** **"No hay movimiento torácico".** **"El pulsioxímetro no tiene señal".** Coloca las derivaciones del monitor cardíaco y las conecta al monitor antes de la intubación (si no se hizo antes).	
Preparación para la intubación. (La mayoría de estas tareas están incluidas en la comprobación del equipo antes del parto).		
	Operador (intubador)	**Asistente del operador**
	Se prepara para la intubación: • Solicita un tubo del tamaño correcto. • Solicita una hoja de laringoscopio del tamaño correcto. • Comunica su preferencia para el uso del estilete.	• Se asegura de que la aspiración esté establecida entre 80 y 100 mm Hg. • Selecciona un tubo del tamaño correcto. • Elige la hoja del laringoscopio correcta (tamaño 1 [a término], tamaño 0 [prematuro]). • Comprueba la luz del laringoscopio. • Introduce el estilete de manera correcta *(estilete opcional).* • Obtiene un detector de CO_2. • Prepara la cinta o un dispositivo de fijación del tubo.
Intubar al recién nacido.		
	Operador (intubador)	**Asistente del operador**
	• Sostiene el laringoscopio correctamente con la mano izquierda. • Abre la boca del bebé con el dedo e introduce la hoja en la base de la lengua. • Eleva la hoja correctamente (sin mecerla). • Solicita que se aplique presión cricoidea, de ser necesario. • Identifica los puntos de referencia y toma medidas correctivas para visualizar la glotis, si es necesario. • Introduce el tubo desde el lado derecho, no por el centro de la hoja del laringoscopio. • Alinea la guía para la cuerda vocal con las cuerdas vocales. • Quita el laringoscopio y luego retira el estilete mientras sostiene el tubo con firmeza contra el paladar del bebé. • Sostiene el tubo contra el paladar del bebé.	• Coloca la cabeza del recién nacido en la posición de "olfateo", con el cuerpo recto y la mesa a la altura correcta para el operador. • Controla la frecuencia cardíaca y avisa si el intento dura más de 30 segundos. • Aplica presión cricoidea, si corresponde. • Entrega el tubo endotraqueal al operador. • Quita el estilete (si se utilizó uno). • Conecta el detector de CO_2 y el dispositivo de VPP al tubo endotraqueal. • Entrega el dispositivo de VPP al operador.
Ventilación con presión positiva y confirmación de la inserción del tubo endotraqueal.		
	• Administra la VPP. • Observa si hay movimiento torácico simétrico.	• Ausculta para comprobar si aumenta la frecuencia cardíaca y evalúa el cambio de color del detector de CO_2. • Escucha los ruidos respiratorios bilaterales, comprueba el movimiento torácico simétrico con la VPP e **informa los hallazgos**.

✓	Pasos de actuación crítica (cont.)
	Si el tubo endotraqueal no está bien colocado: **"No está cambiando el color en el detector de CO_2. El tórax no se está moviendo".** **Frecuencia cardíaca = 60 lpm y no aumenta** • Quita el tubo endotraqueal. • Reanuda la VPP por mascarilla facial. • Repite el intento de intubación o indica la necesidad de una mascarilla laríngea.
	Si el tubo endotraqueal está bien colocado: **"Está cambiando el color del detector de CO_2".** **La frecuencia cardíaca aumenta lentamente a unos 70 lpm.** • El operador continúa con la VPP por 30 segundos. • El asistente comprueba la profundidad desde la punta al labio con la tabla de edad/peso gestacional o las medidas de distancia desde el tabique nasal al trago (DNT). – Si se utiliza la DNT, se mide la distancia desde el tabique nasal hasta el trago de la nariz (profundidad de inserción [cm] = DNT + 1 cm). • El asistente asegura el tubo endotraqueal.
Signos vitales.	
	Controla la frecuencia cardíaca después de 30 segundos de VPP a través del tubo endotraqueal. **"El bebé está apneico. El pulsioxímetro tiene baja señal".** **Frecuencia cardiaca = 70 lpm y en aumento** **SpO_2 = 67%**
	Continúa con la VPP y ajusta la concentración de oxígeno por pulsioximetría.
	Controla la frecuencia cardíaca después de 30 segundos de VPP. **"El bebé está apneico".** **La frecuencia cardíaca es de >100 lpm y en aumento** **SpO_2 = 72%, aumentado lentamente**
Fin del escenario.	
	Asiste al bebé con la VPP y le administra oxígeno adicional según la Tabla de objetivos de saturación de oxígeno. Controla la frecuencia cardíaca, el esfuerzo respiratorio, la saturación de oxígeno, la actividad y la temperatura. Se prepara para trasladar al bebé a la unidad de cuidados posteriores a la reanimación. Se comunica con el equipo perinatal. Les comunica a los padres las novedades y los siguientes pasos.

Opción 2: Recién nacido con 37 semanas de gestación con factores de riesgo que requiere intubación y aspiración traqueal por una sospecha de obstrucción de vía aérea.

"Lo llaman para que atienda un parto con complicaciones debido a un patrón de la frecuencia cardíaca fetal de categoría III. La madre en trabajo de parto es una madre primeriza de 39 años con 37 semanas de gestación. Demuestre cómo se prepararía para este parto. A medida que trabaja, diga lo que piensa y lo que hace en voz alta para que yo pueda saber qué está pensando y haciendo".

✓	Pasos de actuación crítica
Evaluar el riesgo perinatal.	
	Evalúa el riesgo perinatal (el estudiante hace las 4 preguntas previas al parto y el instructor ["obstetra"] responde). ¿Edad gestacional? **"37 semanas de gestación".** ¿Líquido limpio? **"El líquido amniótico está limpio".** ¿Hay más factores de riesgo? **"Patrón de frecuencia cardíaca fetal de categoría III e hipertensión crónica de la madre".** ¿Cuál es el plan de manejo del cordón umbilical? **"Retrasaré el pinzamiento del cordón. Si el bebé no llora, lo estimularé por un momento. Si no hay respuesta, pinzaré y cortaré el cordón".**

✓	**Pasos de actuación crítica (cont.)**
Reunir el equipo.	
	Reúne al equipo en función de los factores de riesgo perinatal. Si hay factores de riesgo presentes, debería haber al menos 2 personas cualificadas para ocuparse exclusivamente de atender al bebé. La cantidad de miembros del equipo y sus cualificaciones varían según el riesgo.
Realizar una sesión informativa previa a la reanimación.	
	Identifica al líder del equipo. Evalúa los factores de riesgo, delega tareas, designa a alguien para documentar los eventos, determina los suministros y equipos necesarios, sabe cómo llamar para pedir ayuda.
Realizar la comprobación del equipo (que incluya la revisión de suministros y de los equipos para la intubación).	
	"Nació el bebé".
Evaluación rápida.	
	Hace las 3 preguntas de evaluación rápida: • ¿Nació a término? **"Parece tener unas 37 semanas de gestación, como se había previsto".** • ¿Tono muscular? **"Sin tono".** • ¿Respira o llora? **"No respira".**
Pasos iniciales en el calentador radiante.	
	Recibe al bebé en el calentador radiante, lo seca y desecha los paños, lo estimula brevemente frotándole la espalda, posiciona la cabeza para abrir la vía aérea, aspira la boca y la nariz.
Evaluar la respiración. Si respira, evaluar la frecuencia cardíaca.	
	¿El bebé respira? "**No**". **(Frecuencia cardíaca = 40 lpm, si se controla)**
	Indica que se necesita VPP.
Comenzar con la VPP dentro de los 60 segundos posteriores al parto.	
	Coloca la cabeza en la posición de "olfateo".
	Coloca la mascarilla correctamente.
	Inicia la VPP con oxígeno al 21% (aire ambiente) y entre 20 y 25 cm H_2O (PEEP de 5 cm H_2O si se utiliza un reanimador con pieza en T, una bolsa no autoinflable o una bolsa autoinflable con válvula de PEEP); frecuencia de 40 a 60 ventilaciones/min.
	Pide que se coloque el sensor del pulsioxímetro en la mano o muñeca derecha del bebé.
	Solicita un monitor cardíaco (opcional en este momento).
	A los 15 segundos de haber iniciado la VPP, el estudiante le pide al asistente que le indique la frecuencia cardíaca y que avise si está aumentando. **Frecuencia cardíaca = 40 lpm y no aumenta** **"El pulsioxímetro no tiene señal".**
	Le pide al asistente que evalúe el movimiento torácico. **"No hay movimiento torácico".**
Realizar los pasos correctivos de la ventilación (MR. SOPA).	
	Realiza los pasos M y R, S y O y P; evalúa el aumento de la frecuencia cardíaca y el movimiento torácico después de la VPP tras cada paso. **Frecuencia cardíaca = 40 lpm y no aumenta.** **"No hay movimiento torácico".** **"El pulsioxímetro no tiene señal".**
	Coloca las derivaciones del monitor cardíaco y las conecta al monitor antes de la intubación (si no se hizo antes).

✓ **Pasos de actuación crítica (cont.)**		
Preparación para la intubación. (La mayoría de estas tareas están incluidas en la comprobación del equipo antes del parto).		
	Operador (intubador)	**Asistente del operador**
	Se prepara para la intubación: • Solicita un tubo del tamaño correcto. • Solicita una hoja de laringoscopio del tamaño correcto. • Comunica su preferencia para el uso del estilete.	• Se asegura de que la aspiración esté establecida entre 80 y 100 mm Hg. • Selecciona un tubo del tamaño correcto. • Elige la hoja del laringoscopio correcta (tamaño 1 [a término], tamaño 0 [prematuro]). • Comprueba la luz del laringoscopio. • Introduce el estilete de manera correcta *(estilete opcional)*. • Obtiene un detector de CO_2. • Prepara la cinta o un dispositivo de fijación del tubo.
Intubar al recién nacido.		
	Operador	**Asistente del operador**
	• Sostiene el laringoscopio correctamente con la mano izquierda. • Abre la boca del bebé con el dedo e introduce la hoja en la base de la lengua. • Eleva la hoja correctamente (sin mecerla). • Solicita que se aplique presión cricoidea, de ser necesario. • Identifica los puntos de referencia y toma medidas correctivas para visualizar la glotis, si es necesario. • Introduce el tubo desde el lado derecho, no por el centro de la hoja del laringoscopio. • Alinea la guía para la cuerda vocal con las cuerdas vocales. • Quita el laringoscopio y luego retira el estilete mientras sostiene el tubo con firmeza contra el paladar del bebé. • Sostiene el tubo contra el paladar del bebé.	• Coloca la cabeza del recién nacido en la posición de "olfateo", con el cuerpo recto y la mesa a la altura correcta para el operador. • Aplica presión cricoidea, si corresponde. • Entrega el tubo endotraqueal al operador. • Controla la frecuencia cardíaca y avisa si el intento dura más de 30 segundos. • Quita el estilete (si se utilizó uno). • Conecta el detector de CO_2 y el dispositivo de VPP al tubo endotraqueal. • Entrega el dispositivo de VPP al operador.
Ventilación con presión positiva y confirmación de la inserción del tubo endotraqueal.		
	• Administra la VPP. • Observa si hay movimiento torácico simétrico.	• Ausculta para comprobar si aumenta la frecuencia cardíaca y evalúa el cambio de color del detector de CO_2. • Escucha los ruidos respiratorios bilaterales, comprueba el movimiento torácico simétrico con la VPP e **informa los hallazgos**.
	Frecuencia cardíaca = 40 lpm y no aumenta **"El tórax <u>no se está moviendo</u> con la VPP. No hay ruidos respiratorios audibles".** **"No está cambiando el color en el detector de CO_2".**	
	"En este escenario, el tubo endotraqueal está colocado correctamente, pero no hay movimientos torácicos con la VPP. ¿Cuál sería el siguiente paso?"	
Sospechar obstrucción de vía aérea y usar el aspirador traqueal.		
	• Conecta un aspirador traqueal a una fuente de aspiración (entre 80 y 100 mm Hg) y directamente al conector del tubo endotraqueal, u ocluye el puerto de aspiración integrado. • Ocluye el aspirador traqueal con un dedo u ocluye el puerto de control de aspiración en el tubo endotraqueal y retira el tubo gradualmente durante 3 a 5 segundos mientras continúa aspirando las secreciones en la tráquea.	

✓	Pasos de actuación crítica (cont.)
Después de la aspiración traqueal, volver a intubar al bebé con un tubo endotraqueal nuevo. (Los estudiantes pueden reanudar la VPP con mascarilla facial o colocar una mascarilla laríngea).	
	Si el tubo endotraqueal no está bien colocado después de volver a intubar: **"No está cambiando el color en el detector de CO_2". Frecuencia cardíaca = 40 lpm y no aumenta** • Quita el tubo endotraqueal. • Reanuda la VPP por mascarilla facial. • Repite el intento de intubación o indica la necesidad de una mascarilla laríngea.
	Si el tubo endotraqueal está bien colocado después de volver a intubar: **"Está cambiando el color del detector de CO_2". Frecuencia cardíaca = 60 lpm y en aumento El pulsioxímetro muestra que la señal de la frecuencia cardíaca aumenta a más de 60 lpm.** • El operador continúa con la VPP por 30 segundos. • El asistente comprueba la profundidad desde la punta al labio con la tabla de edad/peso gestacional o la medida de la DNT. – Si se utiliza la DNT, se mide la distancia desde el tabique nasal hasta el trago de la nariz (profundidad de inserción [cm] = DNT + 1 cm). • El asistente asegura el tubo endotraqueal.
Signos vitales.	
	Controla la frecuencia cardíaca después de completar 30 segundos de VPP. **Frecuencia cardíaca = 70 lpm y en aumento "Apneico". SpO_2 = 68% y en aumento**
	Continúa con la VPP y ajusta la concentración de oxígeno por pulsioximetría.
	Controla la frecuencia cardíaca después de 30 segundos más de VPP. **La frecuencia cardíaca es de >100 lpm y en aumento "Apneico". SpO_2 = 72% y en aumento**
Fin del escenario.	
	Asiste al bebé con la VPP y le administra oxígeno adicional según la Tabla de objetivos de saturación de oxígeno. Controla la frecuencia cardíaca, el esfuerzo respiratorio, la saturación de oxígeno, la actividad y la temperatura. Se prepara para trasladar al bebé a la unidad de cuidados posteriores a la reanimación. Se comunica con el equipo perinatal. Les comunica a los padres las novedades y los siguientes pasos. Hace un debriefing de la reanimación.

Ejemplos de preguntas durante el debriefing

1. ¿Qué salió bien durante esta reanimación?
2. ¿Cuál es el tema más importante que se debe discutir en este debriefing?
3. ¿En qué momento se decidió usar un monitor cardíaco para evaluar la frecuencia cardíaca? ¿Fue efectivo? ¿Cuándo se recomienda un monitor cardíaco durante la reanimación neonatal?
4. ¿Qué harán diferente al realizar una intubación en un futuro?

5 (Opción 2) Tras la colocación de una vía aérea alternativa, aún no había movimiento torácico con la VPP. ¿Cómo cooperaron el líder y los miembros del equipo para manejar esta emergencia? Como líder o miembro del equipo, ¿cuál fue el aspecto más difícil de este escenario? En una reanimación real, ¿qué sucedería si un miembro del equipo hubiera sugerido iniciar las compresiones torácicas antes de observar movimiento torácico con la VPP?

6 ¿Tienen algún otro comentario o sugerencia que realizarle al equipo? ¿Y al líder del equipo?

7 Mencionen un ejemplo que ilustre cómo utilizaron al menos una de las competencias fundamentales del comportamiento del NRP.

Competencias fundamentales del comportamiento del NRP

- Conocer el entorno.
- Usar la información disponible.
- Prever y planificar.
- Identificar claramente al líder del equipo.
- Comunicar eficazmente.
- Delegar trabajo de manera óptima.
- Distribuir la atención con inteligencia.
- Usar los recursos disponibles.
- Pedir ayuda cuando sea necesario.
- Mantener un comportamiento profesional.

6

Compresiones torácicas

Puntos de aprendizaje

- Cuándo iniciar las compresiones torácicas
- Cómo administrar compresiones torácicas
- Cómo coordinar las compresiones torácicas con la ventilación con presión positiva
- Cuándo detener las compresiones torácicas

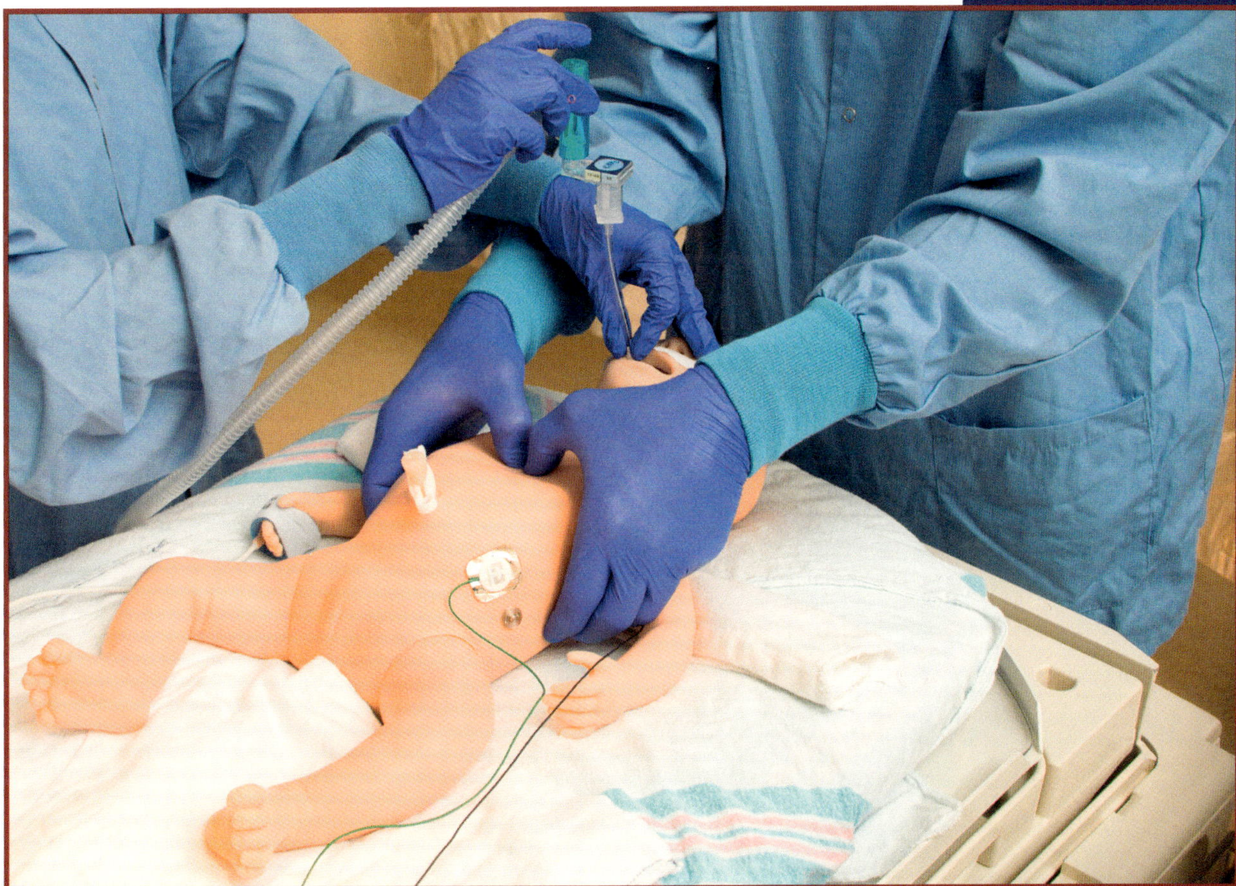

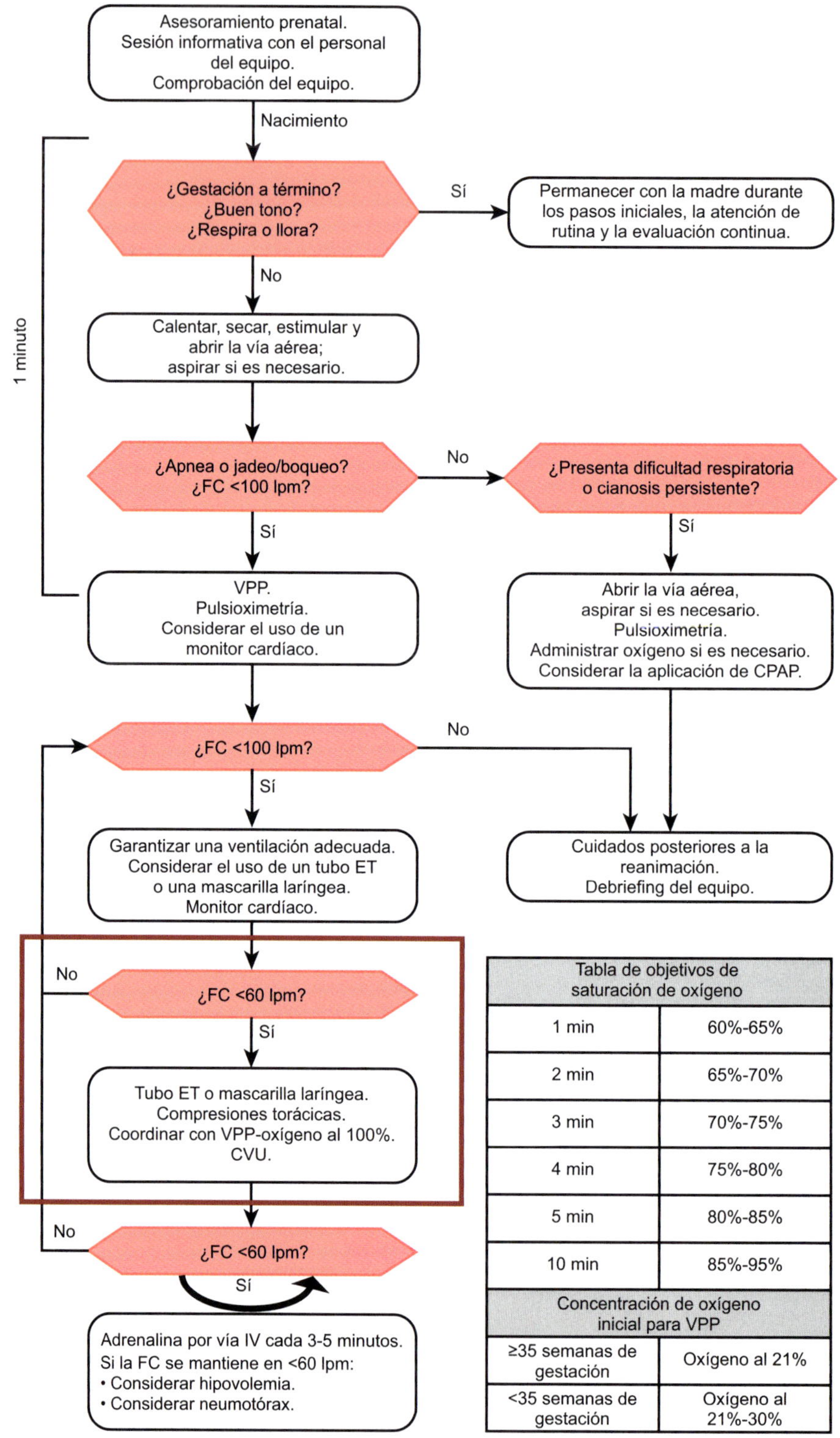

Tabla de objetivos de saturación de oxígeno	
1 min	60%-65%
2 min	65%-70%
3 min	70%-75%
4 min	75%-80%
5 min	80%-85%
10 min	85%-95%

Concentración de oxígeno inicial para VPP	
≥35 semanas de gestación	Oxígeno al 21%
<35 semanas de gestación	Oxígeno al 21%-30%

Puntos clave

1. Se indican compresiones torácicas cuando la frecuencia cardíaca se encuentra por debajo de los 60 latidos por minuto (lpm) a pesar de haber recibido al menos 30 segundos de ventilación con presión positiva (VPP) que insufla los pulmones (movimiento torácico). En la mayoría de los casos, debe haber administrado ventilación a través de un tubo endotraqueal o de una mascarilla laríngea debidamente insertados.

2. La evaluación errónea de la frecuencia cardíaca puede causar la administración de compresiones cardíacas innecesarias. Si los factores de riesgo perinatal sugieren que hay probabilidad de una reanimación compleja, considere colocar guías de un monitor cardíaco una vez iniciada la VPP.

3. Si el tórax no se mueve con la VPP, los pulmones no recibieron insuflación y no se indica iniciar las compresiones torácicas. Siga enfocándose en lograr una ventilación efectiva.

4. Una vez que el tubo endotraqueal o la mascarilla laríngea están en su lugar, diríjase hacia la cabecera de la cama para realizar compresiones torácicas. Esto brinda espacio para la inserción segura de un catéter venoso umbilical y tiene ventajas mecánicas que reducen la fatiga de la persona a cargo de las compresiones.

5. Si la frecuencia cardíaca es menor a 60 lpm, la pulsioximetría puede no ser una señal confiable. Cuando se inicia con las compresiones torácicas, ventile utilizando oxígeno al 100% hasta que la frecuencia cardíaca sea de al menos 60 lpm y la pulsioximetría tenga una señal confiable.

6. Para administrar compresiones torácicas, coloque los pulgares sobre el esternón, en el centro, justo por debajo de la línea imaginaria que conecta los pezones del bebé. Rodee el torso con ambas manos. Use los dedos para dar soporte a la espalda. No es necesario que sus dedos se toquen.

7. Utilice suficiente presión hacia abajo para deprimir el esternón aproximadamente un tercio del diámetro anteroposterior (AP) del tórax.

8. La frecuencia de compresión es de 90 compresiones por minuto, y la frecuencia de ventilación es de 30 ventilaciones por minuto.
   a. Esta frecuencia de ventilación es más baja que la utilizada durante la ventilación asistida sin compresiones.
   b. Para lograr la frecuencia adecuada, utilice el siguiente ritmo: "uno y dos y tres y *ventilar y...*"

9. Después de 60 segundos de compresiones torácicas y ventilaciones, detenga brevemente las compresiones y controle la frecuencia cardíaca. El método preferido para evaluar la frecuencia cardíaca durante las

compresiones torácicas es el monitor cardíaco. También se puede evaluar la frecuencia cardíaca del bebé con un estetoscopio. Si es necesario, detenga las ventilaciones brevemente para auscultar la frecuencia cardíaca.

10 Si la frecuencia cardíaca es de 60 lpm o más, interrumpa las compresiones y continúe con la VPP a 40 a 60 ventilaciones por minuto. Cuando se logre una señal confiable de pulsioximetría, ajuste la concentración de oxígeno para cumplir con las pautas para el objetivo de saturación de oxígeno.

11 Si la frecuencia cardíaca del bebé continúa siendo menor a 60 lpm a pesar de 60 segundos de ventilación efectiva y compresiones torácicas coordinadas de calidad alta, se indica la administración de adrenalina y se necesita realizar un acceso vascular de emergencia.

Caso: Bebé prematuro tardío que no responde a una ventilación efectiva

Su equipo debe asistir a una mujer con 36 semanas de gestación en un parto por cesárea de emergencia por sufrimiento fetal. El líquido amniótico está limpio. Completa una sesión informativa con el equipo anterior a la reanimación, asigna roles y responsabilidades, y prepara sus suministros y equipos. Luego del parto, el obstetra seca y estimula al bebé para que respire, pero el bebé permanece flácido y apneico. Se pinza y corta el cordón umbilical, y se traslada al bebé al calentador radiante. Posiciona la cabeza y el cuello del bebé, aspira la boca y la nariz, y brinda estimulación adicional breve, pero el bebé permanece apneico. Comienza la ventilación con presión positiva (VPP) con oxígeno al 21% mientras otros miembros del equipo evalúan la frecuencia cardíaca del bebé con un estetoscopio, colocan un sensor de pulsioximetría en la mano derecha y documentan los eventos a medida que ocurren. El pulsioxímetro no tiene señal confiable y se colocan sensores del monitor cardíaco en el tórax del bebé. La frecuencia cardíaca es de 40 latidos por minuto (lpm) y no mejora, y el tórax del bebé no se mueve con la VPP. Usted comienza a realizar los pasos correctivos de la ventilación, que incluyen el aumento de la presión de ventilación, pero sigue sin observar movimiento torácico y la frecuencia cardíaca del bebé no aumenta.

Un miembro del equipo inserta y asegura el tubo endotraqueal y se reanuda la ventilación. El detector de dióxido de carbono (CO_2) no cambia de color. No obstante, hay buen movimiento torácico con la VPP a través del tubo, y los ruidos respiratorios son iguales en las axilas. Previendo una reanimación prolongada, un miembro del equipo coloca un sensor de temperatura servocontrolado en la piel del bebé para controlar su temperatura corporal. Se continúa la ventilación a través del tubo endotraqueal por 30 segundos, pero la frecuencia cardíaca continúa en 40 lpm. Su equipo aumenta la concentración de oxígeno (F_{IO_2}) a 100%, inicia las compresiones torácicas coordinadas con VPP y pide ayuda adicional. Durante las compresiones y la ventilación coordinadas, el detector de

CO_2 cambia de color a amarillo, y, dentro de 60 segundos, la frecuencia cardíaca aumenta a más de 60 lpm. Detiene las compresiones y continúa con la VPP a medida que la frecuencia cardíaca sigue aumentando. Los miembros del equipo reevalúan con frecuencia la condición del bebé y comparten sus evaluaciones. La pulsioximetría muestra señal confiable y se ajusta el FIO_2 para cumplir con el objetivo de saturación de oxígeno. A medida que el tono del bebé mejora, observa esfuerzo respiratorio intermitente espontáneo y la frecuencia cardíaca del bebé aumenta a 160 lpm. Se informa a los padres y se traslada al bebé a la sala de Neonatología de cuidados especiales para los cuidados posteriores a la reanimación. Poco después, los miembros de su equipo realizan un debriefing para revisar su preparación, el trabajo en equipo y la comunicación.

¿Qué son las compresiones torácicas?

Los bebés que no responden a ventilación que insufla sus pulmones tienen una probabilidad alta de tener niveles de oxígeno en sangre muy bajos, acidosis significativa y flujo sanguíneo insuficiente en las arterias coronarias. Como resultado, la función del músculo cardíaco se debilita gravemente. Mejorar el flujo sanguíneo de la arteria coronaria es crucial para restaurar la función cardíaca.

El corazón se encuentra en el tórax, entre el tercio inferior del esternón y la columna vertebral. La depresión rítmica del esternón comprime el corazón contra la columna vertebral, empuja la sangre y aumenta la presión arterial en la aorta. Cuando se libera la presión del esternón, el corazón se vuelve a llenar de sangre y la sangre fluye en las arterias coronarias (figura 6.1). Al comprimir el tórax y ventilar los pulmones, ayuda a restaurar el flujo de sangre oxigenada al músculo cardíaco y los pulmones.

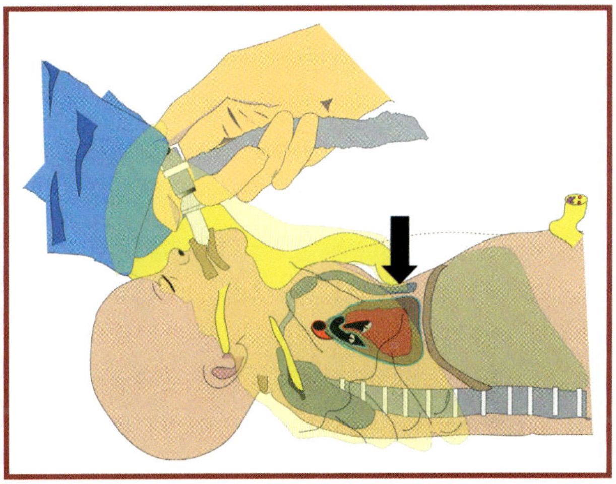

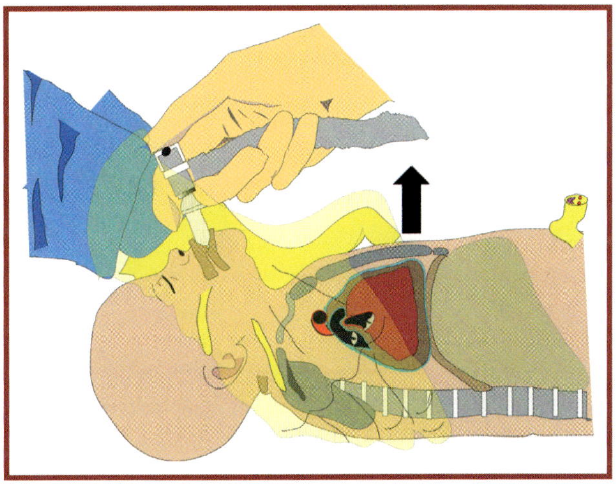

Figura 6.1. Fases de compresión (superior) y liberación (inferior) de las compresiones torácicas

¿Cuándo iniciar las compresiones torácicas?

- Se indican compresiones torácicas si la frecuencia cardíaca del bebé continúa siendo **menor a 60 lpm** después de al menos 30 segundos de VPP que insufla los pulmones, según muestra el movimiento torácico con ventilación.
- En la mayoría de los casos, debe haber administrado al menos 30 segundos de ventilación a través de un tubo endotraqueal o una mascarilla laríngea debidamente insertados.
- Si inició las compresiones, **pida ayuda** de ser necesario, ya que es posible que se requiera personal adicional para preparar el acceso vascular y la administración de adrenalina.

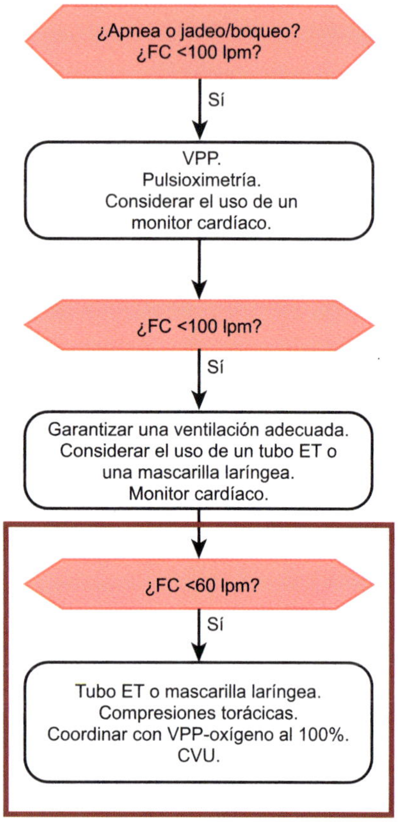

Si los pulmones recibieron ventilación adecuada, es poco común que un recién nacido requiera compresiones torácicas. Únicamente se espera que aproximadamente 1 a 2 de cada 1000 recién nacidos requieran compresiones torácicas. No inicie las compresiones torácicas a menos que haya logrado movimiento torácico con sus intentos de ventilación. Si el tórax no se está moviendo, es muy probable que no esté brindando ventilación efectiva. Enfoque su atención en los pasos correctivos de la ventilación, asegurándose de tener una vía aérea no obstruida, antes de iniciar las compresiones. Este programa recomienda ventilar a través de un tubo endotraqueal o mascarilla laríngea por 30 segundos antes de iniciar las compresiones torácicas.

A veces el recién nacido recibe compresiones torácicas innecesarias porque la frecuencia cardíaca no fue evaluada con precisión. Si los factores de riesgo perinatal sugieren que hay probabilidad de una reanimación compleja, considere colocar guías del monitor cardíaco una vez iniciada la VPP. Se puede utilizar el monitor cardíaco para evaluar la frecuencia cardíaca y respaldar la toma de decisiones críticas, como iniciar las compresiones torácicas y administrar medicamentos.

¿Dónde debe estar parado para administrar las compresiones torácicas?

Cuando se inician las compresiones torácicas, puede estar parado al lado del calentador. Uno de los miembros del equipo, parado al lado de la cabecera de la cama, brindará ventilaciones coordinadas a través de un tubo endotraqueal.

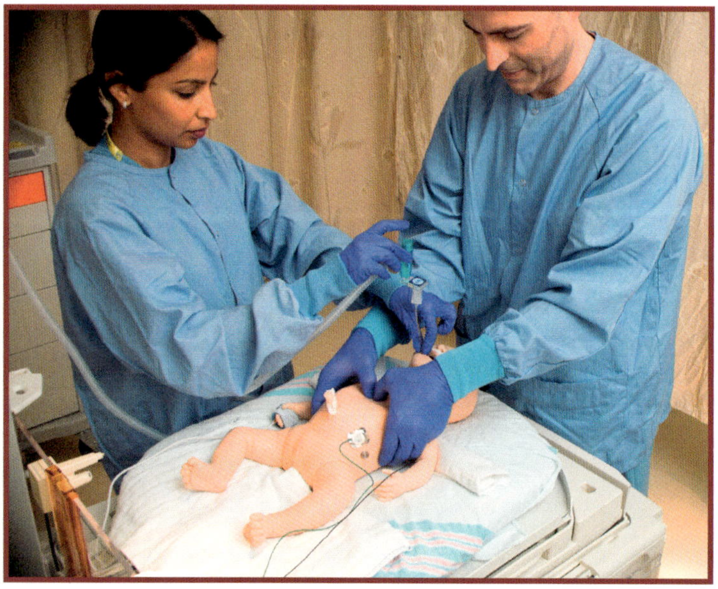

Figura 6.2. Persona a cargo de las compresiones, parada junto a la cabecera de la cama

Si se requieren compresiones torácicas, hay probabilidades altas de que también necesite insertar un catéter venoso umbilical de emergencia para tener acceso intravascular. Es difícil insertar un catéter venoso umbilical si la persona que administra las compresiones está parada el lado del calentador con los brazos rodeando el tórax del bebé. Una vez realizada la intubación y asegurado el tubo, la persona que se ocupa de las compresiones debe moverse hacia la cabecera de la cama, mientras que la persona que opera el dispositivo de VPP debe trasladarse a un costado (figura 6.2). Además de brindar espacio para la inserción del catéter venoso umbilical, esta posición tiene ventajas mecánicas que causan menos fatiga para la persona que se ocupa de las compresiones.

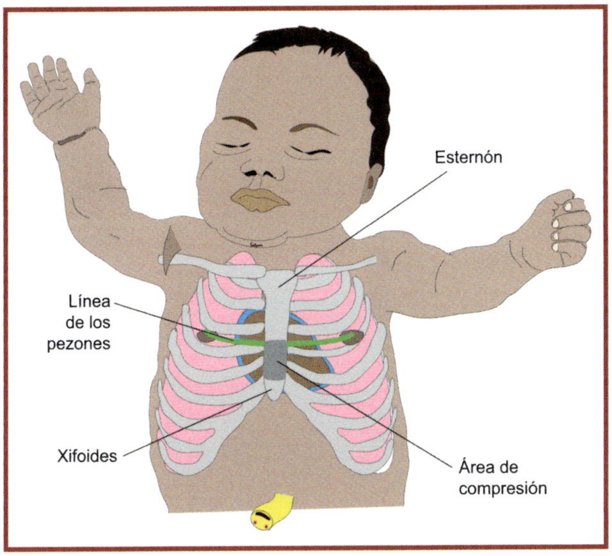

Figura 6.3. Puntos de referencia de las compresiones torácicas

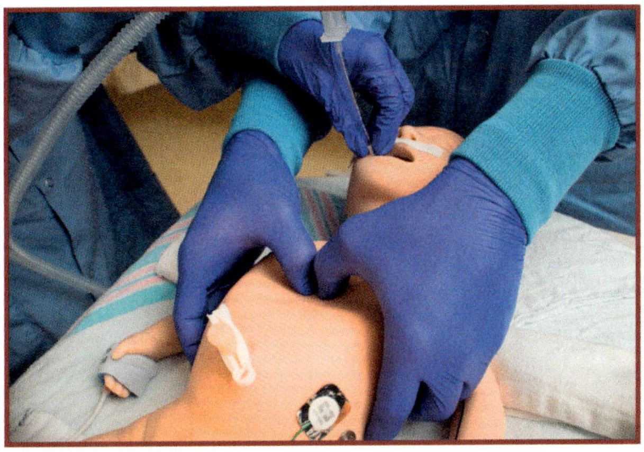

Figura 6.4. Compresiones torácicas con 2 pulgares desde la cabecera de la cama Los pulgares se colocan en el tercio inferior del esternón, las manos rodean el tórax.

¿Dónde coloca las manos durante las compresiones torácicas?

Durante las compresiones torácicas, aplique presión en el tercio inferior del esternón. Coloque los pulgares en el centro del esternón, uno al lado del otro o uno encima del otro, justo por debajo de la línea imaginaria que conecta los pezones del bebé (figura 6.3). No coloque los pulgares sobre las costillas o la xifoides. La xifoides es la protuberancia pequeña y puntiaguda que se encuentra en la parte inferior del esternón, donde las costillas se encuentran en la línea media.

Rodee el tórax del bebé con las manos. Coloque los dedos bajo la espalda del bebé a modo de soporte (figura 6.4). No es necesario que sus dedos se toquen.

Aprendizaje mejorado

https://bcove.video/3i9rH85

QR 6.1 Escanee el código para ver un video de 2:30 minutos sobre cómo administrar compresiones torácicas.

¿Con qué profundidad realiza las compresiones torácicas?

Utilizando los pulgares, presione el esternón hacia abajo para comprimir el corazón entre el esternón y la columna vertebral. No apriete el tórax con las manos. Con los pulgares ubicados correctamente, utilice suficiente presión para deprimir el esternón ***aproximadamente un tercio del diámetro anteroposterior (AP) del tórax*** (figura 6.5) y libere la presión para permitir que el corazón se vuelva a llenar. Una compresión consiste en presionar hacia abajo y liberar la presión. La distancia comprimida real depende del tamaño del bebé.

Los pulgares deben permanecer en contacto con el tórax durante la compresión y la liberación. Levante los pulgares lo suficiente durante cada

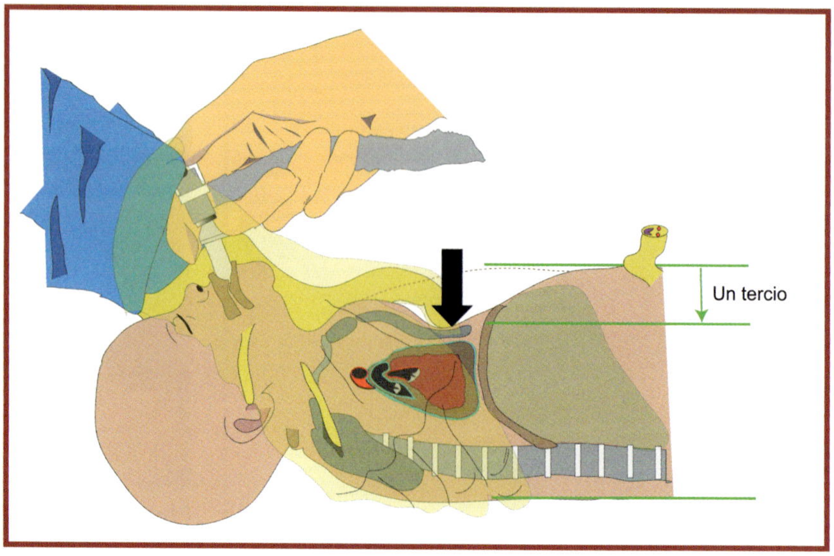

Figura 6.5. La profundidad de compresiones es de aproximadamente un tercio del diámetro anteroposterior del tórax.

fase de liberación para que el tórax se expanda totalmente, pero sin quitar por completo los pulgares del tórax entre una compresión y otra.

¿Cuál es la frecuencia de compresión?

La frecuencia de compresión es de 90 compresiones por minuto. Para mantener esta frecuencia, se deben administrar 3 compresiones rápidas y 1 ventilación durante cada ciclo de 2 segundos.

¿Cómo se coordinan las compresiones con la ventilación con presión positiva?

Durante la reanimación cardiopulmonar neonatal, las compresiones torácicas siempre se realizan con VPP coordinada. Administre 3 compresiones rápidas, seguidas de 1 ventilación.

Compresiones y ventilaciones coordinadas
3 compresiones + 1 ventilación cada 2 segundos

Para facilitar la coordinación, la persona que administra las compresiones debe contar el ritmo en voz alta. Hable lo suficientemente alto para que la persona que ventila pueda seguir el ritmo, pero no tanto como para impedir que el resto del equipo pueda escucharse al proporcionar información. El objetivo es administrar 90 compresiones por minuto y 30 ventilaciones por minuto (90 + 30 = 120 eventos por minuto). El ritmo es rápido. Para lograr una buena coordinación se necesita práctica.

Cuente en voz alta para aprender el ritmo: "*Uno y dos y tres y **ventilar**; uno y dos y tres y **ventilar** y; uno y dos y tres y **ventilar** y*".

- Comprima el tórax cada vez que cuente ("*uno, dos, tres*").
- Libere la presión del tórax entre un número y otro ("*y*").
- Pause las compresiones y administre una ventilación con presión positiva cuando la persona que realiza las compresiones diga "*ventilar*".

La inhalación se produce en la parte del ritmo en la que se dice "ventilar", y la exhalación se produce mientras se presiona hacia abajo en la siguiente compresión. Como puede observar, la frecuencia de ventilación durante las compresiones torácicas es más baja que la utilizada al administrar únicamente la ventilación asistida. Esta frecuencia más baja se utiliza para brindar la cantidad adecuada de compresiones, y evitar que haya compresiones y ventilaciones simultáneas.

> Relación compresión-ventilación de 3:1
> *Uno y dos y tres y **ventilar** y;*
> *Uno y dos y tres y **ventilar** y;*
> *Uno y dos y tres y **ventilar** y...*

¿Qué concentración de oxígeno debería usarse con la ventilación con presión positiva durante las compresiones torácicas?

- Al iniciar las compresiones torácicas, **aumente el FIO_2 al 100%.**
- Una vez que la frecuencia cardíaca supere los 60 lpm y se obtenga una señal confiable en el pulsioxímetro, ajuste el FIO_2 para cumplir con las pautas establecidas en relación con el objetivo de saturación de oxígeno.

El FIO_2 ideal durante las compresiones torácicas sigue siendo objeto de investigación; esta recomendación se basa en la opinión de los expertos. El oxígeno es esencial para el funcionamiento de los órganos. Durante las compresiones torácicas, es posible que disminuya el flujo de sangre a los órganos vitales, y el uso de una concentración mayor de FIO_2 podría mejorar la absorción y el suministro de oxígeno. Además, si la circulación es muy deficiente, es probable que el pulsioxímetro no arroje una señal confiable y que esto impida alcanzar el objetivo de saturación de oxígeno. No obstante, una vez recuperada la función cardíaca, si se sigue utilizando oxígeno al 100%, es posible que aumente el riesgo de daño tisular por la exposición a un excesivo nivel de oxígeno.

¿Cuándo se debe controlar la frecuencia cardíaca del bebé luego de iniciar las compresiones?

Espere *60 segundos* **después de empezar las compresiones torácicas y ventilación coordinadas** antes de pausar brevemente las compresiones para reevaluar la frecuencia cardíaca.

Los estudios han demostrado que el aumento de la frecuencia cardíaca puede tardar un minuto o más después de iniciadas las compresiones torácicas. Cuando se detienen las compresiones, disminuye la perfusión coronaria y requiere más tiempo para recuperarse una vez que se reanudan las compresiones. Por lo tanto, es importante evitar las interrupciones innecesarias de las compresiones torácicas ya que cada vez que detiene las compresiones, puede retrasar la recuperación del corazón.

¿Cómo debe evaluar la respuesta de la frecuencia cardíaca del bebé durante las compresiones?

Detenga brevemente las compresiones para evaluar la frecuencia cardíaca del bebé. Si es necesario, detenga brevemente la VPP. El método preferido para evaluar la frecuencia cardíaca durante las compresiones torácicas es el monitor cardíaco. Puede evaluar la frecuencia cardíaca del bebé con un estetoscopio o pulsioximetría. Cada uno de estos métodos tiene limitaciones.

- Durante la reanimación, puede ser difícil auscultar, y esto prolonga la interrupción de las compresiones y podría generar resultados poco precisos.
- Si la perfusión del bebé es muy deficiente, es posible que la pulsioximetría no detecte el pulso del bebé de manera confiable.
- El monitor cardíaco muestra la actividad eléctrica del corazón y puede acortar las interrupciones durante las compresiones, pero puede haber actividad eléctrica presente sin que el corazón bombee sangre. Esta situación inusual se denomina *actividad eléctrica sin pulso (AESP),* y se sospecha cuando el monitor cardíaco muestra actividad eléctrica pero el bebé sigue deteriorándose sin pulsaciones palpables en el cordón umbilical, sonidos cardíacos audibles en la auscultación o una señal en la pulsioximetría. En el recién nacido, la AESP se trata de la misma forma que la actividad eléctrica ausente (frecuencia cardíaca = 0 o asistolia).

¿Cuándo detiene las compresiones torácicas?

Detenga las compresiones torácicas cuando la frecuencia cardíaca sea de **60 lpm o mayor.**

Una vez detenidas las compresiones, vuelva a administrar VPP a una frecuencia mayor de 40 a 60 ventilaciones por minuto. Cuando se logre una señal confiable de pulsioximetría, ajuste el FIO_2 para cumplir con las pautas para el objetivo de saturación de oxígeno.

¿Qué hacer si la frecuencia cardíaca *no* mejora después de 60 segundos de compresiones?

Mientras sigue administrando compresiones torácicas y ventilación coordinadas, su equipo necesita evaluar con rapidez la calidad de sus ventilaciones y compresiones. En la mayoría de las circunstancias, se debería haber realizado una intubación endotraqueal o la inserción de una mascarilla laríngea. Si no se hizo, ahora se debe realizar uno de esos procedimientos.

Rápidamente haga cada una de las 5 preguntas de la tabla 6-1 en voz alta y confirme su evaluación como equipo. Puede usar la regla mnemotécnica "CARDIO" para recordar las 5 preguntas.

Tabla 6-1. Preguntas que se deben realizar cuando la frecuencia cardíaca no mejora con compresiones y ventilación (regla mnemotécnica CARDIO):

1. Movimiento torácico ("**C**hest"): ¿hay movimiento torácico con cada ventilación?
2. Vía aérea ("**A**irway"): ¿la vía aérea está asegurada con un tubo endotraqueal o una mascarilla laríngea?
3. Frecuencia ("**R**ate"): ¿se coordinan 3 compresiones con 1 ventilación cada 2 segundos?
4. Profundidad ("**D**epth"): ¿la profundidad de las compresiones es de un tercio del diámetro AP del tórax?
5. Oxígeno inspirado ("**I**nspired **O**xygen"): ¿se está administrando oxígeno al 100% a través del dispositivo de VPP?

Si la frecuencia cardíaca del bebé continúa siendo menor a 60 lpm a pesar de 60 segundos de ventilación efectiva y compresiones torácicas coordinadas de calidad alta, se indica la administración de adrenalina y se necesita realizar un acceso vascular de emergencia.

Enfoque centrado en el trabajo de equipo

Administrar compresiones torácicas destaca varias oportunidades para que los equipos efectivos utilicen las competencias fundamentales del comportamiento del Neonatal Resuscitation Program® (NRP®).

Comportamiento	Ejemplo
Prever y planificar.	Asegúrese de que haya suficientes miembros del personal presentes en el parto en función de los factores de riesgo identificados. Si hay evidencia de sufrimiento fetal grave, esté preparado para realizar una reanimación compleja, con compresiones torácicas. Si se requieren compresiones torácicas, hay muchas probabilidades de que también se necesite acceso vascular y adrenalina. Prevea esta posibilidad durante la sesión informativa con el personal del equipo. Si se inician las compresiones, un miembro del equipo debe preparar inmediatamente el equipo necesario para obtener acceso vascular de emergencia (catéter venoso umbilical o aguja intraósea) y administrar adrenalina. Si se prevé una reanimación prolongada, prepárese para colocar un sensor de temperatura servocontrolado en la piel del bebé para controlar su temperatura corporal.
Pedir ayuda cuando sea necesario. Delegar trabajo de manera óptima.	Si se requieren compresiones torácicas, probablemente se necesiten 4 o más proveedores de la salud. Para realizar todas las tareas rápidamente (VPP, auscultación, colocación del sensor del pulsioxímetro, intubación de la vía aérea, administración de compresiones, control de la calidad de las compresiones y ventilaciones, control de la respuesta del bebé, preparación para obtener acceso vascular de emergencia, documentación de los eventos a medida que ocurren y apoyo a la familia del bebé), se debe contar con un equipo de varios miembros.

Comportamiento	Ejemplo
Identificar claramente al líder del equipo. Distribuir la atención con inteligencia.	El líder del equipo debe mantener la alerta situacional, prestando atención a la escena general sin distraerse con una de las actividades o procedimientos. Por lo tanto, podría necesitarse que otra persona tome el rol de líder del equipo si este debe realizar un procedimiento que ocupa toda su atención. Es importante que alguien controle la calidad de la ventilación y las compresiones mientras se vigila la frecuencia cardíaca del bebé.
Usar los recursos disponibles.	Si la persona que realiza las compresiones se cansa, se debe designar a otro miembro del equipo para que se ocupe de esa tarea. Un fisioterapeuta respiratorio puede administrar VPP mientras el personal de enfermería o salud se prepara para obtener acceso vascular de emergencia y administrar medicamentos.
Comunicar eficazmente. Mantener un comportamiento profesional.	Durante las compresiones, las personas encargadas de realizar las compresiones y las ventilaciones deben coordinar su actividad y mantener una técnica correcta. Estas personas no pueden realizar otros roles ni conversar con nadie mientras se realizan las compresiones. Si es necesario realizar correcciones, dígalo de forma clara, tranquila y concreta. Hable con claridad, de manera directa y en voz alta para que los miembros del equipo lo escuchen, pero procure no tener conversaciones superfluas ni utilizar un volumen innecesariamente alto para evitar distracciones. Comparta la información con la persona que documenta los eventos para que pueda hacer un registro preciso.

Oportunidades para mejorar la calidad

Hágase las siguientes preguntas y abra un debate con su equipo si encuentra alguna diferencia entre las recomendaciones del NRP y lo que sucede actualmente en su entorno hospitalario. Analice la posibilidad de utilizar las evaluaciones de procesos y resultados sugeridas para guiar la recopilación de datos, identificar áreas de mejora y controlar el resultado de sus esfuerzos para mejorar.

Preguntas para lograr una mejora de la calidad

1. ¿Quiénes son los proveedores que tienen competencias para administrar compresiones torácicas en su sala de partos?
2. ¿Una persona con competencias para administrar compresiones torácicas está disponible si se la necesita?
3. ¿Con qué frecuencia los proveedores practican sus competencias de administración de compresiones torácicas y ventilación coordinadas?
4. ¿Hay un monitor cardíaco que se pueda utilizar en la sala de partos cuando un bebé requiere intubación y compresiones torácicas?

Medidas de procesos y resultados

1. ¿Con qué frecuencia los recién nacidos reciben compresiones torácicas en la sala de partos?
2. Cuando se requieren compresiones, ¿con qué frecuencia hay un proveedor capacitado presente en el momento del nacimiento?

3. ¿Con qué frecuencia se inserta un tubo endotraqueal o una mascarilla laríngea antes de iniciar compresiones torácicas?

4. ¿Con qué frecuencia se aumenta el FIO_2 a 100% cuando se inician las compresiones?

Preguntas más frecuentes

¿Cuáles son las complicaciones potenciales de las compresiones torácicas?

Las compresiones torácicas pueden provocarle traumatismos al bebé. Hay dos órganos vitales dentro de la caja torácica: el corazón y los pulmones. Cuando administra compresiones torácicas, debe aplicar presión suficiente para comprimir el corazón entre el esternón y la columna vertebral sin dañar los órganos subyacentes. El hígado se encuentra en la cavidad abdominal, parcialmente debajo de las costillas. La presión aplicada directamente sobre la xifoides podría causar laceraciones en el hígado.

Se deben administrar las compresiones torácicas con la fuerza dirigida en línea recta hacia abajo en el medio del esternón. No se distraiga y permita que los pulgares empujen en las costillas conectadas con el esternón. Si sigue el procedimiento descrito en esta lección, puede minimizar el riesgo de lesiones.

¿Por qué el Algoritmo del Neonatal Resuscitation Program sigue el A-B-C (vía Aérea-Buena respiración-Compresiones) cuando otros programas siguen el C-A-B (Compresiones-vía Aérea-Buena respiración)?

El NRP se enfoca en establecer ventilación efectiva en lugar de empezar compresiones torácicas porque la gran mayoría de los recién nacidos que requieren reanimación tienen un corazón sano. El problema subyacente es la insuficiencia respiratoria con un intercambio de gases deteriorado. Por lo tanto, la ventilación de los pulmones del bebé es el paso más importante y efectivo durante la reanimación neonatal. Muy pocos bebés requieren compresiones torácicas una vez establecida la ventilación efectiva. Otros programas se enfocan en las compresiones torácicas porque los adultos tienen más probabilidades de tener un problema cardíaco principal que causa el colapso cardiorrespiratorio. Enseñar un único enfoque para niños y adultos simplifica el proceso educativo.

¿Por qué el Neonatal Resuscitation Program usa la relación compresión-ventilación de 3:1 en lugar de la relación 15:2 utilizada en otros programas?

Los estudios neonatales en animales han demostrado que la relación 3:1 reduce el tiempo de retorno de la circulación espontánea. Las relaciones alternativas, al igual que las ventilaciones asincrónicas (no coordinadas) después de la intubación, se utilizan comúnmente fuera del periodo de recién nacido, pero no demostraron mejorar la recuperación en recién nacidos. Actualmente se están estudiando técnicas y relaciones de compresión torácica adicionales, pero no hay evidencia suficiente para recomendarlas en este momento.

En el caso presentado al inicio de la lección, el detector de CO_2 no cambió de color a pesar de que se insertó correctamente el tubo endotraqueal. ¿Por qué?

Si el bebé tiene una frecuencia cardíaca muy baja o función cardíaca muy deficiente, es posible que no se transporte suficiente CO_2 a los pulmones para cambiar el color del detector. En este caso, necesitará utilizar otros indicadores (movimiento torácico y ruidos respiratorios) para determinar si el tubo endotraqueal fue insertado correctamente. Si el detector de CO_2 comienza a cambiar de color durante las compresiones, puede ser una indicación de la mejora en la función cardíaca.

REPASO DE LA LECCIÓN 6

1. Un recién nacido está apneico después del parto. El bebé no mejora después de los pasos iniciales, y se inicia la ventilación con presión positiva. Después de 30 segundos, la frecuencia cardíaca aumenta de 40 latidos por minuto (lpm) a 80 lpm. Las compresiones torácicas (deberían)/(no deberían) iniciarse. La ventilación con presión positiva (debería)/(no debería) continuar.
2. Un recién nacido está apneico después del parto. El bebé no mejora después de los pasos iniciales o la ventilación con presión positiva. Se inserta adecuadamente un tubo endotraqueal, el tórax se mueve con la ventilación, hay ruidos respiratorios bilaterales presentes y se continúa la ventilación por otros 30 segundos. La frecuencia cardíaca continúa en 40 latidos por minuto. Las compresiones torácicas (deberían)/(no deberían) iniciarse. La ventilación con presión positiva (debería)/(no debería) continuar.
3. Marque el área en este bebé donde aplicaría las compresiones torácicas.

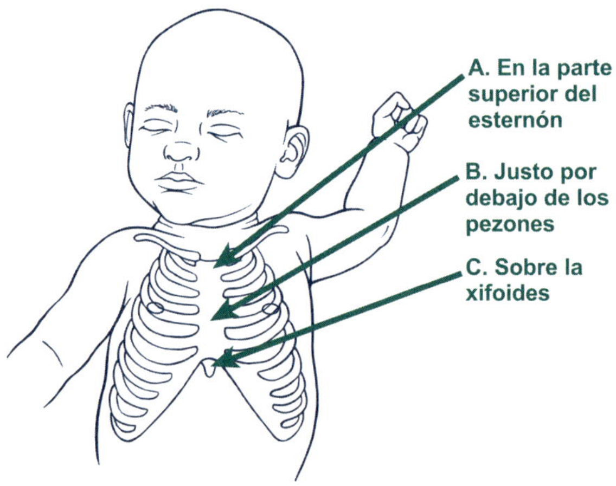

4. La profundidad correcta de las compresiones torácicas es aproximadamente
   a. Un cuarto del diámetro anteroposterior del tórax
   b. Un tercio del diámetro anteroposterior del tórax
   c. Una mitad del diámetro anteroposterior del tórax
   d. 5 cm (2 pulgadas)

5. La relación de compresiones torácicas a ventilaciones es (3 compresiones a 1 ventilación)/(1 compresión a 3 ventilaciones).
6. ¿Qué frase se utiliza para lograr el ritmo correcto para coordinar las compresiones torácicas y la ventilación? ______________________ ______________________.
7. Debe interrumpir brevemente las compresiones para comprobar la respuesta de la frecuencia cardíaca del bebé después de (30 segundos)/(60 segundos) de compresiones torácicas con ventilaciones coordinadas.
8. Se pueden interrumpir las compresiones torácicas cuando la frecuencia cardíaca es mayor a (100 latidos por minuto)/(60 latidos por minuto).

Respuestas

1. Las compresiones torácicas no deberían iniciarse. La ventilación con presión positiva debería continuar.
2. Las compresiones torácicas deberían iniciarse. La ventilación con presión positiva debería continuar.
3. Área de compresión (B) justo por debajo de los pezones.

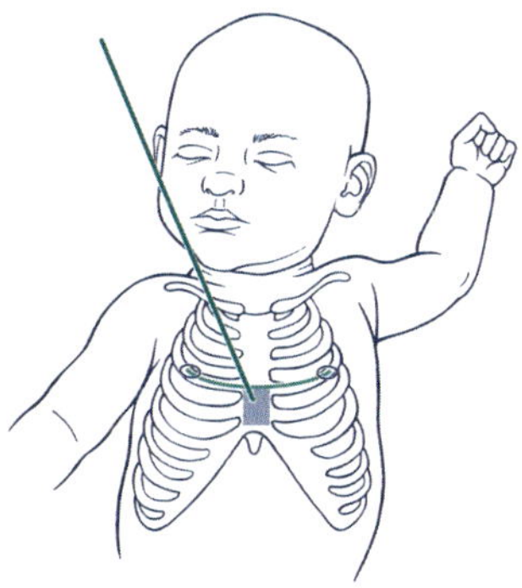

4. La profundidad correcta para las compresiones es de aproximadamente un tercio del diámetro anteroposterior del tórax.
5. La relación entre las compresiones torácicas y las ventilaciones es de 3 compresiones por 1 ventilación.
6. "Uno y dos y tres y ventilar y..."
7. Debe interrumpir brevemente las compresiones para comprobar la respuesta de la frecuencia cardíaca del bebé después de 60 segundos de compresiones torácicas con ventilaciones coordinadas.
8. Interrumpa las compresiones torácicas cuando la frecuencia cardíaca es mayor a 60 latidos por minuto.

LECCIÓN 6: ESCENARIO DE PRÁCTICA

Compresiones torácicas

Objetivos de aprendizaje

1. Identificar a un recién nacido que requiere compresiones torácicas.
2. Interpretar qué significa que un detector de dióxido de carbono (CO_2) no cambie de color aunque haya otros signos clínicos que indiquen insuflación pulmonar con ventilación con presión positiva (VPP).
3. Demostrar la técnica correcta para realizar compresiones torácicas.
4. Identificar la señal que indica que se deben interrumpir las compresiones torácicas.
5. Demostrar competencias de comportamiento que garanticen claridad en la comunicación y en el trabajo en equipo durante este componente crítico de la reanimación neonatal.

Este escenario de práctica sirve para repaso/práctica y evaluación.

La siguiente es la secuencia sugerida para el escenario de práctica.

1. **Repasar las preguntas de las pruebas de conocimientos** con su instructor del Neonatal Resuscitation Program (NRP).
   a. ¿Cuáles son las indicaciones para iniciar las compresiones torácicas?
   b. ¿Cuál es la concentración de oxígeno utilizada cuando se requieren compresiones torácicas?
   c. ¿Por cuánto tiempo se administran compresiones torácicas antes de comprobar la frecuencia cardíaca?
   d. ¿Cuándo se pueden interrumpir las compresiones torácicas?
2. **Practicar/repasar estas habilidades** con el instructor del NRP.
   a. Colóquese cerca de la cabeza del bebé para realizar compresiones cuando se haya realizado la intubación y el tubo esté asegurado. La persona que administra la VPP se mueve hacia un lado.
   b. Coloque las manos en la posición correcta sobre el tórax del bebé.
   c. Administre compresiones en la frecuencia y profundidad correctas.
   d. Cuente el ritmo de las compresiones torácicas en voz alta y coordine las compresiones torácicas con la ventilación.
   e. Coloque un sensor de temperatura servocontrolado y ajuste el calentador radiante.

3 **Practicar este escenario** con su instructor del NRP y su equipo hasta que ya no se necesite asistencia ni orientación, o solo una asistencia y orientación mínimas.

4 **Aprobar la evaluación del escenario de práctica de la lección 6** tras dirigir un escenario de práctica, realizar las compresiones torácicas y aplicar otras habilidades relevantes para el rol y las responsabilidades correspondientes. Si alguna competencia técnica incluida en un escenario no se encuentra dentro de sus responsabilidades, delegue la competencia a un miembro cualificado del equipo y cumpla el rol de asistente, de ser necesario.

5 Una vez que pueda dirigir los escenarios y poner en práctica las habilidades con poca ayuda del instructor o sin ayuda, pase al siguiente escenario de práctica de la lección.

Escenario de práctica

"Se lo llama para asistir en un parto por cesárea de emergencia debido a bradicardia fetal. ¿Cómo se prepararía para la reanimación del bebé? A medida que trabaja, diga lo que piensa y lo que hace en voz alta para que yo pueda saber qué está pensando y haciendo".

✓	Pasos de actuación crítica
Evaluar el riesgo perinatal.	
	Evalúa el riesgo perinatal (el estudiante hace las 4 preguntas previas al parto y el instructor ["obstetra"] responde). ¿Edad gestacional? **"Nació a término".** ¿El líquido está limpio? **"El líquido está limpio".** ¿Hay más factores de riesgo? **"Hay bradicardia fetal desde hace 3 minutos".** ¿Cuál es el plan de manejo del cordón umbilical? **"Evaluaremos al bebé al nacer. Si el bebé no es vigoroso, le haré estimulación brevemente y, si no mejora, pinzaré el cordón y llevaré al bebé al calentador radiante".**
Reunir el equipo.	
	Reúne al equipo en función de los factores de riesgo perinatal. Si hay factores de riesgo presentes, debería haber al menos 2 personas cualificadas para ocuparse exclusivamente de atender al bebé. La cantidad de miembros del equipo y sus cualificaciones varían según el riesgo.
Realizar una sesión informativa previa a la reanimación.	
	Identifica al líder del equipo. Evalúa los factores de riesgo, delega tareas, designa a alguien para documentar los eventos que se van produciendo, determina los suministros y equipos necesarios, sabe cómo llamar para pedir ayuda.
Realizar la comprobación del equipo. (Los estudiantes pueden prepararse para la intubación, inserción del catéter venoso umbilical y administración de medicamentos).	
	"Nació el bebé".
Evaluación rápida.	
	• ¿Nació a término? **"Parece haber nacido a término".** • ¿Cuál es el tono muscular? **"Sin tono".** • ¿Respira o llora? **"No respira".**
Pasos iniciales.	
	Recibe al bebé en el calentador radiante, lo seca, lo estimula, ubica la vía aérea, le aspira la boca y la nariz.

✓	Pasos de actuación crítica (cont.)
Evaluar la respiración. Si respira, evalúa la frecuencia cardíaca.	
	Comprueba si hay respiración. **"El bebé está apneico". (Frecuencia cardíaca = 40 lpm, si se evaluó).**
Comenzar con la VPP dentro de los 60 segundos posteriores al parto.	
	Inicia la VPP con oxígeno al 21% (aire ambiente). A los 15 segundos de iniciar la VPP, el estudiante le pide al asistente que compruebe la frecuencia cardíaca y evalúe si está aumentando. **Frecuencia cardíaca = 40 lpm, no está aumentando "El pulsioxímetro no tiene señal".** Aplica un monitor cardíaco (opcional en este momento).
Evaluar el movimiento torácico.	
	• Si se observa movimiento torácico, continúa con la VPP × 15 segundos (para un total de 30 segundos de VPP). • Si no se observa movimiento torácico, comienza a realizar los pasos correctivos (MR. SOPA) hasta lograr movimiento torácico (el instructor puede determinar cuántos pasos se requieren), luego administra VPP por 30 segundos. La frecuencia cardíaca permanecerá inferior a 60 lpm. • *Si no se logra movimiento torácico después de los pasos M y R, S y O, el estudiante indica la necesidad de una vía aérea alternativa y procede directamente con la intubación o la inserción de la mascarilla laríngea.*
Controlar la frecuencia cardíaca después de 30 segundos de VPP con movimiento torácico.	
	Comprueba la frecuencia cardíaca. **Frecuencia cardíaca = 40 lpm y no aumenta** Indica la necesidad de una vía aérea alternativa.
	Coloca guías del monitor cardíaco y las conecta al monitor, previendo la vía aérea alternativa (si no se hizo todavía).
Insertar la vía aérea alternativa (tubo endotraqueal o mascarilla laríngea).	
	• Intuba (hoja de tamaño 1 y tubo endotraqueal de tamaño 3,5) o inserta la mascarilla laríngea (tamaño 1). • Comprueba si la frecuencia cardíaca aumenta, el cambio de color del detector de CO_2, ruidos respiratorios bilaterales y movimiento torácico con la VPP. • Para la intubación endotraqueal: Comprueba la profundidad de inserción desde la punta al labio con la tabla de profundidad de inserción o la distancia desde el tabique nasal al trago. • Le pide al asistente que asegure el tubo endotraqueal o la mascarilla laríngea.
	Si el dispositivo de VPP no se insertó con éxito: **"No cambia el color del detector de CO_2, el tórax no se está moviendo y la frecuencia cardíaca no está aumentando".** • Retira el dispositivo. • Reanuda la VPP por mascarilla facial. • Repite el intento de inserción.
	Si insertó con éxito el dispositivo: **Nota: Es posible que el color del detector de CO_2 no cambie si la frecuencia cardíaca es baja.** **Frecuencia cardíaca = 40 lpm y no aumenta** **"El tórax se mueve con VPP, la pulsioximetría no tiene señal".** • Continúa la VPP por 30 segundos.
Controlar la frecuencia cardíaca después de 30 segundos de VPP con una vía aérea alternativa.	
	Comprueba la frecuencia cardíaca después de 30 segundos de VPP con movimiento torácico. **Frecuencia cardíaca = 40 lpm y no aumenta "El pulsioxímetro no tiene señal".**
Iniciar las compresiones torácicas.	
	Llama para pedir ayuda adicional de ser necesario. Pide al asistente que aumente el oxígeno a 100%. Le pide al asistente que le coloque un sensor de temperatura servocontrolado al bebé y que ajuste el calentador radiante para mantener la temperatura del bebé entre 36,5 °C y 37,5 °C. Puede pedirle a un miembro del equipo que se prepare para la inserción del catéter venoso umbilical y la administración de adrenalina.

✓	Pasos de actuación crítica (cont.)
	La persona que se ocupa de las compresiones pasa a la cabecera de la cama, mientras que la persona que se ocupa de las ventilaciones pasa a un costado de la cama.
	Coloca los pulgares en el esternón (tercio inferior, por debajo de la línea imaginaria que conecta los pezones), los dedos bajo la espalda, dando soporte a la columna vertebral (no es necesario que los dedos se toquen).
	Comprime el esternón un tercio del diámetro anteroposterior del tórax, en línea recta al subir y bajar. • La persona que se ocupa de las compresiones marca el ritmo en voz alta: "uno y dos y tres y ventilar y". • Ventilación con presión positiva administrada durante la pausa de las compresiones ("ventilar y"). • Un ciclo de 3 compresiones y 1 ventilación cada 2 segundos.
Comprobar la frecuencia cardíaca después de 1 minuto.	
	Interrumpe las compresiones, continúa con la VPP y comprueba la frecuencia cardíaca después de 60 segundos de compresiones y ventilaciones. **Frecuencia cardíaca = 70 lpm y en aumento.** **"El pulsioxímetro tiene señal. No hay respiración espontánea".**
Interrumpir las compresiones y continuar con la VPP.	
	• Interrumpe las compresiones torácicas. • Continúa la VPP con una frecuencia de ventilación más alta (40-60 ventilaciones/min). • Ajusta la concentración de oxígeno según el objetivo de saturación de oxígeno. **La frecuencia cardíaca es de >100 lpm y en aumento** **SpO_2 = 78%** **"No hay respiración espontánea".**
Comprobar los signos vitales.	
	Continúa la VPP y ajusta la concentración de oxígeno según la oximetría. **La frecuencia cardíaca es >100 lpm** **SpO_2 = 90%** **"El tono muscular está mejorando. Respiración espontánea pero inconstante".**
Fin del escenario.	
	Asiste al bebé con la VPP y le administra oxígeno adicional según la Tabla de objetivos de saturación de oxígeno. Controla la frecuencia cardíaca, el esfuerzo respiratorio, la saturación de oxígeno, la actividad y la temperatura. Se prepara para trasladar al bebé a la unidad de cuidados posteriores a la reanimación. Se comunica con el equipo perinatal. Les comunica a los padres las novedades y los siguientes pasos. Hace un debriefing de la reanimación.

Ejemplos de preguntas durante el debriefing

1. ¿Qué salió bien durante esta reanimación?
2. ¿Cuál es el tema más importante que se debe discutir en este debriefing?
3. ¿Qué harían diferente en caso de tener que realizar compresiones torácicas en un futuro?
4. ¿Tienen algún otro comentario o sugerencia que realizarle al equipo? ¿Y al líder?
5. Mencionen un ejemplo que ilustre cómo utilizaron al menos una de las competencias fundamentales del comportamiento del NRP.

Si se cometieron errores significativos, considere la posibilidad de preguntarles lo siguiente a los estudiantes.

6 ¿Qué ocurrió? ¿Qué debería haber ocurrido? ¿Qué podrían haber hecho para obtener los resultados correctos?

7 ¿Qué competencias fundamentales del comportamiento del NRP podrían haber sido útiles en esta situación?

Competencias fundamentales del comportamiento del NRP

- Conocer el entorno.
- Usar la información disponible.
- Prever y planificar.
- Identificar claramente al líder del equipo.
- Comunicar eficazmente.
- Delegar trabajo de manera óptima.
- Distribuir la atención con inteligencia.
- Usar los recursos disponibles.
- Pedir ayuda cuando sea necesario.
- Mantener un comportamiento profesional.

Medicación

7

Puntos de aprendizaje

- Cuándo administrar adrenalina durante la reanimación
- Cómo administrar adrenalina
- Cuándo administrar un expansor de volumen durante la reanimación
- Cómo administrar un expansor de volumen
- Qué hacer si el bebé no mejora tras la aplicación de adrenalina intravenosa y del expansor de volumen
- Cómo insertar un catéter venoso umbilical de emergencia
- Cómo insertar una aguja intraósea

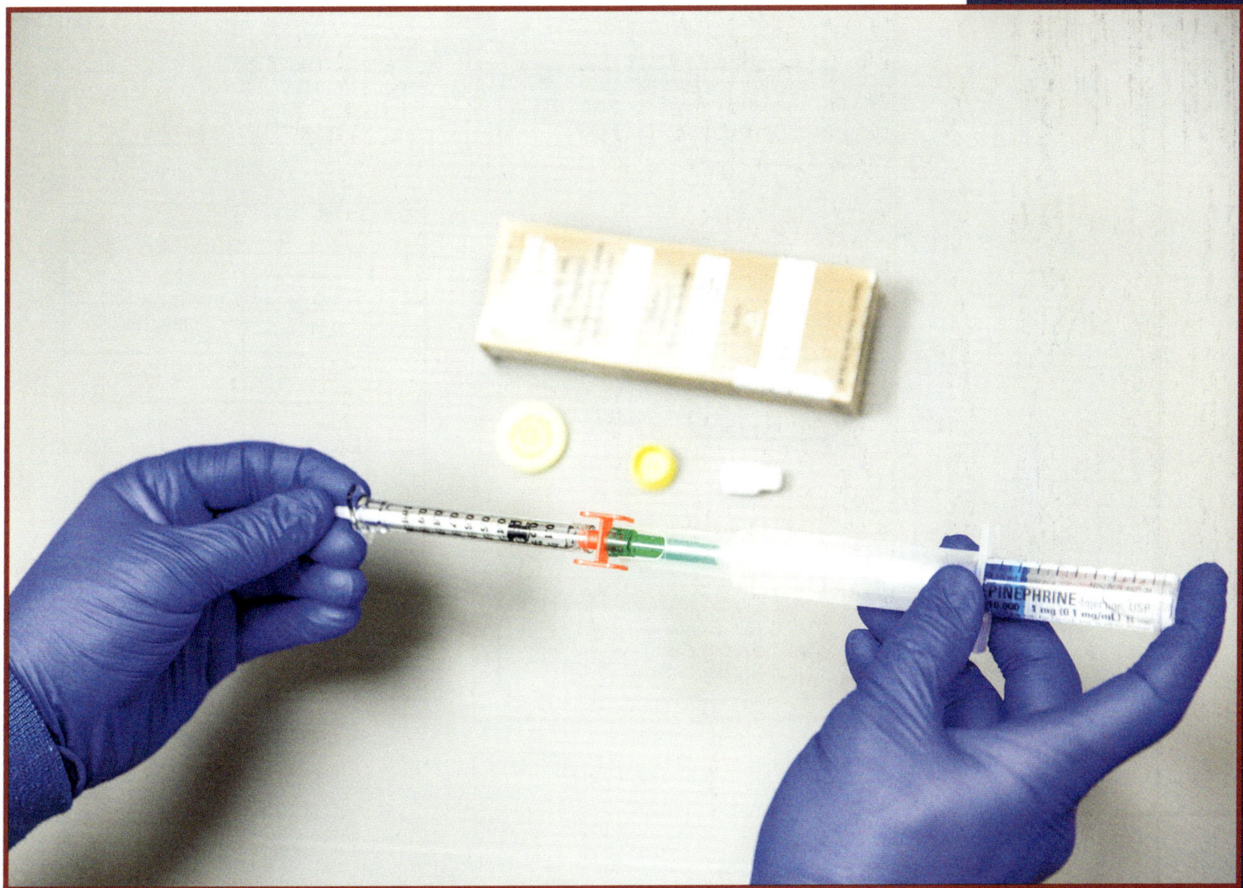

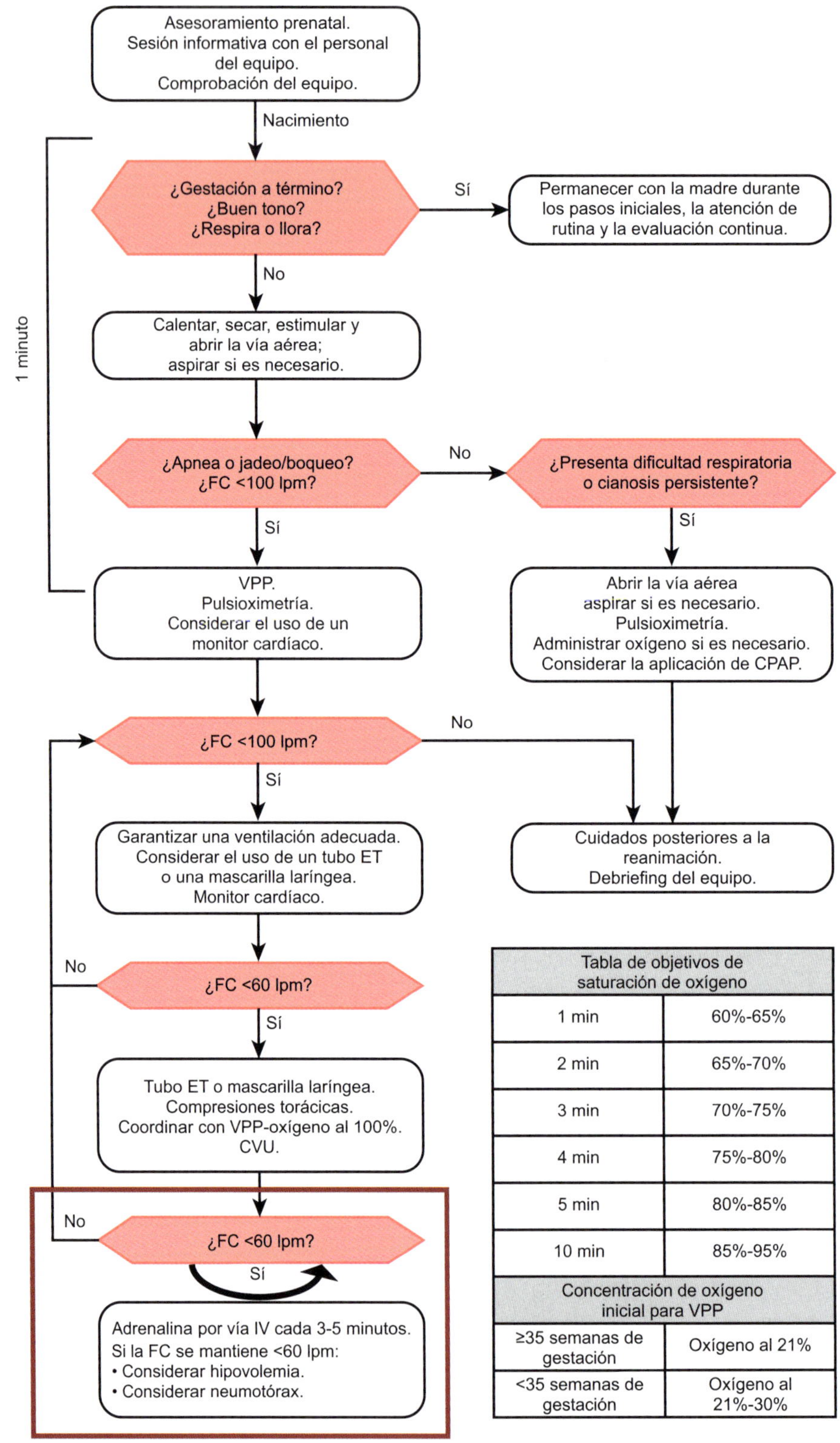

Tabla de objetivos de saturación de oxígeno	
1 min	60%-65%
2 min	65%-70%
3 min	70%-75%
4 min	75%-80%
5 min	80%-85%
10 min	85%-95%
Concentración de oxígeno inicial para VPP	
≥35 semanas de gestación	Oxígeno al 21%
<35 semanas de gestación	Oxígeno al 21%-30%

Puntos clave

1. Se indica adrenalina si la frecuencia cardíaca del bebé **no supera los 60 latidos por minuto (lpm)** después de realizar lo siguiente:
   a. Haber aplicado una ventilación con presión positiva (VPP) que infle los pulmones y se refleje en el movimiento torácico, durante 30 segundos como mínimo.
   b. Haber realizado otros 60 segundos de compresiones torácicas coordinadas con VPP y oxígeno al 100%.
   c. Haber administrado ventilación a través de un tubo endotraqueal o una mascarilla laríngea correctamente aplicados, en la mayoría de los casos.
2. No se indica adrenalina antes de haber establecido una ventilación que infle los pulmones efectivamente y se refleje en el movimiento torácico.
3. Recomendaciones sobre la adrenalina
   a. Concentración: 0,1 mg/ml = 1 mg/10 ml
   b. Vía: intravenosa *(preferida)* o intraósea
      i. Se puede acceder rápidamente a la circulación venosa central con un catéter venoso umbilical o una aguja intraósea. Para los bebés que requieran acceso vascular en el momento del parto, se recomienda la vena umbilical.
      ii. Se puede considerar la posibilidad de administrar una dosis endotraqueal mientras se establece el acceso vascular.
   c. Preparación:
      i. Intravenosa o intraósea: jeringa de 1 ml (etiquetada *Adrenalina-IV*)
      ii. Endotraqueal: jeringa de 3 a 5 ml (etiquetada *Adrenalina-ET SOLAMENTE*)
   d. Dosis:
      i. Intravenosa o intraósea = 0,02 mg/kg (igual a 0,2 ml/kg)
         a. Se puede repetir cada 3 a 5 minutos
         b. Rango = 0,01 a 0,03 mg/kg (igual a 0,1 a 0,3 ml/kg)
         c. Frecuencia: *Rápido*. Lo más rápida posible
         d. Bolo: después de la dosis intravenosa o intraósea, aplicar un bolo con 3 ml de solución salina

ii. Endotraqueal = 0,1 mg/kg (igual a 1 ml/kg)

b. Rango = 0,05 a 0,1 mg/kg (0,5 a 1 ml/kg)

b. Si no hay respuesta, se recomienda administrar otras dosis intravenosas e intraóseas

4 Se indica la administración de un expansor de volumen si el bebé no responde a los pasos de la reanimación **y** si hay signos de shock o antecedentes de pérdidas de sangre importantes.

5 Recomendaciones sobre el expansor de volumen

a. Solución: solución salina normal (SSN) o tipo de sangre O Rh negativo

b. Vía: intravenosa o intraósea

c. Preparación: jeringa de 30 a 60 ml (etiquetada SSN o sangre O)

d. Dosis: 10 ml/kg

e. Frecuencia: de 5 a 10 minutos

6 Si se confirma que no hay frecuencia cardíaca después de haber realizado todos los pasos de la reanimación, se debe evaluar con el equipo y la familia la posibilidad de interrumpir los esfuerzos de reanimación. Un plazo razonable para evaluar la posibilidad de interrumpir los esfuerzos de reanimación es de alrededor de 20 minutos después del nacimiento; sin embargo, la decisión de continuar o no dependerá del paciente y de los factores contextuales.

Caso: Reanimación con ventilación con presión positiva, compresiones torácicas y medicamentos

Llaman a su equipo para asistir al parto de una mujer de 36 semanas de gestación que refiere movimientos fetales disminuidos y hemorragia vaginal. En el monitor se observa bradicardia fetal. Su equipo de reanimación se reúne rápidamente en la sala de partos, realiza la sesión informativa con el personal del equipo antes de la reanimación, y prepara los suministros y equipos. Se preparan un tubo endotraqueal, un catéter venoso umbilical, adrenalina y una reposición de volumen porque se prevé que se necesitará reanimación. Se realiza una cesárea de emergencia y el obstetra informa la presencia de líquido amniótico con sangre. Se pinza y se corta inmediatamente el cordón umbilical y se le entrega un bebé flácido y pálido al equipo de reanimación. Un miembro del equipo empieza a documentar los eventos de reanimación a medida que se presentan.

Usted realiza los pasos iniciales bajo el calentador radiante; sin embargo, el bebé permanece flácido y sin respiración espontánea. Comienza la ventilación con presión positiva (VPP) con oxígeno al 21% y se le coloca al bebé un pulsioxímetro en la mano derecha y un monitor cardíaco con derivaciones en el pecho. La frecuencia cardíaca del bebé es de 40 latidos por minuto (lpm) según el monitor cardíaco y la auscultación, pero el pulsioxímetro no arroja una señal confiable. Aunque la VPP hace que el pecho del bebé se mueva, la frecuencia cardíaca no mejora. Se intuba al bebé con éxito y se continúa con la VPP durante 30 segundos por medio del tubo endotraqueal, pero la frecuencia cardíaca sigue siendo 40 lpm. Se realizan compresiones torácicas con VPP coordinada usando oxígeno al 100%. Un miembro del equipo confirma la calidad de las compresiones y de la ventilación, pero la frecuencia cardíaca del bebé bajó a 30 lpm después de 60 segundos.

Un miembro del equipo le inserta rápidamente un catéter venoso umbilical y otro le administra adrenalina y un bolo de solución salina a través del catéter. La ventilación y las compresiones continúan y, 1 minuto después, la frecuencia cardíaca del bebé aumenta a 60 lpm. Se discontinúan las compresiones torácicas. A medida que la frecuencia cardíaca aumenta, el pulsioxímetro empieza a detectar una señal confiable y muestra que la saturación de oxígeno es de 70% y va en aumento. La ventilación asistida continúa y se ajusta la concentración de oxígeno para mantener la saturación de oxígeno del bebé dentro del rango objetivo. Después de 10 minutos del nacimiento, el bebé realiza un jadeo/boqueo inicial. Se traslada al bebé a la sala de recién nacidos para que le realicen los cuidados posteriores a la reanimación. Poco tiempo después, los miembros del equipo realizan un debriefing para hablar de la preparación, el trabajo en equipo y la comunicación.

Un número muy bajo de recién nacidos requiere medicamentos de emergencia.

La mayoría de los recién nacidos que requieren reanimación mejoran sin medicamentos de emergencia. Antes de administrar los medicamentos, debe confirmar la precisión de su evaluación de la frecuencia cardíaca y comprobar la efectividad de la ventilación y las compresiones. En la mayoría de los casos, debería haber introducido un tubo endotraqueal o una mascarilla laríngea para mejorar la eficacia de la ventilación.

Solo un número muy bajo de recién nacidos (aproximadamente 1 de cada 1000 recién nacidos) sigue teniendo una frecuencia cardíaca inferior a 60 lpm a pesar de que se le inflen los pulmones y de que aumente el gasto cardíaco con las compresiones torácicas. Esto ocurre cuando el flujo sanguíneo que se dirige a las arterias coronarias disminuye drásticamente, lo que hace que llegue tan poco oxígeno al corazón que este no se puede contraer efectivamente. Estos recién nacidos deberían recibir adrenalina para mejorar la perfusión arterial coronaria y la administración de oxígeno (figura 7.1). Es posible que los recién nacidos en shock por una pérdida de sangre importante (por ejemplo, hemorragia de la vasa previa, traumatismo fetal, alteración del cordón, compresión grave del cordón) también requieran una expansión de volumen de emergencia.

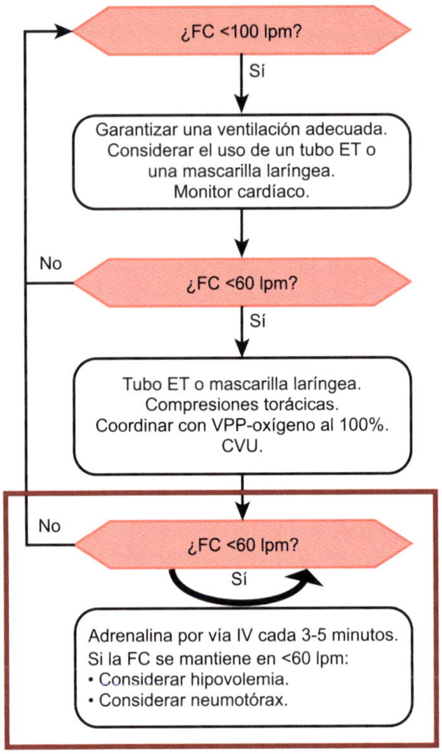

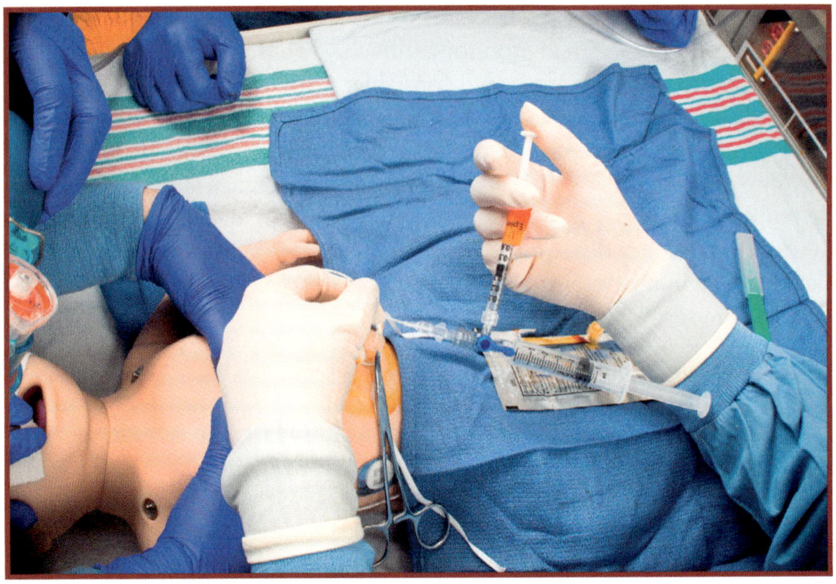

Figura 7.1. Algunos recién nacidos requieren medicamentos de emergencia para recuperar la función cardíaca.

¿Qué es la adrenalina y qué hace?

La adrenalina es un estimulante vascular y cardíaco que hace que los vasos sanguíneos fuera del corazón se contraigan, lo cual aumenta el flujo sanguíneo hacia las arterias coronarias. El flujo sanguíneo hacia las arterias coronarias lleva el oxígeno necesario para restaurar la función cardíaca. Además, la adrenalina aumenta la frecuencia y la fuerza de las contracciones cardíacas.

¿Cuándo está indicada la adrenalina y cómo se debe administrar?

Indicación

La adrenalina está indicada si la frecuencia cardíaca del bebé **no supera los 60 lpm después** de realizar lo siguiente:

- Haber aplicado una VPP que infle los pulmones, tal como lo evidencia el movimiento torácico, por al menos 30 segundos, **y**
- Otros 60 segundos de compresiones torácicas coordinadas con VPP utilizando oxígeno al 100%.

En la mayoría de los casos, la ventilación debería haberse administrado por medio de un tubo endotraqueal bien aplicado o mediante una mascarilla laríngea. La adrenalina **no** está indicada antes de que haya logrado una ventilación que infle los pulmones efectivamente.

Concentración

Precaución: La adrenalina está disponible en 2 concentraciones.

La única concentración que se debería usar en la reanimación neonatal es **la que indica 0,1 mg/ml en la etiqueta, o la que indica 1 mg/10 ml.** Suele suministrarse en un vial de vidrio de 10 ml dentro de una caja que trae un dispositivo para inyectarla.

No use la concentración más alta de adrenalina que puede estar guardada junto con los suministros de emergencia para reanimación pediátrica y adulta. Esta suele suministrarse en un vial de vidrio con una punta que debe romperse, sin un dispositivo para inyectarla.

Vía

Intravenosa *(preferida)* o intraósea: la adrenalina debe alcanzar la circulación venosa central rápido. Los medicamentes suelen alcanzar la circulación venosa central rápido cuando se administran en un catéter venoso umbilical o con una aguja intraósea. Para los bebés que requieran acceso vascular en el momento del parto, se recomienda la vena umbilical. Cuando no se puede realizar un acceso venoso umbilical o este no es exitoso, la vía intraósea es una alternativa razonable.

No se recomienda intentar insertar un catéter intravenoso periférico cuando se administran medicamentos de emergencia en el caso de un colapso cardiovascular. Es posible que no sea exitoso, que se produzca la extravasación de la adrenalina dentro del tejido y que se atrase la administración de una terapia que podría salvarle la vida al bebé.

Endotraqueal *(menos efectiva)*: es posible que algunos médicos clínicos decidan administrar una dosis de adrenalina en el tubo endotraqueal mientras se establece el acceso vascular. Si bien es posible que administrar adrenalina endotraqueal sea más rápido que administrarla por vía intravenosa, los estudios demuestran que la absorción no es confiable que la vía endotraqueal es menos efectiva. Por este motivo, la vía intravenosa y la vía intraósea son las recomendadas.

Preparación

Use un conector estéril o una llave para transferir la adrenalina desde el inyector del vial de vidrio hasta la jeringa (figura 7.2).

Intravenosa/intraósea: prepare la adrenalina intravenosa o intraósea en una **jeringa cuya etiqueta diga 1 ml. Etiquete la jeringa claramente de la siguiente manera: "*Adrenalina-IV.*"**

Endotraqueal: prepare la adrenalina endotraqueal en una **jeringa de 3 a 5 ml.** Etiquete la jeringa claramente de la siguiente manera: ***"Adrenalina-ET SOLAMENTE."*** Asegúrese de no usar esta jeringa más grande en la administración intravenosa o intraósea.

Aprendizaje mejorado

https://bcove.video/3we2IZH

QR 7.1 Escanee el código para ver un video de 1:30 minutos sobre cómo aspirar adrenalina.

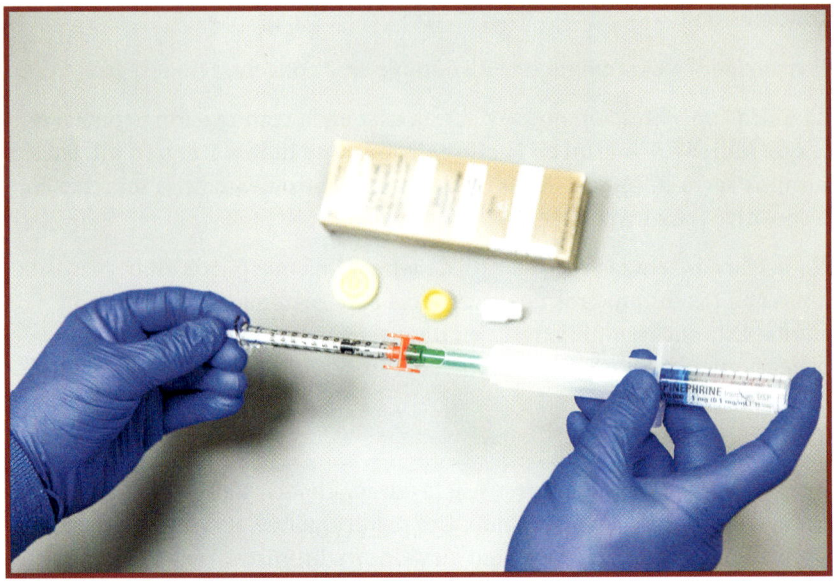

Figura 7.2. Usar un conector o llave para administrar la adrenalina.

Dosis

Intravenosa o intraósea: la **dosis intravenosa o intraósea** inicial recomendada es **0,02 mg/kg** (igual a 0,2 ml/kg). Deberá estimar el peso del bebé después del parto.

- El rango de dosis recomendada para la administración intravenosa o intraósea es de 0,01 a 0,03 mg/kg (igual a 0,1 a 0,3 ml/kg).

Endotraqueal: si decide administrar una dosis endotraqueal mientras se establece el acceso vascular, la **dosis endotraqueal recomendada es 0,1 mg/kg (igual a 1 ml/kg).** El rango de dosis recomendada es de 0,05 a 0,1 mg/kg (igual a 0,5 a 1 ml/kg). **Solo** se recomienda la dosis más alta para la administración endotraqueal. **NO administre una dosis más alta por vía intravenosa o intraósea.**

Administración

Velocidad de administración IV/IO: rápida, administre la adrenalina lo más rápido posible.

Bolo IV/IO: después de las dosis **IV o IO**, aplique solución salina normal de **3 ml**.

Endotraqueal: al administrar adrenalina endotraqueal, asegúrese de aplicar el fármaco directamente en el tubo y tenga cuidado de no dejarlo depositado en el conector del tubo. Como administrará una gran cantidad fluida de adrenalina dentro del tubo endotraqueal, después de administrar el fármaco, debería realizar ventilación con presión positiva para distribuirlo por los pulmones. No se recomienda un bolo.

Circuito cerrado de comunicación

Use un circuito cerrado de comunicación al dar una instrucción en cuanto a la medicación. Mencione números individuales al hacer referencia a números. Mencione el cero y la coma decimal, pero no diga los dígitos finales. Evite usar abreviaciones al dar instrucciones en cuanto a la medicación.

Por ejemplo:

- El profesional de la salud (Liz) y la persona que administra medicamentos (Taylor) se ponen de acuerdo en cuanto al peso estimado.
  - *Liz*: —Taylor, estimo que el peso del bebé es de tres kilogramos.
  - *Taylor*: —El peso del bebé es de tres kilogramos.
- El profesional de la salud menciona el medicamento, la concentración, la dosis y la vía. La persona que administrará el medicamento repite la instrucción.
  - *Liz*: —Taylor, administra adrenalina con una concentración de un miligramo por cada diez mililitros, cero coma cero dos miligramos por kilogramo, rápido, por medio del catéter venoso umbilical. Luego, administra un bolo de tres mililitros de solución salina.
  - *Taylor*: —Tengo adrenalina, un miligramo por cada diez mililitros —muestra la caja—. Le administraré cero coma cero dos miligramos por kilogramo, lo que equivale a cero coma dos mililitros por kilogramo. El bebé pesa tres kilogramos, por lo que le administraré cero coma seis mililitros —muestra la jeringa—. Se lo administraré rápido por medio del catéter venoso umbilical. Luego, le administraré un bolo de tres mililitros de solución salina —muestra la jeringa—.
- Una vez completado el procedimiento:
  - *Taylor*: —Liz, se administró adrenalina y se completó el bolo.

Aprendizaje mejorado

https://bcove.video/3I78QVT

QR 7.2 Escanee el código para ver un video de 1 minuto sobre el circuito cerrado de comunicación para solicitar y administrar adrenalina.

¿Qué debería esperar que suceda después de administrar adrenalina?

Evalúe la frecuencia cardíaca del bebé 1 minuto después de administrarle la adrenalina. A medida que continúa realizando VPP con oxígeno al 100% y compresiones torácicas, la frecuencia cardíaca debería aumentar a 60 lpm o dentro de aproximadamente 1 minuto después de la administración de adrenalina intravenosa o intraósea.

Si la frecuencia cardíaca es menor a 60 lpm después de la primera dosis de adrenalina intravenosa o intraósea, continúe con la ventilación y las compresiones coordinadas. Puede volver a administrar una dosis de adrenalina cada 3 a 5 minutos. Si comenzó con la dosis inicial recomendada de 0,02 mg/kg o menos, debería considerar aumentar las dosis siguientes. No exceda la dosis máxima recomendada. Si no hay una respuesta satisfactoria después de la adrenalina intravenosa o intraósea, considere otros problemas como hipovolemia o neumotórax a tensión.

Es posible que la respuesta requiera más tiempo o no haya respuesta si administra adrenalina endotraqueal. Si la primera dosis se administra por vía endotraqueal y no hay una respuesta satisfactoria, la próxima dosis debería administrarse ni bien se inserta el catéter venoso umbilical o la aguja intraósea. No se retrase. Si la frecuencia cardíaca es menor a 60 lpm, no debe esperar que pasen 3 minutos después de una dosis endotraqueal para administrar la primera dosis intravenosa o intraósea. Una vez que se insertó el catéter venoso umbilical o la aguja intraósea, todas las dosis posteriores deberían administrarse por vía intravenosa o intraósea.

Además, asegúrese de lo siguiente:

- Que se esté usando un monitor cardíaco para la evaluación más precisa de la frecuencia cardíaca.
- Que los pulmones se estén ventilando adecuadamente, como lo indica el movimiento torácico. Realmente debe considerar insertar un tubo endotraqueal o una mascarilla laríngea si todavía no lo hizo. Si se está realizando VPP por medio de un tubo endotraqueal o una mascarilla laríngea, debería haber ruidos respiratorios homogéneos.
- Que el tubo endotraqueal no esté fuera de lugar, doblado o tapado por secreciones.
- Que las compresiones torácicas se estén realizando a la profundidad correcta (un tercio del diámetro anteroposterior [AP] del tórax) y a la frecuencia correcta (90/min).
- Que se minimicen las interrupciones de las compresiones torácicas, ya que cada interrupción disminuye la perfusión arterial coronaria.

Resumen de la adrenalina

Concentración
0,1 mg/ml de adrenalina = 1 mg/10 ml
Vía
Intravenosa *(preferida)* **o intraósea**
Opción: endotraqueal solo mientras se establece el acceso intraóseo o intravenoso
Preparación
Intravenosa o intraósea: jeringa de 1 ml etiquetada como "Adrenalina-IV"
• Preparar un bolo de solución salina de 3 ml
Endotraqueal: jeringa de 3 a 5 ml etiquetada como "Adrenalina-ET solamente"
Dosis
Intravenosa o intraósea = 0,02 mg/kg (igual a 0,2 ml/kg).
• *Rango = 0,01 a 0,03 mg/kg (igual a 0,1 a 0,3 ml/kg)*
Endotraqueal = 0,1 mg/kg (igual a 1 ml/kg)
• *Rango=0,05 a 0,1 mg/kg (igual a 0,5 a 1 ml/kg)*
Administración
Intravenosa o intraósea • **Rápida**: lo más rápido posible. • **Irrigar con 3 ml de solución salina normal.** • **Repetir cada 3 a 5 minutos si el corazón no supera los 60 lpm.**
Endotraqueal: administrar VPP para distribuir esa ventilación en los pulmones. No hay bolo.

¿Cuándo debería considerar administrar un expansor de volumen?

Si existe una hemorragia fetal-maternal aguda, una hemorragia de la vasa previa, una hemorragia vaginal aguda, una laceración placentaria, un traumatismo fetal, un prolapso del cordón umbilical, un cordón nucal estrecho o una pérdida de sangre del cordón umbilical, es posible que el bebé tenga un shock hipovolémico. Es posible que la frecuencia cardíaca del bebé sea persistentemente baja y que no responda a la ventilación efectiva, las compresiones torácicas y la adrenalina.

Los bebés con shock hipovolémico pueden verse pálidos, tener un retraso del llenado capilar y/o tener pulsos débiles. En algunos casos, hay signos de shock sin evidencias obvias de pérdida de sangre.

- La administración de un expansor de volumen está indicada si el bebé **no responde** a los pasos de la reanimación **y si hay signos de shock o tiene antecedentes de pérdidas de sangre importantes.**
- Los expansores de volumen **no se deben aplicar de manera rutinaria** durante la reanimación ante la ausencia de shock o frente a una pérdida aguda de sangre. Administrar una carga de gran volumen a un corazón que ya está dañado podría empeorar el gasto cardíaco y comprometer más al recién nacido.

¿Qué expansores de volumen deberían considerarse y cómo deberían administrarse?

Aprendizaje mejorado

https://bcove.video/3CHstml

QR 7.3 Escanee el código para ver un video de 1 minuto sobre cómo administrar un expansor de volumen.

Solución cristaloide

La solución cristaloide recomendada para el tratamiento agudo de la hipovolemia es la solución salina normal (NaCl al 0,9%).

La solución Ringer lactato es una alternativa aceptable, pero no suele estar disponible. Esta contiene sodio, potasio, calcio y lactato. Al contener calcio, no se puede administrar por la misma línea intravenosa como los glóbulos rojos concentrados.

Glóbulos rojos concentrados

Se deben considerar los glóbulos rojos concentrados para el reemplazo de volumen cuando se sospeche una anemia fetal. Si se diagnosticó anemia fetal antes del parto, la unidad del donante se puede someter a pruebas cruzadas con la madre para asegurar la compatibilidad con cualquier anticuerpo maternal que se le transfiera al bebé. Si la sangre sometida a pruebas cruzadas no está disponible inmediatamente, utilice *glóbulos rojos concentrados de emergencia, que no se hayan sometido a pruebas cruzadas, de tipo O Rh negativo.*

Dosis

La dosis inicial del expansor de volumen seleccionado es de 10 ml/kg. Si el bebé no mejora después de la primera dosis, es posible que deba administrar una dosis adicional de 10 ml/kg. Es casos poco frecuentes de grandes pérdidas de sangre, se puede considerar la administración de un volumen adicional.

Vía

Las opciones de acceso de emergencia al sistema vascular durante un shock hipovolémico incluyen un catéter venoso umbilical y una aguja intraósea. No se recomienda intentar insertar un catéter intravenoso periférico cuando se administra un volumen de emergencia en el caso de un colapso cardiovascular.

Preparación

Rellene una jeringa grande (de 30-60 ml) con el expansor de volumen seleccionado.

Si utiliza solución cristaloide, etiquete la jeringa para identificar claramente su contenido.

Administración

En la mayoría de los casos, la hipovolemia aguda que da como resultado la necesidad de reanimación debe corregirse rápidamente. Ningún ensayo clínico ha establecido una frecuencia de infusión preferida, pero, en la mayoría de los casos, es razonable una infusión estable de 5 a 10 minutos.

En recién nacidos prematuros de menos de 32 semanas de gestación, los bolos de volumen administrados durante el primer día de vida, los bolos de volumen administrados rápidamente y los bolos de volumen de más de 10 ml/kg se asocian con un riesgo aumentado de hemorragia intracraneal.

Resumen del expansor de volumen

Solución
Solución salina normal (NaCl al 0,9%) *Se sospecha anemia grave: glóbulos rojos concentrados de tipo O Rh negativo*
Vía
Intravenosa o intraósea
Preparación
Jeringa de 30 a 60 ml (etiquetada SSN o sangre O)
Dosis
10 ml/kg
Administración
de 5 a 10 minutos *(Proceder con precaución con los recién nacidos prematuros de menos de 32 semanas de gestación).*

¿Qué se debe hacer si el bebé no mejora tras la aplicación de adrenalina intravenosa y del expansor de volumen?

Mientras continúa administrando compresiones torácicas y ventilación, su equipo debe reevaluar rápidamente la calidad de la ventilación y de las compresiones. La adrenalina intravenosa se puede repetir cada 3 a 5 minutos.

Si no insertó una vía aérea alternativa, debe realizarlo ahora. Además, una radiografía torácica inmediata puede brindarle información valiosa. De ser necesario, llame para obtener ayuda profesional.

Realice rápidamente cada una de las preguntas de la tabla 7-1 y compruebe su evaluación como equipo.

Tabla 7-1. Preguntas que se deben realizar cuando la frecuencia cardíaca no mejora con las compresiones, la ventilación, la adrenalina y el expansor de volumen

1. ¿Hay movimiento torácico con cada ventilación?
2. ¿La vía aérea está asegurada con un tubo endotraqueal o una mascarilla laríngea?
3. ¿Se coordinan 3 compresiones con 1 ventilación cada 2 segundos?
4. ¿La profundidad de las compresiones es de un tercio del diámetro AP del tórax?
5. ¿Se está administrando oxígeno al 100% a través del dispositivo de VPP?
6. ¿Se administró la dosis correcta de adrenalina por vía intravenosa?
7. ¿El catéter venoso umbilical o la aguja intraósea están en su lugar o se desplazaron?
8. ¿Hay un neumotórax presente?

Siguió el algoritmo del Neonatal Resuscitation Program® (NRP®) pero todavía no se detecta frecuencia cardíaca (Apgar 0) en el recién nacido. ¿Cuánto tiempo debo continuar?

Los bebés recién nacidos sin frecuencia cardíaca detectable después de 10 a 20 minutos de reanimación no suelen sobrevivir, y aquellos que lo hacen, suelen tener discapacidades neurológicas graves, pero es posible que sobreviva sin alteraciones del desarrollo neuronal. Se ha informado un pequeño número de recién nacidos que experimentaron retorno de la circulación y sobrevivieron sin discapacidades graves a pesar de no haber tenido frecuencia cardíaca por 20 o más minutos después del nacimiento. La decisión de interrumpir los esfuerzos de reanimación debe estar en equilibrio con la posibilidad de interrumpirlos demasiado pronto, cuando el retorno de la circulación y la supervivencia a largo plazo todavía pueden lograrse, y continuar por demasiado tiempo, cuando el retorno de la circulación no es posible y las intervenciones continuadas no ofrezcan beneficios o es posible que el bebé sobreviva pero con un daño neurológico significativo.

Al tomar la decisión de interrumpir la reanimación, se deben considerar variables que incluyen las siguientes:

- Incertidumbre en cuanto a la duración de la asistolia
- Si se realizaron todas las intervenciones apropiadas
- La edad gestacional del bebé
- La presencia de anomalías congénitas graves
- Circunstancias específicas previas al parto como la etiología y el tiempo de los eventos perinatales que llevan a un paro cardiorrespiratorio
- Las preferencias y los valores especificados por la familia
- La disponibilidad de recursos posreanimación como el cuidado neonatal intensivo y la hipotermia terapéutica

Dadas estas consideraciones, es poco probable que haya una sola intervención después del parto o una sola duración uniforme de reanimación cardiopulmonar que sea apropiada para todos los bebés.

- Si se confirma que no hay frecuencia cardíaca después de haber realizado todos los pasos de la reanimación, se debe evaluar con el equipo y la familia la posibilidad de interrumpir los esfuerzos de reanimación.
- Un plazo razonable para evaluar la posibilidad de interrumpir los esfuerzos de reanimación es de alrededor de 20 minutos después del nacimiento; sin embargo, la decisión de continuar o no dependerá del paciente y de los factores contextuales.

Hay otras situaciones, como la bradicardia prolongada sin mejoras, donde después de esfuerzos de reanimación adecuados, es posible que sea apropiado interrumpir la reanimación. Sin embargo, no hay información suficiente sobre los resultados de estas situaciones para hacer recomendaciones específicas. Las decisiones sobre cómo proceder en estas circunstancias se deben analizar según cada caso. De ser posible, puede servir consultar con un colega o individuo con experiencia adicional.

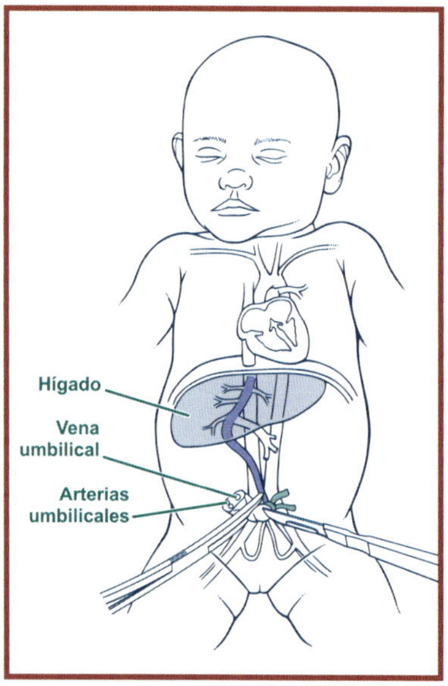

Figura 7.3. La vena umbilical viaja a través del hígado para unirse a la circulación venosa central.

¿Cómo se establece acceso intravascular rápido durante la reanimación?

La vena umbilical

La vena umbilical es una vía intravenosa de acceso rápida y directa al recién nacido (figura 7.3). Si se puede prever el uso de adrenalina porque el bebé no responde a la VPP, un miembro del equipo de reanimación se debe preparar para insertar un catéter venoso umbilical mientras los demás continúan con la VPP y las compresiones torácicas.

Inserción del catéter venoso umbilical de emergencia

1. Póngase los guantes y prepare rápidamente un área para su equipo (figura 7.4). Si bien debería intentar usar una técnica estéril, debe equilibrar la necesidad de asegurar el acceso venoso de emergencia con el riesgo de la posibilidad de introducir una infección. Si se necesitará el acceso venoso central después de la estabilización, el catéter venoso umbilical de emergencia se debe eliminar y se debe insertar un nuevo catéter con una técnica estéril.

2. Rellene un catéter umbilical de una sola luz de 3,5 F o 5 F con solución salina normal con una jeringa (de 3 a 10 ml) conectada a una llave. Una vez llena, cierre la llave que va hacia el catéter para evitar la pérdida de líquido y la entrada de aire (figura 7.4). Asegúrese de saber en qué dirección se "cierra" la llave utilizada en su escenario de práctica.

Aprendizaje mejorado

https://bcove.video/3IHBBIK

QR 7.4 Escanee el código para ver un repaso de 45 segundos sobre la inserción del catéter venoso umbilical de emergencia.

Aprendizaje mejorado

https://bcove.video/36QrC6Z

QR 7.5 Escanee el código para ver un video de 3 minutos sobre cómo insertar un catéter venoso umbilical de emergencia.

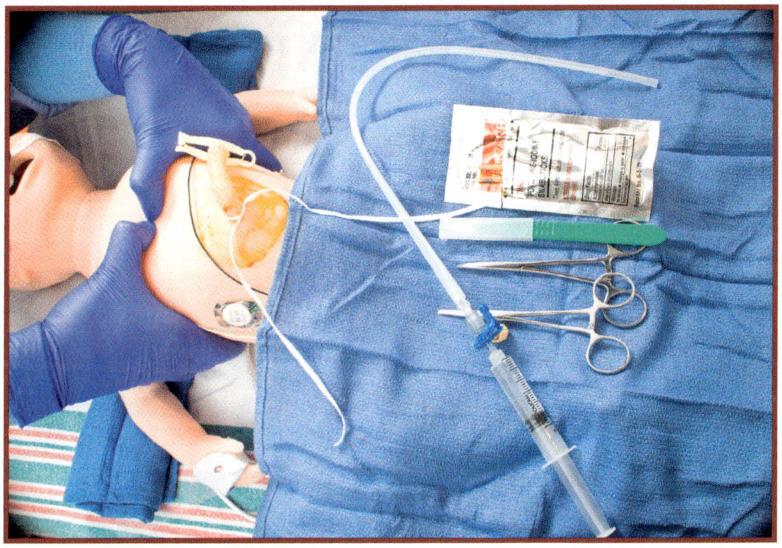

Figura 7.4. Catéter umbilical (dentro del estuche de plástico) preparado para la inserción de emergencia

3. Limpie el cordón umbilical rápidamente con una solución antiséptica. Coloque un lazo suelto en la base del cordón umbilical (figura 7.5) alrededor de la gelatina de Wharton o sobre el margen de la piel. Puede ajustar este lazo si hay una hemorragia excesiva después de que corta el cordón. Si se coloca el lazo alrededor de la piel, asegúrese de que no comprometa la perfusión de la piel.

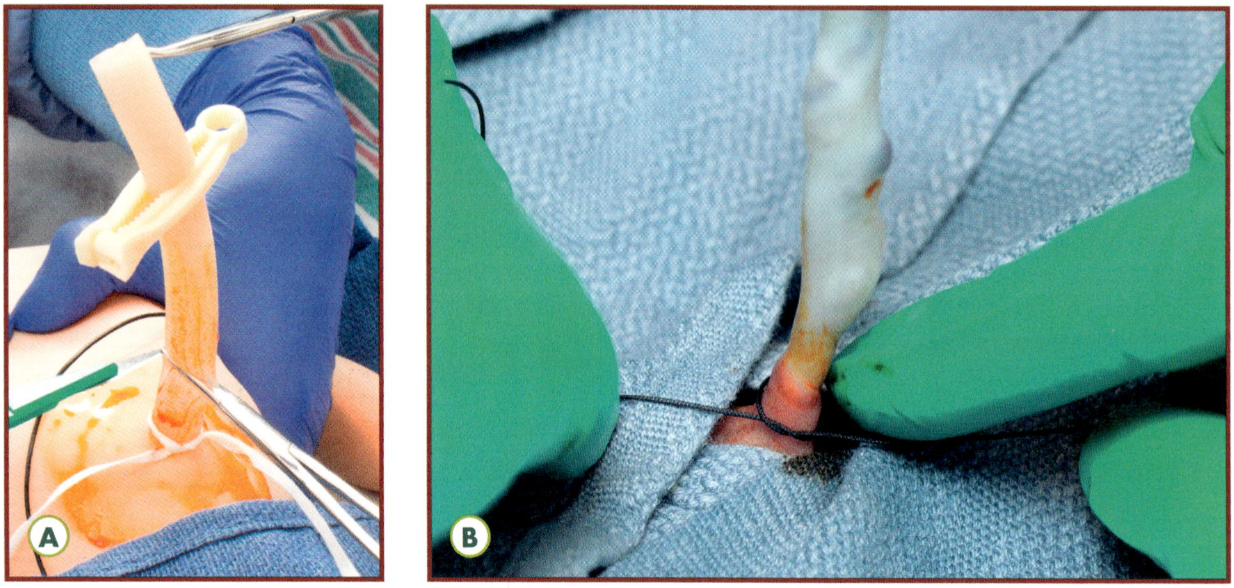

Figura 7.5. Lazo ubicado alrededor de la gelatina de Wharton (A) o sobre el margen de la piel (B). (Figura 7.5B utilizada con autorización de Mayo Foundation for Medical Education and Research).

4. Interrumpa las compresiones torácicas brevemente y avise al equipo que hay un bisturí entrando en el campo. Corte el cordón con un bisturí por debajo del pinzamiento umbilical y alrededor de 1 a 2 cm por encima de la línea de la piel (figura 7.6). Intente cortarlo de forma derecha y no formando un ángulo.

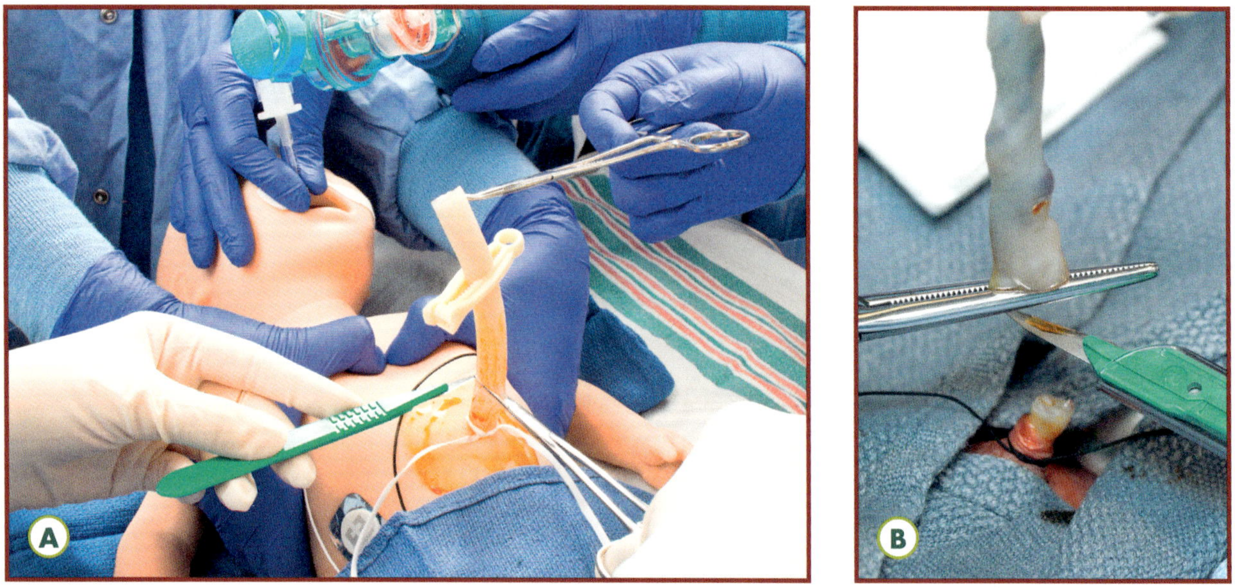

Figura 7.6. Cortar el cordón umbilical entre 1 y 2 cm por encima de la línea de la piel. (Figura 7.6B utilizada con autorización de Mayo Foundation for Medical Education and Research).

5. La vena umbilical se verá como una estructura más grande y de paredes delgadas, por lo general, cerca de la posición de las 12 en punto. Las 2 arterias umbilicales son más pequeñas, sus paredes son

más gruesas y suelen estar juntas (figura 7.7). Las arterias se enroscan alrededor del cordón y su posición varía según dónde corte el cordón.

6. Inserte el catéter en la vena umbilical (figuras 7.8 y 7.9).
   a. Continúe insertando el catéter de 2 a 4 cm hasta obtener un flujo libre de sangre cuando la llave entre el bebé y la jeringa se abra y aspire suavemente.
   b. Para uso de emergencia, la punta del catéter se debe ubicar a una corta distancia dentro de la vena, solo hasta el punto en el que se pueda aspirar la sangre. Si el catéter se inserta más, se corre el riesgo de enviar los medicamentos directamente al hígado, lo que podría causar daños a nivel hepático (figura 7.10).
   c. Continúe sosteniendo el catéter seguro en un lugar con 1 mano hasta que se asegure o se elimine.

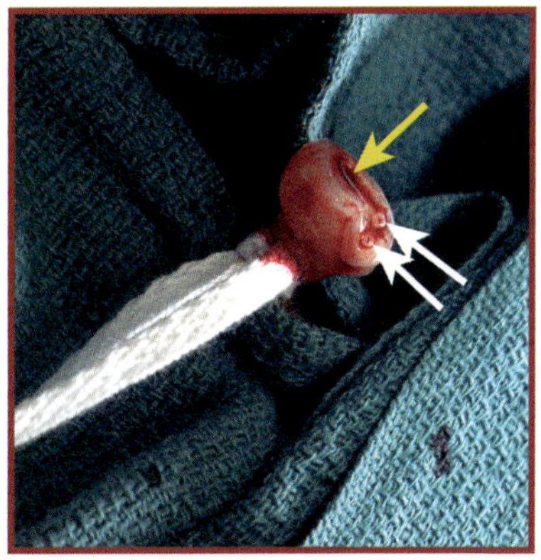

Figura 7.7. El cordón umbilical está listo para la inserción del catéter. La flecha amarilla indica dónde está la vena umbilical. Las flechas blancas indican dónde están las 2 arterias umbilicales.

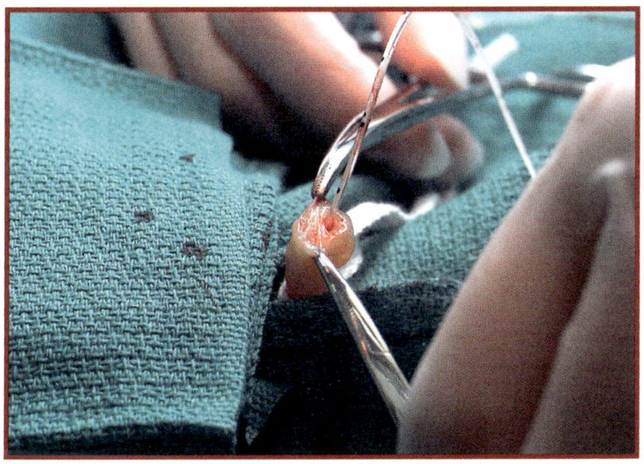

Figura 7.8. Catéter con solución salina insertado en la vena umbilical. Observar las marcas negras que indican los centímetros en el catéter.

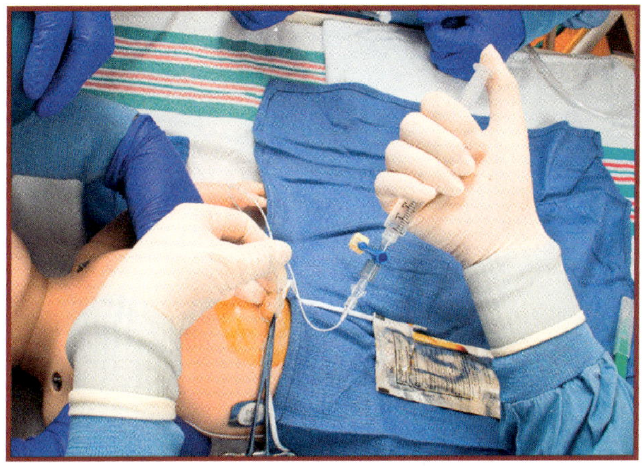

Figura 7.9. Introducir el catéter hasta que se pueda aspirar la sangre y el catéter se irrigue fácilmente.

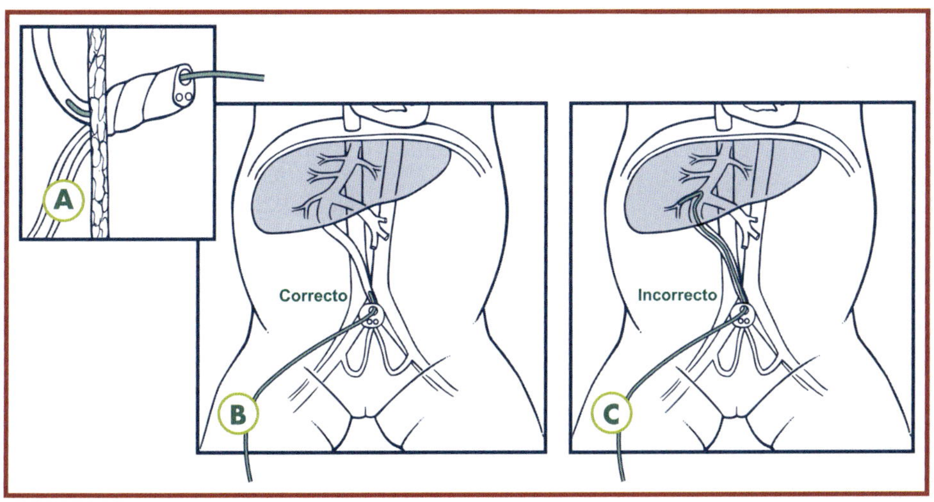

Figura 7.10. Inserción correcta (A y B) e incorrecta (C) del catéter venoso umbilical

7. Aplique la jeringa con adrenalina o expansor de volumen en el puerto de la llave disponible, doble la llave para que se abra entre la jeringa y el catéter, asegúrese de que no haya burbujas de aire en la jeringa o el catéter, administre la dosis apropiada e irrigue el catéter (figura 7.11). Evite expulsar el catéter pidiéndole a un asistente que infunda el medicamento mientras el operador sujeta el catéter en donde corresponde.

8. Después de que se administraron los medicamentos, remueva el catéter o asegúrelo para acceso intravenoso temporal mientras transportan al bebé a la sala de recién nacidos. Si decide dejar el catéter en el lugar durante la estabilización o el transporte, debe estar asegurado. Se puede usar un apósito adhesivo limpio temporalmente para asegurar la línea al abdomen del recién nacido (figura 7.12). Las suturas y la cinta "después del objetivo" son métodos efectivos para asegurar el catéter para uso prolongado, pero llevan tiempo y es posible que no sean la mejor opción durante la reanimación.

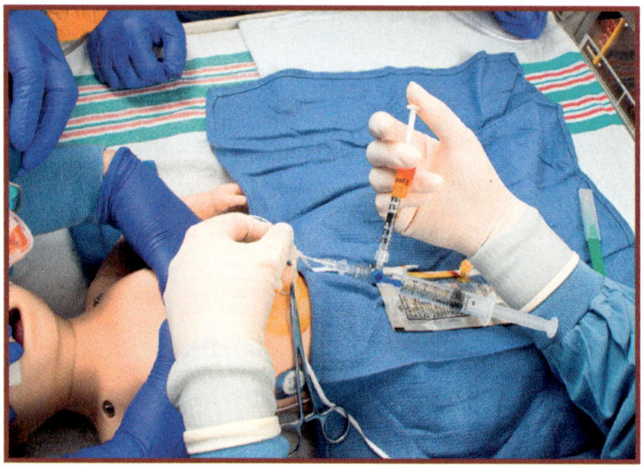

Figura 7.11. Abrir la llave hacia el bebé e infundir el medicamento.

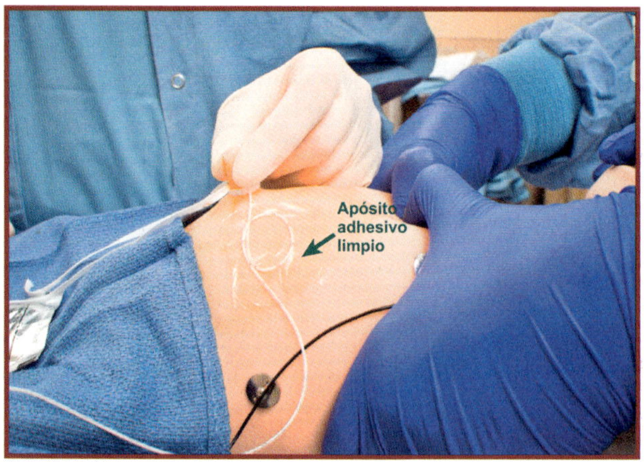

Figura 7.12. Asegurar temporalmente el catéter umbilical con un apósito adhesivo limpio.

9. Si no se remueve el catéter venoso umbilical, el sitio de inserción debería permanecer sin cubrir y visible para controlar la hemorragia.

10. Si remueve el catéter, hágalo suavemente y esté preparado para controlar la hemorragia ajustando el lazo del cordón, apretando la parte que queda del cordón umbilical o aplicando presión sobre el ombligo.

La aguja intraósea

Si bien el método preferido para obtener acceso vascular de emergencia en la sala de partos es el catéter venoso umbilical, la aguja intraósea es una alternativa razonable si el acceso venoso umbilical no es exitoso o no es posible. Las agujas intraóseas se suelen utilizar para acceso de emergencia en escenarios prehospitalarios y en el servicio de urgencias. La aguja intraósea (figura 7.13) se inserta a través de la piel dentro de la parte plana de un hueso grande, y se hace avanzar hasta la cavidad de la médula ósea (figura 7.14). Cuando se administran los medicamentos y los líquidos, estos alcanzan la circulación venosa central rápidamente y tienen el mismo efecto hemodinámico que la administración intravenosa. Todos los medicamentos y líquidos que se pueden administrar por un catéter venoso umbilical se pueden administrar por una aguja intraósea. Una pequeña serie de casos demostró que las agujas intraóseas pueden insertarse en recién nacidos prematuros y a término, tienen una eficacia similar a la de las vías intravenosas y se pueden insertar rápidamente. Sin embargo, existe un riesgo de complicaciones graves, como infecciones, fracturas de huesos e isquemia de los miembros. No se conocen los índices se inserción exitosa en recién nacidos muy prematuros.

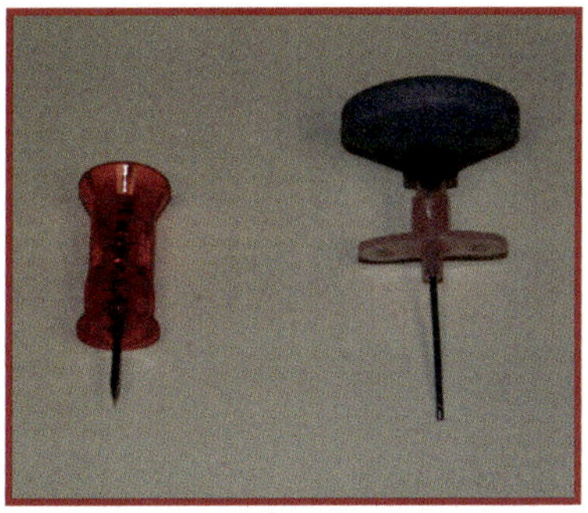

Figura 7.13. Ejemplos de agujas intraóseas. Algunas agujas se insertan con un taladro (izquierda) y otras se insertan manualmente (derecha).

Hay varios tipos de agujas intraóseas disponibles en el mercado. Algunas se deben insertar manualmente con un movimiento de torsión para penetrar la piel y el hueso. Otras agujas se insertan usando un taladro a batería. Consulte la información del fabricante para identificar la aguja de tamaño correcto para su paciente. La aguja intraósea implica el uso de un estilete durante su inserción y se debe remover antes de la infusión.

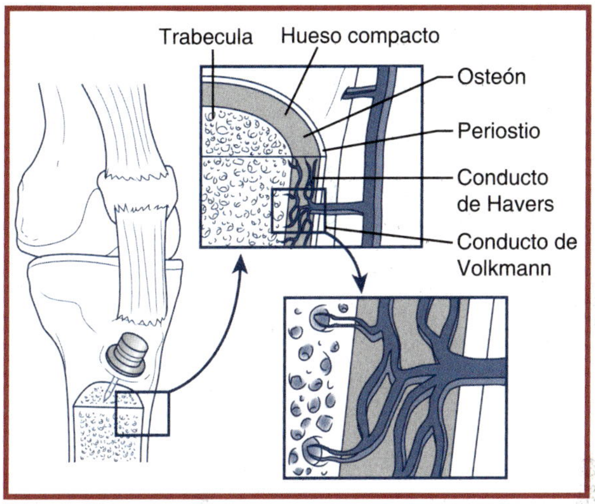

Figura 7.14. Aguja intraósea en la cavidad medular del hueso. Los medicamentos y líquidos infundidos alcanzan la circulación venosa central rápidamente. (Adaptado de Teleflex Incorporated. ©2016 Teleflex Incorporated. Todos los derechos reservados).

Inserción de la aguja intraósea

1. Identifique el sitio de inserción. En los recién nacidos a término, el sitio preferido es la superficie plana de la parte inferior de la pierna, aproximadamente 2 cm más abajo y de 1 a 2 cm más al medio de la tuberosidad tibial (la protuberancia huesuda debajo de la rótula) (figura 7.15).

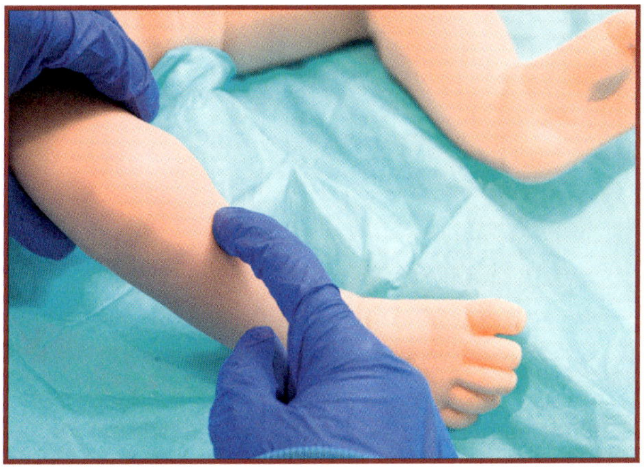

Figura 7.15. Sitio de inserción de la aguja junto a la superficie anteromedial plana de la tibia

Aprendizaje mejorado

https://bcove.video/3iainRi

QR 7.6 Escanee el código para ver un video de 1 minutos sobre cómo insertar una aguja intraósea.

2. Limpie el sitio de inserción con solución antiséptica (figura 7.16).

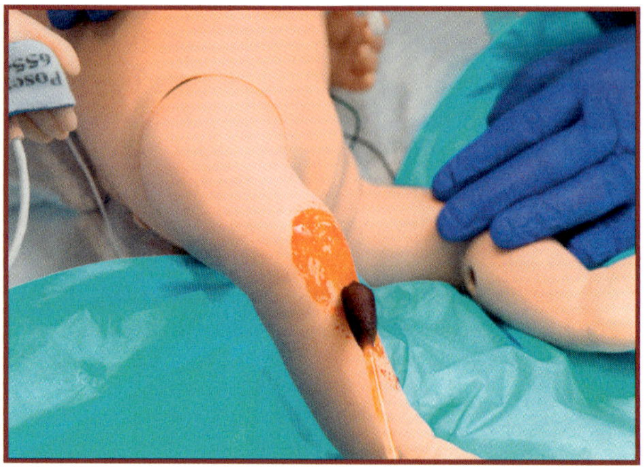

Figura 7.16. Limpiar rápidamente el sitio de inserción.

3. Sostenga la aguja intraósea de manera perpendicular a la piel y hágala avanzar a través de la piel y hacia la superficie del hueso (periostio) (figura 7.17).

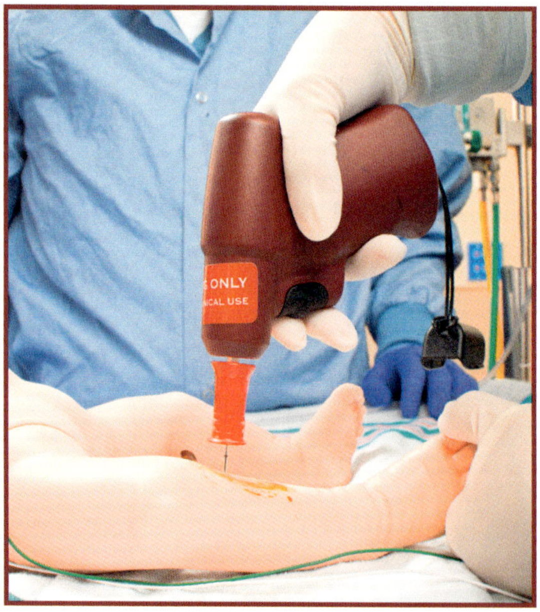

Figura 7.17. Inserción con un taladro intraóseo

4. Dirija la aguja de forma perpendicular al hueso y hágala avanzar a través de la corteza del hueso hasta la médula. Si lo hace manualmente, haga presión fuerte hacia abajo con un movimiento de torsión. Si lo hace con un taladro eléctrico, presione el disparador mientras aplica una presión hacia abajo como se describe en las instrucciones del fabricante. Cuando la aguja entra a la médula, se nota un cambio en la resistencia ("pop").

5 Siga las instrucciones del fabricante para remover el estilete y asegurar la aguja (figura 7.18).

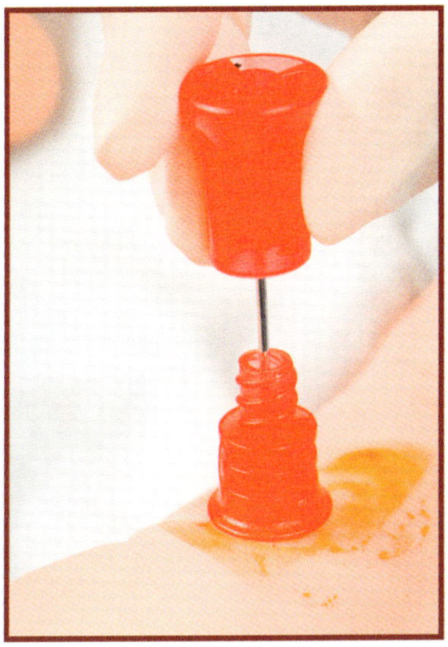

Figura 7.18. Retirar el estilete de la aguja intraósea.

6 Conecte un equipo de infusión (prellenado con solución salina normal) a la salida de la aguja, abra la llave hacia la aguja, irrigue de 3 a 5 ml de solución salina normal para abrir la médula ósea, y administre el medicamento y el bolo de solución salina (figura 7.19).

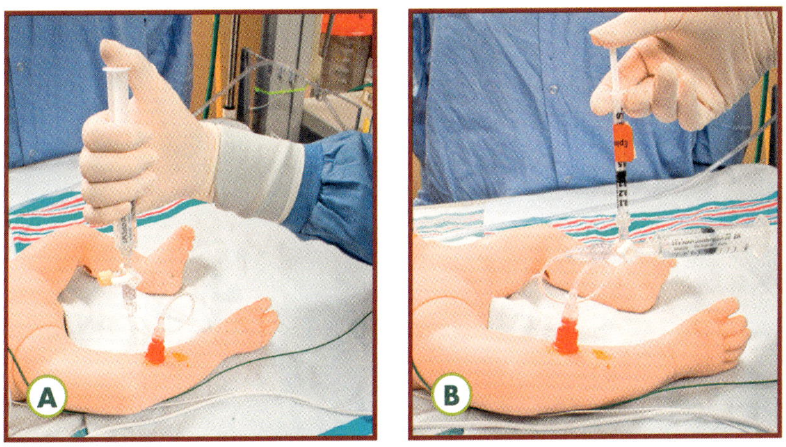

Figura 7.19. Conectar un equipo de infusión a la aguja intraósea, abrir la llave hacia la aguja, irrigar la aguja (A) e infundir el medicamento o líquido (B).

7 Supervise el sitio de inserción en busca de inflamación o extravasación de líquido.

Enfoque centrado en el trabajo de equipo

La administración de adrenalina y de un expansor de volumen durante la reanimación ofrece diversas oportunidades para que los equipos eficaces utilicen las competencias fundamentales del comportamiento del NRP.

Comportamiento	Ejemplo
Prever y planificar. Usar la información disponible.	Si los factores de riesgo perinatales sugieren que el feto pudo haber experimentado una hemorragia aguda o insuficiencia cardiorrespiratoria (por ejemplo, bradicardia fetal prolongada), prepare un catéter venoso umbilical o una aguja intraósea, adrenalina y líquido para el expansor de volumen antes del parto. La inserción de emergencia de un catéter venoso umbilical o una aguja intraósea y la administración de sangre son capacidades usadas con poca frecuencia y los equipos deben practicarlas de manera frecuente para estar seguros de que pueden realizarlas correcta y eficazmente en una emergencia. Si un bebé requiere compresiones torácicas, es probable que también requiera adrenalina. Una vez que comenzaron las compresiones, un miembro del equipo debería preparar adrenalina y un catéter venoso umbilical o una aguja intraósea para que se pueda administrar adrenalina intravascular rápidamente.
Conocer el entorno.	Su equipo debe saber dónde se almacena la sangre de tipo O Rh negativo, cómo se obtiene cuando se la necesita y qué equipos adicionales se necesitarán para prepararla e infundirla rápidamente. Su equipo debe saber dónde se almacenan los equipos de acceso vascular de emergencia.
Pedir ayuda cuando sea necesario.	Si necesita adrenalina o un expansor de volumen, necesitará ayuda adicional. Es probable que necesite más de 4 miembros del equipo para continuar con la ventilación y las compresiones de manera efectiva, insertar y asegurar un acceso vascular de emergencia rápidamente, preparar y administrar adrenalina o líquidos, controlar el paso del tiempo, controlar la calidad de las compresiones y las ventilaciones, documentar los eventos a medida que se presentan y brindar apoyo a la familia.
Distribuir la atención con inteligencia. Identificar claramente al líder del equipo.	Si el líder del equipo se involucra en la inserción del catéter, su atención está enfocada principalmente en esa tarea y es posible que no pueda prestar atención a la condición del bebé, el paso del tiempo o la calidad de la ventilación y las compresiones. Cualquier miembro del equipo que domine el algoritmo del NRP y cuente con fuertes capacidades de liderazgo puede convertirse en el líder del equipo. Anuncie claramente el cambio de liderazgo cuando sucede.
Usar los recursos disponibles.	Si tiene dificultades para insertar un catéter venoso umbilical de emergencia, use una aguja intraósea.
Comunicar eficazmente. Mantener un comportamiento profesional.	Use un circuito cerrado de comunicación y un tipo de comunicación eficiente y directa cuando necesite adrenalina o expansores de volumen. Al dar una instrucción, dirija el pedido a un individuo específico, llame al miembro por su nombre, haga contacto visual y hable con claridad. Después de dar una instrucción, pídale al receptor que le informe en cuanto la tarea esté terminada. Después de recibir una instrucción, repítasela al emisor. Durante una reanimación compleja, es fácil que la calidad de la comunicación se deteriore. Es realmente importante que el líder establezca y mantenga un comportamiento tranquilo y profesional.

Oportunidades para mejorar la calidad

Hágase las siguientes preguntas y abra un debate con su equipo si encuentra alguna diferencia entre las recomendaciones del NRP y lo que sucede actualmente en su entorno hospitalario. Analice la posibilidad de utilizar las evaluaciones de procesos y resultados sugeridas para guiar la recopilación de datos, identificar áreas de mejora y controlar el resultado de sus esfuerzos para mejorar.

Preguntas para lograr una mejora de la calidad

1. ¿Quiénes son los profesionales que pueden insertar un catéter venoso umbilical y una aguja intraósea en la sala de partos?
2. ¿Hay alguna persona que reúna estas competencias y esté disponible de inmediato cuando se la necesite?
3. ¿Hay un kit con todos los suministros necesarios para el acceso vascular de emergencia disponible inmediatamente de ser necesario?
4. ¿Los profesionales saben dónde obtener una aguja intraósea?
5. ¿Su caja de medicamentos incluye solamente la solución diluida (0,1 mg/ml) de adrenalina para la reanimación neonatal o también contiene la solución concentrada (1 mg/ml)?
6. ¿Con qué frecuencia practican los proveedores del NRP cómo calcular y prepara una dosis de adrenalina para reanimación neonatal?
7. ¿Tiene un cuadro/tabla de medicamentos de emergencia basado en el peso cerca del calentador radiante?
8. ¿Los proveedores del NRP saben cómo acceder a la sangre de emergencia de tipo O Rh negativo en todas las salas de partos? ¿Conocen el procedimiento para la administración de sangre?

Medidas de procesos y resultados

1. ¿Con qué frecuencia reciben adrenalina los recién nacidos en su sala de partos?
2. ¿Con qué frecuencia reciben expansores de volumen los recién nacidos en su sala de partos?
3. Cuando se necesitan medicamentos de emergencia, ¿con qué frecuencia está presente un profesional capacitado al momento del parto?

4. ¿Con qué frecuencia se administra la primera dosis de adrenalina por vía intramuscular?

5. ¿Cuál es el porcentaje de miembros del equipo de reanimación que demostró que pueden calcular y preparar adecuadamente la adrenalina de emergencia en un simulacro cada año?

Preguntas más frecuentes

¿Por qué se cambió la dosis sugerida de adrenalina a una dosis única en lugar de usar el rango completo?

La nueva dosis sugerida de adrenalina está basada en el deseo de simplificar la dosis para mayor eficiencia educacional. Esta dosis única probablemente sea más fácil de recordar para los proveedores del NRP en una emergencia, además de mejorar el trabajo en equipo al permitirle a cada miembro preparar la adrenalina para prever la dosis requerida, y facilitar la preparación para recién nacidos en una amplia gama de pesos. Si bien algunos estudios sugieren que las dosis más bajas del rango pueden ser menos efectivas, la dosis actual recomendada no se basa en pruebas de mayor eficacia y no representa el apoyo de ninguna dosis en particular dentro del rango recomendado de dosis. Todavía no se conoce la dosis ideal de adrenalina para la bradicardia y la asistolia neonatal grave y se necesita más investigación.

¿Por qué el volumen del bolo tras la administración de adrenalina intramuscular aumentó de 1 ml a 3 ml?

Las pruebas con animales sugieren que un volumen de bolo de 1 ml puede hacer que una cantidad significativa de adrenalina quede en la vena umbilical o en el hígado y no llegue al corazón. Existen estudios pendientes para identificar el volumen de bolo ideal en humanos recién nacidos. Este programa recomienda un volumen de bolo de 3 ml en bebés de todas las edades gestacionales después de la administración de adrenalina intravascular.

Al pedir adrenalina de emergencia, ¿es más seguro expresar la dosis en masa (mg/kg) o en volumen (ml/kg)?

Como esta pregunta no se respondió por completo, este programa describe la dosis usando tanto la expresión en masa (mg/kg) como en volumen (ml/kg). Cada método tiene sus riesgos y sus beneficios. Si la dosis se expresa en masa, el miembro del equipo que prepare la dosis deberá convertir miligramos a mililitros, y existe un riesgo de cometer un error en un punto decimal. Si la dosis se expresa en volumen, el profesional que prepare la dosis no tendrá que convertir las unidades, pero existe un riesgo de dar una sobredosis multiplicada por 10 si el profesional usa accidentalmente la solución de adrenalina concentrada (1 mg/ml). Este error en el medicamento es prevenible si se asegura de que la solución de adrenalina diluida (0,1 mg/ml) es la ÚNICA concentración incluida en los suministros de emergencia neonatal.

Sea cual sea el método de dosis utilizado, los proveedores deberían usar un circuito cerrado de comunicación, repetir nuevamente la dosis deseada, incluir las unidades deseadas y el peso estimado del bebé al pedir y preparar la dosis, confirmar la concentración de la solución de adrenalina utilizada mostrando la caja a otro miembros del equipo y comparar la dosis preparada con un cuadro o tabla basada en el peso para garantizar precisión.

¿Por qué la vía intravenosa se prefiere para la administración de adrenalina antes que la vía endotraqueal? ¿No es esta última más fácil y más rápida?

La adrenalina administrada por el tubo endotraqueal se puede absorber por los pulmones y entrar a la sangre que drena directamente al corazón. Si bien puede ser más rápido administrar adrenalina en un bebé intubado por medio del tubo endotraqueal, el proceso de absorción de los pulmones hace que el tiempo de respuesta sea más lento y menos predecible que si la adrenalina se administra directamente a la sangre. Existe información de modelos en animales y de estudios clínicos que sugieren que la dosis intravenosa estándar no es efectiva si se administra por el tubo endotraqueal. Algunas pruebas de modelos en animales indican que administrar una dosis más alta puede compensar la absorción tardía de los pulmones; no obstante, no hay estudios que confirmen la eficacia o la seguridad de esta práctica en recién nacidos. Si se prevé la necesidad de medicación, la preparación de un catéter venoso umbilical antes del parto permitirá que se administre adrenalina intravenosa sin demora.

Después de la inserción de la aguja intraósea, ¿es necesario aspirar la jeringa antes de administrar el líquido?

No. En el recién nacido, la aspiración de la aguja intraósea no es un indicador confiable de una inserción correcta de la aguja y no es necesaria. Si la aguja de inserta correctamente, debería sentirse bien ajustada al hueso y no "contonearse." Cuando se administra el líquido, el tejido blando alrededor del hueso no se debería inflamar.

Las ediciones anteriores del *Libro de texto para la reanimación neonatal* sugieren que puede ser razonable interrumpir los esfuerzos de reanimación si no se detecta frecuencia cardíaca tras 10 minutos de reanimación. ¿Por qué esta edición sugiere que el intervalo de tiempo para considerar la interrupción de los esfuerzos de reanimación debería ser de alrededor de 20 minutos?

Desde la publicación de la última recomendación se hicieron más estudios. Si bien las pruebas científicas no son contundentes por la falta de información, una revisión sistemática reciente realizada por el International Liaison Committee on Resuscitation (ILCOR) descubrió que la interrupción de los esfuerzos de reanimación a los 10 minutos podría impedir la supervivencia de algunos recién nacidos que hubieran sobrevivido sin discapacidades significativas. Las mejoras en el cuidado neonatal intensivo y la disponibilidad de intervenciones neuroprotectoras, como la hipotermia terapéutica, podrían estar mejorando el resultado a largo plazo en esos recién nacidos. Extender el marco de tiempo para considerar la interrupción de los esfuerzos de reanimación podría darle al equipo de reanimación más tiempo para completar todas las intervenciones apropiadas, lograr el equilibrio correcto entre continuar por mucho tiempo e interrumpir los esfuerzos demasiado rápido, permitirle tomar una decisión individualizada e incluir a la familia en la toma de decisiones y el cuidado de su recién nacido.

REPASO DE LA LECCIÓN 7

1. Se administró una ventilación que hace que el tórax se mueva por medio de un tubo endotraqueal durante 30 segundos; luego, se coordinaron compresiones torácicas y oxígeno al 100% durante otros 60 segundos. Se indica adrenalina si la frecuencia cardíaca del bebé no supera los (60 latidos por minuto)/(80 latidos por minuto).
2. La vía preferida para la adrenalina es la (intravenosa)/(endotraqueal).
3. Su equipo está reanimando a un bebé nacido a término. La frecuencia cardíaca del bebé es de 40 latidos por minuto después de 30 segundos de ventilación a través de un tubo endotraqueal, y de otros 60 segundos de compresiones torácicas y ventilación coordinadas con oxígeno al 100%. Usted determina que debe indicarse la administración de adrenalina. Su equipo debería (intentar insertar un catéter intravenoso periférico rápidamente en la mano derecha del bebé)/(insertar un catéter venoso umbilical).
4. La concentración de adrenalina recomendada para los recién nacidos es de (0,1 mg/ml)/(1 mg/ml).

5. La dosis intravenosa inicial de adrenalina recomendada es de (0,02 mg/kg)/(0,1 mg/kg).
6. La adrenalina intravenosa debería administrarse (lentamente)/(lo más rápido posible), y luego debería administrarse un bolo de solución salina normal de (3 ml)/(1 ml).
7. Si la frecuencia cardíaca del bebé no supera los 60 latidos por minuto, puede repetir la dosis de adrenalina cada (3 a 5 minutos)/(8 a 10 minutos).
8. Si se indica un expansor de volumen de emergencia, la dosis inicial es de (1 ml/kg)/(10 ml/kg).

Respuestas

1. Se indica adrenalina si la frecuencia cardíaca del bebé no supera los 60 latidos por minuto.
2. La vía preferida para la adrenalina es la intravenosa.
3. Su equipo debería insertar un catéter venoso umbilical o una aguja intraósea. Durante un colapso cardiopulmonar, es poco probable que el catéter intravenoso periférico sea efectivo, y los intentos de inserción podrían retrasar la terapia apropiada.
4. La concentración de adrenalina recomendada para los recién nacidos es de 0,1 mg/ml.
5. La dosis intravenosa inicial de adrenalina recomendada es de 0,02 mg/kg.
6. La adrenalina intravenosa debería administrarse lo más rápido posible, y luego debería administrarse un bolo de solución salina normal de 3 ml.
7. Si la frecuencia cardíaca del bebé no supera los 60 latidos por minuto, puede repetir la dosis de adrenalina cada 3 a 5 minutos.
8. La dosis inicial es de 10 ml/kg.

LECCIÓN 7: ESCENARIO DE PRÁCTICA

Medicación

Escenario de prueba de habilidades integrales para proveedores avanzados del Neonatal Resuscitation Program (NRP)

Objetivos de aprendizaje

1. Identificar cuándo se necesita adrenalina y un expansor de volumen durante la reanimación de un recién nacido.
2. Mostrar la preparación y administración de adrenalina y del expansor de volumen.
3. Mostrar la preparación e inserción/asistencia con la inserción de un catéter venoso umbilical de emergencia.
4. Mostrar cómo asegurar un catéter venoso umbilical de emergencia.
5. Practicar las competencias fundamentales del comportamiento del NRP para garantizar una comunicación y trabajo en equipo efectivos durante este componente crítico de la reanimación neonatal.

Este escenario de práctica sirve para repaso/práctica y evaluación. Este escenario también se puede usar como una opción de prueba de habilidades integrales ("prueba de eximición") para proveedores de nivel avanzado del NRP durante un curso para proveedores.

La siguiente es la secuencia sugerida para el escenario de práctica.

1. **Repasar las preguntas de las pruebas de conocimientos** con su instructor del NRP.
    a. ¿Cuáles son las indicaciones de adrenalina durante la reanimación neonatal?
    b. ¿Qué concentración de adrenalina se usa durante la reanimación neonatal?
    c. ¿Cuál es la vía preferida de administración? ¿Cuál es la vía alternativa mientras se establece el acceso vascular?
    d. ¿Cuál es el rango de dosis correcto para cada vía? ¿Dónde se encuentra la tabla de administración de dosis precalculadas que usa el hospital para los fármacos durante una reanimación neonatal?

e. ¿Cuán rápido debería esperar notar un incremento de la frecuencia cardíaca después de administrar adrenalina intravenosa? ¿Con qué frecuencia puede repetir la administración de adrenalina?

f. Si la frecuencia cardíaca no responde a la adrenalina intravenosa, ¿qué condiciones clínicas podrían considerarse?

g. ¿Cuáles son los signos de shock en un recién nacido que indican la necesidad de un expansor de volumen?

h. ¿Qué expansores de volumen se utilizan? ¿Cuál es la dosis del expansor de volumen seleccionado?

i. ¿Cuál es la vía del expansor de volumen y cuán rápido se administra?

2 **Practicar/repasar estas habilidades** con el instructor del NRP.

a. Aspire la adrenalina para administrarla a través del tubo endotraqueal y el catéter venoso umbilical con una llave de 3 vías y/o un conector.

b. Prepare el catéter venoso umbilical de emergencia para su uso.

c. Realice el procedimiento o asista con la inserción del catéter venoso umbilical de emergencia.

d. Aplique un apósito adhesivo limpio para asegurar el catéter venoso umbilical de emergencia durante la reanimación.

e. Practique dar órdenes y/o confirmar órdenes de adrenalina intravenosa por medio de un circuito cerrado de comunicación.

f. Aspire solución salina normal para la administración de volumen.

3 **Practicar este escenario** con su instructor del NRP y su equipo hasta que ya no se necesite asistencia ni orientación, o solo una asistencia y orientación mínimas.

4 **Aprobar la evaluación del escenario de práctica de la lección 7** tras dirigir los escenarios de práctica y aplicar las habilidades relevantes para el rol y las responsabilidades correspondientes. Si alguna competencia técnica incluida en un escenario no se encuentra dentro de sus responsabilidades, delegue la competencia a un miembro cualificado del equipo y cumpla el rol de asistente, de ser necesario.

5 Una vez que hayan podido dirigir los escenarios y poner en práctica las habilidades con poca ayuda del instructor o sin ayuda, los estudiantes podrán pasar al componente de Simulacro y debriefing del curso para proveedores.

Escenario de práctica

"Lo llaman para asistir a una cesárea de emergencia por prolapso del cordón umbilical con bradicardia fetal. ¿Cómo se prepararía para la reanimación del bebé? A medida que trabaja, diga lo que piensa y lo que hace en voz alta para que yo pueda saber qué está pensando y haciendo".

✓	Pasos de actuación crítica
Evaluar el riesgo perinatal.	
	Evalúa el riesgo perinatal (el estudiante hace las 4 preguntas previas al parto y el instructor ["obstetra"] responde) ¿Edad gestacional? **"Nació a término".** ¿El líquido está limpio? **"El líquido está limpio".** ¿Hay más factores de riesgo? **"Prolapso del cordón y bradicardia fetal en los últimos 3 minutos".** ¿Cuál es el plan de manejo del cordón umbilical? **"Evaluaremos al bebé al nacer. Si el bebé no es vigoroso, le haré estimulación brevemente y, si no mejora, pinzaré el cordón y llevaré al bebé al calentador radiante".**
Reunir el equipo.	
	Reúne al equipo en función de los factores de riesgo perinatal. Si hay factores de riesgo presentes, debería haber al menos 2 personas cualificadas para ocuparse exclusivamente de atender al bebé. La cantidad de miembros del equipo y sus cualificaciones varían según el riesgo.
Realizar una sesión informativa previa a la reanimación.	
	Identifica al líder del equipo. Evalúa los factores de riesgo, delega tareas, designa a alguien para documentar los eventos que se van produciendo, determina los suministros y equipos necesarios, sabe cómo llamar para pedir ayuda.
Realizar la comprobación del equipo.	
	"Nació el bebé".
Evaluación rápida.	
	• ¿Nació a término? **"Parece haber nacido a término".** • ¿Cuál es el tono muscular? **"Sin tono".** • ¿Respira o llora? **"No respira".**
Pasos iniciales.	
	Recibe al bebé en el calentador radiante, lo seca, lo estimula, ubica la vía aérea, le aspira la boca y la nariz.
Evaluar la respiración. Si respira, evaluar la frecuencia cardíaca.	
	Comprueba si hay respiración. **"El bebé está apneico".** **(Frecuencia cardíaca = 50 lpm, si se la evalúa)**
Comenzar con la VPP dentro de los 60 segundos posteriores al parto.	
	Inicia la VPP con oxígeno al 21% (aire ambiente). A los 15 segundos de haber comenzado la VPP, el estudiante le pide al asistente que evalúe la frecuencia cardíaca y que avise si está aumentando. **Frecuencia cardíaca = 40 lpm y no aumenta**
Evaluar el movimiento torácico.	
	• Si se observa movimiento torácico, continúa la VPP durante 15 segundos (por un total de 30 segundos). • Si no se observa movimiento torácico, comienza a realizar los pasos correctivos (MR. SOPA) hasta que haya movimiento torácico; luego, administra VPP durante 30 segundos. • *Si no hay movimiento torácico después de los pasos correctivos M y R, S y O y P, el estudiante indica la necesidad de colocar una vía aérea alternativa, y procede a la intubación o inserción de una mascarilla laríngea.*

✓ Pasos de actuación crítica (cont.)	
Controlar la frecuencia cardíaca después de 30 segundos de VPP con movimiento torácico.	
	Controla la frecuencia cardíaca. **Frecuencia cardíaca = 30 lpm y no aumenta** Indica la necesidad de una vía aérea alternativa.
	Coloca las derivaciones del monitor cardíaco y las conecta al monitor antes de la colación de una vía aérea alternativa (si no se hizo antes).
Insertar una vía aérea alternativa (tubo endotraqueal [preferido] o mascarilla laríngea). **NOTA: No se recomienda administrar adrenalina a través de una mascarilla laríngea.**	
	• Intuba (hoja de tamaño 1 y tubo endotraqueal de tamaño 3,5) o inserta la mascarilla laríngea (tamaño 1). • Comprueba si hay cambios en el color del detector de CO_2, la frecuencia cardíaca, los ruidos respiratorios bilaterales y el movimiento torácico con la VPP. • Para el tubo endotraqueal: comprueba la profundidad de la inserción desde la punta al labio usando la distancia desde el tabique nasal al trago (DNT) o la tabla de profundidad de inserción. • Le pide al asistente que asegure el tubo endotraqueal o la mascarilla laríngea.
	Si el dispositivo no está colocado correctamente: **"No está cambiando el color en el detector de CO_2 y el tórax no se está moviendo".** **Frecuencia cardíaca = 30 lpm y no aumenta** • Retira el dispositivo. • Reanuda la VPP por mascarilla facial. • Repite el intento de inserción.
	Si el dispositivo está colocado correctamente: **Nota: Es posible que el color del detector de CO_2 no cambie si la frecuencia cardíaca es baja.** **Frecuencia cardíaca = 30 lpm y no aumenta** **"El tórax del bebé se mueve, los ruidos respiratorios son homogéneos, el pulsioxímetro no tiene señal".** • El operador continúa con la VPP por 30 segundos. • El asistente comprueba la profundidad desde la punta al labio con la tabla de edad/peso gestacional o la medida de la DNT. – Si se utiliza la DNT, se medirá la distancia desde el tabique nasal hasta el trago del oído (profundidad de inserción [cm] = DNT + 1 cm). • El asistente asegura el tubo endotraqueal.
Controlar la frecuencia cardíaca después de 30 segundos de VPP con una vía aérea alternativa.	
	Controla la frecuencia observando un monitor cardíaco (también puede auscultar la frecuencia cardíaca) después de 30 segundos de VPP con movimiento torácico y vía aérea alternativa. **Frecuencia cardíaca = 30 lpm y no aumenta** **"El pulsioxímetro no tiene señal".**
Iniciar las compresiones torácicas.	
	• Llama para pedir ayuda adicional. • Le pide al asistente que aumente el oxígeno al 100%. • Le pide al asistente que le coloque un sensor de temperatura servocontrolado al bebé, si no lo hizo antes, y que realice ajustes para mantener la temperatura del bebé entre 36,5 °C y 37,5 °C. • Administra compresiones desde la cabecera de la cama con ventilación coordinada (con los pulgares en el cuarto inferior del esternón, compresiones en un tercio del diámetro anteroposterior [AP] del tórax, 3 compresiones:1 ventilación cada 2 segundos).

✓ Pasos de actuación crítica (cont.)	
Comprobar la frecuencia cardíaca después de 60 segundos.	
	Interrumpe las compresiones, continúa con la VPP y comprueba la frecuencia cardíaca después de 60 segundos de compresiones y ventilaciones. **Frecuencia cardíaca = 30 lpm y no aumenta** Indica la necesidad de obtener acceso vascular de emergencia.
Administración de medicamentos por medio del tubo endotraqueal (opcional, mientras se establece el catéter venoso umbilical).	
	Pide adrenalina por medio del tubo endotraqueal Concentración: 0,1 mg/ml = 1 mg/10 ml Dosis sugerida por medio del tubo endotraqueal: 0,1 mg/kg (1 ml/kg) • Pide el peso estimado: **"El peso estimado del bebé es de 3 kg".** • Pide adrenalina para el tubo endotraqueal para un bebé de 3 kg: 0,3 mg de adrenalina por medio del tubo endotraqueal (igual a 3 ml en una jeringa) • Usa un circuito cerrado de comunicación y confirma el medicamento, la dosis y la vía. • El asistente comprueba la etiqueta del medicamento, lo abre, adjunta una llave o un conector para la jeringa y una jeringa de 5 ml. • El asistente prepara el volumen correcto, etiqueta la jeringa con el nombre del medicamento y la vía deseada.
	Administra adrenalina endotraqueal (lo puede hacer el asistente o el operador). • Administra la adrenalina directamente en el tubo endotraqueal, no la deja depositada en el conector del tubo. • Después la medicación, aplica varias ventilaciones con presión positiva para distribuir el fármaco por los pulmones. • Dice: *"Adrenalina administrada por vía endotraqueal"*.
	Pide que se compruebe la frecuencia cardíaca después de 60 segundos. Interrumpe las compresiones brevemente y observa el monitor cardíaco; también puede auscultar la frecuencia cardíaca. **Frecuencia cardíaca = 30 lpm y no aumenta** Continúa con la VPP y las compresiones.
Preparar un catéter venoso umbilical de emergencia (lo puede hacer el asistente u operador).	
	• Obtiene la jeringa con bolo de solución salina normal. • Adjunta la llave de 3 vías al catéter venoso umbilical. • Irriga el catéter y la llave con solución salina normal. • Cierra la llave al catéter.
Insertar el catéter venoso umbilical de emergencia.	
	• Limpia el segmento inferior del cordón umbilical con solución antiséptica. • Ata la cinta umbilical en la base del cordón, sin apretar. • Corta el cordón alrededor de 1 a 2 cm por sobre la base (puede pedir que se interrumpan las compresiones). • Inserta el catéter en la vena, abre la llave y aspira la jeringa suavemente, introduce el catéter aproximadamente 2 a 4 cm hasta que se detecta el retorno de sangre. • Irriga el catéter y cierra la llave hacia el catéter. • Controla que el catéter esté asegurado; lo puede asegurar con apósitos adhesivos limpios.
Administrar medicación por el catéter venoso umbilical.	
	Pide adrenalina por medio del catéter venoso umbilical. Concentración: 0,1 mg/ml = 1 mg/10 ml Dosis intravenosa sugerida: 0,02 mg/kg (0,2 ml/kg) cada 3 a 5 minutos. • Pide el peso estimado si aún no lo sabe: **"El peso estimado del bebé es de 3 kg".** • Pide adrenalina para el catéter venoso umbilical para un bebé de 3 kg: 0,06 mg de adrenalina a través del catéter venoso umbilical (igual a 0,6 ml en una jeringa). • Usa un circuito cerrado de comunicación y confirma el medicamento, la dosis y la vía. • El asistente comprueba la etiqueta del medicamento, lo abre, adjunta una llave o un conector para la jeringa y una jeringa de 1 ml. • El asistente prepara el volumen correcto, etiqueta la jeringa con el nombre del medicamento y la vía deseada.

✓ Pasos de actuación crítica (cont.)	
Administrar medicación por el catéter venoso umbilical (cont.).	
	Administra adrenalina por el catéter venoso umbilical (lo puede hacer el asistente o el operador). • Controla que el catéter esté asegurado; adjunta la jeringa a la llave, abre la llave al catéter y la jeringa, administra adrenalina rápidamente sin burbujas de aire. • Irriga el catéter venoso umbilical con solución salina normal de 3 ml. • Dice: *"Adrenalina administrada por vía intravenosa".*
Comprobar la frecuencia cardíaca después de 60 segundos.	
	• Continúa con la VPP y las compresiones. • Interrumpe las compresiones y comprueba la frecuencia cardíaca 60 segundos después de administrar la adrenalina por vía intravenosa. **Frecuencia cardíaca = 50 lpm** **"El pulsioxímetro no tiene señal. El bebé está pálido".** • Continúa con la VPP y las compresiones.
Administrar el expansor de volumen.	
	Pide 30 ml (10 ml/kg) de solución salina normal por el catéter venoso umbilical después de 5 a 10 minutos con un circuito cerrado de comunicación. • Aspira el volumen correcto o usa jeringas rellenadas previamente. Enumera más de una jeringa (n.° 1, n.° 2, n.° 3). • Controla que el catéter esté asegurado; adjunta la jeringa a la llave, abre la llave al catéter y la jeringa, administra adrenalina lentamente después de 5 a 10 minutos sin burbujas de aire (o usa una bomba de infusión).
Comprobar la frecuencia cardíaca cada 60 segundos.	
	• Continúa con la VPP y las compresiones. • Controla la frecuencia cardíaca con el monitor cardíaco mientras se administra el volumen. También puede auscultar la frecuencia cardíaca. • Interrumpe las compresiones, continúa con la VPP mientras se evalúa la frecuencia cardíaca. NOTA: Es posible que el instructor reduzca el tiempo y diga: ***"Los 30 ml de solución salina normal ya se administraron".*** **Frecuencia cardíaca = 80 lpm y en aumento** **SpO_2 = 68%** **"El color está cambiando en el detector de CO_2. El pulsioxímetro tiene una señal confiable".**
Interrumpir las compresiones y continuar con la VPP.	
	• Interrumpe las compresiones torácicas. • Continúa la VPP con una frecuencia de ventilación más alta (40-60 ventilaciones/min). **La frecuencia cardíaca es de >100 lpm.** **SpO_2 = 80%** **"No hay respiración espontánea".**
Comprobar los signos vitales.	
	Continúa con la VPP y ajusta la concentración de oxígeno por pulsioximetría. **La frecuencia cardíaca es >100 lpm.** **SpO_2 = 90%** **"El bebé tiene buen tono muscular y respiración espontánea, pero inconstante".**
Fin del escenario.	
	Asiste al bebé con la VPP y le administra oxígeno adicional según la Tabla de objetivos de saturación de oxígeno. Controla la frecuencia cardíaca, el esfuerzo respiratorio, la saturación de oxígeno, la actividad y la temperatura. Se prepara para trasladar al bebé a la unidad de cuidados posteriores a la reanimación. Se comunica con el equipo perinatal. Les comunica a los padres las novedades y los siguientes pasos. Hace un debriefing de la reanimación.

Ejemplos de preguntas durante el debriefing

1. ¿Qué salió bien durante esta reanimación?
2. ¿Qué harán diferente cuando se enfrenten con una reanimación compleja como esta en un futuro?
3. ¿Tienen algún otro comentario o sugerencia que realizarle al equipo? ¿Y al líder?
4. ¿Por qué este bebé recibió un expansor de volumen?
5. Mencionen un ejemplo que ilustre cómo utilizaron al menos una de las competencias fundamentales del comportamiento del NRP.

Competencias fundamentales del comportamiento del NRP

- Conocer el entorno.
- Usar la información disponible.
- Prever y planificar.
- Identificar claramente al líder del equipo.
- Comunicar eficazmente.
- Delegar trabajo de manera óptima.
- Distribuir la atención con inteligencia.
- Usar los recursos disponibles.
- Pedir ayuda cuando sea necesario.
- Mantener un comportamiento profesional.

Reanimación y estabilización de bebés prematuros

8

Puntos de aprendizaje

- Por qué los bebés prematuros tienen un mayor riesgo de presentar complicaciones médicas
- Recursos adicionales necesarios para la preparación de un parto prematuro
- Estrategias adicionales para mantener la temperatura corporal de un bebé prematuro
- Cómo proporcionar ventilación asistida cuando un bebé prematuro tiene dificultad respiratoria
- Consideraciones adicionales para el manejo del oxígeno en un bebé prematuro
- Formas de disminuir las posibilidades de lesión pulmonar y cerebral en los bebés prematuros
- Precauciones especiales a tener en cuenta después del período de estabilización inicial
- Cómo presentar la información a los padres antes del nacimiento de un bebé extremadamente prematuro

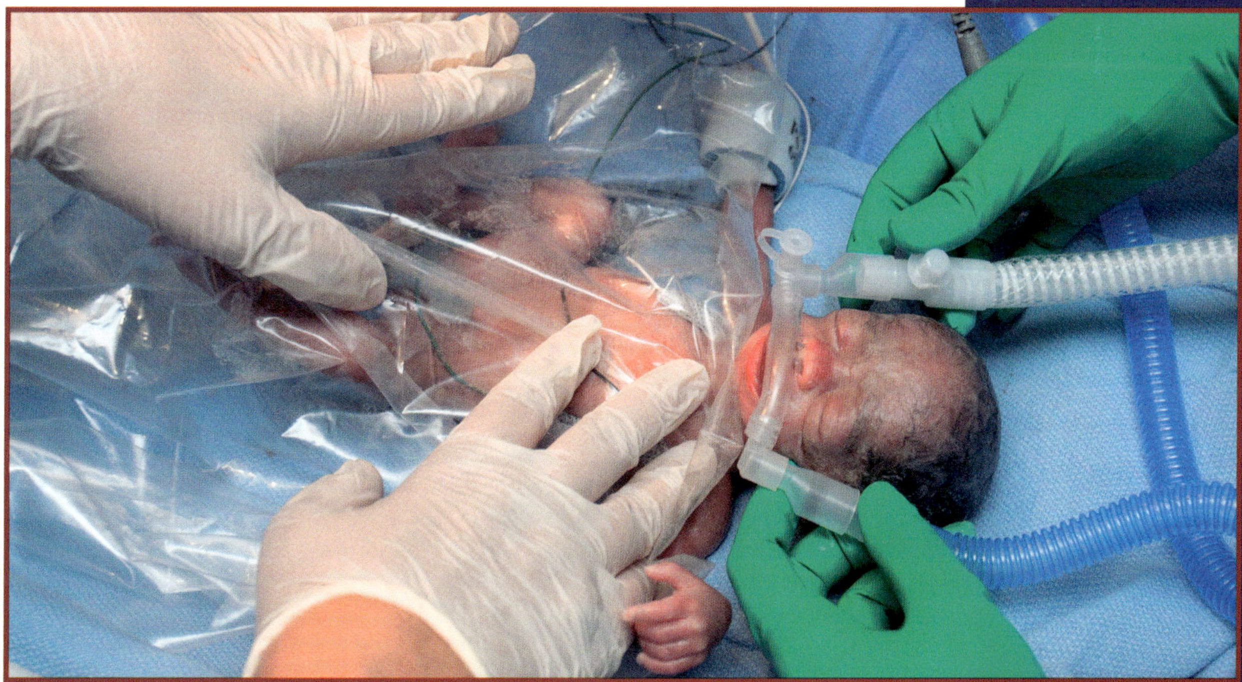

(Imagen utilizada con autorización de Mayo Foundation for Medical Education and Research).

Puntos clave

1. Los recién nacidos prematuros corren un mayor riesgo de necesitar reanimación y asistencia en la transición después del parto.
2. Los recién nacidos prematuros corren un mayor riesgo de sufrir complicaciones debido a la rápida pérdida de calor, la inmadurez de los órganos, el pequeño volumen de sangre y la vulnerabilidad a la hipoglucemia.
3. Se debe disponer de recursos adicionales disponibles (incluyendo a personal experto, una bolsa o envoltura de plástico de polietileno, un gorro, un colchón térmico, un sensor de temperatura y un cobertor para el calentador radiante servocontrolado, mascarillas y tubos endotraqueales de tamaño para prematuros, un dispositivo de presión positiva que pueda administrar presión positiva al final de la espiración [PEEP] y presión positiva continua en la vía aérea [CPAP], y surfactantes).
4. La temperatura en la habitación dónde se lleva a cabo la reanimación debe estar entre 23 °C y 25 °C (74 °F y 77 °F).
5. Si el bebé tiene menos de 32 semanas de gestación, se debe preparar una bolsa o envoltura de plástico de polietileno y un colchón térmico.
6. Si se requiere ventilación con presión positiva (VPP), utilizar la menor presión de inflado necesaria para lograr y mantener una respuesta adecuada de la frecuencia cardíaca. Es preferible utilizar un dispositivo que pueda proporcionar PEEP.
7. Considerar el uso de la CPAP inmediatamente después del parto si el bebé respira de manera espontánea con una frecuencia cardíaca de al menos 100 latidos por minuto (lpm), pero tiene dificultad respiratoria o baja saturación de oxígeno.
8. Para disminuir el riesgo de una lesión neurológica, manipular al bebé con suavidad, evitar colocar las piernas del bebé más altas que la cabeza, evitar presiones altas en la VPP o CPAP, usar un pulsioxímetro y los gases sanguíneos para ajustar la ventilación y la concentración de oxígeno y evitar las infusiones rápidas de líquidos por vía intravenosa.

Los 2 casos siguientes describen el nacimiento y la reanimación de bebés prematuros. A medida que lea los casos, imagínese como parte del equipo desde la anticipación del parto hasta la reanimación, estabilización y traslado a la sala de cuidados intensivos de recién nacidos.

Caso 1: Estabilización de un bebé extremadamente prematuro

Una mujer con 29 semanas de gestación está con trabajo de parto prematuro con ruptura de bolsa y líquido amniótico limpio. Se prevé un parto vaginal. El líder del equipo de reanimación se reúne con el obstetra y los padres para discutir el plan de atención. Previendo la posibilidad de una reanimación complicada, su equipo de reanimación se reúne y revisa el rol de cada miembro. Mediante el uso de una lista de comprobación por escrito, su equipo garantiza que todos los suministros y equipos necesarios para la reanimación y estabilización de un bebé prematuro estén listos para usar. Un miembro del equipo conecta una mascarilla del tamaño para un prematuro al reanimador con pieza en T. Se ajusta la presión máxima de inflado (PIP) en 20 cm H_2O y la presión positiva al final de la espiración (PEEP) en 5 cm H_2O. Luego, se prepara un laringoscopio con una hoja de tamaño 0 y dos tubos endotraqueales de 3,0 mm y 2,5 mm. El mezclador de oxígeno se ajusta para administrar oxígeno al 21%. Otro miembro del equipo aumenta la temperatura de la sala, enciende el calentador radiante, obtiene una envoltura de plástico de polietileno, activa el colchón térmico y lo cubre con una manta de algodón. El obstetra prepara una manta caliente.

En el momento del parto, el bebé tiene las extremidades flexionadas, pero no llora. El obstetra sostiene al bebé en la manta caliente, le proporciona una suave estimulación táctil y aspira con cuidado las secreciones de la boca y la nariz. Luego de 15 segundos, el bebé comienza a presentar respiración espontánea. A los 30 segundos, el bebé presenta una respiración mantenida y se mueve activamente. Un asistente pinza el cordón umbilical a los 60 segundos del nacimiento y se entrega al bebé al equipo de reanimación. Se lo lleva al calentador radiante, donde se lo coloca sobre el colchón térmico cubierto por una manta y se lo envuelve en una sábana plástica. Se le coloca un sensor servocontrolado en la piel para supervisar y controlar la temperatura corporal, y se le coloca un gorro en la cabeza. El bebé respira y tiene una frecuencia cardíaca de más de 100 latidos por minuto (lpm), pero la respiración es dificultosa y los ruidos respiratorios son reducidos. Un miembro del equipo coloca el sensor del pulsioxímetro en la mano derecha del bebé y las derivaciones del monitor cardíaco en el pecho. Se administra presión positiva continua en la vía aérea (CPAP) con oxígeno al 21% usando una mascarilla facial y un reanimador con pieza en T. Los ruidos respiratorios y el trabajo respiratorio del bebé mejoran, pero la saturación de oxígeno (SpO_2) está por debajo del rango objetivo. Se aumenta de manera gradual la concentración de oxígeno (FiO_2) al 30% y la SpO_2 comienza a aumentar. Se le colocan las cánulas nasales para la CPAP. Su equipo sigue ajustando el mezclador de oxígeno de acuerdo a la pulsioximetría y, a los 15 minutos de edad, la FiO_2 ha disminuido al 21%.

El líder del equipo actualiza a los padres, tienen la oportunidad de ver y tocar a su bebé y se lo lleva a la sala de cuidados intensivos para recién nacidos en una incubadora de traslado previamente calentada. Poco después, un miembro del equipo realiza un debriefing para revisar su preparación, el trabajo en equipo y la comunicación.

Caso 2: Reanimación y estabilización de un bebé extremadamente prematuro

Una mujer con 24 semanas de gestación está con trabajo de parto prematuro con ruptura de bolsa y líquido amniótico limpio. El líder de su equipo de reanimación se reúne con el obstetra y los padres para discutir los datos de los resultados actuales y los procedimientos que pueden ser necesarios para la reanimación y estabilización de un bebé extremadamente prematuro. Después de la discusión, desarrollan un plan basado en la opinión de los padres respecto a lo que consideran mejor para el bebé. Los padres y los profesionales de la salud acuerdan proporcionarle cuidados médicos intensivos, incluso la intubación endotraqueal, las compresiones torácicas y los medicamentos de emergencia, si es necesario. Pese a la tocólisis, el trabajo de parto progresa y se prevé un parto vaginal. Se reúne al equipo de reanimación para una sesión informativa previa a la reanimación para revisar el rol y la responsabilidad de cada miembro. Mediante el uso de una lista de comprobación por escrito, su equipo prepara todos los suministros y equipos necesarios.

En el momento del parto, el bebé está flácido y no llora. El obstetra sostiene al bebé en la manta caliente, le proporciona una estimulación táctil suave y aspira con cuidado las secreciones de la boca y la nariz, pero el tono sigue siendo malo y no respira. Se pinza y corta el cordón umbilical y se entrega al bebé al equipo de reanimación. Se lo lleva al calentador radiante, donde se lo coloca sobre el colchón térmico cubierto por una manta y se lo envuelve en una sábana plástica. Se le coloca un sensor servocontrolado en la piel para supervisar y controlar la temperatura corporal, y se le coloca un gorro en la cabeza. El bebé sigue flácido sin esfuerzo respiratorio. Usted le administra ventilación con presión positiva (VPP) mediante un reanimador con pieza en T y oxígeno al 30%. Un miembro del equipo coloca el sensor del pulsioxímetro en la muñeca derecha del bebé y las derivaciones del monitor cardíaco en el pecho. La frecuencia cardíaca del bebé es de 60 lpm y el tórax no se mueve con la VPP. Se realizan los pasos correctivos de la ventilación, con un aumento de la presión de inflado de 20 cm H_2O a 30 cm H_2O, pero la frecuencia cardíaca no mejora. Se introduce un tubo endotraqueal de 2,5 mm y se confirma su colocación con el detector de dióxido de carbono (CO_2) Se continúa la ventilación con presión positiva con el reanimador con pieza en T, los ruidos respiratorios son parejos en ambos lados y la frecuencia cardíaca aumenta rápidamente. La distancia desde el tabique nasal al trago (DNT) es 4,5 cm y se asegura el tubo endotraqueal en la marca de 5,5 cm junto al labio de bebé. La FIO_2 se ajusta de manera gradual para lograr el objetivo de saturación de oxígeno y se ajusta la PIP del reanimador con pieza en T para mantener un suave movimiento torácico con cada ventilación. Poco después se le administra un surfactante a través del tubo endotraqueal. A los 20 minutos, la FIO_2 disminuyó a 25%.

El líder del equipo actualiza a los padres, que tienen la oportunidad de ver y tocar a su bebé y se lo lleva a la sala de cuidados intensivos para recién nacidos en una incubadora de traslado previamente calentada con oxígeno mezclado y control continuo. Poco después, los miembros de su equipo realizan un debriefing para revisar su preparación, el trabajo en equipo y la comunicación.

Parto prematuro

En las lecciones anteriores usted aprendió un enfoque sistemático para la reanimación neonatal. Cuando el parto ocurre antes de término (menos de 37 semanas de gestación), hay desafíos adicionales que hacen más difícil la transición a la vida extrauterina. La probabilidad de que un recién nacido prematuro necesite ayuda en esta transición está relacionada con su edad gestacional. Los bebés que nacen con una baja edad gestacional tienen más probabilidades de necesitar intervenciones adicionales. Dado que los recién nacidos prematuros también son vulnerables a las lesiones por los procedimientos de reanimación, es importante encontrar el balance correcto entre iniciar la reanimación sin demora o evitar procedimientos invasivos innecesarios. Su manejo durante estos primeros minutos puede disminuir el riesgo de complicaciones a corto y largo plazo. Esta lección se enfoca en los problemas adicionales asociados con los nacimientos prematuros y las acciones que se pueden realizar para prevenirlos o manejarlos.

¿Por qué los bebés prematuros corren un mayor riesgo de complicaciones?

Algunas complicaciones resultan del problema subyacente que ha causado el nacimiento prematuro, mientras que otras reflejan la inmadurez anatómica y fisiológica del bebé.

- La piel fina, la grasa subcutánea disminuida, la gran área de superficie en relación a la masa corporal y la respuesta metabólica limitada al frío que provoca una rápida pérdida de calor.
- Los músculos torácicos débiles y mala distensibilidad pulmonar (rigidez) y las costillas flexibles disminuyen la eficacia de los esfuerzos respiratorios espontáneos.

- Los pulmones inmaduros con deficiencia de surfactantes son más difíciles de ventilar y corren mayor riesgo de lesiones por la VPP.
- Los tejidos inmaduros se dañan con mayor facilidad con el oxígeno.
- La infección del líquido amniótico y la placenta (corioamnionitis) puede iniciar un trabajo de parto prematuro y el sistema inmunitario inmaduro del bebé aumenta el riesgo de desarrollar infecciones graves como neumonía, sepsis y meningitis.
- El pequeño volumen sanguíneo aumenta el riesgo de la hipovolemia debido a la pérdida de sangre.
- Los vasos sanguíneos inmaduros en el cerebro no puede ajustarse a los rápidos cambios en el flujo sanguíneo, lo que puede ocasionar hemorragias o daños por una falta de suministro de sangre.
- Las reservas metabólicas limitadas y los mecanismos compensatorios inmaduros aumentan el riesgo de hipoglucemia después del nacimiento.

¿Qué recursos adicionales se necesitan para la reanimación de un recién nacido prematuro?

La probabilidad de que un bebé prematuro necesite reanimación es significativamente superior a la de un bebé que nace a término. Esto es cierto incluso para los bebés prematuros tardíos que nacen entre las 34 y las 36 semanas de gestación.

- Si se prevé que el bebé tendrá menos de 32 semanas de gestación, preparar una bolsa o envoltorio de plástico de polietileno y un colchón térmico, como se describe en la próxima sección.
- Un calentador radiante servocontrolado con un sensor de temperatura ayuda a mantener la temperatura del bebé dentro del rango normal.
- En todos los partos prematuros debe haber disponible un mezclador de oxígeno y un pulsioxímetro del tamaño apropiado.
- Un monitor cardíaco con 3 derivaciones o derivaciones de las extremidades proporciona un método rápido y confiable para mostrar de manera continua la frecuencia cardíaca del bebé si el pulsioxímetro tiene dificultad para adquirir una señal.
- Es preferible un dispositivo de reanimación capaz de proporcionar PEEP y CPAP, como un reanimador con pieza en T o una bolsa no autoinflable.
- Se debe preparar una mascarilla de reanimación del tamaño para prematuros, una hoja de laringoscopio tamaño 0 (tamaño 00 opcional) y tubos endotraqueales de los tamaños adecuados(3,0 mm y 2,5 mm). tamaño para prematuros
- Considerar tener surfactantes disponibles si se espera que el bebé tenga menos de 30 semanas de gestación.
- Una incubadora para traslado previamente calentada con oxígeno mezclado y un pulsioxímetro es importante para mantener la temperatura del bebé y la oxigenación dentro del rango objetivo si el bebé será trasladado después de la estabilización inicial.

¿Cómo se mantiene caliente a un recién nacido prematuro?

Los recién nacidos prematuros corren un alto riesgo de desarrollar hipotermia (temperatura corporal menor a 36,5 °C) y complicaciones del estrés por frío. Mientras que el secar con toallas calientes, el contacto piel contra piel y la lactancia temprana pueden ser suficientes para mantener la temperatura normal de los recién nacidos a término y algunos recién nacidos prematuros tardíos vigorosos, se necesitan medidas adicionales para los recién nacidos más prematuros y aquellos que necesitan asistencia después del nacimiento. Cuando se espera un parto prematuro, prevea que la regulación de la temperatura será un desafío y prepárese para ello.

- Establezca la temperatura de la sala en donde el bebé será reanimado y donde recibirá los cuidados iniciales entre 23 °C y 25 °C (74 °F y 77 °F).
- Precaliente bien el calentador radiante antes del momento del parto.
- Después del parto, coloque de inmediato un gorro en la cabeza del bebé.
- Use una incubadora para traslado previamente calentada si el bebé será trasladado después de recibir los cuidados iniciales.
- Mantenga la temperatura axilar del bebé entre 36,5 °C y 37,5 °C.

Pasos adicionales para la termorregulación de bebés con menos de 32 semanas de gestación*

- Use un colchón térmico como fuente adicional de calor.

  Los colchones térmicos portátiles liberan calor cuando el gel químico que tienen dentro se activa para formar cristales.

  - Los colchones térmicos se deben almacenar y activar a temperatura ambiente (19 °C a 28 °C o 66 °F a 82 °F). Si el colchón se almacena o activa a una temperatura mayor, puede superar la temperatura objetivo de la superficie.
  - Siguiendo las recomendaciones del fabricante, apriete la almohadilla para activar el gel aproximadamente 5 minutos antes de que nazca el bebé. Una vez activado, alcanzará la temperatura objetivo de la superficie en el plazo de 5 minutos y la mantendrá durante 1 hora después de la activación.
  - Una vez que se active el colchón térmico, colóquelo en el calentador radiante y cúbralo con una manta (figura 8.1) para que el colchón no quede expuesto directamente al calor radiante y la superficie caliente no esté en contacto directo con la piel del bebé.

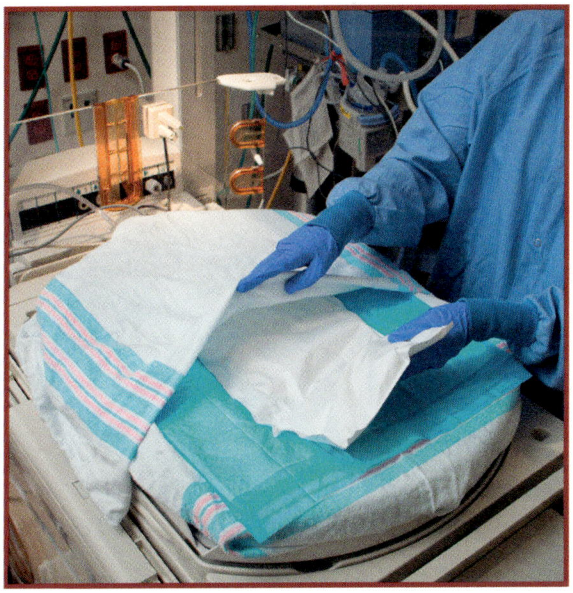

Figura 8.1. Colchón térmico colocado bajo un manta sobre la mesa de reanimación.

*Nota: Dependiendo del peso del bebé al nacer y las condiciones ambientales, algunos bebés de hasta 35 semanas de gestación se pueden beneficiar del uso de un colchón térmico y bolsa/envoltorio de plástico.

- Envuelva al bebé en una bolsa o envoltorio de plástico de polietileno.
  - No es necesario secar el cuerpo. En lugar de secarles el cuerpo con toallas, los recién nacidos extremadamente prematuros deben envolverse hasta el cuello en un plástico de polietileno inmediatamente después del nacimiento.
  - Puede usar una bolsa de plástico para alimentos de 1 galón con cierre, una bolsa de plástico quirúrgico grande, un envoltorio para alimentos, un poncho de plástico o láminas de plástico de polietileno disponibles en el mercado (figura 8.2).
  - Si utiliza una bolsa con cierre, puede cortar el fondo, deslizar al bebé dentro de la bolsa a través del corte y cerrarla debajo de los pies del bebé.
  - Si utiliza una lámina de plástico o un envoltorio para alimentos, puede envolver al bebé en una sola lámina o usar 2 láminas y colocar al bebé entre ellas.
  - Es importante mantener al recién nacido totalmente cubierto durante la reanimación y estabilización. Si el recién nacido necesita la inserción de un catéter umbilical, haga un pequeño orificio en el plástico y tire del cordón umbilical a través del orificio en lugar de descubrir al bebé.
- Controle la temperatura del bebé con frecuencia porque se han descrito casos de sobrecalentamiento cuando se utiliza una combinación de métodos de calentamiento.
  - Considere colocar un sensor de temperatura y un cobertor de sensor en el recién nacido y usar el modo de servocontrol del calentador para ajustar el calor radiante.

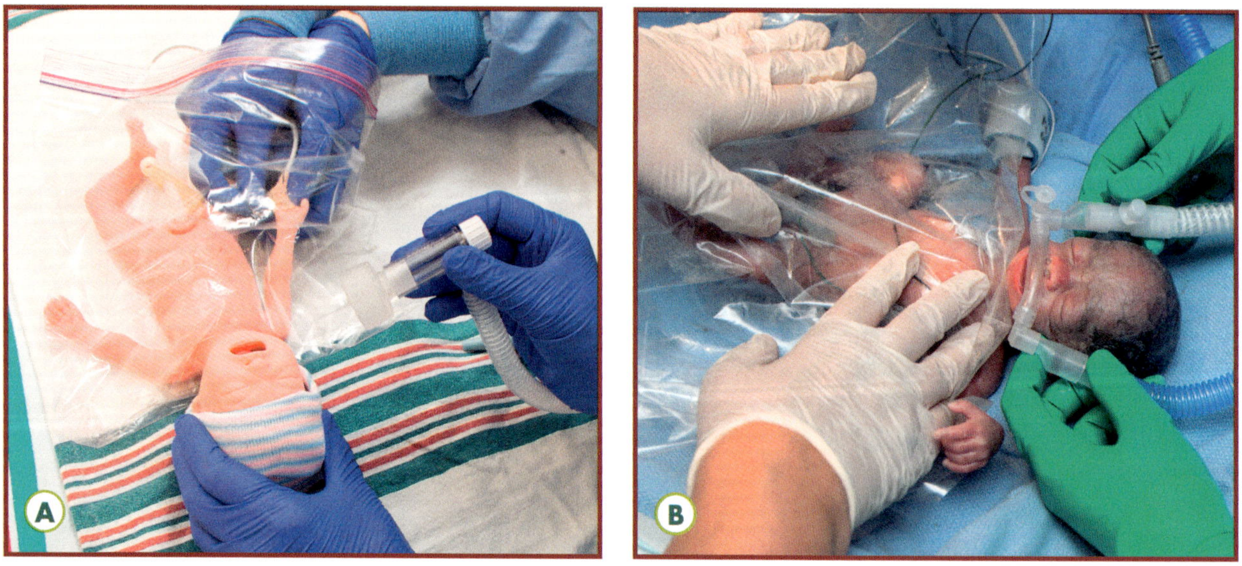

Figura 8.2. Bolsa (A) y envoltorio (B) de plástico de polietileno para reducir la pérdida de calor. (Figura 8.2B utilizada con el permiso de Mayo Foundation for Medical Education and Research).

¿Cómo se proporciona ventilación asistida?

Los bebés prematuros tienen pulmones inmaduros que pueden ser difíciles de ventilar y son más susceptibles a sufrir lesiones por la VPP. Para iniciar la VPP en un bebé prematuro utilice el mismo criterio que aprendió para un bebé a término (apnea, jadeos/bloqueos o frecuencia cardíaca inferior a 100 lpm dentro de los 60 segundos después del parto pese a los pasos iniciales).

A continuación se incluyen las consideraciones especiales para la ventilación asistida en los bebés prematuros:

- **Si el bebé *respira de manera espontánea,* considere el uso de CPAP antes que intubar.**

  Si el bebé respira de manera espontánea y la frecuencia cardíaca es de al menos 100 lpm, pero tiene dificultad respiratoria o una saturación de oxígeno por debajo del rango objetivo, la administración de CPAP podría ser efectiva. Al utilizar la CPAP de manera temprana, se podría evitar la necesidad de una intubación y ventilación mecánica. La CPAP sola **NO** es una terapia apropiada para un bebé que no respira **o** cuya frecuencia cardíaca es menor que 100 lpm.

- **Si se requiere la VPP, use la menor presión de inflado posible para lograr y mantener una frecuencia cardíaca mayor a 100 lpm.**

  La respuesta de la frecuencia cardíaca del bebé es el mejor indicador de una ventilación eficaz. Una presión inicial de inflado de 20 a 25 cm H_2O es adecuada para la mayoría de los recién nacidos prematuros. El volumen de aire que se necesita para ventilar los pulmones de un bebé prematuro es muy pequeño y puede que no cause un movimiento torácico perceptible.

  Utilice la menor presión de inflado posible para mantener una frecuencia cardíaca de al menos 100 lpm y mejorar de manera gradual la saturación de oxígeno. La presión máxima de inflado para un bebé nacido a término puede ser demasiado alta para un recién nacido prematuro. Use su criterio cuando aumente la presión de ventilación; sin embargo, es razonable limitar la ventilación con mascarilla facial a una presión máxima de inflado de 30 cm H_2O. Si la ventilación con mascarilla facial a esta presión no causa una mejora clínica, la administración de ventilación a través de un tubo endotraqueal puede mejorar la eficacia de la VPP y permitirle disminuir la presión de ventilación.

  La obstrucción de la vía aérea y las fugas en la mascarilla facial son los problemas habituales durante la ventilación con mascarilla facial para recién nacidos prematuros, y los pequeños cambios en la posición de la cabeza y el cuello pueden ocasionar cambios significativos en la ventilación. La colocación de un detector de CO_2 entre la mascarilla y el dispositivo de VPP puede proporcionar una pista visual para ayudar a identificar cuando se ha logrado la posición correcta de la mascarilla y del cuello. El detector de CO_2 cambiará de color cuando la ventilación logre un intercambio gaseoso con los pulmones del bebé y se exhale CO_2 a través de la mascarilla de manera exitosa.

- **Si se requiere la VPP, es preferible utilizar un dispositivo que pueda proporcionar PEEP.**

  El uso de PEEP (5 cm H_2O) permite que los pulmones del bebé permanezcan inflados entre una ventilación con presión positiva y otra. Esto es particularmente importante si está utilizando un tubo endotraqueal para la ventilación. Tanto el reanimador con pieza en T y la bolsa no autoinflable pueden proporcionar PEEP durante la ventilación ya sea a través de una mascarilla facial o un tubo endotraqueal. Si se conecta una válvula de PEEP, una bolsa autoinflable puede proporcionar PEEP durante la ventilación con tubo endotraqueal. Es difícil mantener la PEEP durante la ventilación con mascarilla facial con una bolsa autoinflable.

- **Considere la administración de surfactantes si el bebé requiere intubación por dificultad respiratoria o es extremadamente prematuro.**

  Los bebés prematuros que necesitan intubación y ventilación mecánica debido al síndrome de dificultad respiratoria deben recibir un surfactante luego de la estabilización inicial.

  En los estudios completados antes del uso habitual de esteroides prenatales y CPAP temprana se concluyó que los bebés que nacen con menos de 30 semanas de gestación se beneficiarían de la intubación y del tratamiento profiláctico con surfactante antes de desarrollar dificultad respiratoria. En los estudios siguientes se indica que la CPAP utilizada inmediatamente después del nacimiento se debe considerar como una alternativa a la intubación y la administración profiláctica de surfactante de rutina Se puede tratar a muchos bebés prematuros con CPAP temprana y evitar los riesgos de la intubación y ventilación mecánica.

  Se pueden administrar surfactantes de manera selectiva a los bebés que no responden en el intento de CPAP. En algunos casos, se pueden administrar surfactantes a través de un pequeño tubo mientras el bebé continúa con la CPAP (administración menos invasiva de surfactantes [LISA] o tratamiento con surfactantes mínimamente invasivo [MIST]) o quitar el tubo endotraqueal inmediatamente después de la administración de surfactantes y volver a la CPAP para continuar con el soporte respiratorio (intubar-surfactante-extubar, [INSURE]). Algunos expertos, sin embargo, aún recomiendan el surfactante profiláctico para los recién nacidos extremadamente prematuros (menos de 26 semanas de gestación) porque la probabilidad de falla en la CPAP en este subgrupo es relativamente alta. Se deben desarrollar criterios para el fallo en la CPAP y la administración de surfactantes en coordinación con los expertos locales.

  Si el equipo de reanimación no tiene experiencia con la administración de surfactantes, tal vez puede ser preferible aguardar la llegada de profesionales con más experiencia.

¿Cuánto oxígeno se debe usar?

En las lecciones anteriores aprendió que se pueden ocasionar lesiones durante la transición debido a una administración de oxígeno y flujo sanguíneo inadecuados, y que restablecer estos factores son objetivos importantes durante la reanimación. Sin embargo, en las investigaciones se indica que la administración excesiva de oxígeno después de que se haya restablecido la perfusión puede ocasionar lesiones adicionales. Los bebés prematuros pueden estar expuestos a un mayor riesgo de lesión por reperfusión porque los tejidos fetales suelen desarrollarse en un entorno con poco oxígeno y los mecanismos que protegen al cuerpo de las lesiones asociadas al oxígeno aún no están desarrollados por completo. No obstante, muchos recién nacidos prematuros necesitarán oxígeno adicional para lograr el incremento gradual de la saturación de oxígeno que ocurre en un nacimiento a término saludable.

Tabla 8-1. Objetivos de saturación de oxígeno preductal

Tabla de objetivos de saturación de oxígeno	
1 min	60%-65%
2 min	65%-70%
3 min	70%-75%
4 min	75%-80%
5 min	80%-85%
10 min	85%-95%
Concentración de oxígeno inicial para VPP	
≥35 semanas de gestación	Oxígeno al 21%
<35 semanas de gestación	Oxígeno al 21%-30%

Cuando se estabiliza a un bebé prematuro, es importante equilibrar el deseo de corregir rápidamente la saturación de oxígeno y evitar la exposición a niveles de oxígeno excesivo. La recomendación es iniciar la reanimación de los recién nacidos prematuros (menos de 35 semanas de gestación) con oxígeno entre el 21% y el 30% y usar un pulsioxímetro y mezclador de oxígeno para mantener la saturación de oxígeno dentro del rango objetivo descrito para los recién nacidos a término (tabla 8-1).

¿Qué se puede hacer para disminuir las probabilidades de lesiones neurológicas en los recién nacidos prematuros?

Antes de las 32 semanas de gestación, un recién nacido prematuro tiene una frágil red de capilares del cerebro que tienden a romperse y sangrar. Una obstrucción del drenaje venoso de la cabeza o un cambio brusco en los niveles de CO_2 en sangre, la presión arterial o el volumen de sangre podrían aumentar el riesgo de ruptura de estos capilares. El sangrado en el cerebro puede causar daños en los tejidos y provocar una discapacidad para toda la vida. El flujo sanguíneo y la administración de oxígeno inadecuados pueden causar daños en otras áreas del cerebro, aun cuando no haya hemorragia, mientras que una administración de oxígeno excesiva puede causar daños en la retina en desarrollo, provocando la pérdida de la visión.

Un plan de cuidados organizado que se practique durante la simulación puede ayudarle a agrupar las intervenciones y completarlas de manera eficiente, minimizando las molestias al recién nacido prematuro.

Tenga en cuenta las siguientes precauciones en la reanimación de un recién nacido prematuro:

- **Manipule al bebé con suavidad.**

  Aunque pueda parecer obvio, este aspecto de la atención tal vez se olvide cuando los miembros del equipo de reanimación tratan de realizar los pasos con rapidez. Si es posible, evite múltiples intentos de intubación, aspiración traqueal frecuente y otros estímulos dolorosos, ruidosos o irritantes.

- **No coloque las piernas del bebé a un nivel más alto que la cabeza (posición de Trendelenburg).**

  El hecho de colocar las piernas más alto que la cabeza puede aumentar la presión venosa cerebral y el riesgo de sangrado. Puede ser muy útil colocar al bebé en una línea media, en posición supina (boca arriba), con la cabeza apenas elevada para evitar la obstrucción del drenaje venoso.

- **Evite utilizar una presión alta durante la VPP o la CPAP.**

  Una presión excesiva puede provocar un neumotórax o interferir con el retorno venoso de la cabeza. Ambas complicaciones se han asociado con un mayor riesgo de hemorragia cerebral.

- **Use un pulsioxímetro y gases sanguíneos para controlar y ajustar la ventilación y la concentración de oxígeno.**

  Siga controlando la SpO_2 hasta tener la certeza de que el bebé puede mantener una oxigenación normal mientras respira aire ambiente. Si el bebé necesita asistencia continua con ventilación, se debe obtener un gas sanguíneo para guiar la terapia. Los cambios rápidos en los niveles de CO_2 pueden aumentar el riesgo de sangrado. Si su hospital no tiene los recursos para manejar a los bebés prematuros que necesitan ventilación asistida continua, organice el traslado a una instalación adecuada.

- **No administre líquidos mediante infusiones intravenosas rápidas.**

  Si se necesita una expansión de volumen, realice infusiones intravenosas de manera lenta durante al menos 5 a 10 minutos. Las soluciones hipertónicas intravenosas, como el bicarbonato de sodio, deben evitarse o administrarse de manera muy lenta.

¿Qué precauciones especiales se deben tener en cuenta después del período de estabilización inicial?

Durante el último trimestre del embarazo, el feto experimenta cambios fisiológicos para prepararse para sobrevivir fuera del útero. Si un bebé nace de manera prematura, muchos de estos cambios aún no ocurrieron. Tenga en cuenta lo siguiente:

- **Controlar la temperatura corporal del bebé.**

  Siga controlando con atención la temperatura corporal del bebé después del período de reanimación y estabilización. Un calentador servocontrolado o una incubadora que utilice un sensor de piel para ajustar el calor de acuerdo a la temperatura de la piel del bebé pueden ser útiles. Los bebés muy prematuros deben permanecer envueltos en un plástico de polietileno hasta que se los traslade a una incubadora calentada y humidificada. Incluso los recién nacidos prematuros moderados o tardíos corren riesgo de hipotermia y deben ser controlados con cuidado.

- **Controlar la glucemia.**

  Los bebés que nacen de manera prematura tienen menos cantidad de reserva de glucosa que los bebés nacidos a término. Si se requiere una reanimación, es más probable que estas reservas se agoten por completo y que el bebé se vuelva hipoglucémico. Asegure rápidamente un acceso intravenoso, inicie una infusión de dextrosa y controle la glucemia del bebé.
- **Controlar al bebé para detectar apnea y bradicardia.**

  El control respiratorio en los bebés prematuros suele ser inestable. La apnea y la bradicardia significativa durante el período de estabilización pueden ser los primeros signos clínicos de una anomalía en la temperatura corporal, la oxigenación, el CO_2, los electrolitos, la glucemia y los niveles de ácido en sangre.

Enfoque centrado en el trabajo de equipo

La reanimación y estabilización de bebés prematuros destacan varias oportunidades para que los equipos eficaces utilicen las competencias fundamentales del comportamiento del Neonatal Resuscitation Program® (NRP®).

Comportamiento	Ejemplo
Prever y planificar. Delegar trabajo de manera óptima.	Tal vez se deban realizar varios procedimientos en un breve lapso de tiempo. Trabaje con un equipo multidisciplinario para desarrollar y aplicar un enfoque sistemático de las primeras horas de la atención definiendo roles y responsabilidades.
Usar la información disponible. Identificar claramente al líder del equipo.	Realice una sesión informativa con el personal del equipo antes a la reanimación para revisar los antecedentes prenatales y durante el parto, identifique al líder del equipo, revise los roles y responsabilidades de cada miembro del equipo, y planifique el enfoque planeado para el soporte respiratorio.
Conocer el entorno.	Sepa dónde se almacenan las bolsas/envoltorios de plástico de polietileno y los colchones térmicos. Sepa cómo usar el sensor de temperatura del calentador radiante. Sepa cómo preparar un dispositivo para administrar CPAP.
Distribuir la atención con inteligencia.	Si el líder del equipo interviene en la intubación endotraqueal, su atención estará enfocada principalmente en esa tarea y es probable que no pueda prestar toda su atención al estado del bebé o al paso del tiempo. Posiblemente sea necesario identificar a otro líder del equipo que pueda mantener la alerta situacional.
Comunicar eficazmente. Mantener un comportamiento profesional.	Comparta sus evaluaciones en voz alta para que todos los miembros del equipo estén al tanto del estado del bebé y la respuesta al tratamiento. La comunicación eficaz seguirá siendo igual de importante una vez que haya finalizado la reanimación. El debriefing del equipo después de la reanimación es una oportunidad importante para revisar la actuación del equipo, identificar las áreas de mejora, practicar las habilidades de comunicación eficaces y mejorar el trabajo en equipo. Si el bebé será trasladado a otro hospital después del parto, desarrolle un plan para comunicar los antecedentes de la madre y del recién nacido. Designe a un miembro del equipo para que les comunique a los padres las novedades sobre el progreso y los planes.

Oportunidades para mejorar la calidad

Hágase las siguientes preguntas y abra un debate con su equipo si encuentra alguna diferencia entre las recomendaciones del NRP y lo que sucede actualmente en su entorno hospitalario. Analice la posibilidad de utilizar las evaluaciones de procesos y resultados sugeridas para guiar la recopilación de datos, identificar áreas de mejora y controlar el resultado de sus esfuerzos para mejorar.

Preguntas para lograr una mejora de la calidad

1. ¿Dónde se almacenan las bolsas/envoltorios de plástico de polietileno en su sala de partos?
2. ¿Se puede aumentar la temperatura de la sala de partos?
3. ¿Tiene algún protocolo o lista de verificación para organizar la primera hora después de los cuidados posteriores a la reanimación de un bebé prematuro?
4. ¿Su equipo ha practicado simulaciones de reanimación y estabilización de un recién nacido extremadamente prematuro para evaluar su preparación?

Medidas de procesos y resultados

1. ¿Con qué frecuencia son hipotérmicos los recién nacidos prematuros (temperatura <36,5 °C) a 1 hora de vida?
2. ¿Con qué frecuencia son hipoglucémicos los recién nacidos prematuros a 1 hora de vida?
3. ¿Con qué frecuencia los padres reciben una actualización sobre el estado de su bebé y tienen la oportunidad de verlo y tocarlo dentro de los primeros 30 a 60 minutos?
4. ¿Con qué frecuencia su equipo realiza un debriefing completo luego de la reanimación y estabilización de un recién nacido prematuro?
5. ¿En qué momento se le indica a las madres cómo extraer o bombear la leche materna después del parto?

Preguntas más frecuentes

¿Se debe considerar el retraso del pinzamiento del cordón umbilical en los recién nacidos prematuros?

El pinzamiento temprano del cordón umbilical (<30 segundos después del parto) puede interferir con una transición saludable de la circulación fetal a la neonatal, ya que deja la sangre del feto en la placenta en lugar de aumentar el volumen de sangre circulante del recién nacido. Los recién nacidos prematuros a los que se les ha retrasado el pinzamiento del cordón umbilical tienen menos probabilidades de recibir medicamentos para la hipotensión o transfusiones de sangre. El retraso del pinzamiento del cordón umbilical en los recién nacidos prematuros puede aumentar la probabilidad de supervivencia, pero esta evidencia es menos segura.

Antes del nacimiento, establezca un plan para el momento del pinzamiento del cordón umbilical con los profesionales obstétricos. Para los recién nacidos prematuros más vigorosos, la evidencia actual sugiere que es razonable retrasar el pinzamiento del cordón umbilical al menos entre 30 y 60 segundos después del nacimiento. Al coordinar cuidadosamente con los profesionales obstétricos, los pasos iniciales del cuidado de un recién nacido, incluso despejar la vía aérea si es necesario y proporcionar una estimulación suave, se pueden realizar con el cordón umbilical intacto.

Si la madre está hemodinámicamente inestable o la circulación de la placenta no está intacta, como en el caso de un desprendimiento prematuro de la placenta, el sangrado de la placenta previa, el sangrado de la vasa previa o una avulsión del cordón umbilical, se debe pinzar el cordón inmediatamente después del nacimiento.

No hay suficiente evidencia para realizar una recomendación definitiva sobre si se debe retrasar el pinzamiento del cordón umbilical en los recién nacidos prematuros que no son vigorosos tras el nacimiento. Si la circulación de la placenta está intacta, puede ser razonable retrasar brevemente el pinzamiento del cordón umbilical mientras el profesional obstétrico despeja la vía aérea y estimula suavemente al bebé para que respire. Si el bebé no comienza a respirar durante este tiempo, se requiere un tratamiento adicional. Se debe pinzar el cordón y se debe llevar al bebé al calentador radiante. Se está analizando en estudios de investigación si es factible y beneficioso iniciar la reanimación junto a la madre con el cordón umbilical intacto.

En el caso de recién nacidos con menos de 28 semanas de gestación, no se recomienda la técnica de "ordeñe" del cordón umbilical porque se la ha asociado a un aumento del riesgo de hemorragia intraventricular.

¿Cómo asesorar a los padres antes del nacimiento de un bebé extremadamente prematuro?

Reunirse con los padres antes del parto de un bebé extremadamente prematuro es tan importante para los padres como para los profesionales de atención neonatal. Las discusiones prenatales son una oportunidad para proporcionar información importante a los padres, discutir los objetivos de atención y establecer una relación de confianza que ayudará a la toma de decisiones en conjunto para su bebé.

Estas discusiones pueden ser difíciles debido a los desafíos inherentes a la comunicación de una gran cantidad de información compleja durante un momento tenso. Debe prepararse con la información precisa sobre las opciones de tratamiento disponible y los resultados previstos a corto y largo plazo para la situación específica. Debe familiarizarse con los datos nacionales y locales sobre los resultados y comprender las limitaciones de cada uno. Si es necesario, consulte con especialistas de su centro de referencia regional para obtener información actualizada. Lo ideal es que tanto el profesional obstétrico y el neonatal estén presentes para hablar con los padres. Las perspectivas de ambos pueden ser diferentes. Estas diferencias se deben discutir antes de reunirse con los padres para que la información que se presente sea coherente.

Si es posible, reúnase con ambos padres (o la madre y la persona que la acompaña) al mismo tiempo y permítales el tiempo suficiente para que consideren el contenido de la conversación y hagan preguntas. Trate de reunirse con los padres antes de que la madre haya recibido medicamentos que pudieran hacerle difícil comprender o recordar la conversación y antes de las etapas finales del trabajo de parto. Si le llaman cuando la mujer está en trabajo de parto activo, puede que no tenga tiempo para una discusión extendida, pero aún es útil presentarse y describir brevemente los posibles problemas y su plan de tratamiento preliminar. Utilice lenguaje claro, sin abreviaciones o jerga médica. Tenga cuidado con la descripción de los resultados en términos de cantidades, proporciones o porcentajes porque los padres pueden tener una comprensión limitada de los conceptos matemáticos. Además, al citar estos datos puede dar la impresión de que sus estimaciones son más precisas de lo que son en realidad. Es importante presentar un panorama equilibrado y objetivo del rango de posibles resultados mientras se evitan las descripciones muy negativas o extremadamente positivas. Utilice un intérprete médico capacitado de manera apropiada, y no un amigo o miembro de la familia, si la familia no domina el idioma que utiliza el equipo de profesionales de la salud o si hay alguien con una discapacidad auditiva. El material visual y los materiales escritos, incluso las fotografías y gráficos, pueden complementar su discusión y ayudar a los padres a recordar los temas que se trataron. Ofrezca a los padres un tiempo a solas para discutir lo que les ha dicho. Algunos padres quizá quieran consultar con otro familiar o un integrante del clero. Si el tiempo lo permite, ofrezca realizar una nueva visita para confirmar que entendieron lo que podría ocurrir y que usted comprende sus deseos.

Después de reunirse con los padres, documente un resumen de la conversación en la historia clínica de la madre. Revise lo que ha discutido con los proveedores obstétricos y los demás miembros de su equipo de reanimación de la sala de partos. Si se decidió que no se iniciará la reanimación, asegúrese de que todos los miembros de su equipo, incluido el personal de guardia y los profesionales obstétricos, estén informados y de acuerdo sobre esta decisión. Si hubiera desacuerdos, discútalos con anticipación y consulte a otros profesionales, incluso los asesores legales y éticos, si fuera necesario.

REPASO DE LA LECCIÓN 8

1. Ha encendido el calentador radiante antes del nacimiento de un bebé de 27 semanas de gestación. Enumere 4 pasos adicionales que ayudarán a mantener la temperatura del bebé.

   a. ______________________________

   b. ______________________________

   c. ______________________________

   d. ______________________________

2. Nace un bebé con 26 semanas de gestación. Los pasos iniciales de cuidado, incluida la estimulación suave, han sido completados y el bebé tiene casi 1 minuto de vida. El bebé no respira y la frecuencia cardíaca es de 80 latidos por minuto. Debe (iniciar presión positiva continua en la vía aérea [CPAP] con una mascarilla facial)/(iniciar ventilación con presión positiva).

3. Nace un bebé con 30 semanas de gestación. A los 5 minutos de edad, el bebé respira, tiene una frecuencia cardíaca de 140 latidos por minuto y recibe CPAP con oxígeno al 30%. El pulsioxímetro en la mano derecha del bebé señala 95% y en aumento. Debe (disminuir la concentración de oxígeno)/(iniciar la ventilación con presión positiva).

4. (Una bolsa autoinflable)/(Un reanimador con pieza en T) pueden proporcionar CPAP a un bebé que respira de manera espontánea.

5. Se está preparando para atender el parto de un bebé de 34 semanas de gestación. Prepara el dispositivo de ventilación con presión positiva para que la presión máxima de inflado sea (entre 20 y 25 cm H_2O)/(entre 25 y 30 cm H_2O) y la presión positiva al final de la espiración (PEEP) sea de (5 cm H_2O)/(10 cm H_2O).

6. Inicia la reanimación de un bebé prematuro ($<$35 semanas de gestación) con (oxígeno entre el 21% y el 30%)/(oxígeno entre el 60% y el 100%).

7. Puede *disminuir* el riesgo de lesiones neurológicas en un recién nacido prematuro durante y después de una reanimación si (inclina la cama para que las piernas del bebé queden más altas que la cabeza)/(ajusta la cama para que las piernas del bebé estén a la misma altura o más abajo que la cabeza).

8. En comparación con los recién nacidos a término, los recién nacidos prematuros corren (mayor)/(menor) riesgo de desarrollar hipoglucemia poco después de la reanimación.

Respuestas

1. Se puede aumentar la temperatura de la sala entre 23 °C y 25 °C (74 °F a 77 °F), preparar un colchón térmico, preparar una bolsa o envoltorio de plástico de polietileno y precalentar una incubadora para traslado si el bebé será trasladado después del parto.
2. Debe iniciar ventilación con presión positiva.
3. Debe disminuir la concentración de oxígeno.
4. Un reanimador con pieza en T puede proporcionar CPAP a un bebé que respira de manera espontánea. Una bolsa autoinflable **no** puede utilizarse para proporcionar CPAP.
5. Ajusta la presión máxima de inflado entre 20 y 25 cm H_2O y la presión positiva al final de la espiración (PEEP) en 5 cm H_2O.
6. Inicia la reanimación de un bebé prematuro con oxígeno entre el 21% y el 30%.
7. Puede *disminuir* el riesgo de lesiones neurológicas en un recién nacido prematuro durante y después de una reanimación si ajusta la cama para que las piernas del bebé estén a la misma altura o más abajo que la cabeza.
8. Los recién nacidos prematuros corren un mayor riesgo de desarrollar hipoglucemia momentos después de la reanimación.

Cuidados posteriores a la reanimación

9

Puntos de aprendizaje

- Qué hacer luego de la reanimación neonatal
- Situaciones clínicas que podrían presentarse después de la reanimación neonatal
- Consideraciones sobre el manejo de la reanimación neonatal
- El rol de la hipotermia en los cuidados posteriores a la reanimación

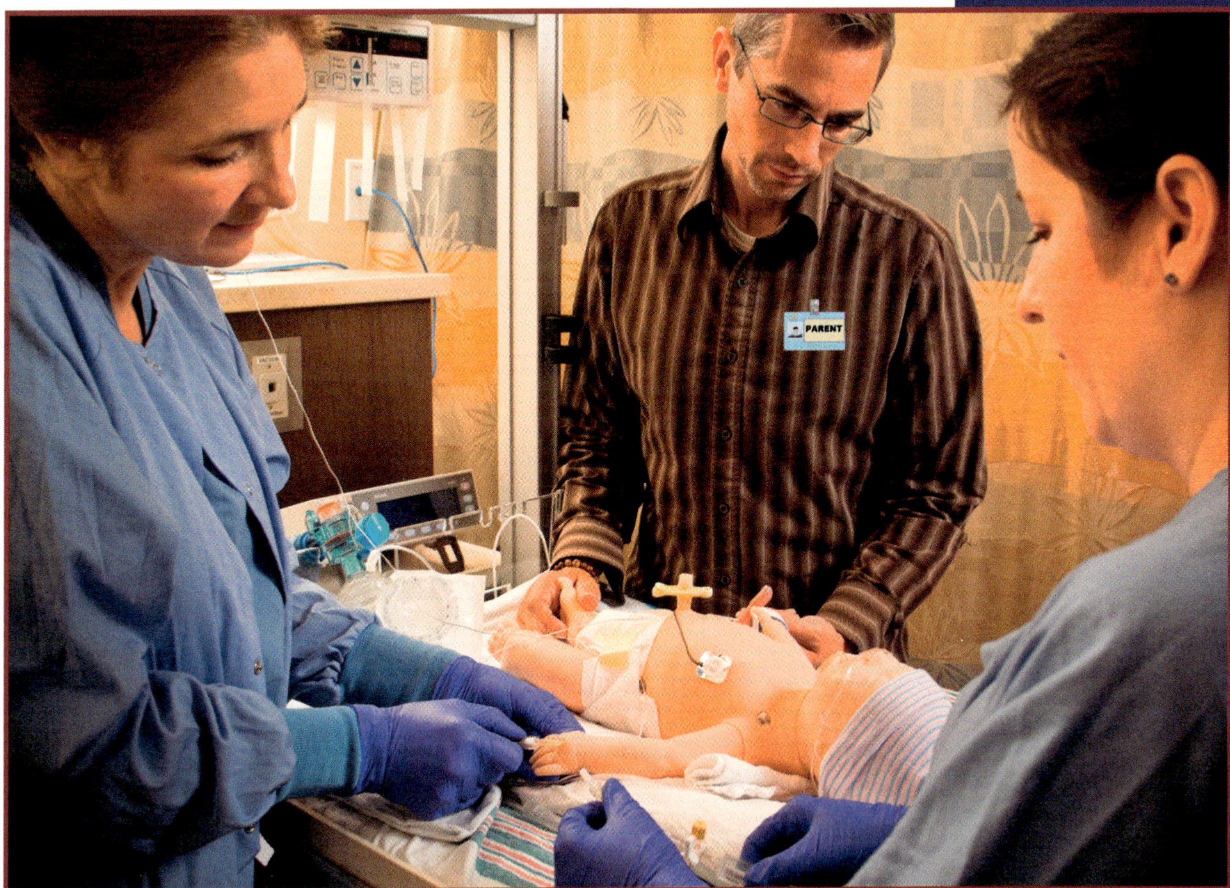

Puntos clave

1. Se debe controlar de cerca y evaluar con frecuencia el esfuerzo respiratorio, la oxigenación, la presión arterial, la glucemia, los electrolitos, la diuresis, el estado neurológico y la temperatura de un bebé que necesitó reanimación durante el período neonatal inmediato.

2. Tener cuidado de no sobrecalentar al bebé antes o después de la reanimación.

3. Si se indica la hipotermia terapéutica, se debe iniciar de inmediato; por lo tanto, cada unidad de parto debe tener un sistema para identificar los posibles candidatos y ponerse en contacto con los recursos apropiados.

Caso: Un embarazo a término temprano con sufrimiento fetal

Un bebé nace a las 37 semanas de gestación por una cesárea de emergencia debido a la fiebre de la madre y varios signos de sufrimiento fetal durante el trabajo de parto. Después del parto, el bebé estaba flácido y apneico, y no respondía a los pasos iniciales del cuidado de un recién nacido. Se le administró ventilación con presión positiva (VPP) durante 3 minutos hasta que se estableció un esfuerzo respiratorio espontáneo eficaz. Durante varios minutos después, el bebé desarrolló una dificultad respiratoria y necesitó oxígeno adicional para mantener la saturación de oxígeno dentro del rango objetivo. El líder del equipo actualizó a los padres, les explicó el estado del bebé y les describió el plan de cuidados posteriores a la reanimación.

El bebé llega a la sala de recién nacidos, en donde se registran los signos vitales, incluida la temperatura, la saturación de oxígeno y la presión arterial. El bebé sigue necesitando oxígeno adicional por su dificultad respiratoria y se solicita una radiografía de tórax. Un miembro del equipo obtiene una muestra de sangre para controlar la glucemia, realizar un cultivo bacteriano y una gasometría sanguínea. Se le coloca un catéter intravenoso y el bebé recibe líquidos y antibióticos parenterales. Los profesionales de la salud analizan su plan para realizar un control preciso y una evaluación continua. El padre del bebé se acerca a la cabecera de la cama para acariciar y consolar a su bebé. El profesional médico le brinda una actualización del intervalo al padre y le explica el plan de tratamiento. Poco después, los miembros del equipo realizan un debriefing para revisar su preparación, el trabajo en equipo y la comunicación.

Cuidado posnatal

La transición psicológica a la vida extrauterina continúa por varias horas después del parto. Los bebés que requieren reanimación pueden tener problemas para realizar esta transición, aunque sus signos vitales parezcan normalizarse. Las complicaciones médicas después de la reanimación pueden involucrar a múltiples sistemas de órganos. Muchas de estas complicaciones se pueden prever y tratar de inmediato mediante un control adecuado.

Este programa se refiere a 2 grandes categorías del cuidado posnatal. La intensidad del control y las intervenciones requeridas para cada bebé en particular podrán variar dentro de estas categorías.

- **Atención de rutina**

  Casi el 90% de los recién nacidos son bebés vigorosos nacidos a término sin factores de riesgo y deben permanecer con sus madres para promover la formación del vínculo, iniciar la lactancia y recibir los cuidados de rutina de un recién nacido (figura 9.1). De mismo modo, un bebé con ciertos factores de riesgo prenatales o durante el parto, que haya respondido bien a los pasos iniciales del cuidado de un recién nacido, tal vez solo necesite una observación de cerca y no es necesario separarlo de su madre. La observación continua de su respiración, termorregulación, alimentación y actividad son importantes para determinar si se necesitan intervenciones adicionales. La frecuencia de estas evaluaciones será determinada en función de los factores de riesgo perinatales específicos y el estado del bebé.

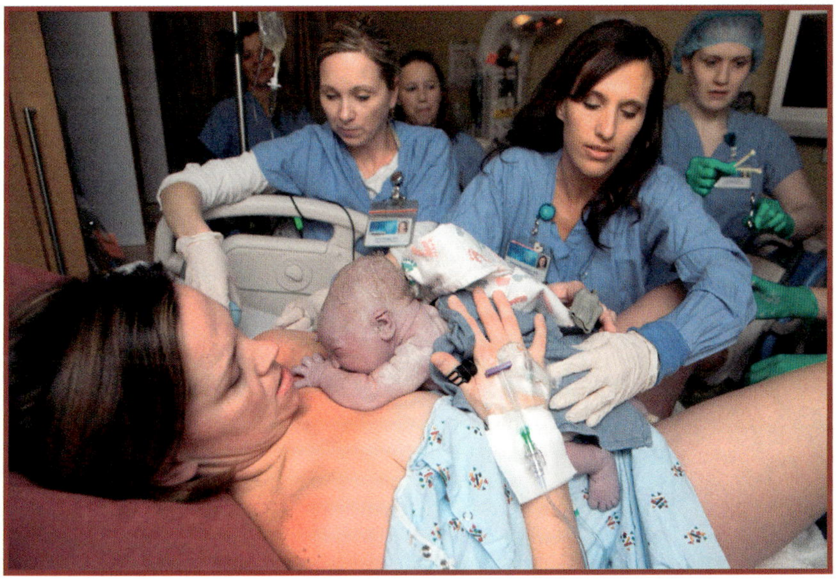

Figura 9.1. Atención de rutina. (Imagen utilizada con autorización de Mayo Foundation for Medical Education and Research).

- **Cuidados posteriores a la reanimación**

  Los bebés que requieren oxígeno adicional, VPP o presión positiva continua en la vía aérea (CPAP) después del parto necesitarán una evaluación más rigurosa. Estos bebés pueden presentar problemas vinculados con una transición anómala, y se los debe evaluar con cierta frecuencia durante el período neonatal inmediato. Además de los cuidados de rutina de un recién nacido, en general necesitan un apoyo respiratorio continuo, como oxígeno adicional, CPAP nasal y ventilación mecánica. Muchos deberán ingresar a una sala de recién nacidos donde haya control cardiorrespiratorio continuo y se puedan medir los signos vitales con frecuencia (figura 9.2). Algunos necesitarán el traslado a una unidad de cuidados intensivos neonatales. Si un recién nacido necesita cuidados posteriores a la reanimación en un lugar fuera de la habitación de la madre, se debe alentar a los padres a que vean y toquen a su bebé tan pronto como sea posible. El período de tiempo necesario para la observación cercana depende del estado del recién nacido, el progreso hacia una transición normal y la presencia de factores de riesgo identificables.

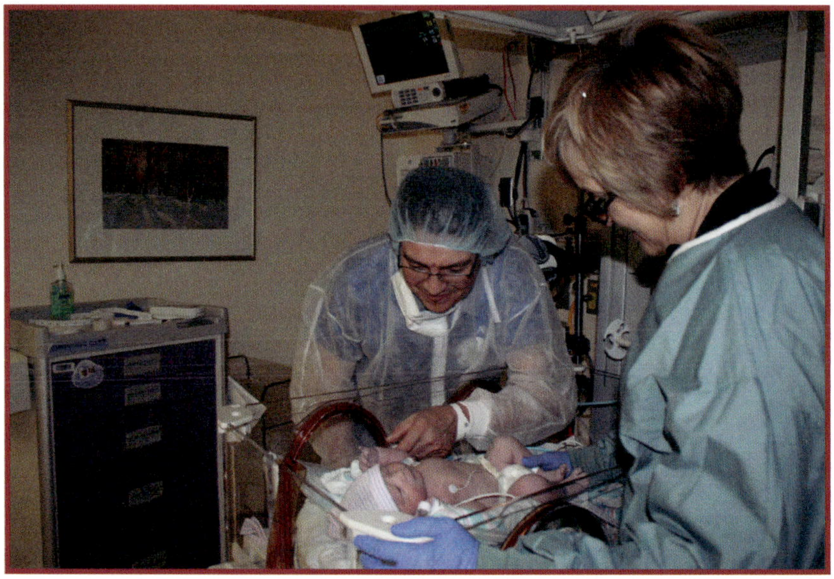

Figura 9.2. Atención posterior a la reanimación en un entorno en donde hay disponible un control cardiorrespiratorio continuo y donde los signos vitales se pueden medir con frecuencia.

¿Qué situaciones clínicas se pueden presentar en los bebés que necesitaron reanimación?

Se pueden presentar anomalías en varios sistemas de órganos después de la reanimación. En la tabla 9-1 se resumen los signos clínicos previstos, los hallazgos de laboratorio y las consideraciones sobre el manejo. Las circunstancias individuales determinarán cuáles de estas consideraciones sobre el manejo son apropiadas.

Inestabilidad de la temperatura

Después de la reanimación, los bebés pueden enfriarse demasiado (hipotermia) o calentarse demasiado (hipertermia). Los recién nacidos prematuros corren un alto riesgo de sufrir hipotermia y esto se ha asociado con el aumento de mortalidad. En la lección 8 se tratan las técnicas especiales para mantener la temperatura corporal de los recién nacidos prematuros. Los bebés pueden sufrir hipertermia si la madre tiene fiebre o corioamnionitis, si el bebé tiene una infección o si el calentador radiante no se usa de manera correcta. La hipertermia se ha asociado con peores resultados y se debe evitar.

Tabla 9-1. Signos clínicos, hallazgos de laboratorio y consideraciones del manejo

Sistema de órganos	Signos clínicos y hallazgos de laboratorio	Consideraciones de manejo
Constitucional	Hipotermia	Retrasar el baño.
Respiratorio	Taquipnea, quejidos, retracciones, aleteo nasal, baja saturación de oxígeno, neumotórax	Mantener la oxigenación y ventilación adecuadas. Controlar los signos de hipertensión pulmonar. Evitar la aspiración innecesaria. Agrupar la atención para permitir períodos de descanso. Considerar la administración de antibióticos. Considerar una radiografía y gasometría. Considerar una terapia con surfactantes. Considerar un retraso en el inicio de la alimentación con el uso de líquidos por vía intravenosa.
Cardiovascular	Hipotensión, taquicardia, acidosis metabólica, mala perfusión	Controlar la presión arterial y la frecuencia cardíaca. Considerar el reemplazo del volumen o la administración de inotrópicos si el bebé está hipotenso.
Endocrino-metabólico	Acidosis metabólica, hipoglucemia (glucosa baja), hipocalcemia (calcio bajo), hiponatremia (sodio bajo), hiperpotasemia (potasio alto)	Controlar la glucemia. Controlar los electrólitos en suero según se indique. Considere los líquidos por vía intravenosa. Reemplazo de electrolitos según se indique.
Gastrointestinal	Intolerancia a la alimentación, vómitos, distensión abdominal, anomalías en las pruebas de funcionamiento hepático, sangrado gastrointestinal	Considerar una radiografía abdominal. Considerar el retraso en el inicio de la alimentación. Considerar el uso de líquidos por vía intravenosa. Considerar la nutrición parenteral.
Renal	Disminución de la diuresis, edema y anomalías electrolíticas	Controlar la diuresis. Controlar los electrólitos en suero según se indique. Controlar el peso. Restringir los líquidos si hay una disminución de la diuresis y el volumen vascular es adecuado.
Neurológico	Apnea, convulsiones, irritabilidad, tono deficiente, evaluación neurológica alterada, mala coordinación de la alimentación	Controlar la apnea. Aplicar ventilación asistida según sea necesario. Controlar la glucosa y los electrolitos. Evitar la hipertermia. Considerar una terapia con anticonvulsivos. Considerar la hipotermia terapéutica. Considerar el retraso en el inicio de la alimentación. Considerar el uso de líquidos por vía intravenosa.
Hematológico	Amenia, trombocitopenia, coagulación retrasada, palidez, hematomas, petequias	Controlar los estudios de hematocritos, plaquetas, ictericia, bilirrubina y coagulación según se indique.

Neumonía y otros problemas respiratorios

La necesidad de reanimación puede ser un signo temprano de que un recién nacido tiene neumonía, infección perinatal o un evento de aspiración. La neumonía perinatal (figura 9.3B) se puede presentar con taquipnea y otros signos de dificultad respiratoria como quejidos, aleteo nasal y retracciones. Puede ser difícil diferenciar entre el síndrome de dificultad respiratoria, la retención de líquido en los pulmones del feto

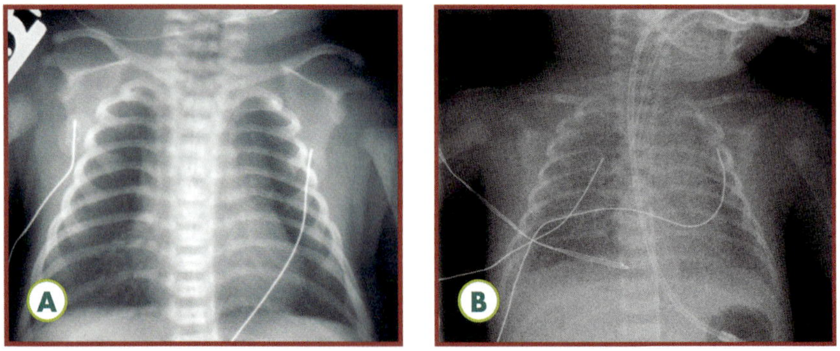

Figura 9.3. Radiografía de tórax neonatal: (A) normal, (B) neumonía

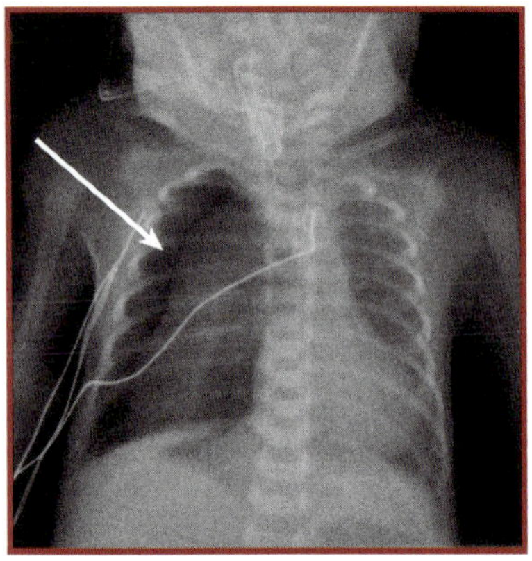

Figura 9.4. Neumotórax derecho

y la neumonía neonatal mediante una radiografía de tórax. Si un bebé que requirió reanimación continúa presentando signos de dificultad respiratoria o necesita oxígeno adicional, considere evaluar si el bebé tiene neumonía o infección perinatal. Obtenga los análisis de laboratorio apropiados y comience con los antibióticos parenterales.

Si se presenta un deterioro respiratorio agudo durante o después de la reanimación, considere la posibilidad de que el bebé tenga un neumotórax (figura 9.4). La lección 10 incluye detalles del manejo de un neumotórax. Si el bebé está intubado y desarrolla un deterioro agudo respiratorio, asegúrese de que el tubo endotraqueal no se haya salido o esté obstruido con secreciones.

Hipertensión pulmonar

Tal como se describe en la lección 1, los vasos sanguíneos en los pulmones del feto están muy contraídos. Después del parto, los vasos sanguíneos se relajan y la sangre fluye hacia los pulmones donde la hemoglobina se puede saturar de oxígeno para el suministro a los tejidos y órganos.

Los vasos sanguíneos pulmonares pueden permanecer contraídos después del parto. Esta afección es conocida como hipertensión pulmonar persistente del recién nacido (HPPRN) y se ve con más frecuencia en bebés de 34 semanas de gestación o más. La HPPRN se maneja con oxígeno adicional y, en algunos casos, con ventilación mecánica. La HPPRN grave puede requerir terapias especiales como la ventilación mecánica de alta frecuencia, el óxido nítrico inhalado y la oxigenación por membrana extracorpórea (ECMO).

Después de la reanimación, el tono vascular pulmonar del bebé puede ser lábil y puede aumentar en respuesta a disminuciones de la saturación de oxígeno repentinas o una hipotermia involuntaria; por lo tanto, evite una aspiración innecesaria, una estimulación excesiva y un baño inmediato. Mientras que evitar las disminuciones repentinas de la saturación de oxígeno puede ser beneficioso, el hecho de mantener niveles altos de oxígeno en sangre de forma intencional puede que no sea útil y que cause otras complicaciones. Se debe usar un pulsioxímetro para guiar el tratamiento con oxígeno. En el caso de sospecha de HPPRN, una gasometría arterial proporciona información útil que no se puede determinar solo con la pulsioximetría.

Hipotensión

La hipotensión durante la fase de posterior a la reanimación puede ocurrir por múltiples razones. Los niveles bajos de oxígeno cerca del momento del parto pueden disminuir la función cardíaca y el tono vascular. Si el bebé ha sufrido una pérdida de sangre importante, el volumen de sangre circulante puede ser bajo y contribuir a la hipotensión. Los bebés con sepsis pueden tener un gasto cardíaco normal o alto, pero pueden volverse hipotensos debido a la dilatación de los vasos sanguíneos periféricos.

Se debe controlar la presión arterial de los bebés que necesitan una reanimación importante hasta que se estabilice dentro de un rango aceptable. Si hay evidencia de hipovolemia, se puede indicar una expansión del volumen con una solución cristaloide o transfusión de sangre. No se recomienda la expansión de volumen de rutina sin evidencia de hipovolemia. Algunos bebés pueden requerir medicamentos como dopamina, dobutamina o adrenalina para mejorar el gasto cardíaco y aumentar el flujo sanguíneo sistémico.

Hipoglucemia

El consumo de glucosa se incrementa cuando el metabolismo ocurre sin el oxígeno adecuado (metabolismo anaeróbico). La hipoglucemia puede ocurrir porque las reservas de glucosa se consumen muy rápido durante el sufrimiento perinatal. Algunos recién nacidos estresados puede tener niveles altos de glucemia de manera temporal antes de que comience a descender. La glucosa es un combustible esencial para el funcionamiento cerebral de los recién nacidos y una hipoglucemia prolongada puede contribuir a lesiones cerebrales después de la reanimación.

Se debe controlar la glucemia a los bebés que requieren una reanimación poco tiempo después de la misma, y luego en intervalos regulares, hasta que se mantenga estable y dentro de los límites normales. Puede ser necesaria dextrosa intravenosa para mantener los niveles normales de glucemia hasta que se establezca la alimentación por boca.

Problemas de alimentación

El tracto gastrointestinal del recién nacido es muy sensible a la disminución de oxígeno y al flujo sanguíneo. Después de la reanimación puede ocurrir una intolerancia a la alimentación, una mala motilidad, una inflamación, un sangrado o una perforación de la pared intestinal. Además, los patrones de aspiración y alimentación oral se pueden ver afectados durante varios días debido a una disfunción neurológica. Tal vez se requieran métodos alternativos para proporcionar nutrición durante este intervalo.

Lo ideal es que la alimentación se inicie con la leche materna. Si el bebé nace extremadamente prematuro o no puede comenzar la lactancia, trabaje con los profesionales de la salud de la madre para desarrollar un plan que fomente la extracción y almacenamiento de leche materna poco después del parto.

Insuficiencia renal

La hipotensión, la hipoxia y la acidosis pueden disminuir el flujo sanguíneo hacia los riñones y causar una insuficiencia renal temporal o permanente. La necrosis tubular aguda (NTA) suele ser una forma de insuficiencia renal temporal que puede ocurrir después de la reanimación. Puede causar retención de líquido y anomalías electrolíticas significativas. Al principio, los bebés pueden tener una diuresis baja y necesitar restricción de líquidos durante varios días. Durante la fase de recuperación, pueden desarrollar una diuresis muy alta y requerir líquidos adicionales.

Se debe controlar de manera frecuente la diuresis, el peso corporal y los electrolitos en suero de los bebés que requieren una reanimación importante. Ajustar la ingesta de fluidos y electrolitos de acuerdo a la diuresis, los cambios del peso corporal y los resultados de los análisis de laboratorio del bebé.

Acidosis metabólica

La acidosis metabólica es común después de la reanimación porque los ácidos se producen cuando los tejidos no reciben suficiente oxígeno ni flujo sanguíneo. La acidosis grave puede interferir con la función cardíaca y empeorar la hipertensión pulmonar. En la mayoría de los casos, la acidosis se resolverá de manera gradual a medida que los sistemas respiratorio y circulatorio del bebé se recuperan. La intervención más importante es identificar y corregir la causa subyacente de la acidosis metabólica.

Convulsiones o apnea

Los recién nacidos con hipotensión, hipoxemia y acidosis pueden desarrollar signos de lesión cerebral. Esta lesión se denomina encefalopatía hipóxico-isquémica (EHI). Al principio, el bebé puede presentar una disminución del tono muscular, letargo, escaso esfuerzo respiratorio o apnea. Las convulsiones pueden aparecer después de varias horas. Se debe examinar a los bebés que han necesitado una reanimación extensa en busca de signos de EHI. La evaluación neurológica estandarizada es una herramienta útil. Debe considerarse la consulta con un especialista.

El letargo, la apnea y las convulsiones pueden ser signos de otras afecciones, como la exposición de la madre a narcóticos o anestésicos, infección, trastornos electrolíticos y anomalías metabólicas.

¿Cuándo se debe considerar la hipotermia terapéutica (enfriamiento)?

Se ha demostrado en estudios recientes que la hipotermia terapéutica (enfriamiento) después de la reanimación reduce el riesgo de muerte y mejora los resultados neurológicos en los bebés prematuros tardíos y los bebés a término con EHI moderada a grave.

Si su hospital no cuenta con un programa de hipotermia neonatal, póngase en contacto con el centro de referencia más cercano que proporcione esta terapia apenas sospeche que un bebé puede ser candidato. Trabaje con el centro de referencia para desarrollar un plan organizado para identificar a los candidatos para la terapia y organizar el rápido traslado. Un retraso en el reconocimiento o derivación de un bebé que califica para el enfriamiento podría significar que no se pueda iniciar el tratamiento porque el bebé queda fuera de la ventana terapéutica. Si se toma la decisión de trasladar al bebé a otro centro, siga las instrucciones del centro de referencia para evitar una hipertermia involuntaria mientras se espera el traslado.

Enfoque centrado en el trabajo de equipo

Los cuidados posteriores a la reanimación destacan varias oportunidades para que los equipos eficaces utilicen las competencias fundamentales del comportamiento del Neonatal Resuscitation Program® (NRP®).

Comportamiento	Ejemplo
Prever y planificar.	Planifique dónde se llevarán a cabo los cuidados posteriores a la reanimación en su institución. Discuta que tipos de cuidados posteriores a la reanimación se proporcionarán en la habitación de la madre y cuándo los cuidados deben trasladarse a un área de transición o a una sala de cuidados intensivos de recién nacidos. Planifique quién será el responsable del control continuo y con quién comunicarse si el estado del bebé cambia. Desarrolle un plan para reconocer rápidamente a los bebés que podrían calificar para la hipotermia terapéutica y con quién comunicarse si se debe indicar esta terapia. Practique cómo iniciar la hipotermia terapéutica o el proceso para el traslado inmediato del bebé a un centro de referencia con la experiencia necesaria.
Conocer el entorno.	Conozca los equipos disponibles en su institución para realizar una gasometría sanguínea, controlar los electrolitos y la glucemia. Sepa cómo usar el sensor de temperatura del calentador radiante.
Delegar trabajo de manera óptima.	Muchos procedimientos se deben realizar dentro de la primera hora después de una reanimación exitosa. Planifique quién realizará cada tarea para evitar demoras innecesarias.
Comunicar eficazmente.	Reúna al equipo de atención para un debriefing posterior a la reanimación para reforzar los hábitos del buen trabajo en equipo e identificar las áreas a mejorar. Identifique los pequeños cambios que podrían resultar en mejoras importantes en la actuación de su equipo y en la seguridad del paciente.

Oportunidades para mejorar la calidad

Hágase las siguientes preguntas y abra un debate con su equipo si encuentra alguna diferencia entre las recomendaciones del NRP y lo que sucede actualmente en su entorno hospitalario. Analice la posibilidad de utilizar las evaluaciones de procesos y resultados sugeridas para guiar la recopilación de datos, identificar áreas de mejora y controlar el resultado de sus esfuerzos para mejorar.

Preguntas para lograr una mejora de la calidad

1. Si un bebé ha recibido oxígeno, VPP o CPAP durante la estabilización inicial, ¿quién será responsable de los cuidados posteriores a la reanimación y de las evaluaciones continuas?
2. ¿Qué recursos hay disponibles para el cuidado de un bebé que requiere un cuidado neonatal avanzado?
3. ¿A qué desafíos se enfrenta su equipo cuando se traslada un bebé desde el lugar del parto hacia un entorno en donde hay disponible un control cardiorrespiratorio continuo y donde se pueden medir los signos vitales con frecuencia?
4. ¿Los profesionales de la salud neonatal han sido capacitados para identificar a los bebés que pueden ser candidatos a la hipotermia terapéutica?
5. ¿Sabe a quién contactar si cree que un bebé es candidato a la hipotermia terapéutica?
6. ¿Dispone de algún proceso para apoyar el plan de lactancia materna cuando el recién nacido necesita un control continuo?

Medidas de procesos y resultados

1. ¿Con qué frecuencia se completa un registro de la reanimación que documente todas las intervenciones realizadas durante la reanimación y estabilización?
2. ¿Con qué frecuencia el equipo de reanimación realiza un debriefing después de la reanimación?
3. ¿Con qué frecuencia los bebés sufren hipoglucemia después de la reanimación?
4. ¿Con qué frecuencia se traslada a los bebés desde la sala de partos a una unidad o sala de cuidados intensivos para recién nacidos?

5 ¿Con qué frecuencia el centro de referencia realiza una revisión en colaboración con el centro médico que traslada a los bebés a sus instalaciones?

Preguntas más frecuentes

¿Se pueden realizar un control y proporcionar cuidados posteriores a la reanimación en la habitación de la madre?

El lugar donde se lleven a cabo los cuidados posteriores a la reanimación es menos importante que el hecho de garantizar un control adecuado, reconocer de inmediato las situaciones clínicas que requieran intervención e iniciar el tratamiento necesario. En muchas instituciones, esto requerirá el traslado a una sala de recién nacidos transitoria o a una unidad de cuidados intensivos.

¿Debería administrarse bicarbonato de sodio de manera rutinaria a los bebés con acidosis metabólica?

No. El hecho de infundir una solución amortiguadora, como el bicarbonato de sodio, puede parecer una intervención útil; sin embargo, no hay evidencia en la actualidad que apoye esta práctica de rutina. La infusión de bicarbonato de sodio tiene muchos posibles efectos secundarios. Cuando se mezcla el bicarbonato de sodio con ácido, se forma dióxido de carbono (CO_2). Si los pulmones del bebé no pueden exhalar rápidamente el CO_2 adicional, la acidosis se agravará. Si bien puede parecer que las mediciones de ácido en sangre (pH) mejoran, el bicarbonato de sodio puede interferir con otros sistemas amortiguadores de ácidos y en realidad empeorar la acidosis dentro de las células. Además, una rápida administración de bicarbonato de sodio puede aumentar el riesgo de una hemorragia intraventricular en los recién nacidos prematuros.

REPASO DE LA LECCIÓN 9

1. Un bebé que nace con 36 semanas de gestación recibe ventilación con presión positiva y se le administra oxígeno en la sala de partos. Este bebé (necesita)/(no necesita) una evaluación frecuente del esfuerzo respiratorio y la oxigenación durante el período neonatal inmediato.
2. Si un recién nacido debe ingresar en una unidad de cuidados intensivos, (se debe)/(no se debe) alentar a los padres a que vean y toquen a su bebé.

3. Un recién nacido a término tuvo una importante depresión al nacer y requirió una reanimación compleja. El bebé sufrió una insuficiencia respiratoria con retención dióxido de carbono y acidosis metabólica. (Se debe)/(No se debe) infundir bicarbonato de sodio de inmediato después de la reanimación.
4. Entre los bebés que requirieron una reanimación compleja y tienen signos de lesión neurológica, un calentamiento agresivo y la hipertermia (mejoran)/(empeoran) los resultados y se deben (evitar)/(alentar).

Respuestas

1. Este bebé necesita una evaluación frecuente del esfuerzo respiratorio y la oxigenación durante el período neonatal inmediato.
2. Se debe alentar a los padres a que vean y toquen a su bebé.
3. No se debe infundir bicarbonato de sodio de inmediato después de la reanimación.
4. Un calentamiento agresivo y la hipertermia empeoran los resultados y se deben evitar.

10

Consideraciones especiales

Puntos de aprendizaje

- Cuándo sospechar un neumotórax o un derrame pleural
- Cómo manejar un neumotórax o un derrame pleural potencialmente mortales
- Cómo manejar un recién nacido con obstrucción de vía aérea
- Cómo manejar las anomalías pulmonares congénitas que podrían complicar la reanimación
- Cómo manejar al recién nacido con complicaciones por exposición materna a opiáceos o anestesia
- Cómo manejar un recién nacido con mielomeningocele
- Cómo manejar un recién nacido con defectos de la pared abdominal

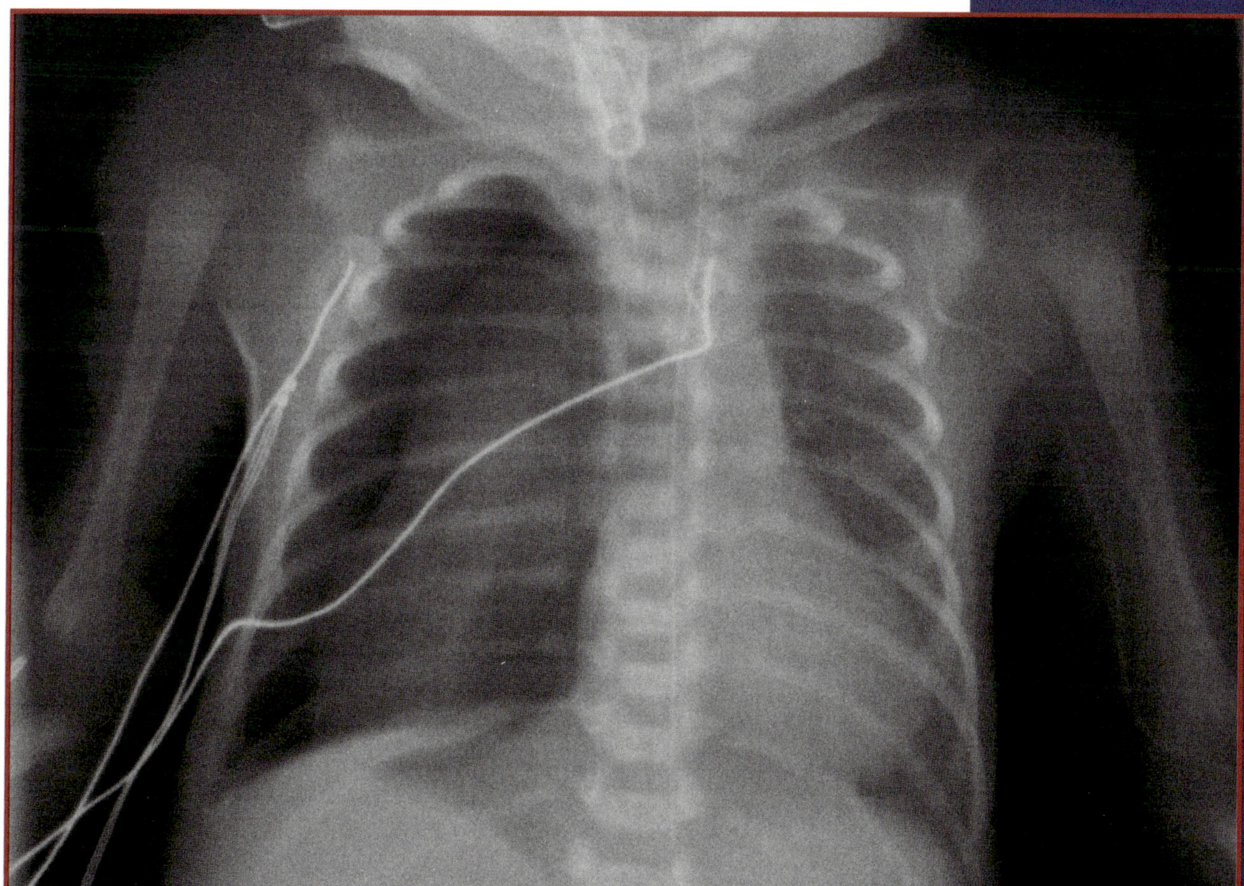

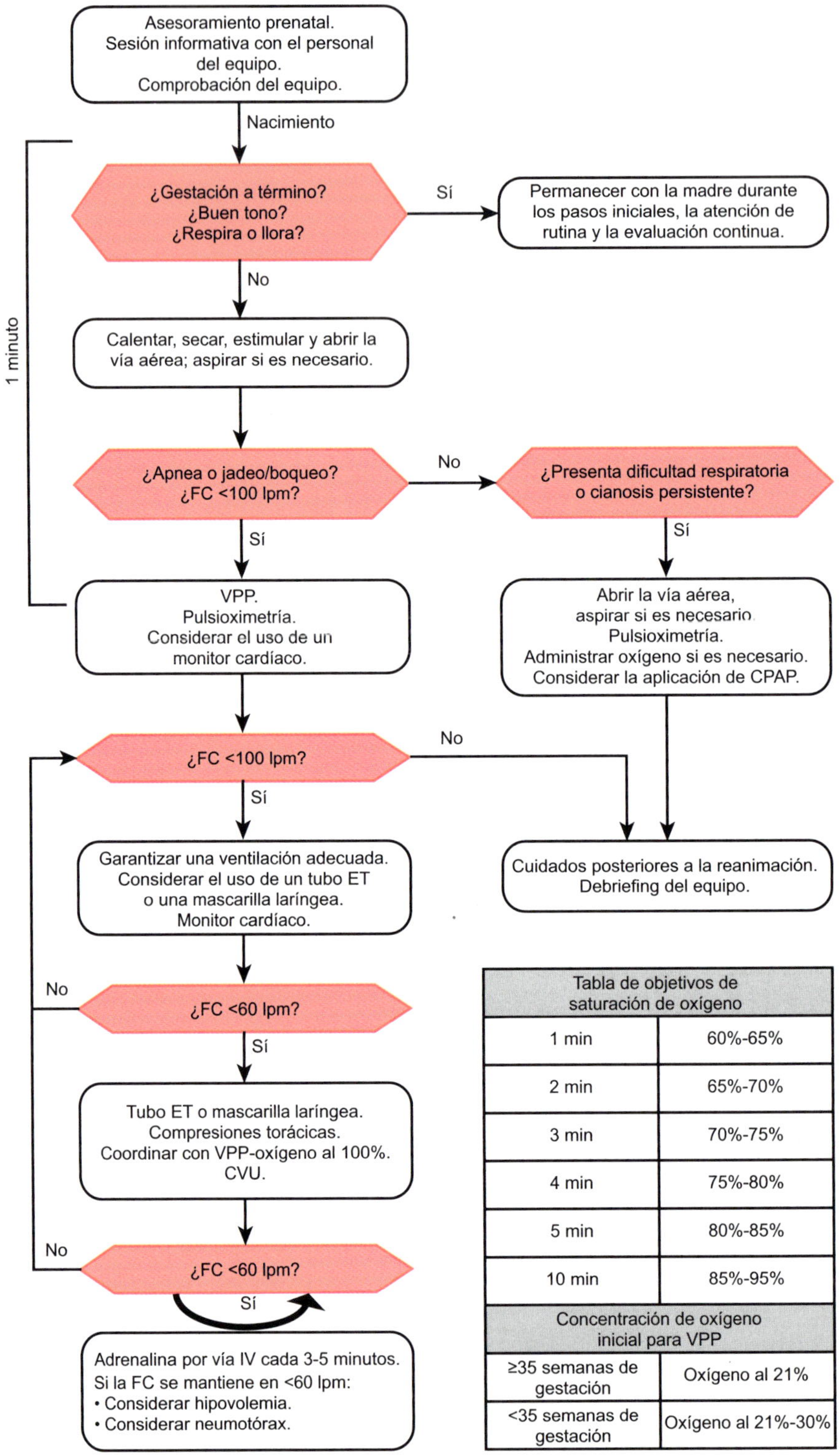

Tabla de objetivos de saturación de oxígeno	
1 min	60%-65%
2 min	65%-70%
3 min	70%-75%
4 min	75%-80%
5 min	80%-85%
10 min	85%-95%
Concentración de oxígeno inicial para VPP	
≥35 semanas de gestación	Oxígeno al 21%
<35 semanas de gestación	Oxígeno al 21%-30%

Puntos clave

1. Sospeche de un neumotórax si el bebé no mejora a pesar de las medidas de reanimación o si súbitamente presenta dificultad respiratoria grave. En una emergencia, se puede detectar el neumotórax por la disminución de los ruidos respiratorios y el aumento de transiluminación en el lado afectado.
2. Sospeche un derrame pleural si el recién nacido tiene dificultad respiratoria y edema generalizado (hidropesia fetal).
3. Un neumotórax o un derrame pleural con insuficiencia cardiorrespiratoria se trata mediante la aspiración del aire o el líquido con aguja, catéter y llave conectados a una jeringa e insertados en el tórax.
4. Si hay secreciones espesas que obstruyen la vía aérea a pesar del posicionamiento correcto del tubo endotraqueal, intente eliminar las secreciones con un catéter de aspiración (5 F a 8 F) insertado a través del tubo endotraqueal. Si la obstrucción persiste, aspire directamente la tráquea con un aspirador traqueal conectado al tubo endotraqueal. En la mayoría de las circunstancias, establezca una vía aérea abierta y ventilación que insufle los pulmones antes de proceder con las compresiones torácicas.
5. La dificultad respiratoria asociada con la secuencia de Robin puede mejorar si se coloca al bebé en decúbito prono y se inserta un tubo endotraqueal pequeño (2,5 mm) en la nariz para que la punta ingrese en la faringe. Si esto no causa un movimiento de aire adecuado, la mascarilla laríngea puede brindar una vía aérea que salve la vida. En esta situación, la intubación endotraqueal suele ser difícil.
6. La dificultad respiratoria asociada con atresia coanal bilateral puede mejorar insertando un pezón de alimentación o chupón modificado, con el extremo cortado, o un tubo endotraqueal en la boca del bebé con la punta en la faringe posterior.
7. Si se sospecha una hernia diafragmática congénita, evite la ventilación con presión positiva con una mascarilla facial. Intube rápidamente la tráquea en la sala de partos e inserte un tubo orogástrico con aspiración continua o intermitente para descomprimir el estómago y los intestinos.
8. Si la madre recibe opiáceos durante el parto y el bebé no respira, brinde apoyo a la vía aérea y ventilación asistida hasta que el bebé tenga un esfuerzo respiratorio espontáneo adecuado.

9 Evite colocar recién nacidos con mielomeningocele (espina bífida) boca arriba. Posicione al recién nacido de lado, boca abajo o en una "dona" hecha de toallas o espuma sin látex.

10 Coloque la parte inferior del cuerpo y el abdomen del recién nacido con gastrosquisis u onfalocele en una bolsa intestinal estéril de plástico transparente y asegure la bolsa en el tórax del bebé. Posicione al bebé sobre el lado derecho para optimizar la perfusión intestinal.

Esta lección hace un repaso de las circunstancias menos comunes a las que puede enfrentarse durante la reanimación neonatal. Como estos escenarios no ocurren con frecuencia, es importante poder reconocerlos y estar preparados para responder de forma rápida y eficiente. A medida que lee el siguiente caso, imagínese como parte del equipo de reanimación.

Caso: Recién nacido con neumotórax a tensión

Una mujer ingresa en trabajo de parto a las 40 semanas de gestación con líquido limpio y patrón de frecuencia cardíaca fetal de categoría III. Se planifica una cesárea de emergencia. Su equipo de reanimación se reúne en el quirófano, completa una sesión informativa con el personal del equipo antes de la reanimación y prepara el equipo y suministros para una reanimación compleja. Después del parto, se pinza y corta el cordón umbilical y se entrega al equipo un bebé flácido y apneico. Un miembro del equipo comienza a documentar los eventos de la reanimación a medida que ocurren.

Se realizan los pasos iniciales, pero el bebé permanece flácido, sin respiración espontánea. Inicia la ventilación con presión positiva (VPP) con una mascarilla facial, pero la frecuencia cardíaca no mejora. Realiza los pasos correctivos de la ventilación y obtiene movimiento torácico luego de aumentar la presión de ventilación. No obstante, la frecuencia cardíaca del bebé continúa en 40 latidos por minuto (lpm). Miembros del equipo colocan un pulsioxímetro en la mano derecha del bebé y guías del monitor cardíaco en el tórax del bebé. Rápidamente se inserta un tubo endotraqueal para la VPP continuada, pero la frecuencia cardíaca no mejora. Su equipo aumenta la concentración de oxígeno (F_{IO_2}) a 100% e inicia las compresiones torácicas mientras se prepara e inserta un catéter venoso umbilical. La frecuencia cardíaca del bebé no mejora después de 60 segundos de compresiones y ventilación coordinadas. Se administra una dosis de adrenalina intravenosa a través del catéter umbilical, seguido de un bolo de solución salina normal, pero la condición del bebé sigue sin mejorar. El equipo reevalúa la inserción del tubo endotraqueal y la eficacia de la ventilación y las compresiones, a la vez que considera circunstancias especiales que puedan complicar la reanimación. Al escuchar el tórax, reconoce que no hay ruidos respiratorios en el lado derecho.
Su equipo sospecha un neumotórax a tensión potencialmente mortal.
La transiluminación rápida del tórax confirma la sospecha y un miembro

del equipo rápidamente prepara un dispositivo de aspiración de catéter sobre aguja. Se interrumpen las compresiones torácicas mientras se inserta el catéter y se aspira el aire del tórax. Una vez descomprimido el neumotórax, la frecuencia cardíaca del bebé mejora rápidamente. El equipo continúa la VPP y el FIO_2 se ajusta según la pulsioximetría. Sigue fluyendo una pequeña cantidad de aire a través del sistema de aspiración por catéter y se traslada al bebé a Neonatología para una radiografía de tórax y tratamiento adicional. Poco después, habla con los padres y realiza un debriefing con su equipo para evaluar su preparación, trabajo en equipo y comunicación.

¿Cómo se identifica un recién nacido con acumulación de aire o líquido alrededor del pulmón?

Una acumulación irregular de aire o líquido que impida que los pulmones del recién nacido se expandan completamente en el tórax puede provocar una dificultad respiratoria grave y bradicardia persistente.

Neumotórax

Es frecuente que haya pequeñas fugas de aire cuando los pulmones del recién nacido se llenan de aire. Se denomina neumotórax cuando el aire se acumula en el espacio pleural que rodea al pulmón (figura 10.1). Si bien el neumotórax puede producirse espontáneamente, el riesgo es mayor con la VPP, especialmente en bebés prematuros, bebés con aspiración de meconio y bebés con otras anomalías pulmonares.

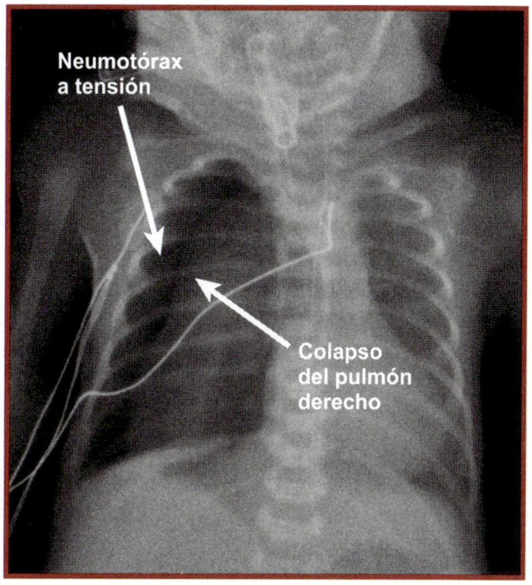

Figura 10.1. Colapso del pulmón derecho por acción del neumotórax

Un neumotórax pequeño puede ser asintomático o causar dificultad respiratoria leve. Si el neumotórax se agrava, la presión del aire atrapado puede causar el colapso del pulmón. Si el neumotórax es lo suficientemente grande, puede interferir con el flujo sanguíneo dentro del tórax, causando dificultad respiratoria grave, desaturación de oxígeno y bradicardia. Esto se denomina neumotórax a tensión. Es una emergencia potencialmente mortal y requiere un tratamiento urgente para evacuar el aire.

Debe considerar la posibilidad de un neumotórax si el bebé no mejora a pesar de las medidas de reanimación o si súbitamente presenta dificultad respiratoria grave. Si bien es posible percibir ruidos respiratorios reducidos del lado del neumotórax, los ruidos respiratorios pueden ser engañosos, ya que se transmiten con facilidad a través del tórax del bebé y pueden parecer normales, incluso en presencia de un neumotórax. Por otro lado, la reducción de los ruidos respiratorios en el lado izquierdo puede deberse a la inserción de un tubo endotraqueal en el bronquio principal derecho (tabla 10-1).

Tabla 10-1. Causas de la disminución de ruidos respiratorios

- Técnica de ventilación inadecuada
- Fuga en el dispositivo de VPP o falla del equipo
- Tubo endotraqueal mal colocado
- Neumotórax
- Derrame pleural
- Obstrucción traqueal
- Hernia diafragmática congénita
- Hipoplasia pulmonar o agenesia
- Corazón agrandado

La transiluminación del tórax es un examen de diagnóstico rápido que puede ser útil. En una habitación oscura, sostenga una luz de fibra óptica de intensidad alta contra la pared torácica y compare la transmisión de la luz en cada lado del tórax (figura 10.2). Durante la transiluminación, parecerá que la luz en el lado del neumotórax se esparce más y brilla con más fuerza que en lado opuesto. En una situación potencialmente mortal, un examen de transiluminación positivo puede ayudar a dirigir el tratamiento inmediato. Tenga cuidado al interpretar los resultados de la transiluminación en bebés muy prematuros, ya que su piel fina puede causar que el tórax parezca brillante incluso cuando no hay un neumotórax. Si el transiluminador no está disponible inmediatamente y el bebé tiene dificultad grave, puede proceder con el tratamiento de emergencia con base en sus sospechas clínicas. Si el bebé está estable, una radiografía de tórax brindará el diagnóstico definitivo de neumotórax.

El neumotórax pequeño normalmente se resuelve espontáneamente y a menudo no requiere tratamiento. Se debe controlar al bebé en caso de que la dificultad se agrave. Si el bebé mantiene una saturación de oxígeno normal, no se indica oxígeno adicional y no se obtiene una resolución más rápida del neumotórax. Si el neumotórax causa dificultad respiratoria significativa, bradicardia o hipotensión, debe resolverse con urgencia insertando un catéter en el espacio pleural y evacuando el aire. Si el bebé tiene dificultad respiratoria continua, es posible que se necesite insertar un tubo de toracostomía conectado a aspiración continua.

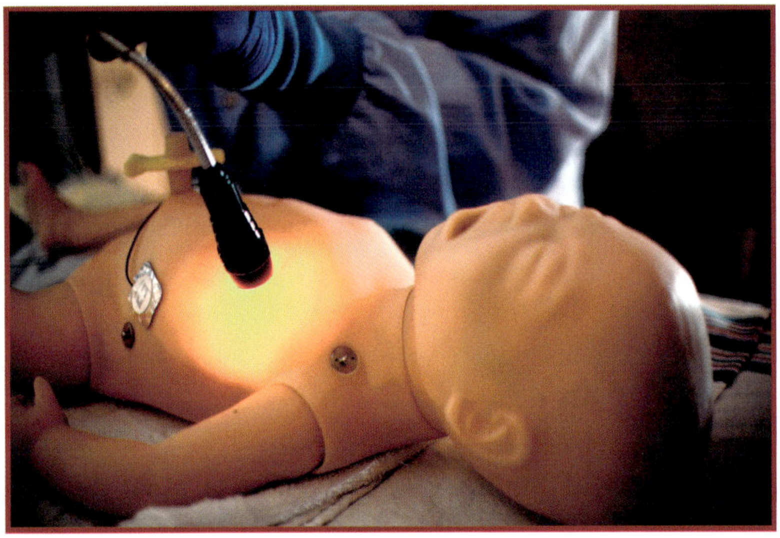

Figura 10.2 Transiluminación positiva de un neumotórax en el lado izquierdo. La luz se esparce y brilla a lo largo de una superficie amplia.

Derrame pleural

Un derrame pleural es la acumulación de líquido en el espacio pleural (figura 10.3). Al igual que el neumotórax, un derrame pleural importante puede evitar que el pulmón se expanda. La causa del líquido puede ser un edema, una infección o una fuga del sistema linfático del bebé. A menudo, los derrames pleurales importantes se diagnostican mediante ecografía. Puede haber antecedentes de anemia fetal grave, transfusión de gemelo a gemelo, arritmia cardíaca, cardiopatía congénita, infección congénita o un trastorno genético. Debe sospechar un derrame pleural si el recién nacido tiene dificultad respiratoria y edema corporal generalizado (hidropesia fetal). También puede haber exceso de líquido en el abdomen del bebé (ascitis) y alrededor del corazón del bebé (derrame pericárdico). Como la acumulación

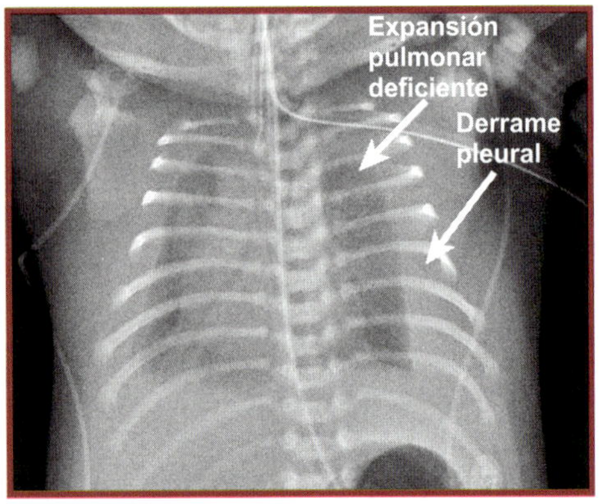

Figura 10.3. Derrames pleurales bilaterales de gran tamaño

de líquidos interfiere con la expansión pulmonar, es posible que haya una disminución de los ruidos respiratorios en el lado afectado. El diagnóstico definitivo de un derrame pleural se obtiene mediante radiografía o ecografía de tórax.

Es posible que los derrames pleurales menores no requieran tratamiento. Si la dificultad respiratoria es significativa y no se resuelve con intubación y VPP, es posible que necesite insertar un catéter en el espacio pleural para drenar el líquido. Si se identifica un derrame pleural importante, el obstetra puede eliminar líquido antes del parto. Además, es posible que se necesite un drenaje de emergencia después del parto. Si hay suficiente tiempo, un bebé con un derrame pleural importante, identificado mediante exámenes prenatales, debería nacer en un establecimiento que disponga de un equipo con experiencia en manejo de la vía aérea y drenaje de líquidos para casos de emergencia.

¿Cómo se evacúa un neumotórax o un derrame pleural?

Se inserta un catéter en el espacio pleural del lado afectado para aspirar el aire o líquido. Este procedimiento se denomina *toracentesis*. Idealmente, la toracentesis se debería realizar utilizando una técnica estéril con anestesia adecuada para el manejo del dolor. No obstante, es posible que se requieran modificaciones durante la aspiración de emergencia de un neumotórax a tensión.

1. Haga una breve pausa y confirme el lado que planea aspirar.

2. Sitio de aspiración y posicionamiento.

    a. Para un neumotórax, el sitio de aspiración es el cuarto espacio intercostal en la línea axilar anterior o el segundo espacio intercostal en la línea central de la clavícula (figura 10.4). Utilizando un rollo de mantas pequeño, posicione al bebé boca arriba (posición supina) con el lado afectado dirigido levemente hacia arriba para permitir que el aire se eleve a la porción superior del tórax.

    b. Para un derrame pleural, el sitio de aspiración es el quinto o sexto espacio intercostal a lo largo de la línea axilar posterior. Coloque al bebé boca arriba (posición supina) para que el líquido se acumule en la porción inferior (posterior) del tórax (figura 10.5).

3. Prepare el sitio de inserción con antiséptico tópico y toallas estériles.

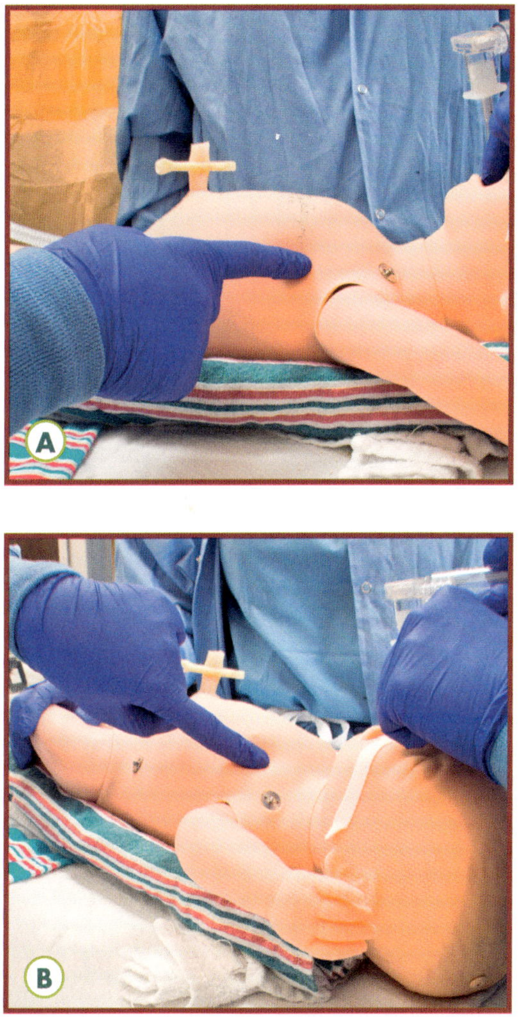

Figura 10.4. Ubicaciones para la aspiración percutánea de un neumotórax. Cuarto espacio intercostal en la línea axilar anterior (A), segundo espacio intercostal en la línea central de la clavícula (B). No se muestran las guías del monitor cardíaco ni el sensor de temperatura cutánea.

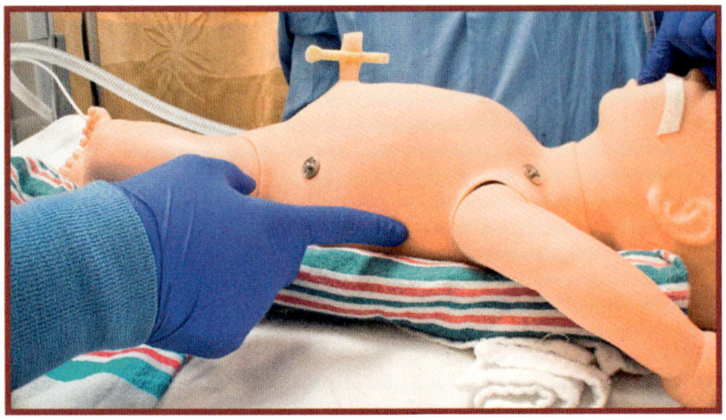

Figura 10.5. Ubicación para la aspiración de un derrame pleural

4. Inserte un dispositivo percutáneo de catéter sobre aguja* de calibre 18 o 20 perpendicular a la pared torácica y justo por encima de la parte superior de la costilla. Se inserta la aguja por encima de la parte superior de la costilla en lugar de por debajo de la costilla para evitar la punción de los vasos sanguíneos ubicados debajo de cada costilla.
   a. Para un neumotórax, dirija el catéter levemente hacia arriba, en dirección al frente del tórax (figura 10.6).
   b. Para un derrame pleural, dirija el catéter levemente hacia abajo, en dirección a la espalda.
5. Una vez que ingresó al espacio pleural, se retira la aguja y se conecta una jeringa grande (de 20 a 60 ml) a una llave de 3 vías al catéter (figura 10.7).
   a. Cuando se abre la llave entre la jeringa y el catéter, se puede evacuar el aire o el líquido.
   b. Cuando la jeringa está llena, se puede cerrar la llave al tórax mientras se vacía la jeringa.
   c. Una vez que se vació la jeringa, se puede volver a abrir la llave al tórax y se puede aspirar más líquido o aire hasta que la condición del bebé mejore.
   d. Se deben tomar precauciones al manipular la llave para evitar la reinyección accidental de aire o líquido en la cavidad torácica.
   e. Al evacuar un derrame pleural, conserve una muestra de líquido para realizar una evaluación diagnóstica.
6. Se debe realizar una radiografía de tórax para documentar la presencia o ausencia de neumotórax o derrame residuales.

*Nota: Si no hay disponible un dispositivo de catéter sobre aguja adecuado, se puede utilizar una pequeña aguja "mariposa". En este caso, la jeringa y la llave estarán conectadas al tubo conectado a la aguja.

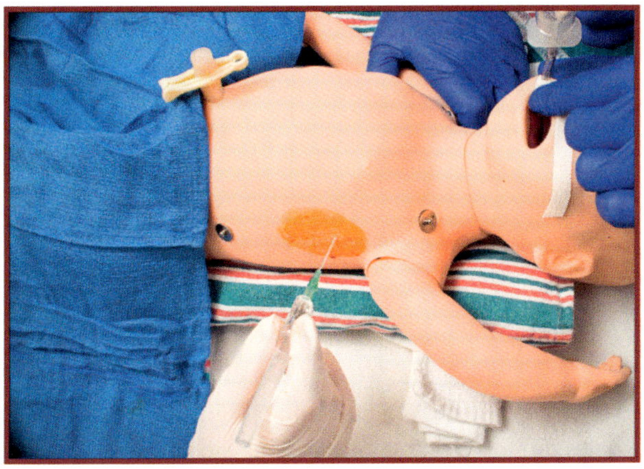

Figura 10.6. Aspiración de un neumotórax. Se inserta la aguja por encima de la costilla y se dirige levemente hacia arriba, hacia el frente del tórax. Nota: El sitio de aspiración no está cubierto de toallas estériles por motivos fotográficos. No obstante, la técnica estéril modificada es aceptable para la aspiración de emergencia.

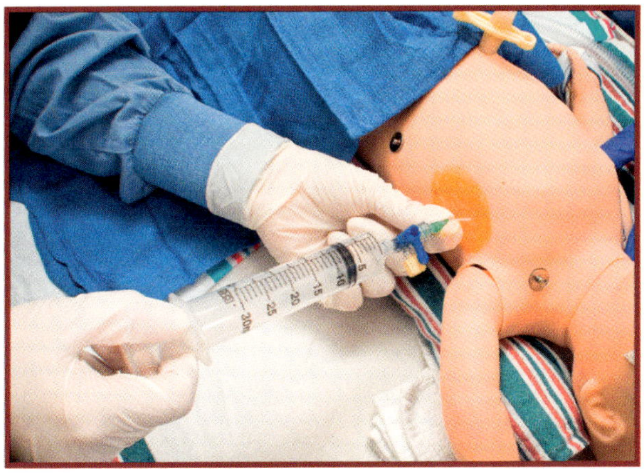

Figura 10.7. Ensamblaje de jeringa y llave utilizado para aspirar un neumotórax. Se abre la llave entre el catéter y la jeringa durante la aspiración. Se cierra la llave si la jeringa se llena y es necesario vaciarla. Se utiliza el mismo conjunto de elementos para drenar un derrame pleural.

¿Cómo maneja un recién nacido con obstrucción de vía aérea?

La obstrucción de la vía aérea es una emergencia potencialmente mortal. Las secreciones espesas o una anomalía congénita que causa una obstrucción anatómica pueden causar la obstrucción de la vía aérea del recién nacido.

Secreciones espesas

Las secreciones espesas, como el meconio, la sangre, la mucosa o la vérnix, pueden causar una obstrucción traqueal total. Si usted intenta la VPP pero el bebé no mejora y el tórax no se mueve, realice cada uno de los pasos correctivos de la ventilación (MR. SOPA) hasta lograr que se insuflen los pulmones.

Si insertó correctamente el tubo endotraqueal para la ventilación pero todavía no puede lograr movimiento torácico, es posible que secreciones espesas estén obstruyendo la tráquea. Como se describió en la lección 5, puede intentar eliminar las secreciones de la tráquea con un catéter de aspiración (5 F a 8 F) insertado a través del tubo endotraqueal.

Si las secreciones son tan espesas que bloquean totalmente la vía aérea, es posible que no pueda eliminarlas con un catéter de aspiración delgado. En este caso, aspire la tráquea directamente con un aspirador traqueal conectado al tubo endotraqueal (figura 10.8). Configure la presión de aspiración en 80 a 100 mg Hg, conecte el tubo de aspiración al aspirador y conecte el aspirador directamente al conector del tubo endotraqueal. Algunos tubos endotraqueales tienen un dispositivo de aspiración integrado diseñado para aspirar la tráquea. Utilice el dedo para bloquear

Aprendizaje mejorado

https://bcove.video/3MNw07j

QR 10.1 Escanee el código para ver un video de 1 minuto sobre la aspiración traqueal.

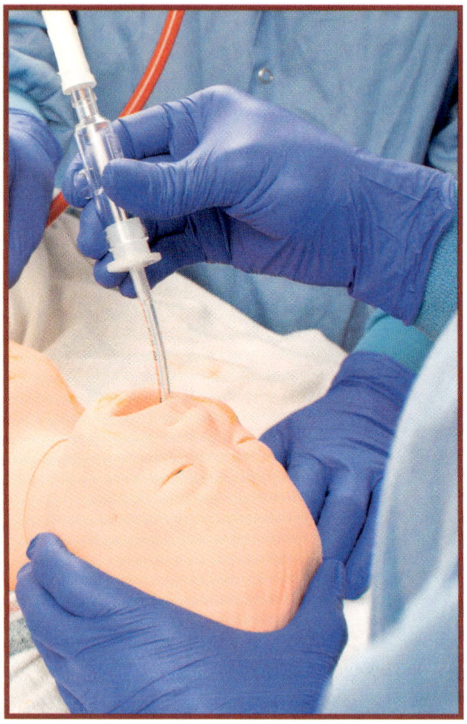

Figura 10.8. Aspiración de las secreciones espesas que obstruyen la ventilación mediante un tubo endotraqueal y un aspirador traqueal

el puerto de control de aspiración del aspirador. Es posible que necesite retirar gradualmente el tubo para eliminar las secreciones de la tráquea y la faringe posterior antes de volver a insertar un tubo endotraqueal nuevo para la ventilación. En la mayoría de las circunstancias, establezca una vía aérea abierta y ventilación que insufle los pulmones antes de proceder con las compresiones torácicas.

Obstrucciones anatómicas

Secuencia de Robin

La secuencia de Robin describe una combinación de anomalías faciales que ocurren debido a que la mandíbula inferior no se desarrolla con normalidad. La mandíbula inferior es pequeña y está retraída con respecto a la mandíbula superior. La lengua del bebé está ubicada más atrás de lo normal en la faringe y obstruye la vía aérea (figura 10.9). Es común que los bebés con secuencia de Robin también tengan el paladar hendido. Esta combinación puede ser aislada o parte de un trastorno genético.

Si un bebé con secuencia de Robin tiene dificultad respiratoria, colóquelo boca abajo (en decúbito prono). En esta posición, es posible que la lengua se mueva hacia adelante y abra la vía aérea. Si la posición en decúbito prono no funciona, inserte un tubo endotraqueal pequeño (2,5 mm) a través de la nariz con la punta posicionada con profundidad en la faringe posterior, más allá de la base de la lengua y por encima de las cuerdas vocales. No se inserta en la tráquea (figura 10.10) y no se necesita un laringoscopio para insertarlo. Ayuda a liberar la obstrucción de la vía aérea y facilita la respiración espontánea.

Si el bebé tiene dificultad respiratoria grave y necesita reanimación, es posible que sea muy difícil realizar la ventilación con mascarilla facial y la intubación endotraqueal. Si ninguno de los procedimientos anteriores logra un movimiento de aire adecuado y los intentos de ventilación con mascarilla facial e intubación endotraqueal no tienen éxito, la mascarilla laríngea puede brindar una vía aérea de rescate que salve la vida.

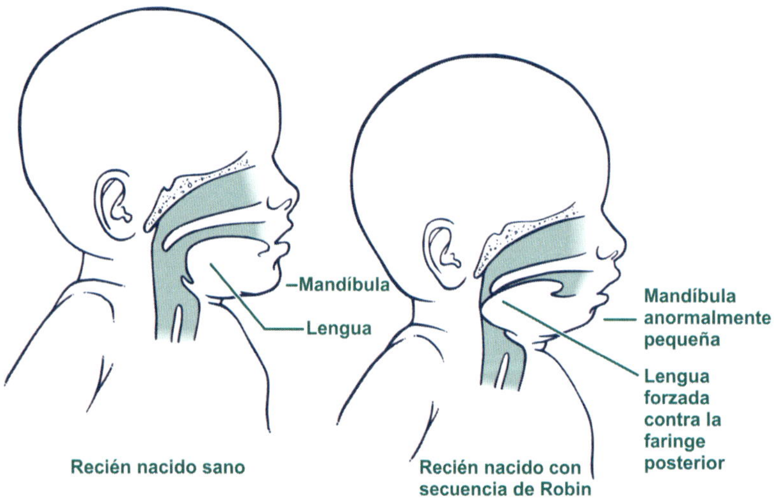

Figura 10.9. Recién nacido con anatomía normal (izquierda) y recién nacido con secuencia de Robin (derecha)

Atresia coanal

La atresia coanal es un trastorno en el que el hueso o tejido blando obstruyen la vía aérea nasal (figura 10.11). Como los recién nacidos normalmente respiran por la nariz, los bebés con atresia coanal pueden tener dificultad para respirar a menos que estén llorando y respirando por la boca. En la mayoría de los casos, la obstrucción tiene lugar en un lado únicamente y no causa síntomas significativos en el periodo de recién nacido.

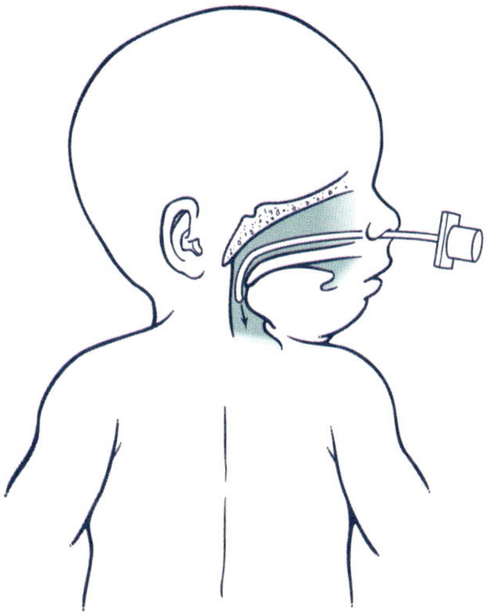

Figura 10.10. Tubo endotraqueal insertado con profundidad en la faringe posterior para el alivio de una obstrucción de vía aérea en un recién nacido con secuencia de Robin. La punta del tubo está en el área nasofaríngea, por encima de las cuerdas vocales, NO en la tráquea.

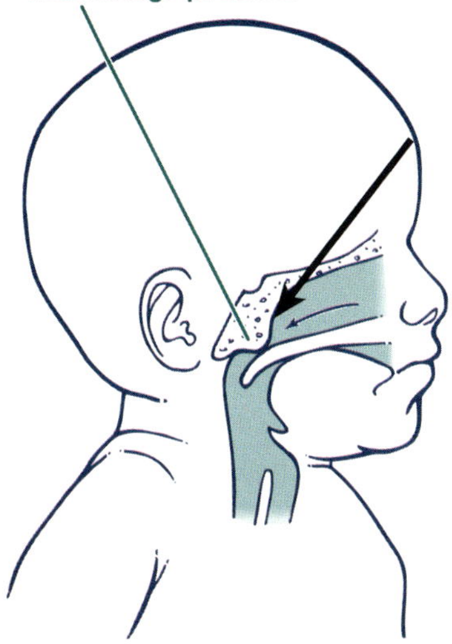

Figura 10.11. Atresia coanal que causa la obstrucción de la vía aérea nasal

Los bebés con atresia coanal pueden presentar episodios cíclicos de obstrucción, cianosis y desaturación de oxígeno que tienen lugar mientras duermen o se alimentan y se resuelven cuando lloran. Si la obstrucción es bilateral, el bebé puede tener dificultad para respirar inmediatamente después del parto. No obstante, la presencia de atresia coanal no debería impedirle realizar VPP efectiva con una mascarilla facial.

Puede detectar la atresia coanal si pasa un catéter de aspiración delgado en la faringe posterior a través de las fosas nasales. Si el catéter no puede pasar, es posible que haya atresia coanal.

Si el bebé tiene atresia coanal y dificultad respiratoria, puede mantener la boca y la vía aérea abiertas insertando una de las siguientes opciones en la boca del bebé: un pezón de alimentación o un chupón modificado después de cortarle la punta (pezón McGovern) y atado alrededor del occipucio (figura 10.12) o un tubo endotraqueal ubicado con la punta apenas más allá de la lengua en la faringe posterior. Cada una de estas medidas brinda estabilización temporal hasta que un especialista pueda evaluar al bebé.

Otros trastornos poco frecuentes

Se ha reportado que otras causas poco frecuentes de insuficiencia de la vía aérea en el recién nacido son condiciones tales como masas orales, nasales o cervicales (figura 10.13), anomalías de la laringe o la tráquea, y anillos vasculares que comprimen la tráquea en el tórax. Algunas de estas malformaciones pueden detectarse en los exámenes externos. Según la ubicación de la obstrucción, puede ser muy difícil o imposible lograr una ventilación con mascarilla facial exitosa o insertar un tubo endotraqueal. Es posible que se necesite pericia y equipos especiales para lograr una

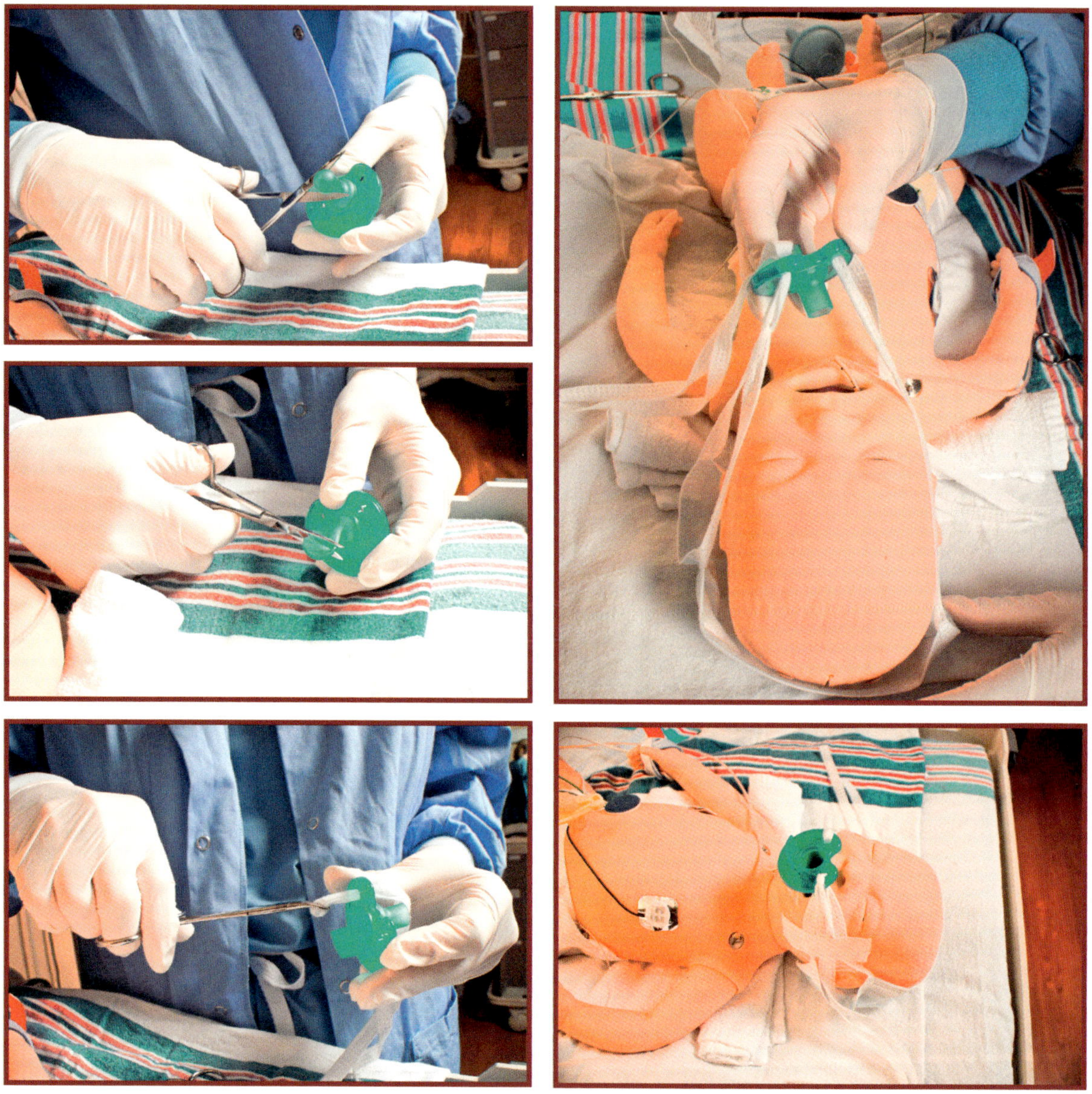

Figura 10.12. Chupón modificado (pezón McGovern) para el alivio temporal de la obstrucción de vía aérea en la atresia coanal

intubación exitosa. Si la obstrucción está por encima del nivel de las cuerdas vocales y no puede ventilar o intubar al bebé, la inserción de una mascarilla laríngea puede brindar una vía aérea alternativa que salva la vida. Si se identifican estos problemas antes del parto, y hay suficiente tiempo, el bebé debería nacer en un establecimiento que disponga de un equipo multidisciplinario capacitado en el manejo de la vía aérea para casos de emergencia en la sala de partos.

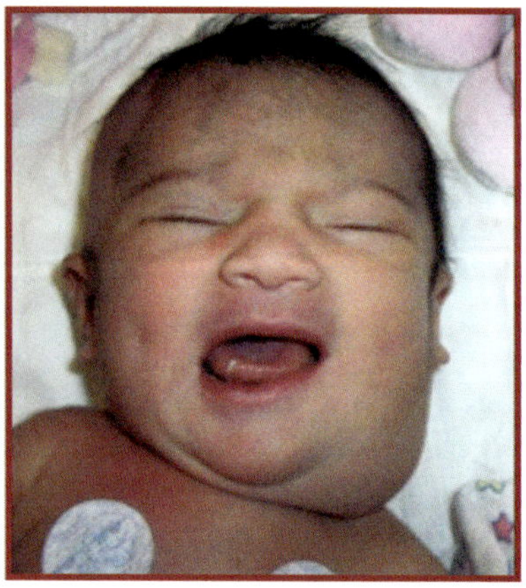

Figura 10.13. Recién nacido con una masa en el cuello (higroma quístico). (De Boyle KB, Anderson JM. A newborn who has a neck mass and scalp abrasion. *NeoReviews.* 2006;7[4]:e211-e216.)

¿Qué anomalías del desarrollo fetal del pulmón pueden complicar la reanimación?

Hernia diafragmática congénita

El diafragma normalmente separa los contenidos abdominales y torácicos. Cuando el diafragma no se forma correctamente, los intestinos, el estómago y el hígado pueden ingresar al tórax e impedir que los pulmones se desarrollen con normalidad (figura 10.14). Este defecto se denomina hernia diafragmática congénita (HDC). El tipo de HDC más común ocurre en el lado izquierdo del bebé. Con frecuencia, se identifica el defecto mediante ecografía prenatal y se puede programar el parto en un centro de alto riesgo.

El bebé puede presentar un abdomen de apariencia plana inusual (escafoide), dificultad respiratoria e hipoxemia. Si se administra VPP con mascarilla facial, el aire ingresa al estómago y los intestinos. A medida que estas estructuras se expanden en el tórax, se inhibirá cada vez más la insuflación de los pulmones y habrá una disminución de ruidos respiratorios en el lado de la hernia. Si se aumenta la presión de ventilación para intentar mejorar la insuflación, el bebé puede sufrir un neumotórax. Comúnmente se asocia la hipertensión pulmonar con una HDC y puede causar hipoxemia grave.

Evite la VPP con mascarilla facial en bebés con hernia diafragmática.

Intube rápidamente la tráquea e inserte un catéter orogástrico grande (10 F) para realizar una aspiración intermitente o continua, y evitar la distensión gaseosa (figura 10.15). El tubo de doble luz (sonda Replogle) es el más efectivo.

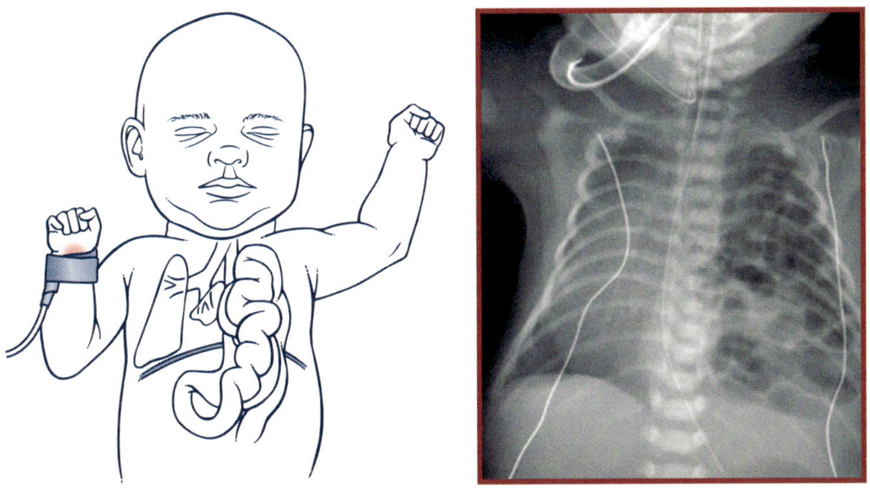

Figura 10.14. Hernia diafragmática congénita

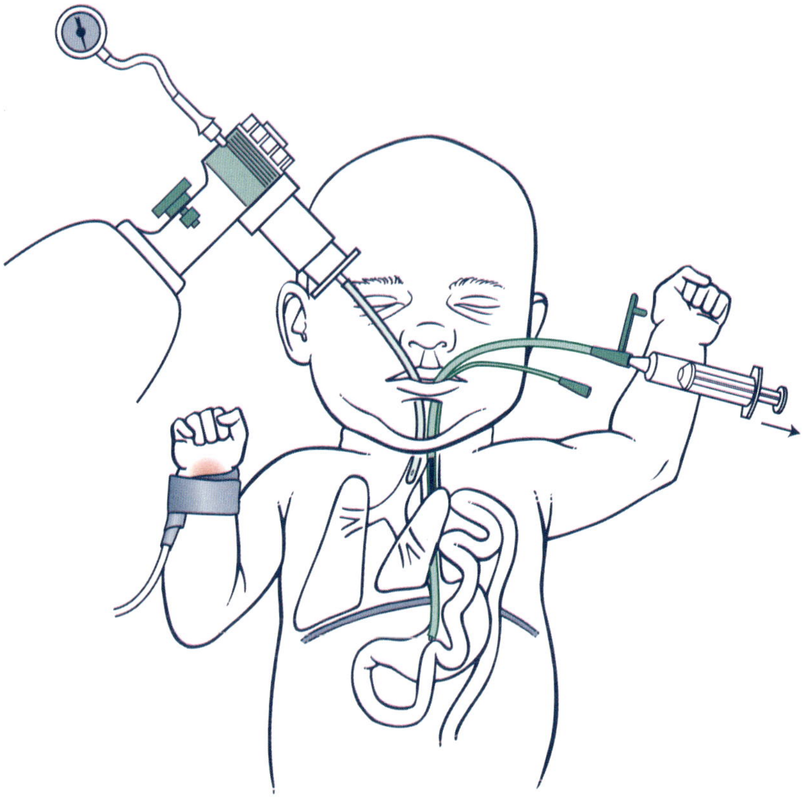

Figura 10.15. Tratamiento de estabilización para un bebé con una HDC. Hay un tubo endotraqueal en la tráquea y un tubo de doble luz (sonda Replogle) en el estómago. Se aspira el tubo de forma intermitente o se conecta a la aspiración al vacío. Se adhieren ambos tubos (no se muestra la cinta adhesiva ni las guías del monitor cardíaco).

Hipoplasia pulmonar

Para un desarrollo pulmonar normal se requiere suficiente espacio en el tórax. Toda condición que ocupe espacio en el tórax o cause una disminución prolongada y grave de líquido amniótico (oligohidramnios) puede causar que los pulmones no se desarrollen completamente. Esto se denomina hipoplasia pulmonar. Algunos ejemplos de trastornos que causan hipoplasia pulmonar son la HDC y la obstrucción o ausencia de los dos riñones fetales. En el momento del nacimiento, el tórax del bebé puede parecer pequeño y con forma de campana. Si el oligohidramnios causó la hipoplasia pulmonar, el bebé puede tener deformidades en las manos, los pies, la nariz y las orejas, causadas por la compresión dentro del útero. Se pueden necesitar presiones de inflado altas para insuflar los pulmones del bebé, y esto aumenta el riesgo de neumotórax. Es posible que se necesiten métodos alternativos de ventilación mecánica disponibles en los centros de alto riesgo inmediatamente después del parto. La hipoplasia pulmonar grave puede ser incompatible con la supervivencia.

¿Qué ocurre si la madre recibió un opiáceo durante el parto y el recién nacido es apneico o letárgico al momento del nacimiento?

Los opiáceos que se administran a la madre en trabajo de parto para aliviar el dolor pueden cruzar la placenta y disminuir la actividad y el impulso respiratorio del bebé. Si un recién nacido tiene depresión respiratoria tras la exposición materna a opiáceos, maneje la vía aérea del bebé y administre apoyo respiratorio con VPP de la forma descripta en las lecciones anteriores. Si el bebé tiene apnea prolongada, es posible que se necesite insertar un tubo endotraqueal o una mascarilla laríngea para el apoyo respiratorio continuo.

Aunque se ha utilizado el antagonista a los opiáceos naloxona en este entorno, no hay evidencias suficientes que evalúen la seguridad y la eficacia de esta práctica. Se conoce muy poco sobre la farmacología de la naloxona en el recién nacido. Los estudios en animales y los informes de casos han planteado preocupaciones sobre las complicaciones del uso de naloxona, las cuales incluyen edema pulmonar, paro cardíaco y convulsiones.

¿Qué ocurre si un bebé no respira o presenta actividad disminuida y la madre no recibió un opiáceo durante el parto?

Se deben considerar otras causas de depresión neonatal. Si la VPP produce una frecuencia cardíaca y una saturación de oxígeno normales pero el bebé no respira espontáneamente, es posible que tenga un impulso respiratorio o actividad muscular deprimidos por efecto de alguna automedicación de la madre, hipoxia, acidosis grave, una anomalía estructural en el cerebro o un trastorno neuromuscular. Los medicamentos administrados a la madre, como el sulfato de magnesio y los anestésicos en general, pueden deprimir las respiraciones en el recién nacido. No hay medicamentos para revertir el efecto de estos fármacos. Como ya se mencionó, la prioridad es brindar apoyo de la vía aérea y ventilación efectiva hasta que se hayan resuelto los efectos de la medicación. Traslade al bebé a la sala de Neonatología para su evaluación y manejo mientras administra VPP y controla la frecuencia cardíaca y la saturación de oxígeno del bebé.

¿Qué cuidados especiales se necesitan para un recién nacido con mielomeningocele (espina bífida)?

El mielomeningocele es un tipo de defecto del tubo neural que afecta la médula espinal y las vértebras (figura 10.16). Su aparición más común es en la parte inferior de la espalda (el área lumbar). El defecto ocurre durante la primeras semanas de desarrollo fetal, cuando el precursor de la médula espinal, el tubo neural, no se cierra completamente. Una bolsa de líquido que contiene parte de la médula espinal y nervios puede sobresalir a través de una abertura en la espalda del bebé. Es importante proteger la bolsa y el tejido neural para que no sufran traumatismos. Los bebés con mielomeningocele también pueden tener hidrocefalia y un defecto en el tronco cerebral y el cerebelo (malformación de Arnold Chiari) que puede causar apnea o parálisis de las cuerdas vocales.

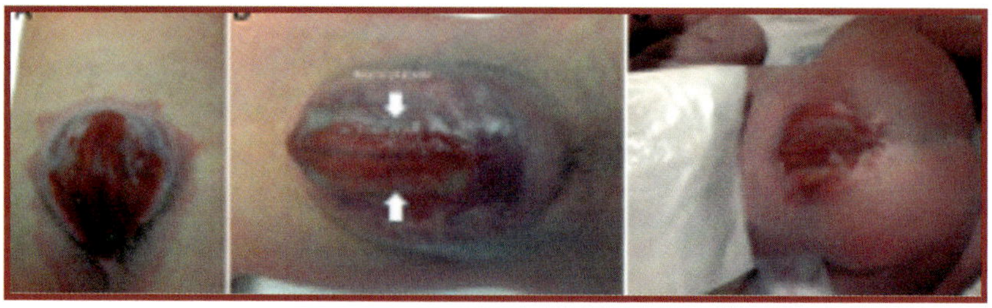

Figura 10.16. Recién nacidos con mielomeningocele abierto. (De Birgisson NE, Lober RM, Grant GA. Prenatal evaluation of myelomeningocele: a neurosurgical perspective. *NeoReviews.* 2016;17[1]:e28-e36.)

- Antes del parto, prepare una "dona" con toallas o espuma sin látex cubierta de toallas en caso de que deba colocar al bebé boca arriba (posición supina). Esto permitirá que el defecto quede dentro del "agujero de la dona".
- Los recién nacidos con defectos del tubo neural tienen riesgo de desarrollar alergias al látex. Utilice únicamente equipo y recursos sin látex cuando brinda cuidados a recién nacidos con defectos en el tubo neural.
- Después del parto, coloque al recién nacido de lado o boca abajo (en decúbito prono) para evitar la presión en la bolsa de líquidos y su contenido. Si es necesario colocar al bebé en posición supina para el manejo de la vía aérea, coloque al bebé en la "dona" preparada con el defecto en el "agujero de la dona" abierto.
- Evite secar o refregar el defecto durante los pasos iniciales del cuidado del recién nacido.
- Proceda con los pasos de reanimación según sea necesario.
- Una vez que el bebé está estable, siga las pautas locales para cubrir la lesión. Algunos expertos recomiendan colocar un envoltorio de plástico transparente sin látex a lo largo de la lesión y envolverlo alrededor del abdomen/la cintura del bebé (con o sin una gasa húmeda antiadherente entre la lesión y el envoltorio de plástico).
- Trabaje con precaución para no romper la bolsa.

¿Qué cuidados especiales se necesitan para un recién nacido con un defecto de la pared abdominal?

Los defectos de la pared abdominal más comunes en recién nacidos son gastrosquisis y onfalocele. Ambos suelen identificarse mediante ecografía prenatal, lo que permite programar el parto en un centro de alto riesgo.

La gastrosquisis (figura 10.17A) es un defecto en el que el intestino del bebé sobresale a través de una abertura en la pared abdominal. En general, el defecto ocurre del lado derecho de un cordón umbilical de aspecto normal. Aunque los bebés con gastrosquisis suelen nacer prematuros o pequeños para su edad gestacional, la mayoría no presenta otras anomalías.

El onfalocele es un defecto de la pared abdominal que involucra al cordón umbilical (figura 10.17B). El intestino del bebé a menudo se encuentra en una gran bolsa membranosa que puede contener otros órganos abdominales. La bolsa se puede romper antes o después del parto, exponiendo los contenidos abdominales. Los bebés con onfalocele a menudo presentan otras anomalías congénitas o trastornos genéticos.

Para ambos defectos, es importante proteger el intestino y los órganos abdominales de posibles traumatismos.

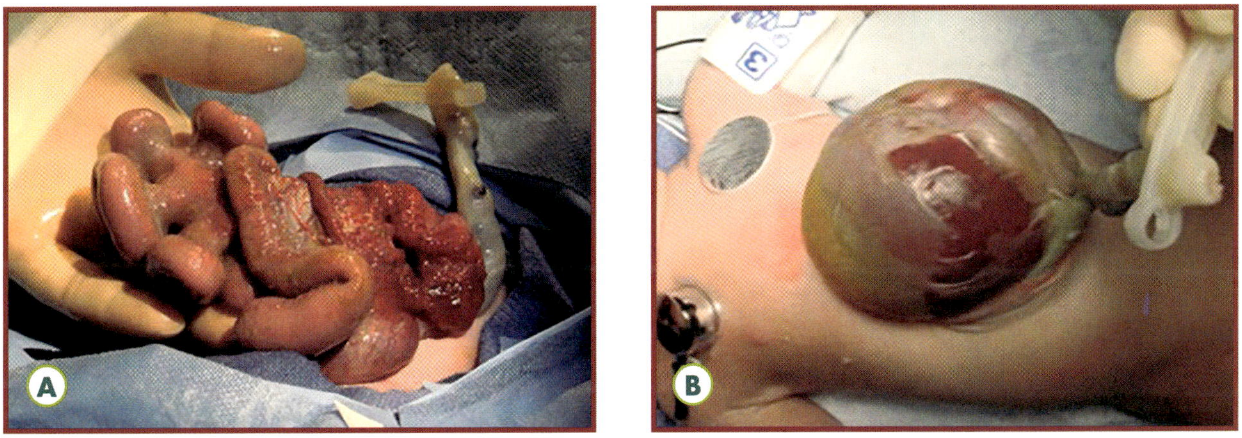

Figura 10.17. Defectos de la pared abdominal. Gastrosquisis (A) sin bolsa que cubra el intestino sobresaliente. El defecto se encuentra a la derecha del ombligo. Onfalocele (B) con contenidos abdominales dentro de una bolsa. El defecto incluye al cordón umbilical. (De Slater BJ, Pimpalwar A. Abdominal wall effects. *NeoReviews.* 2020;21[6]:e383-e391.)

A continuación, se presentan consideraciones especiales para la gastrosquisis:

- Pídale al proveedor de obstetricia que pince y corte el cordón umbilical al menos a 10 a 20 cm (4 a 8 pulgadas) de distancia del bebé, ya que es posible que se utilice el cordón como parte de la reparación quirúrgica.
- Coloque al bebé y el intestino expuesto en una bolsa intestinal estéril de plástico transparente y asegure la bolsa en el tórax del bebé.
- Posicione al bebé y el intestino expuesto sobre el lado derecho para optimizar la perfusión.
- Se pueden colocar guías del monitor cardíaco en la parte superior del tórax y los brazos del bebé.
- Evite la ventilación con mascarilla facial prolongada para que el aire no cause distensión intestinal. Si se requiere ventilación asistida, considere insertar un tubo endotraqueal o una mascarilla laríngea.
- Inserte un catéter orogástrico grande (8 F o 10 F) y utilice una aspiración baja intermitente o continua para evitar la distensión gaseosa del intestino. El tubo de doble luz (sonda Replogle) es el más efectivo.
- Minimice la manipulación del intestino expuesto pero controle con frecuencia su color para identificar si la perfusión está empeorando.
- Se puede insertar un catéter venoso umbilical en una emergencia. No obstante, intente dejar la mayor cantidad posible de cordón umbilical intacto para asistir la reparación quirúrgica.
- El intestino expuesto causa un aumento en la pérdida de calor y líquido. Es necesario prestar atención a la temperatura y la administración de fluidos.

A continuación, se presentan consideraciones especiales para el onfalocele:

- Pince y corte el cordón umbilical a una distancia considerable por encima del intestino o los órganos abdominales que se encuentran en el defecto.
- Coloque la parte inferior del cuerpo del bebé, incluido el onfalocele, en una bolsa intestinal estéril de plástico transparente y asegure la bolsa en el tórax del bebé.
- Posicione al bebé y el onfalocele sobre el lado derecho para optimizar la perfusión.
- Se pueden colocar guías del monitor cardíaco en la parte superior del tórax y los brazos del bebé.
- Inserte un catéter orogástrico grande (8 F o 10 F) y utilice una aspiración intermitente o continua para evitar la distensión gaseosa del intestino. El tubo de doble luz (sonda Replogle) es el más efectivo.
- Manipule el onfalocele con cuidado para evitar la ruptura de la bolsa o la lesión de los contenidos abdominales.

- Evalúe el estado respiratorio del bebé. Los recién nacidos con onfaloceles grandes pueden necesitar apoyo respiratorio, lo que incluye la presión positiva continua en la vía aérea (CPAP) o la ventilación mecánica.
- No se puede utilizar el catéter venoso umbilical para el acceso vascular de emergencia. Si se requiere el acceso de emergencia durante la reanimación, se puede utilizar una aguja intraósea.

Enfoque centrado en el trabajo de equipo

Las consideraciones especiales que se describen en esta lección ofrecen varias oportunidades para que los equipos efectivos utilicen las competencias fundamentales del comportamiento del NRP.

Comportamiento	Ejemplo
Prever y planificar. Usar la información disponible. Comunicar eficazmente.	Mediante una comunicación efectiva con el equipo de obstetricia, identifique los factores de riesgo prenatal más importantes, como la exposición materna a narcóticos, un volumen irregular de líquido amniótico y los resultados de las ecografías prenatales. Comparta la información con su equipo a fin de que puedan estar debidamente preparados para un parto de alto riesgo y para realizar una reanimación.
Usar los recursos disponibles.	Sepa con qué recursos cuenta para estabilizar a un recién nacido con complicaciones en la vía aérea. ¿Dónde se guarda el equipo?

Oportunidades para mejorar la calidad

Hágase las siguientes preguntas y abra un debate con su equipo si encuentra alguna diferencia entre las recomendaciones del NRP y lo que sucede actualmente en su entorno hospitalario. Analice la posibilidad de utilizar las evaluaciones de procesos y resultados sugeridas para guiar la recopilación de datos, identificar áreas de mejora y controlar el resultado de sus esfuerzos para mejorar.

Preguntas para lograr una mejora de la calidad

1. ¿Quiénes son los profesionales de la salud que pueden realizar una toracentesis de emergencia?
2. ¿Hay alguna persona que reúna estas competencias y esté disponible de inmediato cuando se la necesite?
3. ¿Hay un kit con los suministros necesarios para una toracentesis de emergencia inmediatamente disponible si se lo necesita?
4. ¿Tiene equipo y suministros sin látex en el área de parto?
5. ¿Tiene bolsas intestinales estériles de plástico transparente en el área de parto?

6. ¿Cómo sabe su equipo que nacerá un bebé con una anomalía congénita grave?

7. ¿Su equipo de obstetricia tiene un mecanismo para comunicarse con su equipo de reanimación y planificar el parto y los cuidados inmediatos del recién nacido?

Medidas de procesos y resultados

1. ¿Con qué frecuencia los recién nacidos con anomalías congénitas graves reciben un diagnóstico únicamente después del parto?

2. ¿Con qué frecuencia los recién nacidos en su hospital reciben un diagnóstico de neumotórax?

3. ¿Cuánto tarda en reunir un equipo cualificado para manejar una emergencia del recién nacido imprevista?

REPASO DE LA LECCIÓN 10

1. La frecuencia cardíaca de un recién nacido es de 50 latidos por minuto y no ha mejorado con ventilación a través de una mascarilla facial o un tubo endotraqueal debidamente insertado. El tórax del bebé NO se está moviendo con la ventilación con presión positiva. Se deberá (aspirar la tráquea con un catéter de aspiración de 5 F a 8 F o un aspirador traqueal)/(pasar inmediatamente a las compresiones torácicas).

2. Un recién nacido tiene dificultad respiratoria después del parto. El bebé tiene una mandíbula inferior pequeña y el paladar hendido. La dificultad respiratoria del bebé puede mejorar si inserta un tubo endotraqueal en la nariz, lo avanza al interior de la faringe y coloca al bebé en posición (supina [boca arriba])/(prona [boca abajo]).

3. Asiste al parto de un bebé que recibió ventilación con presión positiva durante los primeros minutos de vida. El bebé mejoró y ha sido controlado en la sala de Neonatología. Poco tiempo después, el bebé desarrolló dificultad respiratoria aguda. Debe sospechar (un neumotórax)/(un defecto cardíaco congénito) y debe preparar rápidamente (un dispositivo de aspiración con aguja)/(adrenalina).

4. Asiste en el parto de un bebé con diagnóstico prenatal de hernia diafragmática congénita. Rápidamente después del parto, debe (iniciar la ventilación con mascarilla facial e insertar un tubo orogástrico en el estómago)/(intubar la tráquea e insertar un tubo orogástrico en el estómago).

5. Una madre recibió un medicamento con opiáceos para el manejo del dolor 1 hora antes del parto. Después del parto, el bebé no presenta respiración espontánea y no mejora con estimulación. Su prioridad principal es (iniciar ventilación con presión positiva)/(administrar el antagonista a los opiáceos naloxona).

6. Después del parto, posiciona a un recién nacido con mielomeningocele (boca arriba)/(boca abajo o de lado).

7. Después del parto, posiciona a un recién nacido con gastrosquisis en una bolsa intestinal estéril de plástico transparente y posiciona al bebé (boca arriba)/(del lado derecho).

Respuestas

1. Se deberá aspirar la tráquea con un catéter de aspiración de 5 F a 8 F o un aspirador traqueal.

2. La dificultad respiratoria del bebé puede mejorar si inserta un tubo endotraqueal en la nariz, lo avanza al interior de la faringe y coloca al bebé en decúbito prono (boca abajo).

3. Debe sospechar un neumotórax y debe preparar rápidamente un dispositivo de aspiración con aguja.

4. Rápidamente después del parto, debe intubar la tráquea e insertar un tubo orogástrico en el estómago.

5. Su prioridad principal es iniciar la ventilación con presión positiva.

6. Posiciona a un recién nacido con mielomeningocele boca abajo o de lado.

7. Posiciona a un recién nacido con gastrosquisis sobre el lado derecho.

La ética y el cuidado al final de la vida

11

Puntos de aprendizaje

- Los principios éticos asociados con la reanimación neonatal
- Cuándo podría ser apropiado detener la reanimación
- Qué hacer cuando el pronóstico es incierto
- Qué hacer cuando muere un bebé
- Cómo ayudar a los padres y al personal con el proceso de duelo

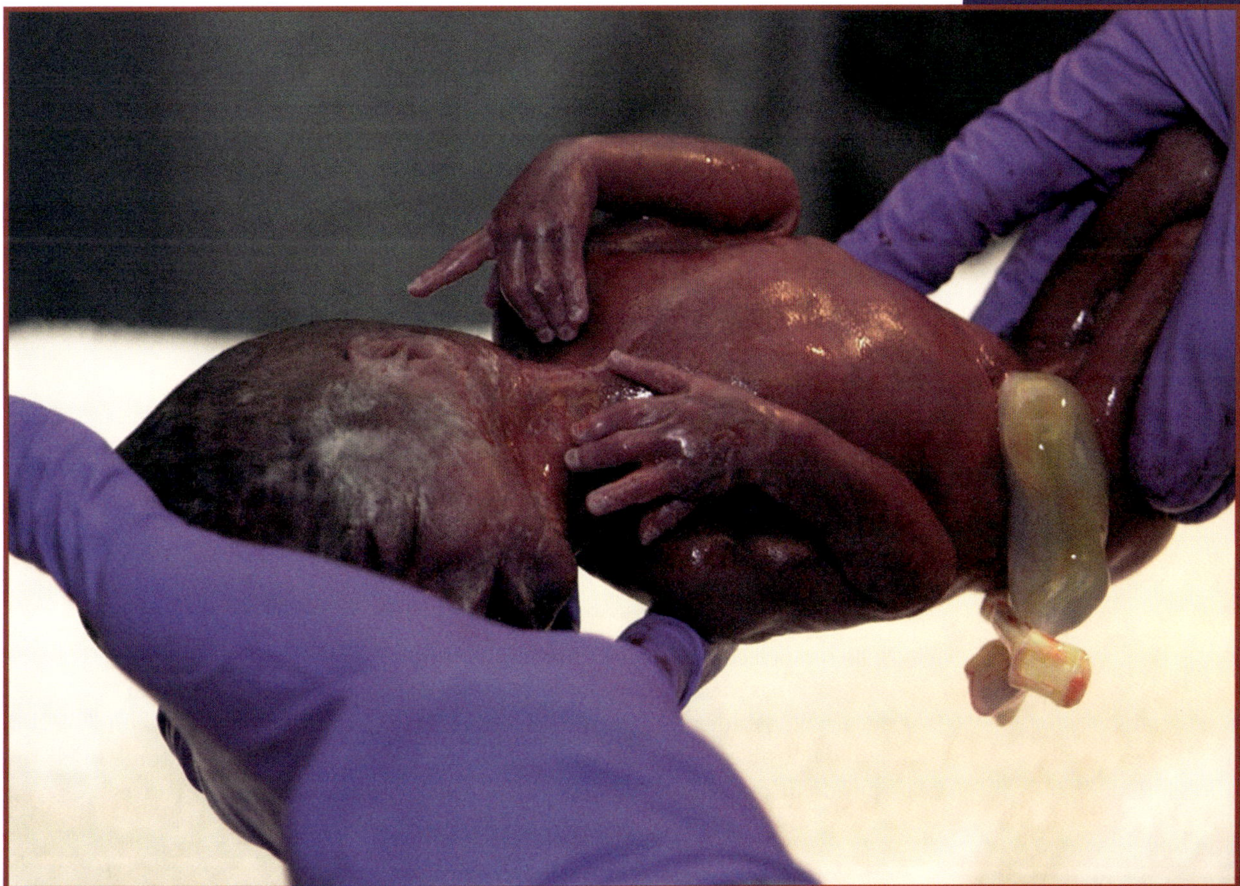

Puntos clave

1. Los principios éticos de reanimación neonatal son los mismos que aquellos seguidos para la reanimación de niños mayores o adultos.
2. Por lo general, se considera que los padres son los mejores sustitutos para tomar decisiones por sus bebés y se los debería involucrar en la toma de decisiones compartida siempre que sea posible. Para que los padres cumplan esta responsabilidad, necesitan información completa, relevante y actualizada sobre los riesgos y beneficios de cada opción de tratamiento.
3. Los padres deben saber que, a pesar de los mejores esfuerzos, la capacidad de dar un pronóstico preciso para un bebé extremadamente prematuro es limitada, tanto antes como inmediatamente después del parto.
4. La consideración principal para las decisiones sobre los tratamientos de soporte vital en recién nacidos gravemente enfermos debería ser qué es lo mejor para el recién nacido.
5. Si los médicos responsables creen que no hay probabilidades de que el bebé sobreviva, iniciar la reanimación no es una opción de tratamiento ético y no se debería ofrecer.
6. En condiciones asociadas a un alto riesgo de mortalidad o una carga significativa de morbilidad para el bebé, los padres deberían participar en la decisión en cuanto a si el intento de reanimación es lo mejor para su bebé. Si se está de acuerdo en que el cuidado médico intensivo no mejorará las posibilidades de que el recién nacido sobreviva o le impondrá una carga inaceptable al niño, se considera ético detener la reanimación.
7. Es posible que haya leyes en la zona donde trabaja que regulen el cuidado de los recién nacidos en la sala de partos. Si tiene dudas con respecto a las leyes de la zona, consulte al comité de ética de su hospital o al abogado del hospital.
8. Se debe brindar un cuidado paliativo humano, compasivo y culturalmente sensible a todos los recién nacidos en los que no se inicie la reanimación o en la que esta no funcione.

Sobre esta lección

Si bien esta lección está dirigida al miembro del equipo que guía la toma de decisiones médicas, todos los miembros del equipo de reanimación deberían entender el razonamiento detrás de las decisiones. En la mayor medida posible, los padres deberían recibir un apoyo unificado durante su período de crisis tan personal. Esta lección hace referencia a los "padres", pero se reconoce que, a veces, las madres, los padres o los acompañantes pueden estar solos durante la crisis, y otras veces, el apoyo lo brindará la familia ampliada u otras personas significativas. Esta lección aplica a los profesionales de la salud que participen en todos los aspectos del cuidado de las embarazadas y los recién nacidos, incluidos los profesionales de cuidado prenatal, los pediatras que atiendan consultas de preconcepción y prenatalidad, los profesionales del cuidado perinatal de pacientes hospitalizados y los profesionales que cuiden a las familias que hayan experimentado una muerte neonatal.

Es importante reconocer que las recomendaciones dadas en esta lección están determinadas, hasta cierto punto, por el contexto cultural y los recursos disponibles en Estados Unidos y Canadá, y es posible que requieran adaptaciones antes de ser aplicadas a otras culturas y países. Dichas recomendaciones se basaron en la información de mortalidad y morbilidad disponible al momento de su publicación. Las decisiones relacionadas con iniciar o no iniciar reanimación debería basarse en la información y las terapias disponibles actuales.

El siguiente caso es un ejemplo de las consideraciones éticas involucradas en la reanimación neonatal y cómo se pueden brindar cuidados paliativos. A medida que lee el caso, imagine que usted es parte del equipo de profesionales de la salud.

Caso: Un bebé al que no se pudo reanimar

Una mujer ingresa al hospital con 23 semanas de gestación con contracciones, fiebre, taquicardia fetal, habiendo roto bolsa y perdiendo líquido amniótico purulento. Recibió cuidado prenatal constante y la edad gestacional se estimó por medio de una ecografía el primer trimestre. Usted se reúne con el obstetra y hablan sobre el historial del embarazo. Juntos, repasan la información local y nacional actual que describe los resultados previstos a corto y largo plazo en esta edad gestacional extremadamente temprana. Después, ambos se reúnen con los padres para brindarles información, hablar sobre los objetivos, explicar las opciones de tratamiento y desarrollar un plan de cuidados. Usted explica que algunos padres pueden decidir que intentar reanimar al bebé y los tratamientos médicos de soporte vital no son lo mejor para su bebé de acuerdo con el alto riesgo de mortalidad y morbilidad y, por el contrario, pueden elegir cuidados paliativos que se enfocan en consolar al bebé después del parto. Después de considerar el contenido de su charla, los padres indican que quieren que se intenten la reanimación y la terapia de soporte vital con ventilación asistida, incluida la intubación, pero que no quieren que se realicen compresiones torácicas ni que se administren medicamentos. Los padres solicitan la presencia del clero del hospital durante la reanimación, lo cual se organiza rápidamente. Usted documenta su charla en el cuadro médico y se reúne con su equipo de reanimación para repasar el plan de cuidados.

Su equipo realiza una sesión informativa con el personal del equipo previa a la reanimación y prepara los suministros y equipos para una reanimación compleja. Al momento del parto, el bebé es flácido y apneico, y tiene la piel fina y gelatinosa. Se traslada al bebé al calentador radiante, envuelto en plástico de polietileno, se lo ubica en un colchón térmico y se le coloca un gorro en la cabeza. Se realizan los pasos iniciales y se administra ventilación con presión positiva (VPP). Un miembro del equipo coloca un pulsioxímetro y un monitor cardíaco con derivaciones. La frecuencia cardíaca del bebé es de 40 latidos por minuto (lpm) y no mejora con una ventilación de la mascarilla facial que hace que haya movimiento torácico. Al bebé se lo intuba con éxito y se continúa con la VPP. Sin embargo, la frecuencia cardíaca no sube y la saturación de oxígeno permanece bastante por debajo del rango objetivo. A pesar de la ventilación apropiada, la frecuencia cardíaca del bebé baja gradualmente. Usted explica cuáles son las condiciones del bebé a los padres y que según su evaluación, la reanimación no funcionará. Se ponen de acuerdo y le remueven el tubo endotraqueal, envuelven al bebé en una manta limpia y se lo traen a los padres para que lo sostengan y lo consuelen. El clero del hospital realiza una ceremonia de bendición. Los miembros del personal y el resto de la familia brindan apoyo continuo. Se anuncia que el bebé murió cuando ya no hay signos vitales.

Poco tiempo después, usted vuelve a la sala donde se encuentran los padres, le expresa sus condolencias, responde sus preguntas sobre el intento de reanimación y les pregunta si desean que se haga una autopsia. Ofrece programar una visita de seguimiento en unas semanas para hablar sobre los hallazgos de la autopsia. Al día siguiente, se realiza un funeral en el hogar. Alrededor de 1 mes después, se reúne con los padres para hablar de los resultados, responder preguntas, preguntarles sobre los problemas a los que se pueda estar enfrentando la familia con su pérdida y sugerirles recursos de asesoramiento psicológico para personas en duelo disponibles en la comunidad.

¿Qué principios éticos se aplican a la reanimación neonatal?

Los principios éticos de la reanimación neonatal son los mismos que se aplican a la reanimación de niños mayores o adultos. Los principios éticos que suelen aplicarse en todo tipo de cuidado médico consisten en respetar los derechos de una persona a tomar decisiones que afecten su propia vida (autonomía), actuar en beneficio de otros (beneficio), evitar daños (no maleficencia) y tratar a las personas de manera justa y honesta (justicia). Estos principios sustentan la razón por la cual le pedimos a los pacientes su consentimiento informado antes de proceder con un tratamiento. Las excepciones a esta regla incluyen las emergencias médicas que presentan una amenaza para la vida, donde no hay tiempo suficiente para obtener el consentimiento informado antes de proceder con un tratamiento, y situaciones en las que los pacientes no tienen la capacidad de tomar sus propias decisiones. Estas 2 excepciones son relevantes para la reanimación neonatal. A veces, las reanimaciones neonatales están asociadas a emergencias médicas que interfieren con el proceso de consentimiento informado, y los recién nacidos no pueden tomar sus propias decisiones.

¿Cuál debería ser el rol de los padres en las decisiones sobre la reanimación?

A diferencia de los adultos, los recién nacidos no pueden expresar sus deseos o tomar decisiones por ellos mismos. Se debe identificar un sustituto para que tome decisiones y que asuma la responsabilidad de velar por el interés del recién nacido. Por lo general, se considera que los padres son los mejores sustitutos para tomar decisiones por sus bebés y se los debería involucrar en la toma de decisiones compartida siempre que sea posible. Para que los padres cumplan esta responsabilidad, necesitan información relevante, precisa y sincera sobre los riesgos y beneficios de cada opción de tratamiento. Además, deben contar con el tiempo suficiente para considerar cada opción, hacer preguntas y buscar otras opciones. Desafortunadamente, en ocasiones, la necesidad de reanimación es una emergencia inesperada y hay pocas oportunidades para lograr obtener un consentimiento informado antes de proceder. Incluso cuando tiene la oportunidad de reunirse con los padres, la incertidumbre en cuanto al alcance de las anomalías congénitas, la edad gestacional real, las probabilidades de supervivencia y la posibilidad de discapacidades graves hacen que para los padres sea difícil decidir qué es lo mejor para su bebé antes de que nazca. Es posible que no haya información completa disponible hasta después del parto, o incluso varias horas o días después de él. Estas incertidumbres se deben abordar con los padres cuando se desarrolla el plan tratamiento inicial y se debe hablar de las contingencias. Los padres y los profesionales de la salud deben estar preparados para reevaluar sus objetivos y planes según los hallazgos realizados después del parto y la respuesta del bebé a los tratamientos. Es posible que las charlas sobre los mejores procedimientos para el bebé continúen fuera de la sala de partos.

¿Qué se debe tener en cuenta a la hora de decidir si iniciar o no reanimación en un bebé extremadamente prematuro?

Se le debe brindar información completa, relevante y actualizada sobre el pronóstico del bebé. Las estimaciones de los resultados prenatales en cuanto a la supervivencia de los bebés extremadamente prematuros suelen basarse en la edad gestacional y el peso estimado. A menos que el embarazo se haya concebido por medio de tecnología de reproducción asistida, donde se puede definir la fecha de fertilización o implantación, la precisión de las técnicas utilizadas por los obstetras para obtener dicha fecha ronda los 3 a 5 días de margen de error si se aplican durante el primer trimestre, y solo ±1 a 2 semanas si se aplican después de él. Las estimaciones del peso son solamente ±15% a 20% precisas y pueden confusas si hay restricción del crecimiento intrauterino. Hasta las discrepancias pequeñas de 1 o 2 semanas entre la edad gestacional estimada y la real, o una diferencia de entre 100 y 200 gramos en el peso del recién nacido pueden tener implicaciones en la supervivencia y morbilidad a largo plazo.

La salud de la madre, las complicaciones obstétricas y los factores genéticos también tienen influencias sobre los resultados. Los sistemas de puntuación que incluyen variables como el género, el uso de esteroides prenatales y la gestación multifetal se desarrollaron para mejorar la precisión de los pronósticos. Tenga cuidado al interpretar los resultados de diferentes estudios. Algunos investigadores pueden describir la proporción de bebés con cada resultado según el número total de bebés nacidos con vida mientras que otros describen los mismos resultados según el número de bebés reanimados, el número de bebés que ingresan a la sala de recién nacidos o el número de bebés que sobreviven hasta que se los da de alta. Simplemente cambiando los criterios de inclusión para el cálculo, las probabilidades de resultados adversos cambian.

Recuerde que la puntuación de los pronósticos brinda un rango de resultados verosímiles basados en una muestra de bebés. Sin embargo, no pueden predecir definitivamente el resultado para cualquier bebé. Los resultados informados en estudios publicados pueden no reflejar las prácticas de tratamiento actuales o los resultados de su institución. Además, la apariencia del bebé al momento del parto no predice de manera precisa la supervivencia o la discapacidad. Los padres deben saber que, a pesar de su mayor esfuerzo, la capacidad de brindar un pronóstico preciso para un recién nacido tanto antes como inmediatamente después del parto es limitada.

Las pautas para el cuidado de bebés nacidos a una edad gestacional extremadamente temprana son complejas y están en desarrollo. Si desea acceder a las pautas más completas y actualizadas, consulte el Clinical Report (Informe clínico) actual publicado por el Committee on Fetus and Newborn de la American Academy of Pediatrics, y Obstetric Care Consensus (Consenso sobre la atención obstétrica), publicado por la American College of Obstetricians and Gynecologists (ACOG).

¿Existen situaciones en las que sea ético no iniciar la reanimación?

El nacimiento de bebés extremadamente prematuros y de aquellos con anomalías cromosómicas o malformaciones congénitas significativas suelen dar lugar a preguntas sobre el inicio de la reanimación. Si bien las recomendaciones generales pueden guiar la práctica, cada situación es única y la toma de decisiones debería ser individual.

Si los médicos responsables creen que no hay probabilidades de que el bebé sobreviva, iniciar la reanimación no le brinda ningún beneficio al bebé y no se debería ofrecer. El tratamiento apropiado a nivel ético y médico es aquel que asegure un cuidado paliativo humano, compasivo y culturalmente sensible.

En condiciones en las que hay un riesgo alto de mortalidad o de una carga significativa de morbilidad para el bebé, los cuidadores deberían hablar de los riesgos y beneficios de los tratamientos médicos de soporte vital con los padres e involucrarlos en la toma de decisiones en cuanto si el intento de reanimación es lo mejor para su bebé. Si los padres y los cuidadores están de acuerdo en que es probable que los intentos de tratamientos médicos de soporte vital no funcionen o le impongan una carga inaceptable al niño, se considera ético brindar cuidados paliativos compasivos y no iniciar la reanimación. Si las preferencias de los padres en cuanto a la reanimación se desconocen o son inciertas, se debería iniciar la reanimación y dejar las discusiones para después.

La siguiente declaración del código deontológico de la American Medical Association (AMA) (AMA Opinion 2.215, 2010-2011) resume este abordaje del proceso de toma de decisiones y está respaldado por el Neonatal Resuscitation Program® (NRP®).

La consideración principal para las decisiones sobre los tratamientos de soporte vital en recién nacidos gravemente enfermos debería ser qué es lo mejor para el recién nacido.

Estos son los factores que se deberían evaluar:

1. Las probabilidades de que la terapia funcione
2. Los riesgos involucrados con el tratamiento y con el no tratamiento
3. El grado en el que la terapia, de funcionar, extenderá la vida del bebé
4. El dolor y la incomodidad asociados con la terapia
5. La calidad anticipada de vida del recién nacido con y sin tratamiento

¿Qué debería hacer si tiene dudas en cuanto a las probabilidades de sobrevivir o de discapacidades graves al examinar a un bebé después del parto?

Si los padres no saben cómo proceder o su examen sugiere que la evaluación prenatal de discapacidad fue incorrecta, la reanimación inicial y la estabilización le dan tiempo adicional para reunir información clínica más completa y para repasar la situación con los padres y los especialistas.

Una vez que reanimó al bebé, ¿está éticamente obligado a continuar las terapias de soporte vital?

No, no está éticamente obligado a continuar las terapias de soporte vital. Detener la reanimación y los tratamientos de soporte vital durante o después de la reanimación son equivalentes desde el punto de vista ético. Si los profesionales de la salud responsables y los padres determinan que los tratamientos de soporte vital ya no serían lo mejor para el bebé, pueden elegir pasar de los tratamientos de soporte vital al cuidado paliativo y concentrarse en el confort del bebé.

¿Qué leyes aplican a la reanimación neonatal?

La ética médica brinda pautas que describen cómo *deberían* actuar los profesionales de la salud dentro de la sociedad. De acuerdo con estos principios guía, los gobiernos crean y ejecutan leyes que describen cómo *deben* actuar las personas. Actualmente, no existe ninguna ley federal en Estados Unidos que obligue a realizar una reanimación en la sala de partos en todas las circunstancias. Es posible que haya leyes en la zona donde trabaja que regulen el cuidado de los recién nacidos en la sala de partos. Si tiene dudas con respecto a las leyes de la zona, debería consultarle al comité de ética de su hospital o al abogado del hospital. En la mayoría de los casos, es ética y legalmente aceptable no proceder con los esfuerzos de reanimación o detenerlos si tanto los padres como los profesionales de la salud están de acuerdo en que una intervención médica adicional sería inútil, simplemente prolongaría la muerte o no brindaría un beneficio suficiente que justifique las cargas que se deben imponer al bebé.

Las responsabilidades y los derechos específicos de los menores, los padres y los acompañantes no casados varían según el estado. Debería reunirse con el asesor legal del hospital si tiene preguntas sobre las normas de la ubicación en la que trabaja.

¿Cómo se les informa a los padres que su bebé está muriendo?

Si el recién nacido bajo su cuidado no responde al tratamiento o está muriendo, usted deberá ocuparse de brindar apoyo a los padres con honestidad, hablándoles de manera empática y cariñosa. Pregúnteles si eligieron un nombre para el bebé y, si lo hicieron, haga referencia al bebé con ese nombre. Explique qué tratamiento le brindó y su evaluación de las condiciones actuales del bebé. Comunique claramente, sin eufemismos, que, a pesar del tratamiento, su bebé se está muriendo. Explique cómo planea brindar atención a su bebé en esta etapa y qué opciones hay disponibles.

Algunos padres pueden estar interesados en donar órganos o tejidos. Si bien muchas muertes neonatales no cumplen con los criterios de elegibilidad debido al pequeño tamaño o al intervalo de tiempo que pasa desde que se detiene la terapia de soporte vital hasta la muerte, se han perdido muchas posibles donaciones debido a que el equipo neonatal no logró hacer la derivación oportuna a la agencia de adquisición de órganos. Cuando se prevé una muerte neonatal, es importante consultar con su agencia de adquisición de órganos regional sobre los criterios de elegibilidad para poder comunicarle a los padres las posibles opciones de donación.

¿Cómo se debe cuidar a un bebé que está muriendo?

El objetivo más importante es minimizar el sufrimiento brindándole un cuidado humano y compasivo. Ofrezca darle el bebé a los padres. Silencie las alarmas o monitores y el equipo médico antes de quitarlos. Elimine todos los tubos, cintas, monitores o equipos médicos innecesarios y limpie suavemente la boca y el rostro del bebé. Si la causa de muerte del bebé es incierta o si el forense o examinador médico investigará su muerte, puede ser importante dejar todos los dispositivos médicos en su lugar. Envuelva al bebé en una manta limpia y caliente. Se pueden administrar opiáceos según se necesiten, por vía oral, nasal o intravenosa, para aliviar la incomodidad del bebé. Prepare a los padres para lo que pueden ver, sentir y oír cuando carguen al bebé agonizante, incluida la posibilidad de jadeos, respiraciones agónicas, cambios de color, latidos persistentes y movimientos continuos. Si el bebé tiene anomalías congénitas obvias, explique brevemente a los padres lo que verán. Ayúdelos a mirar más allá de cualquier deformidad resaltando las características buenas o memorables. Algunas unidades preparan una caja de memorias para los padres con la huella de las manos o los pies del bebé y otros elementos.

Se les debería brindar un tiempo a solas a los padres con su bebé en un entorno cómodo, pero un profesional debería controlar la situación de a intervalos para ver si se necesita algo. Se debe auscultar el tórax del bebé de manera intermitente durante al menos 60 segundos, ya que puede haber frecuencia cardíaca lenta durante horas. Se deben minimizar los ruidos molestos como llamadas de celulares, localizadores, alarmas de monitores y conversaciones del personal. Cuando los padres están listos para que se lleve al bebé, se debe trasladar al bebé a una ubicación designada privada hasta que esté listo para ser trasladado a la morgue.

Un miembro del equipo neonatal debería hablar sobre las opciones disponibles a nivel local para realizar una autopsia completa o limitada. La autopsia puede ayudar a determinar la causa precisa de la muerte, confirmar los diagnósticos prenatales y revelar diagnósticos nuevos importantes. Al describir de una manera más completa la causa de la muerte, una autopsia puede reducir las preocupaciones de los padres y brindar conocimientos adicionales sobre posibles implicaciones para embarazos futuros.

Es muy útil entender las expectativas culturales y religiosas sobre la muerte en la comunidad en la que trabaja. Algunas familias hacen el duelo en silencio, mientras que otras son más demostrativas. No obstante, todas las formas se deben aceptar y se debe poder acomodar a ellas. Algunos padres prefieren estar solos, mientras que otros pueden querer ver a sus hijos, a su familia ampliada, a sus amigos, a diferentes miembros de la comunidad y/o pueden querer que el clero esté con ellos. Las familias pueden solicitar que se lleve a su bebé a la capilla del hospital o a un lugar más tranquilo fuera del hospital, o pueden pedir ayuda para organizar bendiciones o ritos para su bebé muerto o agonizante. Usted debe ser lo más flexible que pueda en cuanto a sus deseos.

Es útil prever esta situación difícil y desarrollar un protocolo. Planifique qué miembros del personal serán los responsables de brindar el cuidado paliativo y cómo pueden ayudar los demás miembros del equipo. Los miembros del equipo neonatal pueden tener un rol importante incluso cuando un bebé nace tan prematuramente que no se indican las terapias de soporte vital. Pueden ofrecer a los padres reasegurarles que la evaluación de la edad gestacional es correcta y usar su experiencia para ayudar a brindar cuidados paliativos al bebé. Muchas salas de recién nacidos desarrollan un paquete de información útil para los miembros del personal, donde incluyen números de teléfono del personal de apoyo clave, instrucciones para completar las tareas administrativas necesarias, recordatorios sobre cómo preparar el cuerpo del bebé e información sobre el duelo para la familia.

¿Qué arreglos de seguimiento se debe planificar para los padres?

Antes de que los padres abandonen el hospital, asegúrese de contar con su información de contacto y bríndeles detalles sobre cómo contactar al médico encargado, a los profesionales en duelo y, de estar disponible, al grupo de apoyo para casos de pérdidas perinatales. Si su institución no brinda estos servicios, puede ser útil contactar a su centro de derivación perinatal regional para obtener la información de contacto para los padres. Es importante involucrar al médico principal de la familia y/o al obstetra para que puedan brindar apoyo adicional. Es posible que el médico encargado organice una cita de seguimiento para responder las preguntas que todavía tengan los padres, repasar los resultados de la autopsia o de otros estudios cuyos resultados no estaban listos al momento de la muerte y evaluar las necesidades de la familia. Se debe dirigir a los padres al obstetra si tienen preguntas sobre los eventos y el cuidado antes del parto. Algunos hospitales patrocinan grupos de apoyo para padres y planifican un servicio conmemorativo anual donde juntan a todas las familias que hayan experimentado una muerte perinatal. Reconozca que es posible que algunas familias no deseen tener más contacto con el personal del hospital, y se debe respetar este deseo. Es posible que las comunicaciones inesperadas, como las encuestas de control de calidad del hospital o los boletines sobre el cuidado de los bebés, sean un recordatorio no deseado de la pérdida en la familia.

¿Cómo le brinda apoyo al personal de la sala de recién nacidos después de una muerte perinatal?

Los miembros del personal que participaron en el cuidado del bebé y la familia también necesitan apoyo, ya que se sentirán tristes, y puede que sientan enojo o culpa. Considere realizar una sesión de debriefing poco después de la muerte del bebé para que puedan hablar abiertamente sobre las preguntas y los sentimientos de manera profesional, comprensiva y no crítica. Es posible que algunos miembros del personal no estén de acuerdo con las decisiones de los padres. Se puede hablar de estos sentimientos durante el debriefing, pero no se le deben expresar a la familia. Las preguntas y los asuntos sobre las decisiones y acciones relacionadas con el cuidado se deben discutir solamente en una sesión de repaso entre pares, y se deben cumplir las políticas del hospital para llevar a cabo dichas sesiones.

Enfoque centrado en el trabajo de equipo

Las consideraciones éticas y los cuidados paliativos descritos en esta lección ofrecen una variedad de oportunidades para que los equipos efectivos pongan en práctica las competencias fundamentales del comportamiento del NRP.

Comportamiento	Ejemplo
Prever y planificar.	Planifique cómo brindará asesoramiento prenatal y cómo manejará las decisiones éticas importantes. Desarrolle un protocolo para usar con los bebés agonizantes y para brindar apoyo a la familia en duelo.
Comunicar eficazmente.	Al asesorar a los padres, use un lenguaje claro y una terminología que puedan comprender. Las ayudas visuales y el material escrito pueden ser de utilidad. Use un intérprete médico capacitado apropiadamente si un miembro de la familia no maneja el idioma en el que habla el equipo de profesionales o si tiene una discapacidad de escucha.
Usar la información disponible.	Repase la información sobre los resultados nacionales y locales y entienda sus limitaciones. Use toda la información de pronósticos disponible.
Usar los recursos disponibles. Pedir ayuda cuando sea necesario.	Familiarícese con los recursos de su hospital y de su comunidad que puedan resolver conflictos, responder preguntas legales y brindar servicios de cuidado paliativo. De ser necesario, consulte con especialistas de su área en el centro de derivación regional para obtener información actualizada sobre resultados.
Mantener un comportamiento profesional.	Asegúrese de que todos los miembros del equipo de profesionales de la salud comprendan el plan de tratamiento. Si no se está de acuerdo con algo, se debe hablar del tema en un foro apropiado. Consulte al comité de ética del hospital o al asesor legal según sea necesario.
Conocer el entorno.	Conozca las expectativas culturales y religiosas con respecto a la muerte en su comunidad.

Oportunidades para mejorar la calidad

Hágase las siguientes preguntas y abra un debate con su equipo si encuentra alguna diferencia entre las recomendaciones del NRP y lo que sucede actualmente en su entorno hospitalario. Considere utilizar el proceso y las medidas sugeridos para guiar los datos que puede recolectar para identificar áreas de mejora y controlar si sus esfuerzos para mejorar están funcionando.

Preguntas para lograr una mejora de la calidad

1. ¿El personal que hace asesoramiento prenatal tiene disponible información actualizada sobre bebés extremadamente prematuros y bebés con anomalías congénitas graves?
2. ¿Cuenta con un paquete de información para los miembros del personal con instrucciones para ayudar a la familia a recordar, completar tareas administrativas y preparar el cuerpo del bebé?
3. ¿Cuenta con un paquete de información sobre recursos locales para las familias en duelo?
4. ¿Sabe cómo contactar urgentemente al clero para las familias que deseen asesoramiento religioso o bendiciones para su bebé?
5. ¿Sabe cómo contactar al abogado de su hospital para responder a las preguntas relacionadas con la reanimación en su área?
6. ¿Su unidad ofrece educación y otros programas para brindar apoyo al personal que brinda cuidados paliativos?
7. ¿Su equipo perinatal se reúne para hablar sobre cómo cuidará a los bebés en el límite de la viabilidad para desarrollar un enfoque consistente?
8. ¿Cómo se comunican al personal que estará presente en el parto los planes de cuidado individual que se desarrollan antes de que el bebé nazca?

Medidas de procesos y resultados

1. ¿Qué porcentaje de padres se reúne con un profesional de cuidado neonatal para realizar una consulta prenatal antes de que nazca un bebé extremadamente prematuro?

2. ¿Qué porcentaje de partos de alto riesgo cuentan con un plan de cuidado documentado en el cuadro de la madre?

3. ¿Con qué frecuencia los padres en duelo abandonan el hospital con un plan de seguimiento establecido?

4. ¿Con qué frecuencia se contacta a la agencia de adquisición de órganos de su área antes de la muerte de un bebé?

5. ¿En qué porcentaje de muertes neonatales se les ha preguntado a los padres sobre la realización de la auptopsia, según lo documentado en las notas?

6. ¿A qué porcentaje de muertes neonatales se les hace una autopsia?

REPASO DE LA LECCIÓN 11

1. En condiciones asociadas a un alto riesgo de mortalidad o una carga significativa de morbilidad para el bebé, los padres (deberían)/(no deberían) participar en la decisión en cuanto a si el intento de reanimación es lo mejor para su bebé.
2. Los principios éticos de reanimación neonatal (son los mismos)/(no son los mismos) que aquellos seguidos para la reanimación de niños mayores o adultos.

Respuestas

1. En condiciones asociadas a un alto riesgo de mortalidad o una carga significativa de morbilidad para el bebé, los padres deberían participar en la decisión en cuanto a si el intento de reanimación es lo mejor para su bebé.
2. Los principios éticos de la reanimación neonatal son los mismos que se aplican a la reanimación de niños mayores o adultos.

LECCIÓN COMPLEMENTARIA

12

Mejorar la actuación del equipo de reanimación

Puntos de aprendizaje

- Cómo pueden la ergonomía y los factores humanos mejorar la actuación del equipo de reanimación
- Los 3 elementos esenciales de la sesión informativa con el personal del equipo antes de la reanimación
- Cómo desarrollar esquemas de reanimación asignando funciones, tareas y posiciones a los miembros del equipo
- Cómo usar la estimulación y el debriefing para mejorar sus esquemas de reanimación

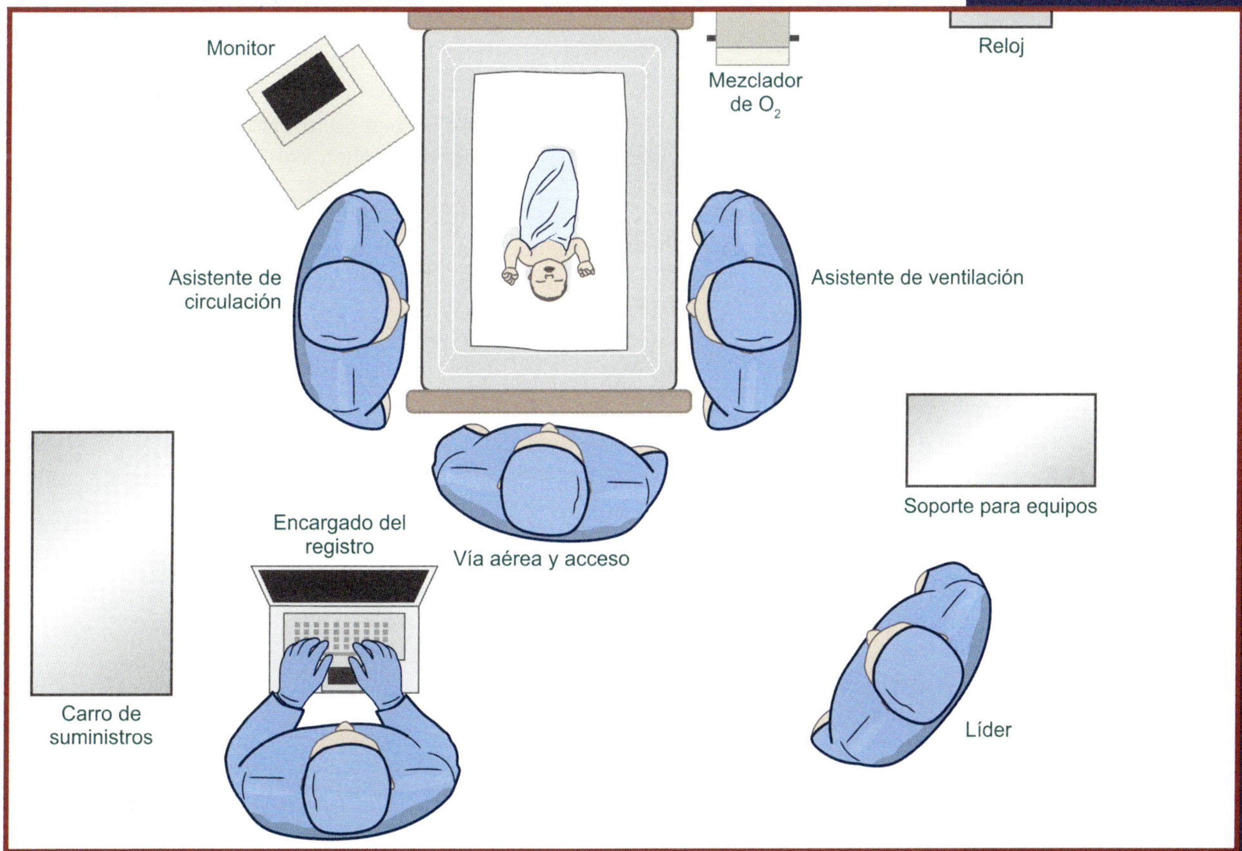

Puntos clave

1. Además de aprender las capacidades cognitivas y técnicas de la reanimación, tener en cuenta diferentes factores humanos y la ergonomía de la reanimación puede ayudar a los miembros del equipo a mejorar su actuación y sentirse más seguros.

2. Si se entiende cómo las personas realizan una serie de tareas en un entorno real de trabajo, los equipos pueden predecir dónde podría haber errores, diseñar sistemas que prevengan esos errores y optimizar la actuación del equipo.

3. Durante la sesión informativa con el personal del equipo antes de la reanimación, defina la situación, asigne roles con tareas estandarizadas y posicione a los miembros del equipo en el entorno.

4. La asignación de roles establece expectativas, permite que los estudiantes adultos practiquen las tareas repetidamente, aumenta la confianza en su capacidad de trabajar y disminuye el ruido exógeno y la carga cognitiva.

5. Se deben individualizar los esquemas (planes descriptivos o modelos conceptuales) para la reanimación en una sala de partos. La lista de roles y tareas de cada hospital varía según las disciplinas profesionales involucradas, el nivel de práctica de cada disciplina y el número de miembros del equipo de reanimación disponible para los diferentes escenarios de reanimación.

6. Durante una reanimación, es posible que haya que agregar o cambiar roles. Se debería predeterminar cómo se brinda información al personal que llega al escenario y qué roles deben asumir.

7. Después de haber creado sus esquemas, realice simulacros de reanimaciones frecuentemente para auditar la actuación del equipo, reconocer las debilidades de su plan e identificar oportunidades de mejora.

El rol de la ergonomía y los factores humanos en la reanimación neonatal

Esta lección se enfoca en mejorar la actuación del equipo de reanimación. Cuando se le asignan roles a los miembros del equipo de reanimación y se tienen en cuenta los factores humanos y la ergonomía al asignar tareas específicas a esos roles, los miembros del equipo pueden trabajar en sincronía. La reanimación ocurre de manera rápida y eficiente a través de una serie organizada de intervenciones y una comunicación efectiva. El trabajo en equipo está tan bien organizado que parece una coreografía.

La ciencia de la ergonomía analiza la anatomía humana, la fisiología y la biomecánica para entender mejor cómo se puede adaptar el entorno laboral para mejorar la seguridad y el desempeño. La ergonomía evalúa cómo se usan los equipos y cuáles son las demandas que imponen los equipos a los usuarios.

Con el tiempo, se han agregado tecnologías nuevas al algoritmo del Neonatal Resuscitation Program® (NRP®). Aunque las nuevas tecnologías pueden mejorar la atención que se ofrece, también aumentan cantidad de datos que hay que interpretar y pueden representar más trabajo intelectual para los miembros del equipo. Es posible que aumentar la cantidad de dispositivos, personas, complejidad de tareas y trabajo intelectual lleve a un aumento de los ruidos, una disminución de la comunicación efectiva y un aumento en las desviaciones del algoritmo del NRP.

A veces, unos simples ajustes en el entorno laboral pueden marcar una diferencia significativa en el la actuación. Durante la reanimación neonatal, el posicionamiento adecuado de las personas y los equipos es fundamental. Por ejemplo:

- Si la pantalla del pulsioxímetro tiene demasiado brillo o se encuentra en un lugar en el que no se la puede ver, es posible que no puedan evaluar la saturación de oxígeno del bebé y ajustarla (FIO_2).
- Si el mezclador de oxígeno está a la derecha del calentador radiante, les resultará difícil a los miembros del equipo que se encuentran junto a la cabecera de la cama o en el lado izquierdo ajustar el FIO_2.
- Si un profesional alto intenta intubar a un recién nacido en un calentador radiante bajo y sin regulador de altura, es posible que la posición incómoda que deba adoptar disminuya las probabilidades de una intubación exitosa.
- Es difícil confirmar la inserción de un tubo endotraqueal si el calentador radiante está posicionado en una esquina de la sala a la que no sea fácil de acceder con una máquina de rayos X.

Los estudios de factores humanos investigan cómo interactúan los humanos con sus entornos, productos, otros humanos y la tecnología. Combinan estudios relacionados con la psicología, sociología, biomecánica, diseño industrial y otras disciplinas relacionadas. Los estudios de factores humanos demostraron que si bien es posible que los miembros del equipo conozcan los pasos de la reanimación y tengan las capacidades técnicas para realizarlos, todo podría ser una pérdida de tiempo si los roles son ambiguos y no se asignan tareas específicas, ya que los miembros del equipo duplican algunas tareas y omiten otras. Al entender cómo las personas realizan una serie de tareas en un entorno de trabajo real, los expertos en factores humanos buscan predecir dónde podría haber errores, diseñar sistemas que prevengan esos errores y optimizar la actuación del equipo. Por ejemplo:

- El uso de tablas con dosis de adrenalina calculadas previamente puede disminuir el riesgo de que haya errores matemáticos durante una situación estresante.
- Incorporar los factores humanos al simulacro de reanimación y a la sesión informativa con el personal del equipo antes de un parto de alto riesgo aumenta la confianza del profesional y disminuye las distracciones y los ruidos.

La tabla 12-1 proporciona una lista de estrategias para mejorar la seguridad y la actuación del equipo abordando obstáculos comunes en la ergonomía y los factores humanos.

Tabla 12-1. Estrategias para abordar los obstáculos de la ergonomía y los factores humanos
Use ayudas cognitivas como el algoritmo del NRP, la tabla de objetivos de saturación de oxígeno y las tablas con la profundidad de inserción del tubo endotraqueal y las dosis de adrenalina previamente calculadas.
Use un guion estandarizado para la sesión informativa con el personal del equipo.
Use una listas de comprobación de suministros y equipos estandarizada.
Asigne roles de manera rutinaria en las sesiones informativas con el personal del equipo.
Cree una descripción estándar de las tareas que se espera que complete cada rol durante una reanimación.
Cree protocolos y guiones estandarizados para introducir miembros adicionales del equipo que lleguen a una reanimación compleja.
Asigne a 1 miembro del equipo el rol de control de personas durante una reanimación compleja.
Realice simulacros de entrenamiento de manera frecuente en el entorno de reanimación real.
Desarrolle esquemas organizados para posicional al personal y los equipos de manera apropiada dentro del entorno de reanimación.
Evalúe la accesibilidad y la función ergonómica de los suministros y equipos de reanimación.
Evalúe el tono y el volumen de las alarmas de los monitores usados durante la reanimación para asegurarse de que se escuchen sin crear una carga auditiva.

Cómo realizar una sesión informativa con el personal del equipo antes de la reanimación

En la lección 2 se analizó la importancia de realizar una sesión informativa con el personal del equipo antes de la reanimación. La sesión informativa con el personal del equipo se utiliza para repasar los factores de riesgo y los planes de atención desarrollados durante el asesoramiento prenatal. En esta sesión, se identifica al líder del equipo, se habla sobre los posibles escenarios con los que se puede encontrar su equipo y se asignan los roles y las responsabilidades.

Estos son los 3 elementos esenciales que se deben tener en cuenta al planificar la sesión informativa con el personal del equipo antes de la reanimación.

- *Definir* la situación
- *Asignar* roles y establecer expectativas detalladas y claras para cada uno de ellos
- *Posicionar* a cada miembro del equipo dentro del entorno de la reanimación

Estandarizar la sesión informativa con el personal del equipo antes de la reanimación e incluir estos elementos esenciales ayudará a disminuir la variabilidad y aumentar la confianza. Los sistemas confiables mejoran la actuación del equipo y sus resultados.

Siempre que sea posible, la sesión informativa con el personal del equipo antes de la reanimación debería tener lugar antes del parto previsto. Una forma de asegurar que el equipo tenga la oportunidad de reunirse antes del evento es programar una reunión con el equipo obstétrico al principio de cada turno para identificar los posibles partos de riesgo alto . Esto le da a ambos equipos la oportunidad de reunirse cara a cara, asignar los roles, responder preguntas y crear planes principales y de contingencia.

La importancia de asignar roles y establecer expectativas

Las competencias fundamentales del comportamiento del NRP promueven la preparación para la reanimación en la sala de partos y su coordinación exitosa. Cada vez hay más evidencia de que la mejora del comportamiento y de la capacidad de liderazgo en el equipo mejora los resultados de la reanimación. El estrés aumenta cuando los miembros del equipo no saben qué esperar de los demás y cuando el líder del equipo no sabe, o asume incorrectamente, qué hará cada miembro del equipo. La asignación de roles establece expectativas y permite a los estudiantes adultos practicar estas tareas específicas repetidamente, lo que les da confianza al trabajar. Cuando los miembros del equipo saben cuáles son sus roles y se establecen las expectativas con antelación, disminuye el ruido exógeno durante la reanimación. A su vez, la disminución del ruido hace que haya menos distracciones en cuanto a las tareas requeridas y reduce la carga cognitiva.

Un método para estandarizar la asignación de roles es realizarla según la posición del miembro del equipo en relación con el calentador radiante. A cada miembro del equipo se le asigna un rol especial con una lista de tareas previamente definidas y una ubicación designada en el calentador radiante que optimiza la ergonomía. La asignación de roles hace que no haya confusiones en cuanto a quién hace qué y ha demostrado que mejora los resultados de la reanimación.

¿En qué consiste un esquema de reanimación?

Los esquemas son planes de acción sistemáticos y detallados que se pueden ilustrar en forma de esquema o cuadro conceptual. El esquema de reanimación describe su plan de organización del personal, los equipos y las tareas durante una reanimación. El esquema de reanimación completo involucra planificar qué miembros del personal estarán presentes, qué suministros y equipos estarán disponibles, qué rol tendrá cada persona, qué tarea se le asignará a cada rol y dónde se ubicará cada miembro del equipo durante la reanimación. El esquema debe tener en cuenta cuántas tareas puede hacer de manera eficiente cada miembro del equipo y si los equipos necesarios para realizar esas tareas son fácilmente accesibles dentro del entorno de la reanimación. Un esquema es una ilustración o tabla que describe el plan.

El diseño de esquemas para una variedad de escenarios de reanimación en su propio entorno vale mucho la pena. Los equipos de alto rendimiento con esquemas bien definidos experimentan menos trabajo intelectual, lo que les permite concentrar su atención en otras capacidades. Los esquemas para la reanimación en la sala de partos deben individualizarse según la ubicación, los equipos y el personal.

La figura 12.1 es un ejemplo de un esquema que describe la asignación de roles y tareas antes del parto para un equipo de 5 miembros que se prepara para un parto muy prematuro. El esquema describe dónde se ubicará cada miembro del personal y dónde se ubicarán los suministros en el calentador radiante para asegurar el acceso fácil durante la reanimación o durante la atención después de la reanimación. La figura 12.2 es un ejemplo de un esquema que describe la ubicación de cada miembro del equipo por roles según la configuración de este entorno de reanimación particular del hospital.

Fase	Vía aérea y acceso (cabecera de la cama)	Ventilación (derecha)	Circulación (izquierda)	Líder (atrás, a la derecha)	Encargado del registro (atrás, a la izquierda)
Antes del parto	**Reunirse con el obstetra:** ☐ Confirmar: 1. Antecedentes relevantes 2. Plan de pinzamiento tardío del cordón umbilical 3. O temperatura 4. Colocación en una bolsa de plástico ☐ Hablar con la familia ☐ Identificar las necesidades de equipos especiales o de personal **En el calentador** ☐ Controlar: 1. Laringoscopio 2. Tubos ET 3. Pieza en T 4. Detector de CO_2 5. Mascarilla redonda (elegir el tamaño) ☐ Ajustar la altura de la cama al nivel de la apófisis xifoides	**Prepararse para la VPP:** ☐ Preparación del ventilador ☐ Prueba de la pieza en T: 20/5, 30% ☐ Mascarilla redonda, de tamaño pequeño y muy pequeño ☐ Detector de CO2 en la mascarilla ☐ Pulsiox. y cubierta (abajo a la derecha) ☐ Estetoscopio colocado **Preparar el tubo ET:** ☐ Mango del laringoscopio, tamaño 0 y hojas 00 ☐ Tubo ET de 2,5 y 3,0 y estilete (arriba a la derecha) ☐ Dispositivo para asegurar el tubo ET (abajo a la derecha) ☐ Cinta de medición (abajo a la derecha) **Preparación para la CPAP** ☐ CPAP en la cabecera del paciente, establecida en 6 cm H2O Para bebés de <28 semanas: ☐ Preparación de tensi-oactivos por calentamiento	**Preparar la cama:** ☐ 1 manta, 1 almohadilla absorbente, 1 manta, manta térmica, manta ☐ Calentador al máximo ☐ Sonda térmica (abajo a la izquierda) ☐ Activar la manta térmica ☐ Gorra (arriba a la izquierda) ☐ Sonda de aspiración a 80 mm Hg (a la derecha) ☐ Perilla de succión (arriba a la derecha) ☐ Derivaciones de ECG (a la izquierda) ☐ Dos gasas de 4 × 4 (abajo a la derecha y abajo a la izquierda) ☐ Estetoscopio colocado **Preparar el monitor:** ECG audible encendido	**Preparar la bandeja:** ☐ Catéter para arterias umbilicales de 3,5 F ☐ Catéter para venas umbilicales de 3,5 F ☐ Bandeja de suministros de catéteres venosos umbilicales/catéteres de las arterias umbilicales ☐ 2 llaves ☐ Soporte para equipos ☐ Jeringas de 2 × 3 ml ☐ 3 toallas estériles ☐ Purgar las vías IV	**Preparar los suministros:** ☐ Humedad: agregar H2O estéril a la incubadora ☐ Bolos de 3 × 5 ml de solución salina con heparina ☐ Glucómetro listo ☐ 2 bombas de infusión ☐ Lote de pedido de preingreso completo ☐ Muy bajo peso al nacer, solicitud de líquidos IV ☐ Alertar al personal de la UCIN ☐ Confirmar llamada del especialista de la UCIN ☐ Calculadora ☐ Computadora encendida, registro de reanimación neonatal listo

Figura 12.1. Ejemplo de esquema de asignación de tareas previas al parto para bebés muy prematuros.

A continuación, después del esquema de 5 miembros que se mostró en la figura 12.2, se describen ejemplos de las tareas que se pueden asignar por roles después del parto.

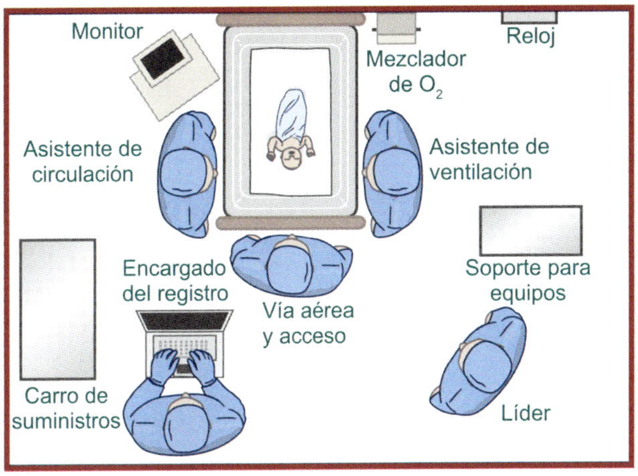

Figura 12.2. Ejemplo de esquema de un equipo de 5 miembros para una reanimación compleja

- **Vía aérea y acceso:** la persona que se encuentra junto a la cabecera de la cama se encuentra bien posicionada para manejar la vía aérea. Las tareas asignadas a este rol pueden incluir: colocación de un gorro, colocación de la cabeza y el cuello del recién nacido, aspiración nasal, ventilación con presión positiva (VPP) por mascarilla facial e intubación del recién nacido, de ser necesario. Si se necesitan compresiones torácicas, este miembro del equipo le pasará la VPP al rol de Asistente de ventilación, permitirá que el Asistente de circulación pase a la cabecera de la cama para administrar compresiones torácicas y luego se ubicará en la posición adecuada para insertar un catéter venoso umbilical de emergencia.
- **Asistente de ventilación:** la persona que se encuentra a la derecha de la cama se encuentra bien ubicada para acceder a la mano o muñeca derecha, controlar la pulsioximetría y ajustar el mezclador de oxígeno. El miembro del equipo que ocupa este rol se concentrará en la evaluación y el apoyo de la ventilación. Las tareas asignadas a este rol pueden incluir: encender el cronómetro de Apgar, colocar el sensor del pulsioxímetro, colaborar en los pasos correctivos de la ventilación, controlar el movimiento torácico, colocar un detector de dióxido de carbono (CO_2) en la mascarilla facial si se lo indican, controlar los cambios de color del detector de CO_2, asistir con la intubación y asegurar el tubo endotraqueal si es necesario, evaluar los ruidos respiratorios, controlar la saturación de oxígeno y ajustar el FIO_2. Si se necesitan compresiones torácicas, esta persona se hará cargo de la VPP por el tubo endotraqueal.
- **Asistente de circulación:** la persona que se encuentra a la izquierda de la cama está bien posicionada para ver el tórax del bebé, pero no puede alcanzar fácilmente su mano derecha o el mezclador de oxígeno. Este miembro del equipo se concentrará en asistir con el control de la temperatura, la evaluación de la circulación y la administración de compresiones torácicas cuando sean necesarias. Las tareas asignadas a este rol incluyen: colocar un monitor cardíaco con derivaciones, evaluar la frecuencia cardíaca con un estetoscopio, colocar un sensor de temperatura, asegurarse de que la bolsa plástica de polietileno permanezca sobre los hombros del recién nacido, ayudar a asegurar el tubo endotraqueal según corresponda y administrar compresiones torácicas desde la cabecera de la cama.
- **Líder:** esta persona está ubicada en una posición ideal para mantener la alerta situacional y liderar el equipo. En circunstancias ideales, el miembro del equipo que desempeña este rol no debería tener otras tareas. Según la disponibilidad de personal adicional y el nivel de práctica, es posible que se necesite que el Líder ayude con los procedimientos de emergencia. Si esto sucede, otro miembro del equipo deberá asumir el rol de Líder.

- **Encargado del registro:** esta persona se encuentra bien ubicada para ver los monitores, el reloj y a todos los miembros del equipo. Este miembro del equipo documentará los eventos que se vayan produciendo, informará al equipo los puntos temporales críticos, mantendrá una comunicación crítica con el Líder y se ocupará de llamar para pedir ayuda adicional cuando sea necesario. Si un equipo consta de 5 miembros, se necesitan compresiones torácicas y no hay apoyo adicional disponible, esta persona le pasará la responsabilidad de la documentación al Líder, y asumirá la tarea de preparar y administrar medicamentos de emergencia.

En un hospital con más personal disponible, se puede manejar el mismo escenario con equipos de 6 o 7 miembros. En estos esquemas, es posible que el equipo designe roles de Medicación y Acceso. A medida que se agranda el equipo, la gestión adecuada de la cantidad de personas y equipos que pueden trabajar con eficiencia en un espacio reducido resulta fundamental. Un equipo más grande podría incluir un rol de Gerente cuyas tareas abarquen el control de del personal, el suministro de información (por ejemplo, los resultados de laboratorio), la contención de los padres y la asignación de roles a medida que lleguen nuevos miembros del personal.

¿Cómo cambian los roles en el esquema si la reanimación es inesperada?

Es posible que se deban agregar o cambiar roles de manera planificada y coordinada según las necesidades del bebé y el nivel de práctica de los miembros del equipo. Se debería predeterminar cómo se brinda información al personal que llega al escenario y qué roles deben asumir.

Por ejemplo, si solo 1 miembro del personal de enfermería asiste en el parto de un bebé a término que requiere reanimación de manera imprevista, esta persona ocupará, inicialmente, el rol de Vía aérea y de Líder junto a la cabecera del paciente, iniciará la VPP y presionará el botón de llamada de emergencia para solicitar asistencia inmediata. La primera persona que llegue para ayudar (en este escenario, otro miembro del personal de enfermería) ocupará automáticamente el rol de Asistente de ventilación, a la derecha del bebé. Esta persona colocará el pulsioxímetro, evaluará la respuesta del bebé a la VPP, ajustará el Fio_2 según corresponda y colocará el monitor cardíaco con derivaciones si el bebé no mejora. El personal a cargo de la Vía aérea le indicará a la tercera persona en llegar, un proveedor de nivel medio, que desempeñe el rol de Asistente de circulación, si la VPP con mascarilla facial es efectiva, o el rol de Vía aérea, si se necesita intubación. Si la tercera persona asume el rol de Vía aérea, la persona que ocupaba originalmente ese rol pasará a la izquierda de la cama y asumirá el rol de Asistente de circulación. Los miembros del personal que lleguen después podrán asumir los roles de Líder y Encargado del registro.

Los esquemas de las figuras 12.3 a 12.5 muestran cómo pueden evolucionar estos roles. En este hospital, el pulsioxímetro y el mezclador de oxígeno están integrados en el calentador radiante, y los suministros de emergencia están guardados en un cajón debajo del calentador.

¿Cómo creamos nuestro propio sistema hospitalario para estandarizar roles y tareas?

La lista de roles y tareas de cada hospital varía según las disciplinas profesionales involucradas, el nivel de práctica de cada disciplina, la ubicación de los equipos alrededor del calentador y el número de miembros del equipo de reanimación disponible para los diferentes escenarios de reanimación. Incluso los hospitales que brindan únicamente servicios obstétricos de manera habitual sin complicaciones deben planificar esquemas para reanimaciones complejas, ya que pueden aparecer complicaciones imprevistas, como un recién nacido deprimido después de una distocia de hombros o un desprendimiento prematuro de la placenta, partos complicados por aspiración de meconio, malformaciones congénitas no diagnosticadas, partos prematuros imprevistos u otras complicaciones que puedan llevar a una depresión respiratoria o neurológica neonatal.

- El primer paso es determinar la disponibilidad del personal para asistir a reanimaciones de complejidades variadas en su instalación.
- Después debe realizar una lista completa de todas las tareas que se deben llevar a cabo para prepararse para el parto y la reanimación de los recién nacidos en diferentes escenarios. Por ejemplo, es posible que la lista de tareas necesarias para reanimar a un recién nacido a término que necesita poca VPP al nacer y se recupera rápidamente sea mucho más corta que la lista de tareas necesarias para prepararse para reanimar a un bebé nacido a las 26 semanas de gestación.
- Una vez que determinó el personal disponible y las tareas a realizar, puede empezar el proceso de asignación de roles y tareas propuestas. Decida dónde debería ubicarse cada persona y dónde se pueden colocar los suministros y equipos para asegurar que sean fácilmente accesibles para la persona que deba usarlos.
- Finalmente, simule una serie de escenarios supervisados cuidadosamente, pruebe las asignaciones de roles y tareas que propuso, identifique posibles barreras o procesos ineficientes, realice ajustes para optimizar la actuación del equipo y pruebe su propuesta nueva hasta que desarrolle un plan final que describa su esquema para cada escenario.

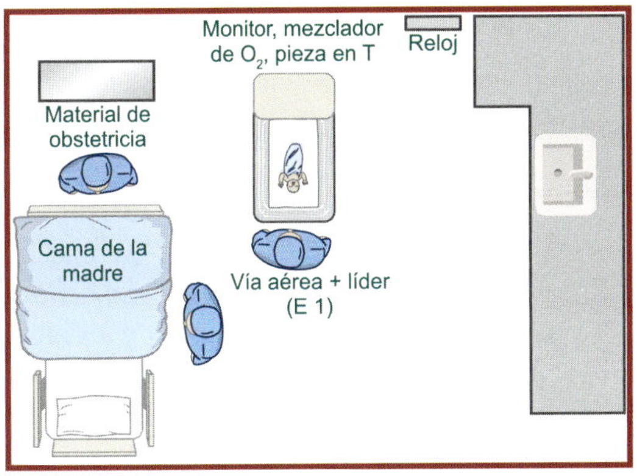

Figura 12.3. Evolución de roles y posiciones a medida que llega el personal para una reanimación imprevista. Un recién nacido a término necesita VPP de manera imprevista. Un miembro del personal de enfermería (E 1) está presente en el parto.

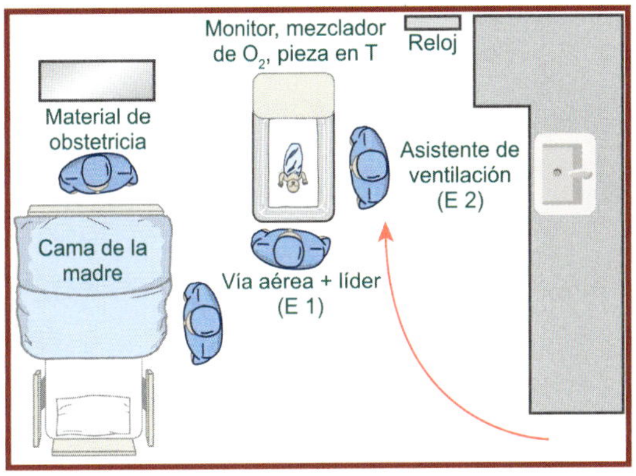

Figura 12.4. Llega un segundo miembro del personal de enfermería (E 2) y asume el rol de Asistente de ventilación.

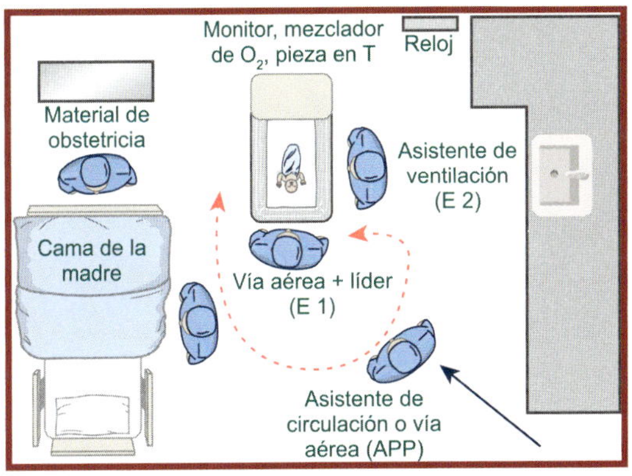

Figura 12.5. Llega un proveedor de nivel medio (APP) y se le indica que asuma el rol de Asistente de circulación, si la VPP con mascarilla facial es efectiva, o el rol de Vía aérea, si es necesario realizar una intubación. Si el APP asume el rol de Vía aérea para intubar, el E 1 permanecerá en el rol de Líder.

¿Cómo evaluará la efectividad de su sistema estandarizado nuevo?

Después de haber creado sus esquemas, realice simulacros de reanimaciones frecuentemente en diferentes escenarios para auditar su actuación, reconocer las debilidades de su plan e identificar oportunidades de mejora. Los simulacros pueden identificar problemas con la ergonomía y los factores humanos, evaluar la efectividad de la sesión informativa antes de la reanimación y reforzar los roles y las responsabilidades del equipo. Considere filmar sus escenarios para respaldar los debriefings detallados. Repase los videos con su equipo y observe cuidadosamente para encontrar prácticas ineficientes y posibles amenazas de seguridad.

- Comience con un escenario de VPP simple, ajuste las tareas asignadas según sea necesario y llegue hasta una reanimación compleja que involucre la inserción de un catéter venoso umbilical y medicamentos.
- Ajuste las tareas asignadas a cada rol hasta que los miembros del equipo puedan trabajar rápida y efectivamente, sin interponerse en las tareas de los demás. Es posible que el simulacro revele una serie de pequeños problemas que se podrían resolver con soluciones simples. Probablemente note que la colocación de monitores no es ideal para todos los miembros del equipo o descubra que los suministros para una tarea asignada no son fácilmente accesibles. Por ejemplo:
  - La persona que coloca el pulsioxímetro en la mano o muñeca derecha del bebé debería estar a la derecha del bebé; si no, el miembro del equipo deberá cruzarse por encima del bebé.
  - La persona que ajuste el FIO_2 debería poder alcanzar el dial en el mezclador de oxígeno.
  - La persona que llama para pedir ayuda adicional debería poder alcanzar el botón para llamar o el teléfono sin interferir con las tareas existentes.
- Asegúrese de incluir el rol del Encargado del registro durante el simulacro, ya que este debe estar en condiciones de ver al bebé, ver los monitores, ver y escuchar a los miembros del equipo y ver el dispositivo utilizado en la documentación de reanimación para medir el tiempo.

LECCIÓN COMPLEMENTARIA

13

Reanimación fuera de la sala de partos

Puntos de aprendizaje

- Cómo aplicar los principios del Neonatal Resuscitation Program® (NRP®) en los recién nacidos que requieren reanimación fuera del contexto hospitalario
- Cómo aplicar los principios del NRP en los bebés que requieren reanimación después del período neonatal inmediato
- Cómo aplicar los principios del NRP en los bebés que requieren reanimación en la unidad de cuidados intensivos neonatales
- Cuándo considerar el uso de las directrices de Soporte vital avanzado pediátrico

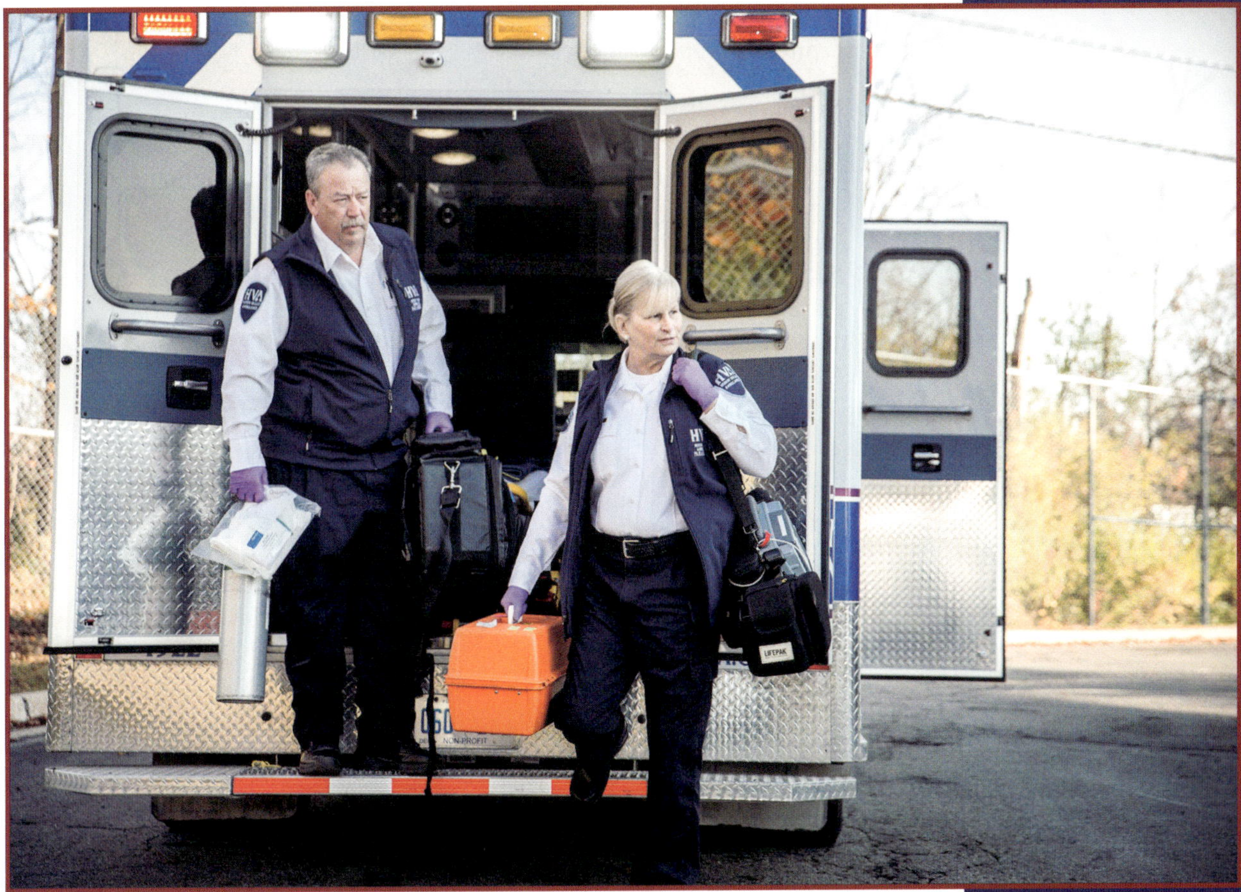

Puntos clave

1. Aunque la reanimación fuera de la sala de partos presenta diferentes desafíos, los principios fisiológicos y los pasos básicos del algoritmo del Neonatal Resuscitation Program (NRP) se mantienen durante todo el período neonatal.

2. Sin importar el lugar del parto, la ventilación de los pulmones es la prioridad inicial para la reanimación de un recién nacido.

3. Cada lugar en donde los recién nacidos reciben atención, incluso cada habitación de posparto, debe tener acceso inmediato a una perilla de succión, una bolsa autoinflable y mascarillas faciales del tamaño apropiado.

4. La ventilación de los pulmones es la prioridad inicial para la reanimación de la mayoría de los bebés durante el período neonatal. Una vez que se asegura la ventilación adecuada, se debe obtener información adicional sobre los antecedentes del bebé para guiar las consiguientes intervenciones.

5. Muchos bebés que requieren reanimación en la unidad de cuidados intensivos neonatales (UCIN) tienen una enfermedad pulmonar subyacente y pueden requerir presiones de ventilación más altas que las recomendadas en la sala de partos. En los bebés que tienen displasia broncopulmonar grave (DBP), es posible que se necesite más tiempo de inflado para lograr la ventilación adecuada.

6. En general, cuando haya diferencias entre las recomendaciones del NRP y las del Soporte vital avanzado pediátrico (SVAP/PALS), se deben seguir las recomendaciones del NRP durante el período neonatal inmediato y la hospitalización después del parto. Si un recién nacido sufre un paro cardiorrespiratorio en la UCIN durante este período, el NRP recomienda usar la relación compresión-ventilación de 3:1, salvo que exista una razón para sospechar una etiología no respiratoria, como una arritmia cardíaca primaria o un trastorno electrolítico.

La 8.ª edición del *Libro de texto para la reanimación neonatal* se enfoca en la reanimación de los recién nacidos en la sala de partos de un hospital. Si embargo, no todas las reanimaciones se llevan a cabo en la sala de partos. En esta lección, estudiaremos las estrategias para la reanimación de recién nacidos fuera del contexto de la sala de partos, de bebés que necesitan una reanimación en la sala de posparto donde se encuentra la madre después del período de transición inmediato, y de bebés en la sala de recién nacidos o en la unidad de cuidados intensivos neonatales (UCIN).

Caso 1: Reanimación neonatal después de un parto domiciliario

A las 36 semanas de gestación, una mujer multípara se despierta cuando rompe bolsa y rápidamente comienzan las contracciones frecuentes e intensas. El hospital más cercano está a más de 30 minutos en coche y su pareja llama al 911. El operador de emergencias le indica a la pareja que aumente la temperatura de la habitación estableciendo el termostato en 23 °C y que obtenga toallas para calentar y secar al bebé después del parto.

Se envía a los paramédicos y llegan a la casa justo cuando la cabeza del bebé está coronando. Rápidamente preparan los suministros y equipos del kit de partos de emergencia, incluyendo el equipo de protección individual, toallas y sábanas calientes, un gorro de algodón, pinzas para el cordón umbilical y tijeras estériles, una perilla de succión, un estetoscopio, una ecografía Doppler de mano, una bolsa autoinflable pequeña y una mascarilla neonatal, una fuente de oxígeno portátil, un pulsioxímetro y una mascarilla laríngea de tamaño 1.

El bebé nace con tono deficiente y no llora. Un miembro del equipo de paramédicos usa una toalla caliente para secar y estimular al bebé frotándole la espalda, pero el bebé no mejora. Se pinza y corta el cordón umbilical y se coloca al bebé en una superficie plana y cubierta. El paramédico pone un gorro en la cabeza del bebé, le acomoda la cabeza en la posición de "olfateo" y elimina las secreciones aspirando la boca y la nariz. El bebé sigue flácido y apneico. El paramédico comienza con la ventilación con presión positiva (VPP) con una bolsa autoinflable y una mascarilla, utilizando oxígeno al 21%, mientras aguarda que lleguen rescatadores de emergencia adicionales. Un asistente utiliza un estetoscopio para escuchar la frecuencia cardíaca del bebé y coloca un sensor de un pulsioxímetro en la mano derecha del bebé. Dos minutos después del parto, la frecuencia cardíaca es de 80 latidos por minuto (lpm) y está en aumento, pero no hay esfuerzo respiratorio y la saturación de oxígeno está debajo del rango objetivo. Un asistente conecta la bolsa autoinflable a la fuente de oxígeno portátil. Tres minutos más tarde, la frecuencia cardíaca del bebé es mayor a 100 lpm y la saturación de oxígeno se encuentra dentro del rango objetivo, pero el bebé sigue con un tono deficiente y un esfuerzo respiratorio espontáneo irregular y con quejidos. El paramédico coloca una mascarilla laríngea de tamaño 1 y continúa con la VPP mientras controla la frecuencia cardíaca y la saturación de oxígeno. Se envuelve al bebé en una manta térmica y se lo prepara para su traslado seguro al servicio de emergencias hospitalario más cercano para su evaluación y tratamiento.

¿Las técnicas de reanimación son diferentes para los bebés que nacen fuera del contexto hospitalario?

Aunque los escenarios de reanimación neonatal fuera del contexto hospitalario presentan distintos desafíos, los principios fisiológicos de los pasos básicos siguen siendo los mismos. **Sin importar el lugar del parto, la ventilación de los pulmones es la prioridad inicial para la reanimación de un bebé recién nacido.**

¿Cuáles son las estrategias necesarias para la reanimación de bebés que nacen fuera del contexto hospitalario?

Manejo de la temperatura

Cuando nace un bebé fuera el contexto de la sala de partos, mantener la temperatura axilar del bebé entre 36,5 °C y 37,5 °C puede ser muy difícil si no se cuenta con un calentador radiante. A continuación se ofrecen algunas sugerencias para minimizar la pérdida de calor:

- Aumente la temperatura ambiente entre 23 °C y 25 °C ajustando la fuente del calor de la habitación.
- Seque bien al bebé con toallas de baño, una sábana o ropa seca.
- Use el cuerpo de la madre como fuente de calor. Considere colocar al bebé piel sobre piel sobre el pecho de la madre y cubrir a ambos con una manta caliente. Si el bebé es prematuro o el ambiente está frío, considere cubrir al bebé con un envoltorio de plástico para alimentos y luego cubrir al bebé con una manta caliente.
- Los equipos de emergencias deben considerar tener un envoltorio de plástico de polietileno y un colchón térmico portátil para ayudar a mantener la temperatura. Es importante que el colchón térmico se almacene y active a temperatura ambiente. Si el colchón ya está caliente (por haber estado almacenado en un vehículo caliente), puede que alcance una temperatura mayor de la esperada luego de la activación y aumente el riesgo de sobrecalentar al bebé o causar una lesión por calor.

Eliminar las secreciones de la vía aérea

Si se debe efectuar una reanimación fuera de la sala de partos y de recién nacidos, es posible que el procedimiento de aspiración de vacío no esté al alcance. Si las secreciones obstruyen la vía aérea o si necesita iniciar la VPP, utilice una perilla de succión o limpie la boca y la nariz con un pañuelo limpio u otro paño enroscado alrededor del dedo índice.

Ventilación con presión positiva

La ventilación de los pulmones del bebé es el paso más importante y efectivo durante la reanimación neonatal. La mayoría de los bebés respiran de manera espontánea después del parto, y muchos de los que no lo hacen comienzan con una respiración espontánea después de recibir estimulación. El hecho de secar al recién nacido y frotar la espalda y las extremidades son métodos aceptables de estimulación. Algunos bebés que nacen fuera del contexto hospitalario quizá necesiten VPP para inflar los pulmones. El NRP recomienda que todo el personal que pueda tener la necesidad de reanimar a un recién nacido fuera del entorno hospitalario lleve consigo un dispositivo con una bolsa autoinflable y una mascarilla del tamaño apropiado y una fuente de oxígeno portátil en caso de que se necesite la VPP. Tal como se describe en la lección 4, si la frecuencia cardíaca del bebé no aumenta rápidamente luego de iniciar la VPP y el tórax no se mueve, use los pasos correctivos de la ventilación (MR. SOPA) para mejorar la efectividad de la VPP.

Evaluar la frecuencia cardíaca

Inicialmente, la frecuencia cardíaca se debe controlar mediante la auscultación del tórax con un estetoscopio. Los rescatadores de emergencia que atienden los partos extrahospitalarios deben llevar consigo un pulsioxímetro. Se debe usar un sensor del oxímetro del tamaño correcto y un cobertor para el sensor. Si la frecuencia cardíaca no se puede auscultar y la pulsioximetría no funciona, se puede colocar una ecografía Doppler de mano (utilizada para auscultar la frecuencia cardíaca fetal ante del nacimiento) en el pecho del bebé para evaluar la frecuencia cardíaca o se puede usar un monitor cardíaco con las derivaciones apropiadas.

Manejo del oxígeno

Para un bebé a término, comience la VPP con oxígeno al 21%. Una bolsa autoinflable que no esté conectada a una fuente de oxígeno administrará oxígeno al 21%. Para un bebé con menos de 35 semanas de gestación, puede comenzar con la VPP con una concentración de oxígeno (FIO_2) entre el 21% y el 30%. Si se encuentra en un contexto extrahospitalario, quizá no tenga acceso a un mezclador de oxígeno y sólo pueda administrar oxígeno al 100% directamente desde el tanque de oxígeno portátil. Si dispone de pulsioximetría y le indica que la saturación de oxígeno se encuentra por debajo del rango objetivo, y el tanque de oxígeno tiene un flujómetro que puede ir aumentando entre 0 l/min (sin oxígeno) y 10 l/min, puede administrar oxígeno entre el 21% (aire ambiente) y el 85% a 95% (5-10 l/min) simplemente ajustando el flujo de oxígeno en el dispositivo de VPP.

Si el recién nacido respira y la frecuencia cardíaca es mayor a 100 lpm, pero la saturación de oxígeno está por debajo del rango objetivo, puede administrar oxígeno a flujo libre a través de un tubo o desde un reservorio abierto (válvula) de una bolsa autoinflable. Ajuste la distancia entre el oxígeno al 100% y la boca y la nariz del bebé para mantener la saturación de oxígeno dentro rango específico del minuto.

Vías aéreas alternativas

Si se necesita una vía aérea alternativa después de un parto extrahospitalario con un bebé que pesa al menos 1,5 kg, este programa sugiere el uso de una mascarilla laríngea de tamaño 1, como se describe en la lección 4. La intubación endotraqueal es posible, pero puede ser más difícil y menos exitosa para los recién nacidos en un contexto extrahospitalario. La colocación de una mascarilla laríngea no requiere instrumentos adicionales ni la visualización de las cuerdas vocales del bebé. Los profesionales debidamente capacitados pueden colocar las mascarillas laríngeas con un alto índice de éxito en el primer intento y éstas han demostrado ser una alternativa eficaz a la ventilación con mascarilla facial y a la intubación endotraqueal. Si no se puede ventilar al bebé con una mascarilla facial o si se necesitará una ventilación prolongada durante el traslado de emergencia a un hospital, la mascarilla laríngea puede proporcionar una vía aérea exitosa.

Proporcione 30 segundos de VPP a través de la mascarilla laríngea, asegúrese de que el tórax se mueve con la VPP y vuelva a evaluar la frecuencia cardíaca antes de iniciar las compresiones torácicas. La mascarilla laríngea puede mejorar la eficacia de la VPP y aumentar la frecuencia cardíaca para que no sean necesarias las compresiones torácicas. Utilice el método disponible más preciso para evaluar la frecuencia cardíaca del bebé (como un monitor cardíaco portátil o una ecografía Doppler de mano) para garantizar las decisiones e intervenciones correctas.

Aunque la colocación de una mascarilla laríngea se ajusta a las pautas generales para la práctica de la enfermería y de la fisioterapia respiratoria en los hospitales, el personal del sistema de respuesta a emergencias debe consultar con la agencia reguladora o el organismo estatal a cargo de la concesión de licencias los protocolos vinculados con la colocación de mascarillas laríngeas fuera del contexto hospitalario y con el ámbito de práctica profesional.

Compresiones torácicas

Las compresiones torácicas se indican cuando la frecuencia cardíaca del bebé permanece por debajo de los 60 lpm después de un mínimo de 30 segundos de VPP que infle los pulmones, determinada por el movimiento torácico con la ventilación, y preferentemente mediante una vía aérea alternativa. Independientemente del lugar del parto, este programa recomienda usar una relación compresión-ventilación de 3:1 con 120 repeticiones por minuto (90 compresiones + 30 ventilaciones). Las compresiones torácicas deben ir acompañadas de ventilaciones coordinadas con oxígeno al 100%, tal como se describe en la lección 6.

Acceso vascular y medicaciones

Si la frecuencia cardíaca del recién nacido permanece por debajo de los 60 lpm después de 60 segundos de compresiones torácicas y ventilaciones coordinadas, se indica adrenalina y una posible expansión de volumen, tal como se describe en la lección 7. En este caso, se requiere un acceso vascular de emergencia. El cateterismo de emergencia en la vena umbilical en general no es una buena opción fuera del contexto hospitalario. En estos casos, la alternativa razonable es la inserción de una aguja intraósea en la superficie plana de la tibia, justo por debajo y en la parte medial de la tuberosidad tibial (la protuberancia ósea debajo de la rótula), tal como se describe en la lección 7. Los intentos de colocar un catéter intravenoso (IV) periférico no suelen tener éxito debido a la mala perfusión del bebé.

El personal del sistema de respuesta a emergencias debe consultar con la agencia reguladora o el organismo estatal a cargo de la concesión de licencias los protocolos vinculados con el acceso vascular de emergencia y la administración de medicamentos fuera del contexto hospitalario y con el ámbito de práctica profesional.

¿Cuándo se debe trasladar a un recién nacido a una instalación para cuidados posteriores a la reanimación?

Un recién nacido que necesita VPP por más de 30 a 60 segundos debe ser transferido a un centro médico para que se le realice un control preciso, se le den los cuidados posteriores a la reanimación y se lo someta a evaluación.

Además, cualquier recién nacido prematuro o recién nacido que tenga dificultad respiratoria, cianosis central persistente, mal tono, fiebre, hipotermia, dificultad para alimentarse u otros signos de dificultad en la transición o enfermedades debe ser trasladado de inmediato y en forma segura a un centro médico.

¿Cuál es la posición de la American Academy of Pediatrics sobre la planificación del parto domiciliario?

En 2020, el Committee on Fetus and Newborn de la American Academy of Pedriatrics (AAP) publicó una declaración de política: "Providing Care for Infants Born at Home" ("Cuidado del lactante tras un parto domiciliario").[1] La declaración trataba sobre la reanimación de los recién nacidos después de un parto domiciliario, así como los cuidados iniciales y el seguimiento. Tanto la APP como el NRP consideran que los hospitales y los centros de natalidad son los sitios más seguros para dar a luz en los Estados Unidos, ya que los partos domiciliarios programados están asociados con un aumento del doble o el triple de la mortalidad perinatal. Por lo tanto, tanto la AAP y el NRP no recomiendan un parto domiciliario programado; sin embargo, la APP y el NRP reconocen que las mujeres tienen la autonomía para elegir el lugar para el nacimiento de su hijo y algunas escogerán dar a luz en el hogar. Las mujeres que eligen un parto domiciliario planificado se deben informar muy bien sobre la posibilidad de que, en el caso de una emergencia imprevista, es poco probable que en el hogar se cuente con el personal, los suministros y los equipos necesarios para realizar una reanimación neonatal compleja de inmediato, y que cualquier demora podría resultar en un resultado adverso para el recién nacido.

Caso 2: Reanimación en la unidad de posparto

Un bebé nace a término en el hospital después de un embarazo y trabajo de parto sin complicaciones. El período de transición transcurrió sin ningún evento y el bebé se quedó con la madre para iniciar la lactancia. Durante la lactancia, cuando el bebé tenía aproximadamente 6 horas de vida, la madre notó que el bebé estaba flácido, no respiraba y no respondía. Activó el botón para llamar a la enfermera y gritó pidiendo ayuda, y la enfermera de la unidad de posparto respondió de inmediato. La enfermera encendió la luz de la habitación, corrió la sábana y encontró al bebé flácido y apneico. Colocó al bebé sobre una superficie segura y plana, lo estimuló frotándole la espalda, le acomodó la cabeza en la posición de "olfateo" y limpió la vía aérea con una perilla de succión. El bebé no mejoró después de estas maniobras. Para obtener ayuda adicional, la enfermera presionó el botón de emergencia en la pared y comenzó la VPP con la bolsa autoinflable y la mascarilla que estaba guardaba de la sala de posparto.

El equipo de reanimación neonatal llegó a la habitación, recibió la información de la enfermera de primera intervención y evaluó rápidamente la situación. Un miembro del equipo usó un estetoscopio para escuchar la frecuencia cardíaca y los ruidos respiratorios del bebé. Otro miembro del equipo colocó el sensor del pulsioxímetro en la mano derecha del bebé y las derivaciones del monitor cardíaco en el pecho. La frecuencia cardíaca del bebé era de 80 lpm y estaban en aumento, pero el esfuerzo respiratorio era irregular y la saturación de oxígeno era baja. Se ajustó la FIO_2 para lograr una saturación de oxígeno mayor al 90%. El bebé pronto desarrolló un esfuerzo respiratorio consistente, la frecuencia cardíaca aumentó por encima de 100 lpm y la VPP se fue quitando gradualmente. Se le administró oxígeno adicional al bebé a través del reservorio de válvula abierta de la bolsa autoinflable y se lo trasladó a la sala de recién nacidos en una incubadora previamente calentada para evaluarlo y darle tratamiento. Un miembro del equipo se quedó con la madre del bebé para obtener información adicional, brindar apoyo y responder preguntas.
Poco tiempo después, el equipo de atención realizó un debriefing para evaluar su respuesta, el trabajo en equipo y la comunicación.

Síncope posnatal súbito e imprevisto

El bebé en el escenario experimentó un síncope posnatal súbito e imprevisto (SUPC), que es una entidad clínica caracterizada por la necesidad de una reanimación con VPP en un recién nacido a término aparentemente saludable durante las primeras 12 horas después del nacimiento en el hospital, y es una de las razones por la que un neonato puede requerir reanimación después del período neonatal inmediato. El evento ocurre en general durante el contacto piel contra piel con la madre o durante una sesión de lactancia. Muchos recién nacidos se encuentran en decúbito prono en el momento del evento. Muchos recién nacidos afectados requerirán cuidados intensivos y algunos mueren. La incidencia notificada del síncope posnatal súbito e imprevisto oscila entre 3 y 74 casos cada 100 000 nacidos vivos.[2] La etiología del síncope posnatal súbito e imprevisto es desconocida y es probablemente multifactorial. La mayoría de los casos no se pueden explicar.

¿Las técnicas de reanimación son diferentes después del período neonatal inmediato?

A lo largo de este programa, usted ha aprendido a reanimar a bebés en la sala de partos inmediatamente después del parto. Algunos bebés, sin embargo, necesitan una reanimación después del período neonatal inmediato. Aunque los escenarios de reanimación que se encuentran fuera del período neonatal inmediato presentan desafíos únicos, los principios fisiológicos y los pasos básicos siguen siendo los mismos. **La ventilación de los pulmones es la prioridad inicial para la reanimación de la mayoría de los bebés durante el período neonatal.** Una vez que se asegura la ventilación adecuada, se debe obtener información adicional sobre los antecedentes del bebé para guiar las intervenciones.

¿Cuáles son algunas de las estrategias para la reanimación de los bebés fuera del período neonatal inmediato?

Manejo de la temperatura

Mantener la temperatura corporal normal del bebé es más fácil en los bebés fuera del período neonatal inmediato porque el cuerpo del bebé no está húmedo y el riesgo de pérdida de calor por evaporación es menor. Sin embargo, la termorregulación es aún esencial. Para prevenir la hipotermia, realice la reanimación bajo un calentador radiante si hay uno disponible, use un gorro y envuelva al bebé en mantas calientes para su traslado.

Eliminar las secreciones de la vía aérea

Si sospecha que las secreciones obstruyen la vía aérea y no tiene disponible una aspiración de vacío, utilice una perilla de succión o limpie la boca y la nariz con un pañuelo limpio u otro paño enroscado alrededor del dedo índice. Aspire la boca y la nariz con una perilla de succión antes de iniciar la VPP.

Ventilación

En cada habitación de posparto debe haber una bolsa autoinflable y una mascarilla a disposición, que no requieran aire comprimido. Asegúrese de abrir la vía aérea del bebé colocándole la cabeza y el cuello en la posición de "olfateo". Aplicando los principios descritos en la lección 4, resuelva una VPP ineficaz con los pasos correctivos de la ventilación (MR. SOPA).

Evaluar la frecuencia cardíaca

Si se encuentra solo cuando descubre que un bebé está flácido y apneico fuera de la sala de partos, la VPP será prioritaria. El miembro del equipo de reanimación que llegue para ayudar podrá evaluar la frecuencia cardíaca del bebé. Inicialmente, la frecuencia cardíaca se debe controlar mediante la auscultación del tórax con un estetoscopio. Si no hay disponible un pulsioxímetro y un monitor cardíaco en la sala de posparto, el equipo de reanimación debe traerlos. Estos monitores se le deben colocar al bebé tan pronto como sea posible para que los miembros del equipo obtengan datos precisos para informar sus decisiones.

Vías aéreas alternativas

Si se necesita una vía aérea alternativa porque la ventilación con mascarilla facial es ineficaz, se puede usar una mascarilla laríngea o un tubo endotraqueal. La mascarilla laríngea, tal como se describe en la lección 4, puede ser preferible si la reanimación se lleva a cabo en un sitio que dificulta el posicionamiento para la intubación.

Compresiones torácicas

Dado que la mayoría de los eventos cardiorrespiratorios repentinos en el período neonatal tienen una etiología respiratoria subyacente, este programa recomienda utilizar la relación compresión-ventilación de 3:1 con 120 eventos por minuto (90 compresiones + 30 ventilaciones) en los recién nacidos que requieren compresiones torácicas durante el inicio de la hospitalización neonatal. Los profesionales de la salud pueden modificar esta recomendación si tienen motivos para sospechar una etiología cardíaca primaria. De acuerdo a las directrices actuales, las compresiones torácicas deben ir acompañadas de ventilaciones coordinadas, preferentemente mediante el uso de un tubo endotraqueal o una mascarilla laríngea, con oxígeno al 100%.

Acceso vascular y medicaciones

Si la frecuencia cardíaca del bebé permanece por debajo de los 60 lpm después de 60 segundos de compresiones torácicas y ventilaciones coordinadas, se indica adrenalina y una posible expansión de volumen, tal como se describe en la lección 7. En este caso, se requiere un acceso vascular de emergencia. El cateterismo de emergencia en la vena umbilical puede ser eficaz durante la primera semana después del parto. Después de esta semana, este procedimiento no suele ser una opción recomendable. En estos casos, una alternativa razonable para un acceso vascular de emergencia es la inserción de una aguja intraósea en la superficie plana de la tibia, justo por debajo y en la parte medial de la tuberosidad tibial (la protuberancia ósea debajo de la rótula), tal como se describe en la lección 7. Los intentos de colocar un catéter IV periférico no suelen tener éxito debido a la mala perfusión del bebé.

Si se encuentra a un bebé que no responde en la habitación de la madre de la unidad de posparto, ¿se debe iniciar la reanimación en la habitación de la madre o se debe llevar al bebé a la sala de recién nacidos?

Si estamos ante un bebé comprometido en la habitación de la madre, la decisión de "cargar y correr" ("scoop and run") a la sala de recién nacidos puede parecer un enfoque razonable, pero no es la mejor decisión por muchas razones. No es seguro correr por los pasillos con un bebé comprometido en brazos. Si hiciera eso, tanto usted como el bebé podrían sufrir una lesión por una caída o por chocarse con otra persona, un equipo o una puerta en el corredor.

En general, cada lugar donde los recién nacidos reciben atención deben tener libre acceso a los equipos necesarios para iniciar una reanimación. Si hay un lugar específico designado para la reanimación que se encuentra a tan solo algunos pasos de cada sala de posparto, puede ser apropiado trasladar al bebé comprometido con cuidado directamente a este lugar para una atención inmediata. En todos los casos, la solución correcta es la que prioriza una respuesta a tiempo y eficaz y que mejor sirva a los intereses de la salud y la seguridad del recién nacido.

- Cada hospital debe evaluar su preparación para la reanimación de recién nacidos fuera de la sala de partos.
- Prevea este escenario posible y desarrolle un plan sobre cómo se debe iniciar una llamada de emergencia, cómo se reunirá al equipo apropiado, qué equipos se almacenarán en la habitación y qué equipos se almacenarán en una ubicación cercana (por ej., un carro de reanimación en el pasillo).
- Al simular escenarios inusuales o poco comunes en distintas ubicaciones, usted puede hacer planes para abordar las debilidades de su sistema y mejorar el trabajo en equipo.

Caso 3: Reanimación en la unidad de cuidados intensivos neonatal

Un bebé que nació con 24 semanas de gestación tiene ahora 18 semanas de vida (42 semanas de edad postmenstrual). El bebé ha estado en la UCIN desde su nacimiento y ha desarrollado una displasia broncopulmonar (DBP) grave con traqueobroncomalacia e hipertensión pulmonar. Se ha intubado al bebé y ha recibido soporte respiratorio con un respirador desde el nacimiento. El bebé tiene episodios frecuentes de desaturación de oxígeno y bradicardia causadas por un colapso y obstrucción de la vía aérea. El bebé recibe múltiples medicamentos y alimentación continua por sonda. Una tarde, la enfermera responde a una alarma en la habitación y encuentra al bebé cianótico y apneico. La saturación de oxígeno del bebé es de 60% y la frecuencia cardíaca es de 50 latidos por minuto (ritmo sinusal). La enfermera aumenta la FIO_2 en el respirador al 100%, confirma rápidamente que el respirador esté funcionando y que esté bien conectado al tubo endotraqueal, y pide ayuda de inmediato presionando el botón de Asistencia al personal en la habitación. El bebé no mejora, entonces la enfermera desconecta el respirador y comienza la VPP con un reanimador con pieza en T usando oxígeno al 100% a través del tubo endotraqueal.

Llega a la habitación personal adicional, incluyendo una fisioterapeuta respiratoria. Rápidamente reciben la información de la enfermera y evalúan la situación. Un miembro del equipo usa un estetoscopio para escuchar los ruidos respiratorios del bebé. Otro miembro del equipo trae el carro de reanimación de la unidad a la habitación. La evaluación rápida confirma que el tubo endotraqueal está bien colocado y que no está obstruido con secreciones. La fisioterapeuta respiratoria nota que los ruidos respiratorios del bebé están bastante disminuidos en ambos lados. Ella sugiere aumentar la presión máxima de inflado y aplicar un mayor tiempo de inflado para solucionar el presunto colapso distal en la vía aérea. A medida que se ejecutan estos pasos correctivos de la ventilación, los miembros del equipo se preparan para realizar compresiones torácicas y asegurar un acceso vascular de emergencia con una aguja intraósea, si es necesario. Luego de unos 30 segundos de ventilación con presión más elevada y mayor tiempo de inflado, la frecuencia cardíaca y la saturación de oxígeno del bebé comienzan a mejorar. Durante varios minutos, el bebé sigue mejorando y se reanuda el esfuerzo respiratorio espontáneo. Poco tiempo después, se coloca al bebé de nuevo en el respirador y el equipo médico realiza una evaluación exhaustiva. Luego del evento, un miembro del equipo llama a la familia del bebé para hacerles saber lo que ha sucedido, brindar apoyo y responder preguntas. Poco después, el equipo de la UCIN realiza un debriefing para evaluar su respuesta, el trabajo en equipo y la comunicación.

¿Qué puede ocasionar que un bebé necesite una reanimación en la UCIN?

Los eventos cardiorrespiratorios agudos (desaturación de oxígeno, apnea y bradicardia) ocurren con frecuencia entre los bebés que se admiten en la UCIN. La mayoría de estos eventos tienen una etiología respiratoria y se resuelven con la estimulación, el ajuste de una interfaz de presión positiva continua en la vía aérea (CPAP), la VPP, la aspiración en el tubo endotraqueal o la atención a las complicaciones tales como una extubación involuntaria o una falla del equipo. En los estudios se informa que aproximadamente entre el 1% y el 2% de todos los bebés admitidos en una UCIN recibirán una reanimación cardiopulmonar intensiva (compresiones torácicas y medicamentos de emergencia). Estos datos sugieren que la incidencia de la reanimación cardiopulmonar intensiva en la UCIN es aproximadamente 10 veces más alta que en la sala de partos.

En la UCIN, muchos bebés que requieren una reanimación cardiopulmonar intensiva ya están intubados y recibiendo ventilación mecánica. En el momento del evento cardiorrespiratorio agudo, quizá se encuentren muy enfermos y recibiendo muchos medicamentos, incluso goteos vasoactivos. Las posibles etiologías subyacentes del evento agudo incluyen anomalías electrolíticas, shock séptico, arritmias cardíacas, taponamiento cardíaco, neumotórax y complicaciones de sangrado posquirúrgico. La amplia variedad de posibles causas puede hacer que la reanimación cardiopulmonar intensiva en la UCIN sea muy complicada. Los profesionales de la salud que trabajan en la UCIN deben estar preparados para una reanimación compleja, que incluya compresiones torácicas, acceso vascular de emergencia y administración de medicamentos.

Aunque este programa no pretende enseñar la reanimación en la UCIN, a continuación se presentan algunas estrategias para aplicar los principios que ha aprendido.

¿Cuáles son algunas de las estrategias para la reanimación de los bebés en la UCIN?

Manejo de la temperatura

La mayoría de los bebés en la UCIN ya están recibiendo soporte térmico desde un calentador radiante o una incubadora. Sin embargo, mantener la temperatura normal del cuerpo sigue siendo una prioridad. Durante la reanimación, el bebé suele quedar completamente expuesto y puede perder calor rápidamente. Las medidas para prevenir un enfriamiento involuntario incluyen la colocación de un sensor servocontrolado en la piel para supervisar y controlar la temperatura corporal, y la colocación un gorro en la cabeza.

Eliminar las secreciones de la vía aérea

En la UCIN, la aspiración (de vacío) integrada en la pared es de fácil acceso. Si las secreciones obstruyen la vía aérea, para eliminarlas se debe utilizar una sonda de aspiración conectada a la aspiración de vacío. Esto es muy importante para los bebés que reciben soporte respiratorio con CPAP o a través de un tubo endotraqueal y un respirador mecánico. La obstrucción de la vía aérea con secreciones espesas es una etiología muy común de los eventos cardiorrespiratorios agudos en la UCIN.

Ventilación

Muchos de los bebés reanimados en la UCIN ya están intubados y recibiendo soporte desde un respirador mecánico cuando necesitan la reanimación cardiopulmonar. Si un bebé sufre un deterioro agudo mientras recibe soporte respiratorio de un respirador mecánico, utilice la regla nemotécnica *DONE* (Desplazamiento, Obstrucción, Neumotórax, falla del Equipo) para descartar una causa reversible. Cuando un bebé intubado sufre un deterioro súbito, considere desconectar al bebé del respirador y proporcionar ventilaciones manuales a través del tubo endotraqueal con una bolsa no autoinflable, una bolsa autoinflable o un reanimador con pieza en T para garantizar que el tubo endotraqueal esté bien colocado y de forma patente. Como se ha señalado anteriormente, si sospecha que las secreciones están obstruyendo el tubo endotraqueal, utilice una sonda de aspiración para despejarlo. Dado que puede ser necesario realizar múltiples intervenciones, pida ayuda de inmediato.

Muchos bebés que requieren reanimación en la UCIN tienen una enfermedad pulmonar subyacente y pueden requerir presiones de ventilación más altas que las recomendadas en la sala de partos. En los bebés que tienen DBP grave, es posible que se necesite más tiempo de inflado para lograr la ventilación adecuada.

Para los bebés que no están intubados, y aquellos con una extubación involuntaria, se debe proporcionar ventilación con una mascarilla facial mediante el uso de alguno de los dispositivos de VPP descritos anteriormente. Tal como sucede en una reanimación en la sala de partos, la corrección de una VPP ineficaz con mascarilla facial debe incluir los pasos MR. SOPA.

Vías aéreas alternativas

La intubación endotraqueal es el método más común utilizado para establecer una vía aérea alternativa durante la reanimación en la UCIN. La mascarilla laríngea puede ser una alternativa eficaz cuando la intubación no es factible o no tiene éxito. Se ha demostrado en estudios una alta tasa de éxito en el primer intento, incluso entre los recién nacidos con anomalías en la vía aérea. Si la intubación endotraqueal se dificulta, la colocación de una mascarilla laríngea puede ser una mejor opción frente a repetidos intentos de intubación. La colocación de una mascarilla laríngea puede proporcionar una forma segura y estable de ventilación asistida mientras se consulta a otros especialistas, como anestesistas u otorrinolaringólogos, con capacitación y equipos avanzados.

Compresiones torácicas

Las recomendaciones del NRP que se detallan en este libro se aplican principalmente a los bebés recién nacidos durante su transición de la vida intrauterina a la extrauterina. Si embargo, las directrices también se pueden aplicar a los neonatos que han completado la transición y requieren una reanimación durante las primeras semanas, y quizá meses, después del nacimiento. Por lo tanto, los profesionales que reaniman a bebés en las UCIN deben considerar las siguientes directrices.

Las actuales recomendaciones del Soporte vital avanzado pediátrico (SVAP/PALS) para lactantes establecen una relación compresión torácica-ventilación de 30:2 (un solo reanimador) o 15:2 (2 reanimadores).[3] Esta relación prioriza las compresiones sobre la ventilación y es apropiada para los adultos cuando la causa del paro cardíaco súbito suele ser una arritmia cardíaca sin perfusión. Se recomendó aplicar esta relación a los lactantes para disminuir la complejidad educativa en la capacitación sobre reanimación para los profesionales de la salud que trabajan con varios grupos etarios y para los reanimadores legos.

En el parto, la causa de casi todos los paros cardiorrespiratorios es la alteración de la respiración placentaria, lo que provoca un paro hipoxémico. Por lo tanto, reestablecer la ventilación utilizando la VPP es el paso más importante en la reanimación de los bebés recién nacidos. Durante las primeras semanas después del parto, la insuficiencia respiratoria es aún la principal causa de los paros cardiorrespiratorios y este programa recomienda utilizar una relación compresión-ventilación que priorice la ventilación. En un neonato, la relación compresión-ventilación más elevada que SVAP/PALS recomienda puede interferir con la obtención de una ventilación adecuada.

Aún no se dispone de suficiente evidencia para identificar la edad específica después del nacimiento en la que los bebés de la UCIN deberían recibir compresiones torácicas siguiendo las directrices de SVAP/PALS. En general, cuando haya diferencias entre las recomendaciones del NRP y las de SVAP/PALS, se deben seguir las recomendaciones del NRP durante el período neonatal inmediato y la hospitalización después del parto. Si un recién nacido sufre un paro cardiorrespiratorio en la UCIN durante este período, el NRP recomienda usar la relación compresión-ventilación de 3:1, salvo que exista una razón para sospechar otra etiología, como una arritmia cardíaca primaria o un trastorno electrolítico.

Acceso vascular y medicaciones

Algunos bebés que requieren una reanimación cardiopulmonar en la UCIN ya tienen un acceso venoso central. Esto puede ser un catéter venoso umbilical o un catéter venoso central de inserción periférica (PICC o PCVC). Si no se cuenta con un acceso IV al momento del evento, el cateterismo de emergencia en la vena umbilical puede ser eficaz durante la primera semana después del nacimiento. Después de esta semana, este procedimiento no suele ser una opción recomendable. En estos casos, una alternativa eficaz para un acceso vascular de emergencia es la inserción de una aguja intraósea en la superficie plana de la tibia, justo por debajo y en la parte medial de la tuberosidad tibial (la protuberancia ósea debajo de la rótula), tal como se describe en la lección 7. Se puede utilizar un catéter IV periférico existente; sin embargo, los intentos de colocar una IV periférica no suelen tener éxito debido a la mala perfusión del bebé.

Los medicamentos, incluida la adrenalina y los expansores de volumen, se deben usar de acuerdo a lo establecido en la lección 7 para los eventos cardiopulmonares en la UCIN causados por la hipoxemia y la pérdida de volumen. Debido a la variedad de etiologías que provocan un deterioro cardiopulmonar agudo en la UCIN, la reanimación intensiva puede involucrar medicamentos adicionales para tratar la insuficiencia respiratoria, el shock y las arritmias cardíacas. Algunos ejemplos de estos medicamentos incluyen el uso de agonistas beta para tratar una obstrucción de la vía aérea inferior, antibióticos para tratar un shock séptico, prostaglandina E_1 para tratar un shock cardiogénico ductus-dependiente, cloruro de calcio para tratar una hiperpotasemia y medicamentos antiarrítmicos como la adenosina. El uso de estos medicamentos está fuera del alcance de este programa. Para obtener más información, los profesionales de la salud deben consultar las directrices de la American Heart Association para SVAP/PALS y el curso de SVAP/PALS.

¿Debería usar el NRP o SVAP/PALS para la reanimación en la UCIN?

Aún no se dispone de suficiente evidencia para hacer una recomendación universal que sea apropiada para todos los bebés de la UCIN. Es muy poco probable que haya una determinada edad desde la fecundación o cantidad de días/semanas después del parto en los que se obtengan mejores resultados con la reanimación según las directrices de SVAP/PALS, en comparación con las directrices del NRP. Las recomendaciones proporcionadas por el NRP están destinadas, fundamentalmente, a abordar la reanimación de bebés recién nacidos durante la transición de la vida intrauterina a la extrauterina. Sin embargo, hay partes del algoritmo del NRP que también se pueden aplicar a los bebés de la UCIN que han completado su transición y que requieren una reanimación durante las primeras semanas de vida, y quizás los primeros meses.

El programa de SVAP/PALS proporciona recomendaciones para la reanimación de lactantes que difieren en varios aspectos del NRP. Como ya se ha señalado, las recomendaciones para las compresiones torácicas son las diferencias más notorias. El proceso de evaluación de la evidencia sobre el que se basan las directrices de SVAP/PALS se realiza por separado del proceso sobre el que se basan las directrices de reanimación neonatal, y el conjunto de datos que se evalúa es distinto. Algunas recomendaciones de SVAP/PALS reflejan el deseo de disminuir la complejidad educativa en la capacitación sobre reanimación para los profesionales de la salud que trabajan con varios grupos etarios y para los reanimadores legos. Además, la teoría analizada al elaborar las directrices sobre el soporte vital avanzado a nivel pediátrico pretende abordar una gama más amplia de eventos agudos, como arritmias cardíacas, traumatismos, shock séptico, ahogamiento y emergencias toxicológicas. Los algoritmos de SVAP/PALS incluyen terapias y medicamentos, como la desfibrilación y la amioradona, que no se incluyen en el algoritmo del NRP. En lugar de tratar de identificar la edad en la que se deben seguir las directrices del NRP o de SVAP/PALS, probablemente sea más útil considerar la etiología del evento agudo que requiere la reanimación.

En el parto, y durante las primeras semanas o meses de los bebés que están en la UCIN, la causa de la mayoría de los eventos cardiorrespiratorios agudos es la insuficiencia respiratoria. Por lo tanto, lo más apropiado es reestablecer la ventilación siguiendo los principios descritos en este programa. Para los bebés que tienen una etiología de paro cardiorrespiratorio abordada en el programa de SVAP/PALS, como una arritmia cardíaca primaria o un trastorno electrolítico, los principios descritos en el programa de SVAP/PALS suelen ser los más apropiados. Se deben considerar las implicaciones prácticas para la capacitación del personal que trabaja en la UCIN. El liderazgo en cada UCIN debe decidir qué capacitación sobre reanimación es la más apropiada para su personal, de acuerdo con las necesidades de su población de pacientes. Si se capacita al personal de una unidad con ambos programas, es esencial desarrollar un plan para determinar qué tipo de directrices de reanimación se van a utilizar y comunicar este plan al equipo de reanimación para evitar confusiones.

Bibliografía

[1] Watterberg K; Committee on Fetus and Newborn. Providing care for infants born at home. *Pediatrics.* 2020;145(5):e20200626. doi:10.1542/peds.2020-0626. Epub 2020 Abr 20

[2] Pellerite M, Wild B, Rodriguez N, Hughes P, Joseph-Griffin M, Hageman JR. Sudden unexpected postnatal collapse: simulation video, literature review and educational intervention. *Pediatrics.* 2018;142(1):171. Resumen de la reunión

[3] Topjian AA, Raymond TT, Atkins D, et al. Part 4: Pediatric Basic and Advanced Life Support: 2020 American Heart Association guidelines for cardiopulmonary resuscitation and emergency cardiovascular care. *Circulation.* 2020;142(16 Suppl 2):S469-S523

LECCIÓN COMPLEMENTARIA

14

La mejora de la calidad en el equipo de reanimación

Puntos de aprendizaje

- Los fundamentos de la introducción de métodos de QI en la sala de partos
- Los principios básicos de la QI
- Los posibles proyectos de QI para los equipos de reanimación neonatal

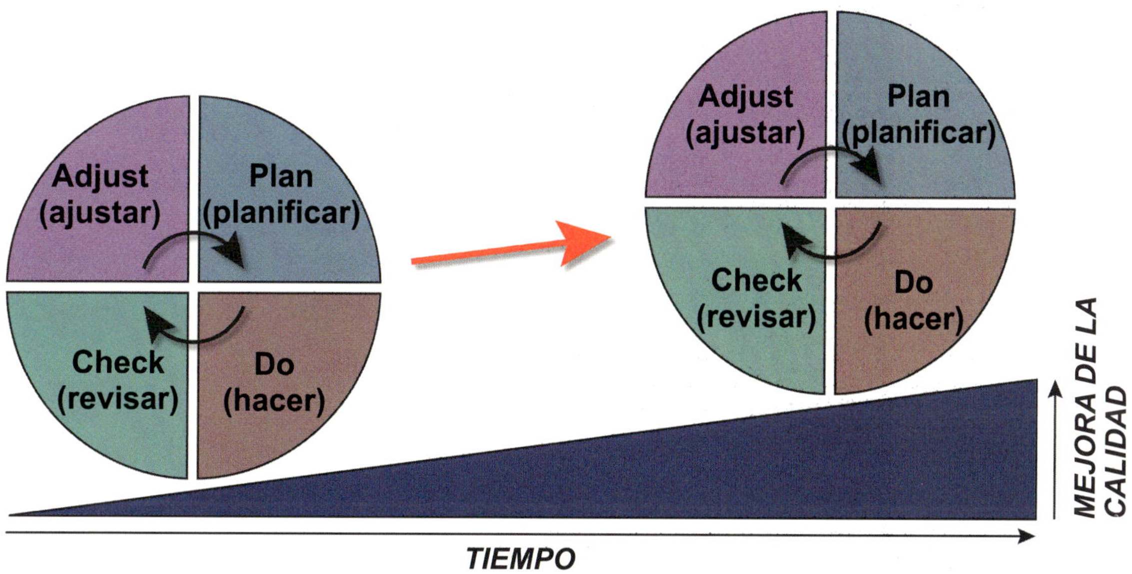

Puntos clave

1. En la atención de la salud, las tareas multifacéticas como la reanimación neonatal se benefician de la aplicación de los principios de la mejora de la calidad.
2. La mejora de la calidad puede abordar varios aspectos de la práctica de la reanimación neonatal y de sus resultados.
3. Un equipo multidisciplinario es un factor clave de una mejora de la calidad eficaz.
4. Los objetivos del proyecto deben ser específicos, cuantificables, alcanzables y realistas, y cumplir con los plazos establecidos.
5. Una medida de equilibrio procura garantizar que el proyecto de mejora de la calidad no genere consecuencias adversas indeseables.
6. Mediante la recopilación y el registro de datos es posible identificar las deficiencias y permitir el seguimiento de los resultados de la reanimación neonatal.
7. A medida que el equipo realiza un seguimiento de los datos y desarrolla ideas de cambios para promover la mejora, puede emplear un método muy utilizado para evaluar el cambio: el ciclo de 4 fases "Plan-Do-Check-Adjust" (PDCA; "planificar, hacer, revisar, ajustar").

Caso: Un proyecto de mejora de la calidad para reducir la hipotermia en los recién nacidos prematuros

Un miembro del personal que recopila datos en el marco de la participación de su hospital en un proyecto de colaboración estatal nota que varios recién nacidos prematuros tenían hipotermia al ingresar en la unidad de cuidados intensivos neonatales (UCIN). El miembro del personal le comunica esto al supervisor de enfermería y al director médico. El equipo revisa los datos de los últimos 12 meses y descubre que la temperatura promedio de los 20 bebés nacidos antes de las 32 semanas de gestación era de 35,9 °C. Como la hipotermia al ingreso se asocia con un resultado adverso de los recién nacidos prematuros, se forma un pequeño grupo multidisciplinario de mejora de la calidad (QI) para abordar este problema. El equipo incluye a una neonatóloga, una enfermera practicante neonatal, una enfermera de la UCIN, un hospitalista pediátrico y un fisioterapeuta respiratorio. El equipo también invita a participar al especialista en mejora de la calidad del hospital.

Luego de la revisión de los datos, el equipo descubrió que el 40% de los recién nacidos prematuros tenía una temperatura inferior a 36,5 °C al ingreso, lo que se ajustaba a la definición de hipotermia. El equipo elabora la siguiente declaración de objetivos: Reduciremos el porcentaje de hipotermia al ingreso de los recién nacidos prematuros de menos de 32 semanas de gestación del 40% al 20% en los próximos 12 meses. Se efectúa una recopilación de datos para hacer un seguimiento de los cambios aplicados y del impacto en la frecuencia de hipotermia. Mientras se revisan las prácticas de la unidad, el equipo de QI nota que las prácticas de termorregulación varían según el profesional que atiende cada parto. El equipo revisa la bibliografía y decide estandarizar los cuidados a través de la implementación de una combinación de intervenciones, como el uso de un envoltorio de plástico de polietileno, un colchón térmico químico y un gorro de algodón. En el hospital, 2 enfermeras atienden cada parto prematuro. El equipo decide designar a una de estas enfermeras para que se ocupe de la termorregulación. Esta enfermera preparará los suministros, encenderá el calentador radiante, colocará el sensor de temperatura y controlará los pasos de la termorregulación durante la reanimación para asegurarse de que el bebé permanezca cubierto con el envoltorio plástico.

El equipo de QI se reúne todos los meses para revisar los datos. El equipo publica un gráfico que muestra la temperatura al ingreso de todos los recién nacidos prematuros en un lugar donde el personal de la UCIN puede verlo a diario. Después de 3 meses, el equipo nota que el promedio de la temperatura de admisión ha aumentado y parece haber una tendencia a la reducción en la tasa de hipotermia al ingreso. Al examinar los datos más atentamente, descubren que la mejora es notable en los partos vaginales, pero no ocurre lo mismo en las cesáreas. Se invita a dos representantes del personal de la sala de partos a sumarse al equipo de QI. Durante el siguiente mes, el equipo de QI organiza reuniones educativas con el personal del quirófano para analizar el riesgo de la hipotermia al ingreso. El equipo implementa un proceso para elevar la temperatura en el quirófano antes de los partos de prematuros por cesárea. Se produce una mejora constante en las temperaturas al ingreso, se logra el objetivo y el equipo se enfoca en las estrategias para mantener la mejora.

La función de la mejora de la calidad en la reanimación neonatal

Un recién nacido que requiere una reanimación o estabilización después del parto depende de la capacidad de los profesionales de la salud. Este libro de texto revisa las habilidades técnicas y cognitivas para dominar la reanimación neonatal. La participación en los simulacros y las sesiones de debriefing mejoran las habilidades de comunicación, liderazgo y comportamiento que se requieren para realizar un trabajo de equipo eficaz. Por último, la actuación de los profesionales de la salud y los resultados de los pacientes también dependen del sistema en el que los pacientes reciben la atención. Esto incluye el entorno físico, las políticas y la cultura del entorno sanitario. La mejora de la calidad en la atención sanitaria tiene como objetivo abordar estos aspectos subyacentes.

En la atención sanitaria, las tareas multifacéticas se benefician de la aplicación de los principios de QI. La reanimación neonatal es, por distintos aspectos, un área ideal para que los equipos puedan centrar sus esfuerzos en materia de QI.

- La reanimación neonatal es un proceso complejo que puede exigir el uso de suministros y equipos que no se utilizan frecuentemente.
- Suelen reunirse equipos de composición heterogénea con poca antelación para trabajar juntos.
- La práctica está orientada por un algoritmo.
- Existen datos cuantificables que son relevantes para los procesos de la atención y los resultados importantes en la evolución de los pacientes.

Esta lección ofrece un repaso de los principios básicos de la QI en relación con la capacitación y la práctica de la reanimación neonatal.

Identificación y descripción del problema

Comience su proyecto de mejora de la calidad de la reanimación neonatal identificando el problema y describiendo el proceso que necesita mejorar. Puede identificar los problemas del proceso de reanimación neonatal consultando a los padres en la sala de recién nacidos o UCIN, preguntándole al personal qué cosas les generan insatisfacción, revisando los informes de seguridad de los pacientes o sus quejas, o auditando los gráficos y comparando la evolución de sus pacientes con los resultados de los informes publicados o las colaboraciones establecidas. Observe una serie de reanimaciones neonatales desde el punto de vista de los padres. ¿Hay procesos o actividades que consideraría confusos, molestos o frustrantes? Luego, observe las reanimaciones desde el punto de vista de un miembro del personal. ¿Hay procesos o actividades que son ineficaces o que distraen a los miembros de personal de las tareas importantes?

Una vez que haya identificado un posible problema, hágase una serie de preguntas para describirlo mejor. A continuación se ofrecen algunos ejemplos:

- ¿Qué problema necesitamos mejorar?
- ¿Quiénes son las personas afectadas por este problema?
- Durante la atención del paciente, ¿cuándo se presenta este problema?

Ahora que ha creado una lista de los posibles problemas que se podrían mejorar, deberá establecer prioridades. Estas preguntas adicionales le ayudarán a establecer la importancia de los posibles proyectos de QI.

- ¿El problema es una cuestión urgente que afecta la seguridad del paciente?
- ¿Tiene usted la experiencia y los recursos necesarios para resolver un problema complejo, o necesita comenzar con un proyecto pequeño para mejorar las probabilidades de éxito?
- ¿Tiene acceso a los datos que necesita para determinar si el proyecto será exitoso?

Armado de un equipo para resolver el problema

Un equipo multidisciplinario es un factor clave para la mejora de la calidad en la atención de la salud, y esto es particularmente válido para los problemas identificados en la atención en la sala de partos. Aunque un proceso específico que necesita mejoras puede ser el objetivo de un proyecto que involucre directamente a 1 o 2 funciones, otros miembros del equipo de la sala de partos pueden tener otras perspectivas que aporten ideas útiles. Un equipo básico de QI puede incluir a un médico/proveedor de nivel medio, un fisioterapeuta respiratorio, una enfermera de la sala de partos y un defensor del paciente. Los administradores, educadores, asesores de lactancia, padres y expertos de QI en el hospital también puede ser miembros importantes del equipo. Ciertos proyectos específicos se pueden beneficiar con la incorporación de otras funciones en el equipo. Por ejemplo, un proyecto para mejorar la gestión del entorno del quirófano o el pinzamiento tardío del cordón umbilical se beneficiaría de otros miembros del equipo obstétrico. Un proyecto destinado a garantizar que se convoque en un parto a los profesionales apropiados para la atención neonatal se beneficiaría con la participación de un empleado administrativo.

Existen programas de capacitación formal y una amplia base bibliográfica sobre la teoría y la práctica de la mejora de la calidad. Muchos hospitales cuentan con médicos clínicos y/o administradores con una sólida trayectoria en la mejora de la calidad que pueden aportar su valiosa experiencia, aunque no participen de manera activa en la sala de partos.

Desarrollo de un objetivo específico

A continuación, establezca claramente un objetivo específico. El Institute of Medicine (IOM) ha esbozado 6 grandes objetivos para la mejora de la atención de la salud que se pueden utilizar para ayudar a los equipos a identificar sus propios objetivos.[1] El IOM sugiere que la atención debe ser:

- **Segura:** la atención de un paciente no debe producirle lesiones.
- **Efectiva:** la atención proporcionada debe estar basada en evidencia científica.
- **Centrada en el paciente:** las decisiones deben estar basadas en el bienestar del paciente y en los objetivos establecidos en relación con este.
- **Inmediata:** la atención se debe proporcionar cuando se la necesita, sin demoras.
- **Eficiente:** evitar demoras que hagan que el paciente y el personal pierdan tiempo. No malgastar recursos limitados.
- **Equitativa:** todos los pacientes merecen una atención de alta calidad y debemos trabajar para eliminar las desigualdades entre grupos raciales, étnicos y de género.

Su objetivo es describir exactamente qué es lo que espera lograr con este proyecto. Una sigla que se ha utilizado como guía para desarrollar un buen objetivo es SMART. Esta sigla significa Specific (específico), Measurable (cuantificable), Achievable (alcanzable), Realistic (realista) y Timely (en un plazo determinado). Se basa en los principios esbozados en el Modelo de mejora del Institute for Healthcare Improvement (tabla 14-1).

Tabla 14-1. Pasos para desarrollar los objetivos SMART

Paso	Descripción
Specific (específico)	Tener un objetivo preciso. Ejemplo: *Reduciremos en un 20% la cantidad de recién nacidos prematuros con menos de 32 semanas de gestación que tiene hipotermia al ingreso a la UCIN.*
Measurable (cuantificable)	Tener la capacidad de realizar una medición clara y comprensible que permita reconocer una mejora. Ejemplo: *...definida como temperatura al ingreso de <36,5 °C.*
Achievable (alcanzable)	Contar con elementos que se puedan utilizar para lograr el objetivo, como las prácticas basadas en la evidencia que hayan demostrado ser efectivas. Ejemplo: *...mediante un conjunto de medidas preventivas, como envolturas de plástico, colchones térmicos químicos, gorros de algodón y aumento de la temperatura ambiente.*
Realistic (realista)	Contar con los recursos necesarios, como personal requerido, capacitación y equipos. Ejemplo: *...con planes de capacitación para que todo el personal implemente las estrategias.*
Timely (en un plazo determinado)	Establecer un cronograma que sea realista, pero que también le asigne cierta urgencia al proyecto. Ejemplo: *...en el plazo de 1 año.*
Objetivo SMART final	*Reduciremos en un 20% la cantidad de recién nacidos prematuros con menos de 32 semanas de gestación que tiene hipotermia al ingreso a la UCIN, definida como temperatura al ingreso de <36,5 °C, mediante un conjunto de medidas preventivas, como envolturas de plástico, colchones térmicos químicos, gorros de algodón y aumento de la temperatura ambiente, con planes de capacitación para que todo el personal implemente las estrategias, en el plazo de 1 año.*

Asignación de prioridades para los posibles cambios

Una vez que se ha identificado el objetivo de mejora de la calidad y se ha descrito el objetivo específico, el equipo puede identificar los posibles cambios en las prácticas utilizando la evidencia de la bibliografía publicada, las intervenciones de proyectos de QI similares que se hayan realizado en la misma institución, las prácticas de otros hospitales locales, y las pautas o herramientas desarrolladas por organizaciones de QI con colaboración multicéntrica. El equipo también puede aportar ideas sobre las circunstancias específicas del entorno local en las que haya resultado difícil conseguir los mejores resultados para el problema identificado. Esta planificación ayudará a comunicar las estrategias para iniciar y sostener el proyecto.

Datos para la mejora de la calidad en la reanimación neonatal

La capacidad de realizar un seguimiento de los datos con eficiencia y precisión es un aspecto importante de la mejora de la calidad. Según los objetivos de un proyecto, puede haber datos ya recopilados como parte de la atención clínica, mientras que otros elementos se pueden recopilar específicamente para el proyecto. En muchas situaciones, se deben recopilar datos adicionales para realizar mediciones que describan un proceso específico de la atención del paciente.

- Por ejemplo, en un proyecto para mejorar la termorregulación en los recién nacidos prematuros, se dispondrá de los datos de la temperatura al ingreso que se recopilan como procedimiento de rutina, pero es posible que el uso de un colchón térmico en la sala de partos no se registre de manera sistemática.
- Otra medida clave del proceso puede ser la temperatura ambiente del quirófano durante un parto por cesárea.

Un factor importante para la mejora de la calidad es el uso de medidas de equilibrio. Una medida de equilibrio procura garantizar que el proyecto de QI no genere consecuencias adversas indeseables. En un proyecto para reducir la hipotermia, una medida de equilibrio podría ser la cantidad de recién nacidos que tienen hipertermia al ingreso en la UCIN.

Seguimiento del proceso de mejora

Es importante hacer un seguimiento sistemático de los datos recopilados a lo largo del proceso de mejora. *Los gráficos de tendencias y de control* son métodos muy utilizados para hacer un seguimiento a los datos de QI.

Un gráfico de tendencias es un método sencillo para visualizar un cambio a lo largo del tiempo. Permite identificar tendencias y determinar si los cambios realizados se están traduciendo en mejoras. En el gráfico, el eje horizontal (x) representa los períodos de tiempo o los casos en orden, y los procesos o los resultados medidos se trazan en el eje vertical (y). Los valores individuales aparecen conectados por una línea.

- Un gráfico de tendencias se puede elaborar con relativa facilidad usando un programa de hojas de cálculo o herramientas en línea, e incluso es posible confeccionarlo a mano.
- Se pueden agregar dos líneas horizontales al gráfico. Una línea muestra el valor medio (promedio) o la mediana (mitad) del proceso o resultado que se está midiendo durante el tiempo de seguimiento. La otra línea muestra el objetivo o la meta que el equipo eligió como objetivo SMART.
- Por ejemplo, en un proyecto en el que se realice un seguimiento de la gestión térmica con recién nacidos prematuros, la hipotermia al ingreso debería ser la primera medida registrada (figura 14.1). Para tener una noción de la meta, la dirección y la magnitud del cambio, deberán registrarse los datos basales antes de iniciar un proyecto de QI. Se pueden hacer anotaciones en el gráfico para mostrar los puntos temporales claves en los que se implementaron nuevos procesos.

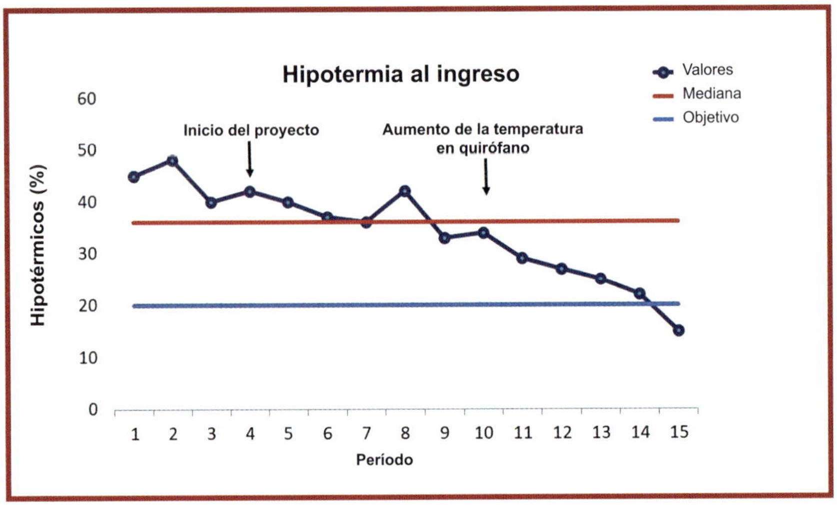

Figura 14.1. Ejemplo de un gráfico de tendencias que muestra la hipotermia al ingreso a lo largo del tiempo. Los valores trazados representan el porcentaje de bebés prematuros que ingresaron con hipotermia cada mes. En las líneas horizontales se muestran el objetivo de este proyecto y la mediana (mitad) durante todo el período de seguimiento. En el gráfico se registran los cambios importantes.

Se han publicado reglas que ayudan a determinar si las tendencias observadas en el gráfico representan una variación casual (al azar) o si se la puede atribuir al cambio aplicado en la práctica. Si le interesa saber más sobre estas reglas, consulte la sección de Recursos adicionales, al final de esta lección.

Los gráficos de tendencias tienen una limitación: muchas veces no se puede saber con certeza si la tendencia observada es estable ("controlada") o cambiante. Para determinar con mayor precisión si se está midiendo un proceso controlado, el equipo de QI utiliza *gráficos de control* (también denominados gráficos de control estadístico de procesos o gráficos CEP).

- Un gráfico de control es una versión del gráfico de tendencias que incluye líneas horizontales adicionales, denominadas *límites de control superiores e inferiores*. Estos límites de control se establecen a partir de los datos históricos.
- Si la variación en los resultados observados queda comprendida entre los 2 límites de control, se considerará que es estable y que se ajusta a lo que se puede considerar como variación casual.
- Los límites de control superiores e inferiores se calculan automáticamente, con programas de hojas de cálculo o un software de QI.
- Para calcular los límites de control es necesario recopilar algunos datos basales. En general, se recomienda disponer de 15 a 20 puntos de referencia, como mínimo.
- Una vez que se hayan observado cambios en el proceso y el resultado medido arroje una mejora sostenida que ya no pueda explicarse mediante el concepto de variación casual, el equipo de QI podrá optar por recalcular los límites de control.

En la figura 14.2 se muestra un ejemplo de un gráfico de control con los datos recopilados durante un proyecto de gestión térmica.

El trazado de los datos a lo largo del tiempo y el uso de gráficos de control evitarán una sobrerreacción del equipo de QI ante la presencia de valores atípicos. Hay circunstancias en las que se produce un resultado inesperado por razones que no están directamente relacionadas con el proyecto de QI. Una reacción apresurada ante un resultado indeseable podría atentar contra la posibilidad de discernir el verdadero resultado de una intervención de QI. Por lo tanto, podría ser útil incorporar al equipo a un colega con experiencia en el manejo de software para la mejora de la calidad. Esta persona no tendría que estar vinculada necesariamente con el establecimiento donde se brinda atención perinatal/neonatal para aportar sus conocimientos y complementar, de este modo, la experiencia clínica de los demás miembros del equipo.

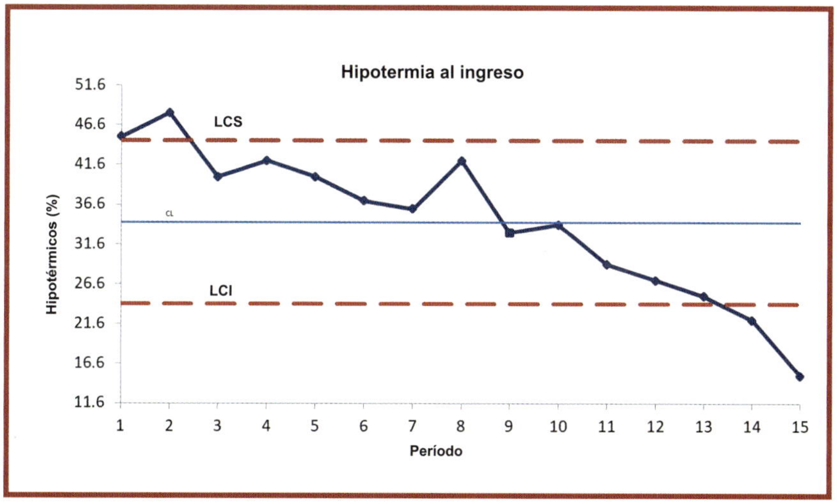

Figura 14.2. Ejemplo de un gráfico de control que muestra los límites de control inferiores (LCI) y los límites de control superiores (LCS). Después de período 15, el equipo puede optar por recalcular estos límites de control.

Ciclos de mejora

A medida que el equipo realiza un seguimiento de los datos y desarrolla ideas de cambios para promover la mejora, puede emplear un método muy utilizado para evaluar el cambio: el ciclo de 4 fases "Plan-Do-Check-Adjust" (PDCA; "planificar, hacer, revisar, ajustar").[2] En la fase *Plan* (planificar), el equipo procura revisar las mejores prácticas relevantes en el contexto del entorno local y desarrollar un conjunto inicial de cambios con el objetivo de mejorar el problema. En la fase *Do* (hacer) se aplican los cambios seleccionados en los procesos, los sistemas o la capacitación. En la fase *Check* (revisar) se realiza un seguimiento y una revisión de los datos tras la aplicación de los cambios en la práctica para determinar si se ha logrado el objetivo. Además de revisar los procesos o resultados en cuestión, se debe analizar lo que se aprendió a partir de la aplicación de los cambios. Se debe determinar por qué se observó o no se observó una mejora. La fase *Adjust* (ajustar) consiste en poner en práctica lo que se aprendió de este ciclo, informar los resultados a los demás, aplicar los cambios evaluados y sostenerlos si tuvieron éxito, o traducir lo aprendido durante este ciclo en nuevos cambios que se analizarán en la fase *Plan* (Planificar) del siguiente ciclo de mejora.

¿Qué diferencia hay entre un proyecto de investigación y un proyecto de mejora de la calidad?

Un proyecto de investigación procura responder la pregunta de si una intervención específica produce un mejor resultado. Para esto se suele asignar aleatoriamente a cada paciente a la intervención del estudio o a una intervención de control. En cambio, los proyectos de QI utilizan la evidencia existente o las mejores prácticas, y procuran implementarlas con los pacientes adecuados más frecuente, sistemática y eficientemente. En general, no se exige en estos casos la aleatorización ni el consentimiento informado, ya que se supone que las intervenciones son beneficiosas para el paciente. Los proyectos de mejora de la calidad se pueden presentar como informes escritos para que el resto del equipo sepa cómo aplicar los cambios en su entorno.

Posibles proyectos para la mejora de la calidad en la reanimación neonatal

Las lecciones anteriores finalizaron con una lista de oportunidades para mejorar la calidad. En la tabla 14-2 se detallan estos y otros posibles proyectos.

Tabla 14-2. Oportunidades para mejorar la calidad en la sala de partos
Tener los miembros del equipo apropiados en el parto
Aumentar la proporción de recién nacidos con pinzamiento del cordón retrasado entre 30 y 60 segundos
Realizar todos los pasos correctivos de la ventilación antes de insertar una vía aérea alternativa
Disminuir las intubaciones en recién nacidos prematuros mejorando la presión positiva continua en la vía aérea (CPAP) y la ventilación con presión positiva (VPP) mediante mascarilla
Alcanzar el rango objetivo de la saturación de oxígeno para recién nacidos prematuros a los 5 minutos de vida
Administrar oxígeno al 100% cuando se inician las compresiones torácicas

Bibliografía

[1] Institute of Medicine Committee on Quality of Health Care in America. *Crossing the Quality Chasm: A New Health System for the 21st* Century. National Academies Press; 2001

[2] Institute for Healthcare Improvement Resources: How to Improve. Institute for Healthcare Improvement. 2018. Consultado el 10 de diciembre de 2020. http://www.ihi.org/resources/Pages/HowtoImprove/default.aspx

Recursos adicionales

Brady PW, Tchou MJ, Ambroggio L, Schondelmeyer AC, Shaughnessy EE. Quality Improvement Feature Series Article 2: Displaying and Analyzing Quality Improvement Data. *J Pediatric Infect Dis Soc.* 2018;7(2):100-103

Kakkilaya V, Jubran I, Mashruwala V, et al. Quality Improvement Project to Decrease Delivery Room Intubations in Preterm Infants. *Pediatrics.* 2019;143(2):e20180201

Lapcharoensap W, Lee HC. Tackling Quality Improvement in the Delivery Room. *Clin Perinatol.* 2017;44(3):663-681

Institute for Healthcare Improvement. Consultado el 10 de diciembre de 2020. http://www.ihi.org

Agency for Healthcare Research and Quality. Consultado el 10 de diciembre de 2020. http://www.ahrq.gov

Apéndice

Part 5: Neonatal Resuscitation 2020 American Heart Association Guidelines for Cardiopulmonary Resuscitation and Emergency Cardiovascular Care

Khalid Aziz, MBBS, MA, MEd(IT), Chair; Henry C. Lee, MD, Vice Chair, Marilyn B. Escobedo, MD, Amber V. Hoover, RN, MSN, Beena D. Kamath-Rayne, MD, MPH, Vishal S. Kapadia, MD, MSCS, David J. Magid, MD, MPH, Susan Niermeyer, MD, MPH, Georg M. Schmölzer, MD, PhD, Edgardo Szyld, MD, MSc, Gary M. Weiner, MD, Myra H. Wyckoff, MD, Nicole K. Yamada, MD, MS, Jeanette Zaichkin, RN, MN, NNP-BC

TOP 10 TAKE-HOME MESSAGES FOR NEONATAL LIFE SUPPORT

1. Newborn resuscitation requires anticipation and preparation by providers who train individually and as teams.
2. Most newly born infants do not require immediate cord clamping or resuscitation and can be evaluated and monitored during skin-to-skin contact with their mothers after birth.
3. Inflation and ventilation of the lungs are the priority in newly born infants who need support after birth.
4. A rise in heart rate is the most important indicator of effective ventilation and response to resuscitative interventions.
5. Pulse oximetry is used to guide oxygen therapy and meet oxygen saturation goals.
6. Chest compressions are provided if there is a poor heart rate response to ventilation after appropriate ventilation corrective steps, which preferably include endotracheal intubation.
7. The heart rate response to chest compressions and medications should be monitored electrocardiographically.
8. If the response to chest compressions is poor, it may be reasonable to provide epinephrine, preferably via the intravenous route.
9. Failure to respond to epinephrine in a newborn with history or examination consistent with blood loss may require volume expansion.
10. If all these steps of resuscitation are effectively completed and there is no heart rate response by 20 minutes, redirection of care should be discussed with the team and family.

PREAMBLE

It is estimated that approximately 10% of newly born infants need help to begin breathing at birth,[1–3] and approximately 1% need intensive resuscitative measures to restore cardiorespiratory function.[4,5] The neonatal mortality rate in the United States and Canada has fallen from almost 20 per 1000 live births[6,7] in the 1960s to the current rate of approximately 4 per 1000 live births. The inability of newly born infants to establish and sustain adequate or spontaneous respiration contributes significantly to these early deaths and to the burden of adverse neurodevelopmental outcome among survivors. Effective and timely resuscitation at birth could therefore improve neonatal outcomes further.

Successful neonatal resuscitation efforts depend on critical actions that must occur in rapid succession to maximize the chances of survival. The International Liaison Committee on Resuscitation (ILCOR) Formula for Survival emphasizes 3 essential components for good resuscitation outcomes: guidelines based on sound

DOI: https://doi.org/10.1542/peds.2020-038505E

PEDIATRICS (ISSN Numbers: Print, 0031-4005; Online, 1098-4275).

This article has been copublished in *Circulation*.

resuscitation science, effective education of resuscitation providers, and implementation of effective and timely resuscitation.[8] The 2020 neonatal guidelines contain recommendations, based on the best available resuscitation science, for the most impactful steps to perform in the birthing room and in the neonatal period. In addition, specific recommendations about the training of resuscitation providers and systems of care are provided in their respective guideline Parts.[9,10]

INTRODUCTION

Scope of Guideline

This guideline is designed for North American healthcare providers who are looking for an up-to-date summary for clinical care, as well as for those who are seeking more in-depth information on resuscitation science and gaps in current knowledge. The science of neonatal resuscitation applies to newly born infants transitioning from the fluid-filled environment of the womb to the air-filled environment of the birthing room and to newborns in the days after birth. In circumstances of altered or impaired transition, effective neonatal resuscitation reduces the risk of mortality and morbidity. Even healthy babies who breathe well after birth benefit from facilitation of normal transition, including appropriate cord management and thermal protection with skin-to-skin care.

The 2015 Neonatal Resuscitation Algorithm and the major concepts based on sections of the algorithm continue to be relevant in 2020 (Figure). The following sections are worth special attention.

- Positive-pressure ventilation (PPV) remains the main intervention in neonatal resuscitation. While the science and practices surrounding monitoring and other aspects of neonatal resuscitation continue to evolve, the development of skills and practice surrounding PPV should be emphasized.
- Supplemental oxygen should be used judiciously, guided by pulse oximetry.
- Prevention of hypothermia continues to be an important focus for neonatal resuscitation. The importance of skin-to-skin care in healthy babies is reinforced as a means of promoting parental bonding, breast feeding, and normothermia.
- Team training remains an important aspect of neonatal resuscitation, including anticipation, preparation, briefing, and debriefing. Rapid and effective response and performance are critical to good newborn outcomes.
- Delayed umbilical cord clamping was recommended for both term and preterm neonates in 2015. This guideline affirms the previous recommendations.
- The *2015 American Heart Association* (AHA) *Guidelines Update for Cardiopulmonary Resuscitation* (CPR) *and Emergency Cardiovascular Care* (ECC) recommended against routine endotracheal suctioning for both vigorous and nonvigorous infants born with meconium-stained amniotic fluid (MSAF). This guideline reinforces initial steps and PPV as priorities.

It is important to recognize that there are several significant gaps in knowledge relating to neonatal resuscitation. Many current recommendations are based on weak evidence with a lack of well-designed human studies. This is partly due to the challenges of performing large randomized controlled trials (RCTs) in the delivery room. The current guideline, therefore, concludes with a summary of current gaps in neonatal research and some potential strategies to address these gaps.

COVID-19 Guidance

Together with other professional societies, the AHA has provided interim guidance for basic and advanced life support in adults, children, and neonates with suspected or confirmed coronavirus disease 2019 (COVID-19) infection. Because evidence and guidance are evolving with the COVID-19 situation, this interim guidance is maintained separately from the ECC guidelines. Readers are directed to the AHA website for the most recent guidance.[12]

Evidence Evaluation and Guidelines Development

The following sections briefly describe the process of evidence review and guideline development. See "Part 2: Evidence Evaluation and Guidelines Development" for more details on this process.[11]

Organization of the Writing Committee

The Neonatal Life Support Writing Group includes neonatal physicians and nurses with backgrounds in clinical medicine, education, research, and public health. Volunteers with recognized expertise in resuscitation are nominated by the writing group chair and selected by the AHA ECC Committee. The AHA has rigorous conflict of interest policies and procedures to minimize the risk of bias or improper influence during development of the guidelines.[13] Before appointment, writing group members and peer reviewers disclosed all commercial relationships and other potential (including intellectual) conflicts. Disclosure information for writing group members is listed in Appendix 1.

Methodology and Evidence Review

These 2020 AHA neonatal resuscitation guidelines are based on the extensive evidence evaluation performed in conjunction with the ILCOR and affiliated ILCOR member councils. Three different types of

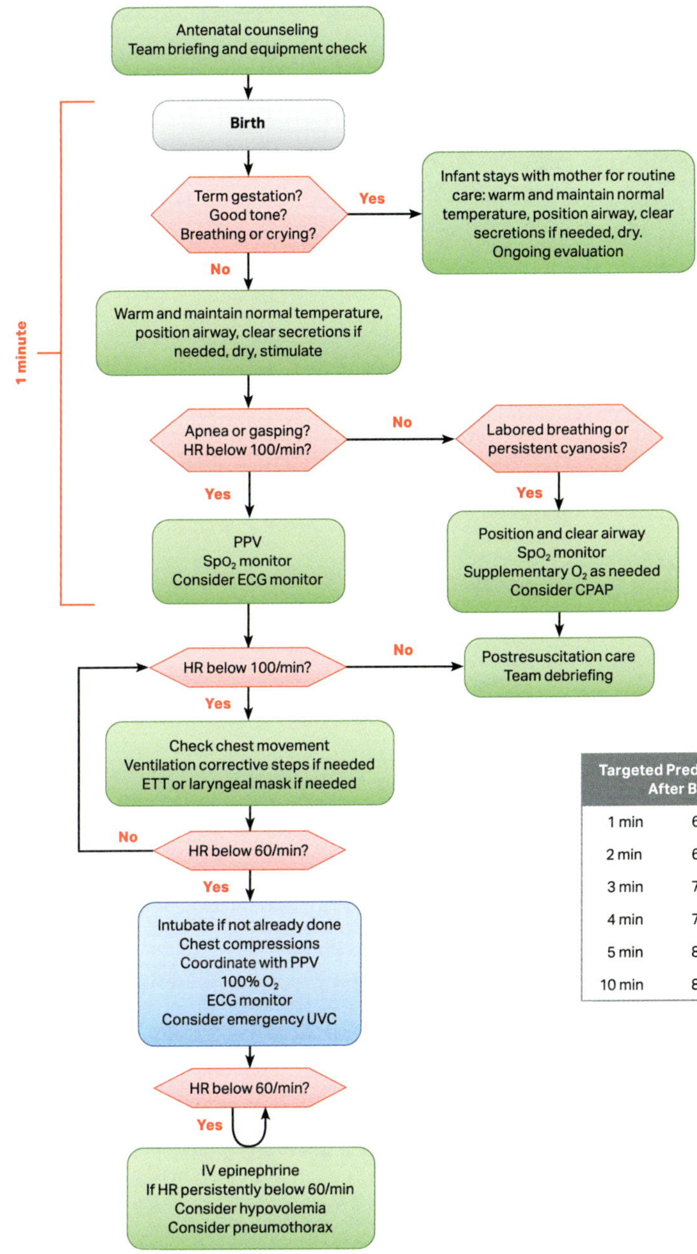

Targeted Preductal SpO_2 After Birth	
1 min	60%-65%
2 min	65%-70%
3 min	70%-75%
4 min	75%-80%
5 min	80%-85%
10 min	85%-95%

Figure
Neonatal Resuscitation Algorithm.
CPAP indicates continuous positive airway pressure; ECG, electrocardiographic; ETT, endotracheal tube; HR, heart rate; IV, intravenous; O_2, oxygen; SpO_2, oxygen saturation; and UVC, umbilical venous catheter.

evidence reviews (systematic reviews, scoping reviews, and evidence updates) were used in the 2020 process. Each of these resulted in a description of the literature that facilitated guideline development.[14–17]

Class of Recommendation and Level of Evidence

Each AHA writing group reviewed all relevant and current AHA guidelines for CPR and ECC[18–20] and all relevant *2020 ILCOR International Consensus on CPR and ECC Science With Treatment Recommendations* evidence and recommendations[21] to determine if current guidelines should be reaffirmed, revised, or retired, or if new recommendations were needed. The writing groups then drafted, reviewed, and approved recommendations, assigning to each a Level of Evidence (LOE; ie, quality) and Class of Recommendation (COR; ie, strength) (Table).[11]

Guideline Structure

The 2020 guidelines are organized into "knowledge chunks, " grouped into discrete modules of information on specific topics or management issues.[22] Each modular knowledge chunk includes a table of recommendations using standard AHA nomenclature of COR and LOE. A brief introduction or short synopsis is provided to put the recommendations into context with important background information and overarching management or treatment concepts. Recommendation-specific text clarifies the rationale and key study data supporting the recommendations. When appropriate, flow diagrams or additional tables are included. Hyperlinked references are provided to facilitate quick access and review.

Document Review and Approval

Each *2020 AHA Guidelines for CPR and ECC* document was submitted for blinded peer review to 5 subject matter experts nominated by the AHA. Before appointment, all peer reviewers were required to disclose relationships with industry and any other potential conflicts of interest, and all disclosures were reviewed by AHA staff. Peer reviewer feedback was provided for guidelines in draft format and again in final format. All guidelines were reviewed and approved for publication by the AHA Science Advisory and Coordinating Committee and AHA Executive

Table Applying Class of Recommendation and Level of Evidence to Clinical Strategies, Interventions, Treatments, or Diagnostic Testing in Patient Care (Updated May 2019)*

CLASS (STRENGTH) OF RECOMMENDATION

CLASS 1 (STRONG) — **Benefit >>> Risk**

Suggested phrases for writing recommendations:
- Is recommended
- Is indicated/useful/effective/beneficial
- Should be performed/administered/other
- Comparative-Effectiveness Phrases†:
  - Treatment/strategy A is recommended/indicated in preference to treatment B
  - Treatment A should be chosen over treatment B

CLASS 2a (MODERATE) — **Benefit >> Risk**

Suggested phrases for writing recommendations:
- Is reasonable
- Can be useful/effective/beneficial
- Comparative-Effectiveness Phrases†:
  - Treatment/strategy A is probably recommended/indicated in preference to treatment B
  - It is reasonable to choose treatment A over treatment B

CLASS 2b (WEAK) — **Benefit ≥ Risk**

Suggested phrases for writing recommendations:
- May/might be reasonable
- May/might be considered
- Usefulness/effectiveness is unknown/unclear/uncertain or not well-established

CLASS 3: No Benefit (MODERATE) — **Benefit = Risk**
(Generally, LOE A or B use only)

Suggested phrases for writing recommendations:
- Is not recommended
- Is not indicated/useful/effective/beneficial
- Should not be performed/administered/other

Class 3: Harm (STRONG) — **Risk > Benefit**

Suggested phrases for writing recommendations:
- Potentially harmful
- Causes harm
- Associated with excess morbidity/mortality
- Should not be performed/administered/other

LEVEL (QUALITY) OF EVIDENCE‡

LEVEL A
- High-quality evidence‡ from more than 1 RCT
- Meta-analyses of high-quality RCTs
- One or more RCTs corroborated by high-quality registry studies

LEVEL B-R — **(Randomized)**
- Moderate-quality evidence‡ from 1 or more RCTs
- Meta-analyses of moderate-quality RCTs

LEVEL B-NR — **(Nonrandomized)**
- Moderate-quality evidence‡ from 1 or more well-designed, well-executed nonrandomized studies, observational studies, or registry studies
- Meta-analyses of such studies

LEVEL C-LD — **(Limited Data)**
- Randomized or nonrandomized observational or registry studies with limitations of design or execution
- Meta-analyses of such studies
- Physiological or mechanistic studies in human subjects

LEVEL C-EO — **(Expert Opinion)**
- Consensus of expert opinion based on clinical experience

COR and LOE are determined independently (any COR may be paired with any LOE).

A recommendation with LOE C does not imply that the recommendation is weak. Many important clinical questions addressed in guidelines do not lend themselves to clinical trials. Although RCTs are unavailable, there may be a very clear clinical consensus that a particular test or therapy is useful or effective.

* The outcome or result of the intervention should be specified (an improved clinical outcome or increased diagnostic accuracy or incremental prognostic information).

† For comparative-effectiveness recommendations (COR 1 and 2a; LOE A and B only), studies that support the use of comparator verbs should involve direct comparisons of the treatments or strategies being evaluated.

‡ The method of assessing quality is evolving, including the application of standardized, widely-used, and preferably validated evidence grading tools; and for systematic reviews, the incorporation of an Evidence Review Committee.

COR indicates Class of Recommendation; EO, expert opinion; LD, limited data; LOE, Level of Evidence; NR, nonrandomized; R, randomized; and RCT, randomized controlled trial.

Committee. Disclosure information for peer reviewers is listed in Appendix 2.

REFERENCES

1. Little MP, Järvelin MR, Neasham DE, Lissauer T, Steer PJ. Factors associated with fall in neonatal intubation rates in the United Kingdom–prospective study. *BJOG*. 2007; 114:156–164. doi: 10.1111/j.1471-0528.2006.01188.x
2. Niles DE, Cines C, Insley E, Foglia EE, Elci OU, Skåre C, Olasveengen T, Ades A, Posencheg M, Nadkarni VM, Kramer-Johansen J. Incidence and characteristics of positive pressure ventilation delivered to newborns in a US tertiary academic hospital. *Resuscitation*. 2017;115:102–109. doi: 10.1016/j.resuscitation.2017.03.035
3. Aziz K, Chadwick M, Baker M, Andrews W. Anteand intra-partum factors that predict increased need for neonatal resuscitation. *Resuscitation*. 2008;79: 444–452. doi: 10.1016/j.resuscitation.2008.08.004
4. Perlman JM, Risser R. Cardiopulmonary resuscitation in the delivery room.

Associated clinical events. *Arch Pediatr Adolesc Med.* 1995;149:20–25. doi: 10.1001/archpedi.1995.02170130022005

5. Barber CA, Wyckoff MH. Use and efficacy of endotracheal versus intravenous epinephrine during neonatal cardiopulmonary resuscitation in the delivery room. *Pediatrics.* 2006;118: 1028–1034. doi: 10.1542/peds.2006-0416
6. MacDorman MF, Rosenberg HM. Trends in infant mortality by cause of death and other characteristics, 1960–88. *Vital Health Stat* 20. 1993:1–57.
7. Kochanek KD, Murphy SL, Xu JQ, Arias E; Division of Vital Statistics. *National Vital Statistics Reports: Deaths: Final Data for 2017* Hyattsville, MD: National Center for Health Statistics; 2019(68). https:// www.cdc.gov/ nchs/data/nvsr/nvsr68/ nvsr68_09-508.pdf. Accessed February 28, 2020.
8. Søreide E, Morrison L, Hillman K, Monsieurs K, Sunde K, Zideman D, Eisenberg M, Sterz F, Nadkarni VM, Soar J, Nolan JP; Utstein Formula for Survival Collaborators. The formula for survival in resuscitation. *Resuscitation.* 2013;84:1487–1493. doi: 10.1016/ j.resuscitation.2013.07.020
9. Cheng A, Magid DJ, Auerbach M, Bhanji F, Bigham BL, Blewer AL, Dainty KN, Diederich E, Lin Y, Leary M, et al. Part 6: resuscitation education science: 2020 American Heart Association Guidelines for Cardiopulmonary Resuscitation and Emergency Cardiovascular Care. *Circulation.* 2020;142(suppl 2): S551–S579. doi: 10.1161/ CIR.0000000000000903
10. Berg KM, Cheng A, Panchal AR, Topjian AA, Aziz K, Bhanji F, Bigham BL, Hirsch KG, Hoover AV, Kurz MC, et al; on behalf of the Adult Basic and Advanced Life Support, Pediatric Basic and Advanced Life Support, Neonatal Life Support, and Resuscitation Education Science Writing Groups. Part 7: systems of care: 2020 American Heart Association Guidelines for Cardiopulmonary Resuscitation and Emergency Cardiovascular Care. *Circulation.* 2020;142(suppl 2): S580–S604. doi: 10.1161/ CIR.0000000000000899
11. Magid DJ, Aziz K, Cheng A, Hazinski MF, Hoover AV, Mahgoub M, Panchal AR, Sasson C, Topjian AA, Rodriguez AJ, et al. Part 2: evidence evaluation and guidelines development: 2020 American Heart Association Guidelines for Cardiopulmonary Resuscitation and Emergency Cardiovascular Care. *Circulation.* 2020;142(suppl 2): S358–S365. doi: 10.1161/ CIR.0000000000000898
12. American Heart Association. CPR & ECC. https://cpr.heart.org/. Accessed June 19, 2020.
13. American Heart Association. Conflict of interest policy. https://www.heart.org/ en/about-us/statements-and-policies/ conflict-of-interest-policy. Accessed December 31, 2019.
14. International Liaison Committee on Resuscitation. Continuous evidence evaluation guidance and templates. https:// www.ilcor.org/documents/continuous-evidence-evaluation-guidance-and-templates. Accessed December 31, 2019.
15. Institute of Medicine (US) *Committee of Standards for Systematic Reviews of Comparative Effectiveness Research.* Finding What Works in Health Care: Standards for Systematic Reviews. Eden J, Levit L, Berg A, Morton S, eds. Washington, DC: The National Academies Press; 2011.
16. PRISMA. Preferred Reporting Items for Systematic Reviews and Meta-Analyses (PRISMA) website. http://www.prisma-statement.org/. Accessed December 31, 2019.
17. Tricco AC, Lillie E, Zarin W, O'Brien KK, Colquhoun H, Levac D, Moher D, Peters MDJ, Horsley T, Weeks L, Hempel S, Akl EA, Chang C, McGowan J, Stewart L, Hartling L, Aldcroft A, Wilson MG, Garritty C, Lewin S, Godfrey CM, Macdonald MT, Langlois EV, Soares-Weiser K, Moriarty J, Clifford T, Tunçalp Ö, Straus SE. PRISMA Extension for Scoping Reviews (PRISMA-ScR): Checklist and Explanation. *Ann Intern Med.* 2018;169:467–473. doi: 10.7326/M18-0850
18. Kattwinkel J, Perlman JM, AzizK, Colby C, Fairchild K, Gallagher J, Hazinski MF, Halamek LP, Kumar P, Little G, et al. Part 15: neonatal resuscitation: 2010 American Heart Association Guidelines for Cardiopulmonary Resuscitation and Emergency Cardiovascular Care. *Circulation.* 2010;122(suppl 3): S909–S919. doi: 10.1161/ CIRCULATIONAHA.110.971119
19. Wyckoff MH, Aziz K, Escobedo MB, Kapadia VS, Kattwinkel J, Perlman JM, Simon WM, Weiner GM, Zaichkin JG. Part 13: neonatal resuscitation: 2015 American Heart Association Guidelines Update for Cardiopulmonary Resuscitation and Emergency Cardiovascular Care. *Circulation.* 2015; 132(suppl 2):S543–S560. doi: 10.1161/ CIR.0000000000000267
20. Escobedo MB, Aziz K, Kapadia VS, Lee HC, Niermeyer S, Schmölzer GM, Szyld E, Weiner GM, Wyckoff MH, Yamada NK, Zaichkin JG. 2019 American Heart Association Focused Update on Neonatal Resuscitation: An Update to the American Heart Association Guidelines for Cardiopulmonary Resuscitation and Emergency Cardiovascular Care. *Circulation.* 2019;140:e922–e930. doi: 10.1161/CIR.0000000000000729
21. Wyckoff MH, Wyllie J, Aziz K, de Almeida MF, Fabres J, Fawke J, Guinsburg R, Hosono S, Isayama T, Kapadia VS, et al; on behalf of the Neonatal Life Support Collaborators. Neonatal life support: 2020 International Consensus on Cardiopulmonary Resuscitation and Emergency Cardiovascular Care Science With Treatment Recommendations. *Circulation.* 2020; 142(suppl 1):S185–S221. doi: 10.1161/ CIR.0000000000000895
22. Levine GN, O'Gara PT, Beckman JA, Al-Khatib SM, Birtcher KK, Cigarroa JE, de Las Fuentes L, Deswal A, Fleisher LA, Gentile F, Goldberger ZD, Hlatky MA, Joglar JA, Piano MR, Wijeysundera DN. Recent Innovations, Modifications, and Evolution of ACC/AHA Clinical Practice Guidelines: An Update for Our Constituencies: A Report of the American College of Cardiology/ American Heart Association Task Force on Clinical Practice Guidelines. *Circulation.* 2019;139:e879–e886. doi: 10.1161/CIR.0000000000000651

MAJOR CONCEPTS

These guidelines apply primarily to the "newly born" baby who is transitioning from the fluid-filled womb to the air-filled room. The "newly born" period extends from birth to the end of resuscitation and stabilization in the delivery area. However, the concepts in these guidelines may be applied to newborns during the neonatal period (birth to 28 days).

The primary goal of neonatal care at birth is to facilitate transition. The most important priority for newborn survival is the establishment of adequate lung inflation and ventilation after birth. Consequently, all newly born babies should be attended to by at least 1 person skilled and equipped to provide PPV. Other important goals include establishment and maintenance of cardiovascular and temperature stability as well as the promotion of mother-infant bonding and breast feeding, recognizing that healthy babies transition naturally.

The Neonatal Resuscitation Algorithm remains unchanged from 2015 and is the organizing framework for major concepts that reflect the needs of the baby, the family, and the surrounding team of perinatal caregivers.

Anticipation and Preparation

Every healthy newly born baby should have a trained and equipped person assigned to facilitate transition. Identification of risk factors for resuscitation may indicate the need for additional personnel and equipment. Effective team behaviors, such as anticipation, communication, briefing, equipment checks, and assignment of roles, result in improved team performance and neonatal outcome.

Cord Management

After an uncomplicated term or late preterm birth, it is reasonable to delay cord clamping until after the baby is placed on the mother, dried, and assessed for breathing, tone, and activity. In other situations, clamping and cutting of the cord may also be deferred while respiratory, cardiovascular, and thermal transition is evaluated and initial steps are undertaken. In preterm birth, there are also potential advantages from delaying cord clamping.

Initial Actions

When possible, healthy term babies should be managed skin-to-skin with their mothers. After birth, the baby should be dried and placed directly skin-to-skin with attention to warm coverings and maintenance of normal temperature. There should be ongoing evaluation of the baby for normal respiratory transition. Radiant warmers and other warming adjuncts are suggested for babies who require resuscitation at birth, especially very preterm and very low-birth-weight babies.

Stimulation may be provided to facilitate respiratory effort. Suctioning may be considered for suspected airway obstruction.

Assessment of Heart Rate

Heart rate is assessed initially by auscultation and/or palpation. Oximetry and electrocardiography are important adjuncts in babies requiring resuscitation.

Positive-Pressure Ventilation

PPV remains the primary method for providing support for newborns who are apneic, bradycardic, or demonstrate inadequate respiratory effort. Most babies will respond to this intervention. An improvement in heart rate and establishment of breathing or crying are all signs of effective PPV.

Oxygen Therapy

PPV may be initiated with air (21% oxygen) in term and late preterm babies, and up to 30% oxygen in preterm babies. Oximetry is used to target the natural range of oxygen saturation levels that occur in term babies.

Chest Compressions

If the heart rate remains less than 60/min despite 30 seconds of adequate PPV, chest compressions should be provided. The suggested ratio is 3 chest compressions synchronized to 1 inflation (with 30 inflations per minute and 90 compressions per minute) using the 2 thumb–encircling hands technique for chest compressions.

Vascular Access

When vascular access is required in the newly born, the umbilical venous route is preferred. When intravenous access is not feasible, the intraosseous route may be considered.

Medications

If the heart rate remains less than 60/min despite 60 seconds of chest compressions and adequate PPV, epinephrine should be administered, ideally via the intravenous route.

Volume Expansion

When blood loss is known or suspected based on history and examination, and there is no response to epinephrine, volume expansion is indicated.

Withholding and Discontinuing Resuscitation

It may be possible to identify conditions in which withholding or discontinuation of resuscitative efforts may be reasonably considered by families and care providers. Appropriate and timely support should be provided to all involved.

Human Factors and Systems

Teams and individuals who provide neonatal resuscitation are faced with many challenges with respect to the knowledge, skills, and behaviors needed to perform effectively. Neonatal resuscitation teams may therefore benefit from ongoing booster training, briefing, and debriefing.

Abbreviations

AHA	American Heart Association
COR	Class of Recommendation
CPAP	continuous positive airway pressure
ECC	emergency cardiovascular care
ECG	electrocardiogram/ electrocardiographic
H_2O	water
HIE	hypoxic-ischemic encephalopathy
ILCOR	International Liaison Committee on Resuscitation
LOE	Level of Evidence
MSAF	meconium-stained amniotic fluid
PEEP	positive end-expiratory pressure
PPV	positive pressure ventilation
RCT	randomized controlled trial
ROSC	return of spontaneous circulation

ANTICIPATION OF RESUSCITATION NEED

Recommendations for Anticipating Resuscitation Need

COR	LOE	Recommendations
1	B-NR	1. Every birth should be attended by at least 1 person who can perform the initial steps of newborn resuscitation and initiate PPV, and whose only responsibility is the care of the newborn.[1–4]
1	B-NR	2. Before every birth, a standardized risk factors assessment tool should be used to assess perinatal risk and assemble a qualified team on the basis of that risk.[5–7]
1	C-LD	3. Before every birth, a standardized equipment checklist should be used to ensure the presence and function of supplies and equipment necessary for a complete resuscitation.[8,9]
1	C-LD	4. When anticipating a high-risk birth, a preresuscitation team briefing should be completed to identify potential interventions and assign roles and responsibilities.[8,10–12]

Synopsis

Approximately 10% of newborns require assistance to breathe after birth.[1–3,5,13] Newborn resuscitation requires training, preparation, and teamwork. When the need for resuscitation is not anticipated, delays in assisting a newborn who is not breathing may increase the risk of death.[1,5,13] Therefore, every birth should be attended by at least 1 person whose primary responsibility is the newborn and who is trained to begin PPV without delay.[2–4]

A risk assessment tool that evaluates risk factors present during pregnancy and labor can identify new-borns likely to require advanced resuscitation; in these cases, a team with more advanced skills should be mobilized and present at delivery.[5,7] In the absence of risk stratification, up to half of babies requiring PPV may not be identified before delivery.[6,13]

A standardized equipment checklist is a comprehensive list of critical supplies and equipment needed in a given clinical setting. In the birth setting, a standardized checklist should be used before every birth to ensure that supplies and equipment for a complete resuscitation are present and functional.[8,9,14,15]

A predelivery team briefing should be completed to identify the leader, assign roles and responsibilities, and plan potential interventions. Team briefings promote effective teamwork and communication, and support patient safety.[8,10–12]

Recommendation-Specific Supportive Text

1. A large observational study found that delaying PPV increases risk of death and prolonged hospitalization.[1] A systematic review and meta-analysis showed neonatal resuscitation training reduced stillbirths and improved 7-day neonatal survival in low-resource countries.[3] A retrospective cohort study demonstrated improved Apgar scores among high-risk newborns after neonatal resuscitation training.[16]
2. A multicenter, case-control study identified 10 perinatal risk factors that predict the need for advanced neonatal resuscitation.[7] An audit study done before the use of risk stratification showed that resuscitation was anticipated in less than half of births requiring PPV.[6] A prospective cohort study showed that risk stratification based on perinatal risk factors increased the likelihood of skilled team attendance at high-risk births.[5]
3. A multicenter quality improvement study demonstrated high staff compliance with the use of a neonatal resuscitation bundle that included briefing and an equipment checklist.[8] A management bundle for preterm infants that included team briefing and equipment checks resulted in clear role assignments, consistent equipment checks, and improved thermoregulation and oxygen saturation.[9]
4. A single-center RCT found that role confusion during simulated neonatal resuscitation was avoided and teamwork skills improved by conducting a team briefing.[11] A statewide collaborative quality initiative demonstrated that team briefing improved team communication and clinical outcomes.[10] A single-center study demonstrated that team briefing and an equipment checklist improved team communication but showed no improvement in equipment preparation.[12]

REFERENCES

1. Ersdal HL, Mduma E, Svensen E, Perlman JM. Early initiation of basic resuscitation interventions including face mask ventilation may reduce birth asphyxia related mortality in

low-income countries: a prospective descriptive observational study. *Resuscitation*. 2012;83:869–873. doi: 10.1016/j.resuscitation.2011.12.011

2. Dempsey E, Pammi M, Ryan AC, Barrington KJ. Standardised formal resuscitation training programmes for reducing mortality and morbidity in newborn infants. *Cochrane Database Syst Rev*. 2015:CD009106. doi: 10.1002/14651858.CD009106.pub2

3. Patel A, Khatib MN, Kurhe K, Bhargava S, Bang A. Impact of neonatal resuscitation trainings on neonatal and perinatal mortality: a systematic review and meta-analysis. *BMJ Paediatr Open*. 2017;1:e000183. doi: 10.1136/bmjpo-2017-000183

4. Wyckoff MH, Aziz K, Escobedo MB, Kapadia VS, Kattwinkel J, Perlman JM, Simon WM, Weiner GM, Zaichkin JG. Part 13: neonatal resuscitation. 2015 American Heart Association Guidelines Update for Cardiopulmonary Resuscitation and Emergency Cardiovascular Care. *Circulation*. 2015; 132(suppl 2):S543–S560. doi: 10.1161/CIR.0000000000000267

5. Aziz K, Chadwick M, Baker M, Andrews W. Anteand intra-partum factors that predict increased need for neonatal resuscitation. *Resuscitation*. 2008;79: 444–452. doi: 10.1016/j.resuscitation.2008.08.004

6. Mitchell A, Niday P, Boulton J, Chance G, Dulberg C. A prospective clinical audit of neonatal resuscitation practices in Canada. *Adv Neonatal Care*. 2002;2:316–326. doi: 10.1053/adnc.2002.36831

7. Berazategui JP, Aguilar A, Escobedo M, Dannaway D, Guinsburg R, de Almeida MF, Saker F, Fernández A, Albornoz G, Valera M, Amado D, Puig G, Althabe F, Szyld E; ANR study group. Risk factors 1. for advanced resuscitation in term and near-term infants: a case-control study. *Arch Dis Child Fetal Neonatal Ed*. 2017; 102:F44–F50. doi: 10.1136/archdischild-2015-309525

8. Bennett SC, Finer N, Halamek LP, Mickas N, Bennett MV, Nisbet CC, Sharek PJ. Implementing Delivery Room Checklists and Communication Standards in a Multi-Neonatal ICU Quality Improvement Collaborative. *Jt Comm J Qual Patient Saf*. 2016;42:369–376. doi: 10.1016/s1553-7250(16)42052-0

9. Balakrishnan M, Falk-Smith N, Detman LA, Miladinovic B, Sappenfield WM, Curran JS, Ashmeade TL. Promoting teamwork may improve infant care processes during delivery room management: Florida perinatal quality collaborative's approach. *J Perinatol*. 2017;37:886–892. doi: 10.1038/jp.2017.27

10. Talati AJ, Scott TA, Barker B, Grubb PH; Tennessee Initiative for Perinatal Quality Care Golden Hour Project Team. Improving neonatal resuscitation in Tennessee: a large-scale, quality improvement project. *J Perinatol*. 2019; 39:1676–1683. doi: 10.1038/s41372-019-0461-3

11. Litke-Wager C, Delaney H, Mu T, Sawyer T. Impact of task-oriented role assignment on neonatal resuscitation performance: a simulation-based randomized controlled trial. *Am J Perinatol*. 2020; doi: 10.1055/s-0039-3402751

12. Katheria A, Rich W, Finer N. Development of a strategic process using checklists to facilitate team preparation and improve communication during neonatal resuscitation. *Resuscitation*. 2013;84: 1552–1557. doi: 10.1016/j.resuscitation.2013.06.012

13. Niles DE, Cines C, Insley E, Foglia EE, Elci OU, Skåre C, Olasveengen T, Ades A, Posencheg M, Nadkarni VM, Kramer-Johansen J. Incidence and characteristics of positive pressure ventilation delivered to newborns in a US tertiary academic hospital. *Resuscitation*. 2017;115:102–109. doi: 10.1016/j.resuscitation.2017.03.035

14. Brown T, Tu J, Profit J, Gupta A, Lee HC. Optimal Criteria Survey for Preresuscitation Delivery Room Checklists. *Am J Perinatol*. 2016;33: 203–207. doi: 10.1055/s-0035-1564064

15. The Joint Commission. *Sentinel Event Alert: Preventing infant death and injury during delivery*. 2004. https://www.jointcommission.org/resources/patient-safety-topics/sentinel-event/sentinel-event-alert-newsletters/sentinel-event-alert-issue-30-preventing-infant-death-and-injury-during-delivery/. Accessed February 28, 2020.

16. Patel D, Piotrowski ZH, Nelson MR, Sabich R. Effect of a statewide neonatal resuscitation training program on Apgar scores among high-risk neonates in Illinois. *Pediatrics*. 2001;107:648–655. doi: 10.1542/peds.107.4.648

UMBILICAL CORD MANAGEMENT

Recommendations for Umbilical Cord Management

COR	LOE	Recommendations
2a	B-R	1. For preterm infants who do not require resuscitation at birth, it is reasonable to delay cord clamping for longer than 30 s.[1–8]
2b	C-LD	2. For term infants who do not require resuscitation at birth, it may be reasonable to delay cord clamping for longer than 30 s.[9–21]
2b	C-EO	3. For term and preterm infants who require resuscitation at birth, there is insufficient evidence to recommend early cord clamping versus delayed cord clamping.[22]
3: No Benefit	B-R	4. For infants born at less than 28 wk of gestation, cord milking is not recommended.[23]

Synopsis

During an uncomplicated term or late preterm birth, it may be reasonable to defer cord clamping until after the infant is placed on the mother and assessed for breathing and activity. Early cord clamping (within 30 seconds) may interfere with healthy transition because it leaves fetal blood in the placenta rather than filling the newborn's circulating volume. Delayed cord clamping is associated with higher hematocrit after birth and better iron levels in infancy.[9–21] While developmental outcomes have not been adequately assessed, iron deficiency is associated with impaired motor and cognitive development.[24–26] It is reasonable to delay cord clamping (longer than 30 seconds) in preterm babies because it reduces need for blood pressure support and transfusion and may improve survival.[1–8]

There are insufficient studies in babies requiring PPV before cord clamping to make a recommendation.[22] Early cord clamping should be considered for cases when placental transfusion is unlikely to occur, such as maternal hemorrhage or hemodynamic instability, placental abruption, or placenta previa.[27] There is no evidence of maternal harm from delayed cord clamping compared with early cord clamping.[10–12,28–34] Cord milking is being studied as an alternative to delayed cord clamping but should be avoided in babies less than 28 weeks' gestational age, because it is associated with brain injury.[23]

Recommendation-Specific Supportive Text

1. Compared with preterm infants receiving early cord clamping, those receiving delayed cord clamping were less likely to receive medications for hypotension in a meta-analysis of 6 RCTs[1–6] and receive transfusions in a meta-analysis of 5 RCTs.[7] Among preterm infants not requiring resuscitation, delayed cord clamping may be associated with higher survival than early cord clamping is.[8] Ten RCTs found no difference in postpartum hemorrhage rates with delayed cord clamping versus early cord clamping.[10–12,28–34]
2. Compared with term infants receiving early cord clamping, term infants receiving delayed cord clamping had increased hemoglobin concentration within the first 24 hours and increased ferritin concentration in the first 3 to 6 months in meta-analyses of 12 and 6 RCTs,[9–21] respectively. Compared with term and late preterm infants receiving early cord clamping, those receiving delayed cord clamping showed no significant difference in mortality, admission to the neonatal intensive care unit, or hyperbilirubinemia leading to phototherapy in meta-analyses of 4,[10,13,29,35] 10,[10,12,17,19,21,28,31,34,36,37] and 15 RCTs, respectively.[9,12,14,18–21,28–30,32–34,38,39] Compared with term infants receiving early cord clamping, those receiving delayed cord clamping had increased polycythemia in meta-analyses of 13[10,11,13,14,17,18,21,29,30,33,39–41] and 8 RCTs,[9,10,13,19,20,28,30,34] respectively.
3. For infants requiring PPV at birth, there is currently insufficient evidence to recommend delayed cord clamping versus early cord clamping.
4. A large multicenter RCT found higher rates of intraventricular hemorrhage with cord milking in preterm babies born at less than 28 weeks' gestational age.[23]

REFERENCES

1. Dong XY, Sun XF, Li MM, Yu ZB, Han SP. [Influence of delayed cord clamping on preterm infants with a gestational age of <32 weeks]. *Zhongguo Dang Dai Er Ke Za Zhi.* 2016;18:635–638.
2. Gokmen Z, Ozkiraz S, Tarcan A, Kozanoglu I, Ozcimen EE, Ozbek N. Effects of delayed umbilical cord clamping on peripheral blood hematopoietic stem cells in premature neonates. *J Perinat Med.* 2011; 39:323–329. doi: 10.1515/jpm.2011.021
3. McDonnell M, Henderson-Smart DJ. Delayed umbilical cord clamping in preterm infants: a feasibility study. *J Paediatr Child Health.* 1997;33:308–310. doi: 10.1111/j.1440-1754.1997.tb01606.x
4. Oh W, Fanaroff A, Carlo WA, Donovan EF, McDonald SA, Poole WK; on behalf of the Eunice Kennedy Shriver National Institute of Child Health and Human Development Neonatal Research Network. Effects of delayed cord clamping in very-low-birth-weight infants. *J Perinatol.* 2011;31(suppl 1): S68–71. doi: 10.1038/jp.2010.186
5. Rabe H, Wacker A, Hülskamp G, Hörnig-Franz I, Schulze-Everding A, Harms E, Cirkel U, Louwen F, Witteler R, Schneider HP. A randomised controlled trial of delayed cord clamping in very low birth weight preterm infants. *Eur J Pediatr.* 2000;159:775–777. doi: 10.1007/pl00008345
6. Ruangkit C, Bumrungphuet S, Panburana P, Khositseth A, Nuntnarumit P. A Randomized Controlled Trial of Immediate versus Delayed Umbilical Cord Clamping in Multiple-Birth Infants Born Preterm. *Neonatology.* 2019;115: 156–163. doi: 10.1159/000494132
7. Rabe H, Diaz-Rossello JL, Duley L, Dowswell T. Effect of timing of umbilical cord clamping and other strategies to influence placental transfusion at preterm birth on maternal and infant outcomes. *Cochrane Database Syst Rev.* 2012:CD003248. doi: 10.1002/ 14651858.CD003248.pub3
8. Fogarty M, Osborn DA, Askie L, Seidler AL, Hunter K, Lui K, Simes J, Tarnow-Mordi W. Delayed vs early umbilical cord clamping for preterm infants: a systematic review and meta-analysis. *Am J Obstet Gynecol.* 2018;218:1–18. doi: 10.1016/j.ajog.2017.10.231
9. Al-Tawil MM, Abdel-Aal MR, Kaddah MA. A randomized controlled trial on delayed cord clamping and iron status at 3–5 months in term neonates held at the level of maternal pelvis. *J Neonatal Perinat Med.* 2012;5:319–326. doi: 10.3233/NPM-1263112
10. Ceriani Cernadas JM, Carroli G, Pellegrini L, Otaño L, Ferreira M, Ricci C, Casas O, Giordano D, Lardizábal J. The effect of timing of cord clamping on neonatal venous hematocrit values and clinical outcome at term: a randomized, controlled trial. *Pediatrics.* 2006;117: e779–e786. doi: 10.1542/peds.2005-1156
11. Chaparro CM, Neufeld LM, Tena Alavez G, Eguia-Líz Cedillo R, Dewey KG. Effect of timing of umbilical cord clamping on iron status in Mexican infants: a randomised controlled trial. *Lancet.* 2006;367:1997–2004. doi: 10.1016/S0140-6736(06)68889-2
12. Chen X, Li X, Chang Y, Li W, Cui H. Effect and safety of timing of cord clamping on neonatal hematocrit values and clinical outcomes in term infants: A randomized controlled trial. *J Perinatol.* 2018;38: 251–257. doi: 10.1038/s41372-017-0001-y
13. Chopra A, Thakur A, Garg P, Kler N, Gujral K. Early versus delayed cord clamping in small for gestational age

infants and iron stores at 3 months of age a randomized controlled trial. *BMC Pediatr.* 2018;18:234. doi: 10.1186/s12887-018-1214-8

14. Emhamed MO, van Rheenen P, Brabin BJ. The early effects of delayed cord clamping in term infants born to Libyan mothers. *Trop Doct.* 2004;34:218–222. doi: 10.1177/004947550403400410

15. Jahazi A, Kordi M, Mirbehbahani NB, Mazloom SR. The effect of early and late umbilical cord clamping on neonatal hematocrit. *J Perinatol.* 2008;28:523–525. doi: 10.1038/jp.2008.55

16. Philip AG. Further observations on placental transfusion. *Obstet Gynecol.* 1973;42:334–343.

17. Salari Z, Rezapour M, Khalili N. Late umbilical cord clamping, neonatal hematocrit and Apgar scores: a randomized controlled trial. *J Neonatal Perinatal Med.* 2014;7:287–291. doi: 10.3233/NPM-1463913

18. Ultee CA, van der Deure J, Swart J, Lasham C, van Baar AL. Delayed cord clamping in preterm infants delivered at 34 36 weeks' gestation: a randomised controlled trial. *Arch Dis Child Fetal Neonatal Ed.* 2008;93:F20–F23. doi: 10.1136/adc.2006.100354

19. Vural I, Ozdemir H, Teker G, Yoldemir T, Bilgen H, Ozek E. Delayed cord clamping in term large-for-gestational age infants: A prospective randomised study. *J Paediatr Child Health.* 2019;55:555–560. doi: 10.1111/jpc.14242

20. Yadav AK, Upadhyay A, Gothwal S, Dubey K, Mandal U, Yadav CP. Comparison of three types of intervention to enhance placental redistribution in term newborns: randomized control trial. *J Perinatol.* 2015;35:720–724. doi: 10.1038/jp.2015.65

21. Mercer JS, Erickson-Owens DA, Collins J, Barcelos MO, Parker AB, Padbury JF. Effects of delayed cord clamping on residual placental blood volume, hemoglobin and bilirubin levels in term infants: a randomized controlled trial. *J Perinatol.* 2017;37:260–264. doi: 10.1038/jp.2016.222

22. Wyckoff MH, Aziz K, Escobedo MB, Kapadia VS, Kattwinkel J, Perlman JM, Simon WM, Weiner GM, Zaichkin JG. Part 13: Neonatal Resuscitation: 2015 American Heart Association Guidelines Update for Cardiopulmonary Resuscitation and Emergency Cardiovascular Care (Reprint). *Pediatrics.* 2015;136 Suppl 2: S196–S218. doi: 10.1542/peds.2015-3373G

23. Katheria A, Reister F, Essers J, Mendler M, Hummler H, Subramaniam A, Carlo W, Tita A, Truong G, Davis-Nelson S, Schmölzer G, Chari R, Kaempf J, Tomlinson M, Yanowitz T, Beck S, Simhan H, Dempsey E, O'Donoghue K, Bhat S, Hoffman M, Faksh A, Arnell K, Rich W, Finer N, Vaucher Y, Khanna P, Meyers M, Varner M, Allman P, Szychowski J, Cutter G. Association of Umbilical Cord Milking vs Delayed Umbilical Cord Clamping With Death or Severe Intraventricular Hemorrhage Among Preterm Infants. *JAMA.* 2019;322:1877–1886. doi: 10.1001/jama.2019.16004

24. Gunnarsson BS, Thorsdottir I, Palsson G, Gretarsson SJ. Iron status at 1 and 6 years versus developmental scores at 6 years in a wellnourished affluent population. *Acta Paediatr.* 2007;96:391–395. doi: 10.1111/j.1651-2227.2007.00086.x

25. Grantham-McGregor S, Ani C. A review of studies on the effect of iron deficiency on cognitive development in children. *J Nutr.* 2001;131(2S2):649S–666S; discussion 666S. doi: 10.1093/jn/131.2.649S

26. Lozoff B, Beard J, Connor J, Barbara F, Georgieff M, Schallert T. Longlasting neural and behavioral effects of iron deficiency in infancy. *Nutr Rev.* 2006;64(5 Pt 2):S34–43; discussion S72. doi: 10.1301/nr.2006.may.s34-s43

27. Committee on Obstetric Practice. Committee opinion no. 684: delayed umbilical cord clamping after birth. *Obstet Gynecol.* 2017;129:e5–e10. doi: 10.1097/aog.0000000000001860

28. Andersson O, Hellström-Westas L, Andersson D, Domellöf M. Effect of delayed versus early umbilical cord clamping on neonatal outcomes and iron status at 4 months: a randomised controlled trial. *BMJ.* 2011;343:d7157. doi: 10.1136/bmj.d7157

29. Backes CH, Huang H, Cua CL, Garg V, Smith CV, Yin H, Galantowicz M, Bauer JA, Hoffman TM. Early versus delayed umbilical cord clamping in infants with congenital heart disease: a pilot, randomized, controlled trial. *J Perinatol.* 2015;35:826–831. doi: 10.1038/jp.2015.89

30. Krishnan U, Rosenzweig EB. Pulmonary hypertension in chronic lung disease of infancy. *Curr Opin Pediatr.* 2015;27:177–183. doi: 10.1097/MOP.0000000000000205

31. Mohammad K, Tailakh S, Fram K, Creedy D. Effects of early umbilical cord clamping versus delayed clamping on maternal and neonatal outcomes: a Jordanian study. *J Matern Fetal Neonatal Med.* 2019:1–7. doi: 10.1080/14767058.2019.1602603

32. Oxford Midwives Research Group. A study of the relationship between the delivery to cord clamping interval and the time of cord separation. *Midwifery.* 1991;7:167–176. doi: 10.1016/s0266-6138(05)80195-0

33. van Rheenen P, de Moor L, Eschbach S, de Grooth H, Brabin B. Delayed cord clamping and haemoglobin levels in infancy: a randomised controlled trial in term babies. *Trop Med Int Health.* 2007;12:603–616. doi: 10.1111/j.1365-3156.2007.01835.x

34. Withanathantrige M, Goonewardene I. Effects of early versus delayed umbilical cord clamping during antepartum lower segment caesarean section on placental delivery and postoperative haemorrhage: a randomised controlled trial. *Ceylon Med J.* 2017;62:5–11. doi: 10.4038/cmj.v62i1.8425

35. Datta BV, Kumar A, Yadav R. A Randomized Controlled Trial to Evaluate the Role of Brief Delay in Cord Clamping in Preterm Neonates (34-36 weeks) on Short-term Neurobehavioural Outcome. *J Trop Pediatr.* 2017;63:418–424. doi: 10.1093/tropej/fmx004

36. De Paco C, Florido J, Garrido MC, Prados S, Navarrete L. Umbilical cord blood acid-base and gas analysis after early versus delayed cord clamping 1. in neonates at term. *Arch Gynecol Obstet.* 2011;283:1011–1014. doi: 10.1007/s00404-010-1516-z

37. De Paco C, Herrera J, Garcia C, Corbalán S, Arteaga A, Pertegal M, Checa R, Prieto MT, Nieto A, Delgado JL. Effects of delayed cord clamping on the third stage of labour, maternal haematological parameters and acid-base status in fetuses at term. *Eur J Obstet Gynecol Reprod Biol.* 2016;207:153–156. doi: 10.1016/j.ejogrb.2016.10.031

38. Cavallin F, Galeazzo B, Loretelli V, Madella S, Pizzolato M, Visentin S, Trevisanuto D. Delayed Cord Clamping

versus Early Cord Clamping in Elective Cesarean Section: A Randomized Controlled Trial. *Neonatology.* 2019;116: 252–259. doi: 10.1159/000500325

39. Salae R, Tanprasertkul C, Somprasit C, Bhamarapravatana K, Suwannarurk K. Efficacy of Delayed versus Immediate Cord Clamping in Late Preterm Newborns following Normal Labor: A Randomized Control Trial. *J Med Assoc Thai.* 2016;99 Suppl 4:S159–S165.

40. Grajeda R, Pérez-Escamilla R, Dewey KG. Delayed clamping of the umbilical cord improves hematologic status of Guatemalan infants at 2 mo of age. *Am J Clin Nutr.* 1997;65:425–431. doi: 10.1093/ajcn/65.2.425

41. Saigal S, O'Neill A, Surainder Y, Chua LB, Usher R. Placental transfusion and hyperbilirubinemia in the premature. *Pediatrics.* 1972;49:406–419.

INITIAL ACTIONS

Temperature at Birth

Recommendations for Temperature Management

COR	LOE	Recommendations
1	B-NR	1. Admission temperature should be routinely recorded.[1,2]
1	C-EO	2. The temperature of newly born babies should be maintained between 36.5°C and 37.5°C after birth through admission and stabilization.[2]
1	B-NR	3. Hypothermia (temperature less than 36°C) should be prevented due to an increased risk of adverse outcomes.[3–5]
2a	B-NR	4. Prevention of hyperthermia (temperature greater than 38°C) is reasonable due to an increased risk of adverse outcomes.[4,6]

Synopsis

Temperature should be measured and recorded after birth and monitored as a measure of quality.[1]

The temperature of newly born babies should be maintained between 36.5°C and 37.5°C.[2] Hypothermia (less than 36°C) should be prevented as it is associated with increased neonatal mortality and morbidity, especially in very preterm (less than 33 weeks) and very low-birth-weight babies (less than 1500 g), who are at increased risk for hypothermia.[3–5,7] It is also reasonable to prevent hyperthermia as it may be associated with harm.[4,6]

Recommendation-Specific Supportive Text

1. Hypothermia after birth is common worldwide, with a higher incidence in babies of lower gestational age and birth weight.[3–5]
2. There are long-standing worldwide recommendations for routine temperature management for the newborn.[2]
3. In observational studies in both preterm (less than 37 weeks) and low-birth-weight babies (less than 2500g), the presence and degree of hypothermia after birth is strongly associated with increased neonatal mortality and morbidity.[3–5]
4. Two observational studies found an association between hyperthermia and increased morbidity and mortality in very preterm (moderate quality) and very low-birth-weight neonates (very low quality).[4,6]

Temperature Management for Newly Born Infants

Additional Recommendations for Interventions to Maintain or Normalize Temperature

COR	LOE	Recommendations
2a	B-R	1. Placing healthy newborn infants who do not require resuscitation skin-to-skin after birth can be effective in improving breast-feeding, temperature control and blood glucose stability.[8]
2a	C-LD	2. It is reasonable to perform all resuscitation procedures, including endotracheal intubation, chest compressions, and insertion of intravenous lines with temperature-controlling interventions in place.[9]
2a	B-R	3. The use of radiant warmers, plastic bags and wraps (with a cap), increased room temperature, and warmed humidified inspired gases can be effective in preventing hypothermia in preterm babies in the delivery room.[10,11]
2b	B-R	4. Exothermic mattresses may be effective in preventing hypothermia in preterm babies.[11]
2b	B-NR	5. Various combinations of warming strategies (or "bundles") may be reasonable to prevent hypothermia in very preterm babies.[12]
2b	C-LD	6. In resource-limited settings, it may be reasonable to place newly born babies in a clean food-grade plastic bag up to the level of the neck and swaddle them in order to prevent hypothermia.[13]

Synopsis

Healthy babies should be skin-to-skin after birth.[8] For preterm and low-birth-weight babies or babies requiring resuscitation, warming adjuncts (increased ambient temperature [greater than 23°C], skin-to-skin care, radiant warmers, plastic wraps or bags, hats, blankets, exothermic mattresses, and warmed humidified inspired gases)[10,11,14] individually or in combination may reduce the risk of hypothermia. Exothermic mattresses have been reported to cause local heat injury and hyperthermia.[15]

When babies are born in out-of-hospital, resource-limited, or remote settings, it may be reasonable to prevent hypothermia by using a clean food-grade plastic bag[13] as an alternative to skin-to-skin contact.[8]

Recommendation-Specific Supportive Text

1. A systematic review (low to moderate certainty) of 6 RCTs showed that early skin-to-skin contact promotes normothermia in healthy neonates.[8] Two meta-analyses reviewed RCTs and observational studies of extended skin-to-skin care after initial resuscitation and/or stabilization, some in resource-limited settings, showing reduced mortality, improved breastfeeding, shortened length of stay, and improved weight gain in preterm and low-birth-weight babies (moderate quality evidence).[16,17]
2. Most RCTs in well-resourced settings would routinely manage at-risk babies under a radiant warmer.[11]
3. RCTs and observational studies of warming adjuncts, alone and in combination, demonstrate reduced rates of hypothermia in very preterm and very low-birth-weight babies.[10,11] However, meta-analysis of RCTs of interventions that reduce hypothermia in very preterm or very low-birth-weight babies (low certainty) show no impact on neonatal morbidity or mortality.[11] Two RCTs and expert opinion support ambient temperatures of 23°C and above.[2,14,18]
4. One moderate quality RCT found higher rates of hyperthermia with exothermic mattresses.[15]
5. Numerous nonrandomized quality improvement (very low to low certainty) studies support the use of warming adjunct "bundles."[12]
6. One RCT in resource-limited settings found that plastic coverings reduced the incidence of hypothermia, but they were not directly compared with uninterrupted skin-to-skin care.[13]

Clearing the Airway and Tactile Stimulation in Newly Born Infants

Recommendation for Tactile Stimulation and Clearing the Airway in Newly Born Infants		
COR	LOE	Recommendation
3: No Benefit	C-LD	1. Routine oral, nasal, oropharyngeal, or endotracheal suctioning of newly born babies is not recommended.[7,19]

Synopsis

The immediate care of newly born babies involves an initial assessment of gestation, breathing, and tone. Babies who are breathing well and/or crying are cared for skin-to-skin with their mothers and should not need interventions such as routine tactile stimulation or suctioning, even if the amniotic fluid is meconium stained.[7,19] Avoiding unnecessary suctioning helps prevent the risk of induced bradycardia as a result of suctioning of the airway.

Recommendation-Specific Supportive Text

1. A meta-analysis of 8 RCTs[19] (low certainty of evidence) suggest no benefit from routine suctioning after birth.[7] Subsequently, 2 additional studies supported this conclusion.[7]

Synopsis

If there is ineffective breathing effort or apnea after birth, tactile stimulation may stimulate breathing. Tactile stimulation should be limited to drying an infant and rubbing the back and soles of the feet.[21,22] There may be some benefit from repeated tactile stimulation in preterm babies during or after providing PPV, but this requires further study.[23] If, at initial assessment, there is visible fluid obstructing the airway or a concern about obstructed breathing, the mouth and nose may be suctioned. Suction should also be considered if there is evidence of airway obstruction during PPV.

Recommendations for Tactile Stimulation and Clearing the Airway in Newly Born Infants With Ineffective Respiratory Effort		
COR	LOE	Recommendations
2a	B-NR	1. In babies who appear to have ineffective respiratory effort after birth, tactile stimulation is reasonable.[20,21]
2b	C-EO	2. Suctioning may be considered if PPV is required and the airway appears obstructed.[20]

Recommendation-Specific Supportive Text

1. Limited observational studies suggest that tactile stimulation may improve respiratory effort. One RCT (low certainty of evidence) suggests improved oxygenation after resuscitation in preterm babies who received repeated tactile stimulation.[23]
2. Suctioning for suspected airway obstruction during PPV is based on expert opinion.[7]

Synopsis

Direct laryngoscopy and endotracheal suctioning are not routinely required for babies born through MSAF but can be beneficial in babies who have evidence of airway obstruction while receiving PPV.[7]

Recommendation-Specific Supportive Text

1. Endotracheal suctioning for apparent airway obstruction with MSAF is based on expert opinion.
2. A meta-analysis of 3 RCTs (low certainty of evidence) and a further single RCT suggest that nonvigorous newborns delivered

Recommendations for Clearing the Airway in Newly Born Infants Delivered Through MSAF		
COR	LOE	Recommendations
2a	C-EO	1. For nonvigorous newborns delivered through MSAF who have evidence of airway obstruction during PPV, intubation and tracheal suction can be beneficial.
3: No Benefit	C-LD	2. For nonvigorous newborns (presenting with apnea or ineffective breathing effort) delivered through MSAF, routine laryngoscopy with or without tracheal suctioning is not recommended.[7]

through MSAF have the same outcomes (survival, need for respiratory support, or neurodevelopment) whether they are suctioned before or after the initiation of PPV.[7]

REFERENCES

1. Perlman JM, Wyllie J, Kattwinkel J, Wyckoff MH, Aziz K, Guinsburg R, Kim HS, Liley HG, Mildenhall L, Simon WM, et al; on behalf of the Neonatal Resuscitation Chapter Collaborators. Part 7: neonatal resuscitation: 2015 International Consensus on Cardiopulmonary Resuscitation and Emergency Cardiovascular Care Science With Treatment Recommendations. *Circulation*. 2015; 132(suppl 1):S204–S241. doi: 10.1161/CIR.0000000000000276
2. Department of Reproductive Health and Research (RHR) WHO. *Thermal Protection of the Newborn: A Practical Guide* (WHO/RHT/MSM/97.2) Geneva, Switzerland: World Health Organisation; 1997. https://apps.who.int/iris/bit-stream/handle/10665/63986/WHO_RHT_MSM_97.2.pdf;jsessionid=9CF1FA8ABF2E8CE1955D96C1315D9799?sequence=1. Accessed March 1, 2020.
3. Laptook AR, Bell EF, Shankaran S, Boghossian NS, Wyckoff MH, Kandefer S, Walsh M, Saha S, Higgins R; Generic and Moderate Preterm Subcommittees of the NICHD Neonatal Research Network. Admission Temperature and Associated Mortality and Morbidity among Moderately and Extremely Preterm Infants. *J Pediatr*. 2018;192:53–59.e2. doi: 10.1016/j.jpeds.2017.09.021
4. Lyu Y, Shah PS, Ye XY, Warre R, Piedboeuf B, Deshpandey A, Dunn M, Lee SK; Canadian Neonatal Network. Association between admission temperature and mortality and major morbidity in preterm infants born at fewer than 33 weeks' gestation. *JAMA Pediatr*. 2015;169:e150277. doi: 10.1001/jamapediatrics.2015.0277
5. Lunze K, Bloom DE, Jamison DT, Hamer DH. The global burden of neonatal hypothermia: systematic review of a major challenge for newborn survival. *BMC Med*. 2013;11:24. doi: 10.1186/1741-7015-11-24
6. Amadi HO, Olateju EK, Alabi P, Kawuwa MB, Ibadin MO, Osibogun AO. Neonatal hyperthermia and thermal stress in low- and middle-income countries: a hidden cause of death in extremely low-birthweight neonates. *Paediatr Int Child Health*. 2015;35:273–281. doi: 10.1179/2046905515Y.0000000030
7. Wyckoff MH, Wyllie J, Aziz K, de Almeida MF, Fabres J, Fawke J, Guinsburg R, Hosono S, Isayama T, Kapadia VS, et al; on behalf of the Neonatal Life Support Collaborators. Neonatal life support: 2020 International Consensus on Cardiopulmonary Resuscitation and Emergency Cardiovascular Care Science With Treatment Recommendations. *Circulation*. 2020; 142(suppl 1):S185–S221. doi: 10.1161/CIR.0000000000000895
8. Moore ER, Bergman N, Anderson GC, Medley N. Early skin-to-skin contact for mothers and their healthy newborn infants. *Cochrane Database Syst Rev*. 2016;11:CD003519. doi: 10.1002/14651858.CD003519.pub4
9. Kattwinkel J, Perlman JM, AzizK, Colby C, Fairchild K, Gallagher J, Hazinski MF, Halamek LP, Kumar P, Little G, et al. Part 15: neonatal resuscitation: 2010 American Heart Association Guidelines for Cardiopulmonary Resuscitation and Emergency Cardiovascular Care. *Circulation*. 2010;122(suppl 3): S909–S919. doi: 10.1161/CIRCULATIONAHA.110.971119
10. Meyer MP, Owen LS, Te Pas AB. Use of Heated Humidified Gases for Early Stabilization of Preterm Infants: A Meta-Analysis. *Front Pediatr*. 2018;6:319. doi: 10.3389/fped.2018.00319
11. McCall EM, Alderdice F, Halliday HL, Vohra S, Johnston L. Interventions to prevent hypothermia at birth in preterm and/or low birth weight infants. *Cochrane Database Syst Rev*. 2018;2:CD004210. doi: 10.1002/14651858.CD004210.pub5
12. Donnellan D, Moore Z, Patton D, O'Connor T, Nugent L. The effect of thermoregulation quality improvement initiatives on the admission temperature of premature/very low birth-weight infants in neonatal intensive care units: a systematic review. *J Spec Pediatr Nurs*. 2020: e12286. doi: 10.1111/jspn.12286
13. Belsches TC, Tilly AE, Miller TR, Kambeyanda RH, Leadford A, Manasyan A, Chomba E, Ramani M, Ambalavanan N, Carlo WA. Randomized trial of plastic bags to prevent term neonatal hypothermia in a resource-poor setting. *Pediatrics*. 2013;132:e656–e661. doi: 10.1542/peds.2013-0172
14. Duryea EL, Nelson DB, Wyckoff MH, Grant EN, Tao W, Sadana N, Chalak LF, McIntire DD, Leveno KJ. The impact of ambient operating room temperature on neonatal and maternal hypothermia and associated morbidities: a randomized controlled trial. *Am J Obstet Gynecol*. 2016;214:505.e1–505.e7. doi: 10.1016/j.ajog.2016.01.190
15. McCarthy LK, Molloy EJ, Twomey AR, Murphy JF, O'Donnell CP. A randomized trial of exothermic mattresses for preterm newborns in polyethylene bags. *Pediatrics*. 2013;132:e135–e141. doi: 10.1542/peds.2013-0279
16. Boundy EO, Dastjerdi R, Spiegelman D, Fawzi WW, Missmer SA, Lieberman E, Kajeepeta S, Wall S, Chan GJ. Kangaroo mother care and neonatal outcomes: a meta-analysis. *Pediatrics*. 2016;137 doi: 10.1542/peds.2015–2238
17. Conde-Agudelo A, Díaz-Rossello JL. Kangaroo mother care to reduce morbidity and mortality in low birthweight infants. *Cochrane Database*

Syst Rev. 2016:CD002771. doi: 10.1002/14651858.CD002771.pub4

18. Jia YS, Lin ZL, Lv H, Li YM, Green R, Lin J. Effect of delivery room temperature on the admission temperature of premature infants: a randomized controlled trial. *J Perinatol.* 2013;33:264–267. doi: 10.1038/jp.2012.100

19. Foster JP, Dawson JA, Davis PG, Dahlen HG. Routine oro/nasopharyngeal suction versus no suction at birth. *Cochrane Database Syst Rev.* 2017;4:CD010332. doi: 10.1002/14651858.CD010332.pub2

20. Ersdal HL, Mduma E, Svensen E, Perlman JM. Early initiation of basic resuscitation interventions including face mask ventilation may reduce birth asphyxia related mortality in low-income countries: a prospective descriptive observational study. *Resuscitation.* 2012;83:869–873. doi: 10.1016/j.resuscitation.2011.12.011

21. Lee AC, Cousens S, Wall SN, Niermeyer S, Darmstadt GL, Carlo WA, Keenan WJ, Bhutta ZA, Gill C, Lawn JE. Neonatal resuscitation and immediate newborn assessment and stimulation for the prevention of neonatal deaths: a systematic review, meta-analysis and Delphi estimation of mortality effect. *BMC Public Health.* 2011;11(suppl 3):S12. doi: 10.1186/1471-2458-11-S3-S12

22. World Health Organization. *Guidelines on Basic Newborn Resuscitation.* Geneva, Switzerland: World Health Organization; 2012. https://apps.who.int/iris/bitstream/handle/10665/75157/9789241503693_eng.pdf;jsessionid=EA13BF490E4D349E12B4DAF16BA64A8D?sequence=1. Accessed March 1, 2020.

23. Dekker J, Hooper SB, Martherus T, Cramer SJE, van Geloven N, Te Pas AB. Repetitive versus standard tactile stimulation of preterm infants at birthA randomized controlled trial. *Resuscitation.* 2018;127:37–43. doi: 10.1016/j.resuscitation.2018.03.030

ASSESSMENT OF HEART RATE DURING NEONATAL RESUSCITATION

After birth, the newborn's heart rate is used to assess the effectiveness of spontaneous respiratory effort, the need for interventions, and the response to interventions. In addition, accurate, fast, and continuous heart rate assessment is necessary for newborns in whom chest compressions are initiated. Therefore, identifying a rapid and reliable method to measure the newborn's heart rate is critically important during neonatal resuscitation.

Recommendation for Assessment of Heart Rate

COR	LOE	Recommendation
2b	C-LD	1. During resuscitation of term and preterm newborns, the use of electrocardiography (ECG) for the rapid and accurate measurement of the newborn's heart rate may be reasonable.[1–8]

Synopsis

Auscultation of the precordium remains the preferred physical examination method for the initial assessment of the heart rate.[9] Pulse oximetry and ECG remain important adjuncts to provide continuous heart rate assessment in babies needing resuscitation.

ECG provides the most rapid and accurate measurement of the newborn's heart rate at birth and during resuscitation. Clinical assessment of heart rate by auscultation or palpation may be unreliable and inaccurate.[1–4] Compared to ECG, pulse oximetry is both slower in detecting the heart rate and tends to be inaccurate during the first few minutes after birth.[5,6,10–12] Underestimation of heart rate can lead to potentially unnecessary interventions. On the other hand, overestimation of heart rate when a newborn is bradycardic may delay necessary interventions. There are limited data comparing the different approaches to heart rate assessment during neonatal resuscitation on other neonatal outcomes. Use of ECG for heart rate detection does not replace the need for pulse oximetry to evaluate oxygen saturation or the need for supplemental oxygen.

Recommendation-Specific Supportive Text

1. In one RCT and one observational study, there were no reports of technical difficulties with ECG monitoring during neonatal resuscitation, supporting its feasibility as a tool for monitoring heart rate during neonatal resuscitation.[6,7]
2. One observational study compared neonatal outcomes before (historical cohort) and after implementation of ECG monitoring in the delivery room.[8] Compared with the newborns in the historical cohort, newborns with the ECG monitoring had lower rates of endotracheal intubation and higher 5-minute Apgar scores. However, newborns with ECG monitoring also had higher odds of receiving chest compressions in the delivery room.
3. Very low-quality evidence from 8 nonrandomized studies[2,5,6,10,12–15] enrolling 615 newborns and 2 small RCTs[7,16] suggests that at birth, ECG is faster and more accurate for newborn heart assessment compared with pulse oximetry.
4. Very low-quality evidence from 2 nonrandomized studies and 1 randomized trial show that auscultation is not as accurate as ECG for heart rate assessment during newborn stabilization immediately after birth.[2–4]

Recommendation for Assessment of Heart Rate

COR	LOE	Recommendation
1	C-EO	1. During chest compressions, an ECG should be used for the rapid and accurate assessment of heart rate.[1–7,10,12–16]

Synopsis

When chest compressions are initiated, an ECG should be used to confirm heart rate. When ECG heart rate is greater than 60/min, a palpable pulse and/or audible heart rate rules out pulseless electric activity.[17–21]

Recommendation-Specific Supportive Text

1. Given the evidence for ECG during initial steps of PPV, expert opinion is that ECG should be used when providing chest compressions.

REFERENCES

1. Chitkara R, Rajani AK, Oehlert JW, Lee HC, Epi MS, Halamek LP. The accuracy of human senses in the detection of neonatal heart rate during standardized simulated resuscitation: implications for delivery of care, training and technology design. *Resuscitation*. 2013;84:369–372. doi: 10.1016/j.resuscitation.2012.07.035
2. Kamlin CO, O'Donnell CP, Everest NJ, Davis PG, Morley CJ. Accuracy of clinical assessment of infant heart rate in the delivery room. *Resuscitation*. 2006;71: 319–321. doi: 10.1016/j.resuscitation. 2006.04.015
3. Owen CJ, Wyllie JP. Determination of heart rate in the baby at birth. *Resuscitation*. 2004;60:213–217. doi: 10.1016/j.resuscitation.2003.10.002
4. Voogdt KG, Morrison AC, Wood FE, van Elburg RM, Wyllie JP. A randomised, simulated study assessing auscultation of heart rate at birth. *Resuscitation*. 2010;81:1000–1003. doi: 10.1016/ j.resuscitation.2010.03.021
5. Kamlin CO, Dawson JA, O'Donnell CP, Morley CJ, Donath SM, Sekhon J, Davis PG. Accuracy of pulse oximetry measurement of heart rate of newborn infants in the delivery room. *J Pediatr*. 2008;152:756–760. doi: 10.1016/ j.jpeds.2008.01.002
6. Katheria A, Rich W, Finer N. Electrocardiogram provides a continuous heart rate faster than oximetry during neonatal resuscitation. *Pediatrics*. 2012;130:e1177–e1181. doi: 10.1542/peds.2012-0784
7. Katheria A, Arnell K, Brown M, Hassen K, Maldonado M, Rich W, Finer N. A pilot randomized controlled trial of EKG for neonatal resuscitation. *PLoS One*. 2017; 12:e0187730. doi: 10.1371/ journal.pone.0187730
8. Shah BA, Wlodaver AG, Escobedo MB, Ahmed ST, Blunt MH, Anderson MP, Szyld EG. Impact of electronic cardiac (ECG) monitoring on delivery room resuscitation and neonatal outcomes. *Resuscitation*. 2019;143:10–16. doi: 10.1016/j.resuscitation.2019.07.031
9. Wyckoff MH, Aziz K, Escobedo MB, Kapadia VS, Kattwinkel J, Perlman JM, Simon WM, Weiner GM, Zaichkin JG. Part 13: neonatal resuscitation: 2015 American Heart Association Guidelines Update for Cardiopulmonary Resuscitation and Emergency Cardiovascular Care. *Circulation*. 2015; 132(suppl 2):S543–S560. doi: 10.1161/ CIR.0000000000000267
10. Mizumoto H, Tomotaki S, Shibata H, Ueda K, Akashi R, Uchio H, Hata D. Electrocardiogram shows reliable heart rates much earlier than pulse oximetry during neonatal resuscitation. *Pediatr Int*. 2012;54:205–207. doi: 10.1111/j.1442-200X.2011.03506.x
11. Narayen IC, Smit M, van Zwet EW, Dawson JA, Blom NA, te Pas AB. Low signal quality pulse oximetry measurements in newborn infants are reliable for oxygen saturation but underestimate heart rate. *Acta Paediatr*. 2015;104:e158–e163. doi: 10.1111/apa.12932
12. van Vonderen JJ, Hooper SB, Kroese JK, Roest AA, Narayen IC, van Zwet EW, te Pas AB. Pulse oximetry measures a lower heart rate at birth compared with electrocardiography. *J Pediatr*. 2015;166:49–53. doi: 10.1016/ j.jpeds.2014.09.015
13. Dawson JA, Saraswat A, Simionato L, Thio M, Kamlin CO, Owen LS, Schmölzer GM, Davis PG. Comparison of heart rate and oxygen saturation measurements from Masimo and Nellcor pulse oximeters in newly born term infants. *Acta Paediatr*. 2013;102:955–960. doi: 10.1111/apa.12329
14. Gulati R, Zayek M, Eyal F. Presetting ECG electrodes for earlier heart rate detection in the delivery room. *Resuscitation*. 2018;128:83–87. doi: 10.1016/j.resuscitation.2018.03.038
15. Iglesias B, Rodrí Guez MAJ, Aleo E, Criado E, Martí Nez-Orgado J, Arruza L. 3-lead electrocardiogram is more reliable than pulse oximetry to detect bradycardia during stabilisation at birth of very preterm infants. *Arch Dis Child Fetal Neonatal Ed*. 2018;103:F233–F237. doi: 10.1136/archdischild-2016-311492
16. Murphy MC, De Angelis L, McCarthy LK, O'Donnell CPF. Randomised study comparing heart rate measurement in newly born infants using a monitor incorporating electrocardiogram and pulse oximeter versus pulse oximeter alone. *Arch Dis Child Fetal Neonatal Ed*. 2019;104:F547–F550. doi: 10.1136/ archdischild-2017-314366
17. Luong D, Cheung PY, Barrington KJ, Davis PG, Unrau J, Dakshinamurti S, Schmölzer GM. Cardiac arrest with pulseless electrical activity rhythm in newborn infants: a case series. *Arch Dis Child Fetal Neonatal Ed*. 2019;104:F572–F574. doi: 10.1136/archdischild-2018-316087 1.
18. Luong DH, Cheung PY, O'Reilly M, Lee TF, Schmolzer GM. Electrocardiography vs. Auscultation to Assess Heart Rate During Cardiac Arrest With Pulseless Electrical Activity in Newborn Infants. *Front Pediatr*. 2018;6:366. doi: 10.3389/ fped.2018.00366
19. Patel S, Cheung PY, Solevåg AL, Barrington KJ, Kamlin COF, Davis PG, Schmölzer GM. Pulseless electrical activity: a misdiagnosed entity during asphyxia in newborn infants? *Arch Dis Child Fetal Neonatal Ed*. 2019;104: F215–F217. doi: 10.1136/archdischild-2018-314907
20. Sillers L, Handley SC, James JR, Foglia EE. Pulseless Electrical Activity Complicating Neonatal Resuscitation. *Neonatology*. 2019;115:95–98. doi: 10.1159/000493357
21. Solevåg AL, Luong D, Lee TF, O'Reilly M, Cheung PY, Schmölzer GM. Nonperfusing cardiac rhythms in asphyxiated newborn piglets. *PLoS One*. 2019;14:e0214506. doi: 10.1371/ journal.pone.0214506

VENTILATORY SUPPORT AFTER BIRTH: PPV AND CONTINUOUS POSITIVE AIRWAY PRESSURE

Initial Breaths (When and How to Provide PPV)

The vast majority of newborns breathe spontaneously within 30 to 60 seconds after birth, sometimes after drying and tactile stimulation.[1] Newborns who do not breathe within the first 60 seconds after birth or are persistently bradycardic (heart rate less than 100/min) despite appropriate initial actions (including tactile stimulation) may receive PPV at a rate of 40 to 60/min.[2,3] The order of resuscitative procedures in newborns differs from pediatric and adult resuscitation algorithms. On the basis of animal research, the progression from primary apnea to secondary apnea in newborns results in the cessation of respiratory activity before the onset of cardiac failure.[4] This cycle of events differs from that of asphyxiated adults, who experience concurrent respiratory and cardiac failure. For this reason, neonatal resuscitation should begin with PPV rather than with chest compressions.[2,3] Delays in initiating ventilatory support in newly born infants increase the risk of death.[1]

Recommendations About Pressure for Providing PPV		
COR	LOE	Recommendations
1	B-NR	1. In newly born infants who are gasping or apneic within 60 s after birth or who are persistently bradycardic (heart rate less than 100/min) despite appropriate initial actions (including tactile stimulation), PPV should be provided without delay.[1]
2a	C-LD	2. In newly born infants who require PPV, it is reasonable to use peak inflation pressure to inflate the lung and achieve a rise in heart rate. This can usually be achieved with a peak inflation pressure of 20 to 25 cm water (H_2O). Occasionally, higher peak inflation pressures are required.[5–14]
2b	C-LD	3. In newly born infants receiving PPV, it may be reasonable to provide positive end-expiratory pressure (PEEP).[15–23]
3: Harm	C-LD	4. Excessive peak inflation pressures are potentially harmful and should be avoided.[24,25]

Synopsis

The adequacy of ventilation is measured by a rise in heart rate and, less reliably, chest expansion. Peak inflation pressures of up to 30 cm H_2O in term newborns and 20 to 25 cm H_2O in preterm newborns are usually sufficient to inflate the lungs.[5–7,9,11–14] In some cases, however, higher inflation pressures are required.[5,7–10] Peak inflation pressures or tidal volumes greater than what is required to increase heart rate and achieve chest expansion should be avoided.[24,26–28]

The lungs of sick or preterm infants tend to collapse because of immaturity and surfactant deficiency.[15] PEEP provides low-pressure inflation of the lungs during expiration. PEEP has been shown to maintain lung volume during PPV in animal studies, thus improving lung function and oxygenation.[16] PEEP may be beneficial during neonatal resuscitation, but the evidence from human studies is limited. Optimal PEEP has not been determined, because all human studies used a PEEP level of 5 cm H_2O.[18–22]

Recommendation-Specific Supportive Text

1. A large observational study showed that most nonvigorous newly born infants respond to stimulation and PPV. The same study demonstrated that the risk of death or prolonged admission increases 16% for every 30-second delay in initiating PPV.[1]
2. Animal studies in newborn mammals show that heart rate decreases during asphyxia. Ventilation of the lungs results in a rapid increase in heart rate.[3,4] Several case series found that most term newborns can be resuscitated using peak inflation pressures of 30 cm H O, delivered without PEEP.[5–8] Occasionally, higher peak pressures are required.[5,7–10]
3. Case series in preterm infants have found that most preterm infants can be resuscitated using PPV inflation pressures in the range of 20 to 25 cm H_2O,[11–14] but higher pressures may be required.[10,11]
4. An observational study including 1962 infants between 23 and 33 weeks' gestational age reported lower rates of mortality and chronic lung disease when giving PPV with PEEP versus no PEEP.[19]
5. Two randomized trials and 1 quasi-randomized trial (very low quality) including 312 infants compared PPV with a T-piece (with PEEP) versus a self-inflating bag (no PEEP) and reported similar rates of death and chronic lung disease.[20–22] One trial (very low quality) compared PPV using a T-piece and PEEP of 5 cm H_2O versus 0 cm H_2O and reported similar rates of death and chronic lung disease.[23]
6. Studies of newly born animals showed that PEEP facilitates lung aeration and accumulation of functional residual capacity, prevents distal airway collapse, increases lung surface area and compliance, decreases expiratory resistance, conserves surfactant, and reduces hyaline membrane formation, alveolar collapse, and the expression of proinflammatory mediators.[16,18]
7. One observational study in newly born infants associated high tidal

volumes during resuscitation with brain injury.[25]

8. Several animal studies found that ventilation with high volumes caused lung injury, impaired gas exchange, and reduced lung compliance in immature animals.[24,26–28]

Recommendations for Rate and Inspiratory Time During PPV		
COR	LOE	Recommendations
2a	C-EO	1. It is reasonable to provide PPV at a rate of 40 to 60 inflations per minute.
2a	C-LD	2. In term and preterm newly born infants, it is reasonable to initiate PPV with an inspiratory time of 1 s or less.[2]
3: Harm	B-R	3. In preterm newly born infants, the routine use of sustained inflations to initiate resuscitation is potentially harmful and should not be performed.[29]

Synopsis

It is reasonable to initiate PPV at a rate of 40 to 60/min to newly born infants who have ineffective breathing, are apneic, or are persistently bradycardic (heart rate less than 100/min) despite appropriate initial actions (including tactile stimulation).[1]

To match the natural breathing pattern of both term and preterm newborns, the inspiratory time while delivering PPV should be 1 second or less. While there has been research to study the potential effectiveness of providing longer, sustained inflations, there may be potential harm in providing sustained inflations greater than 10 seconds for preterm newborns. The potential benefit or harm of sustained inflations between 1 and 10 seconds is uncertain.[2,29]

Recommendation-Specific Supportive Text

1. Providing PPV at a rate of 40 to 60 inflations per minute is based on expert opinion.
2. The ILCOR task force review, when comparing PPV with sustained inflation breaths, defined PPV to have an inspiratory time of 1 second or less, based on expert opinion. One observational study describes the initial pattern of breathing in term and preterm newly born infants to have an inspiratory time of around 0.3 seconds.[2]
3. Two systematic reviews[29,30] in preterm newborns (low to moderate certainty) found no significant benefit from sustained lung inflation over PPV; one review found a higher risk of death in the first 48 hours. One large RCT[31] was stopped early when an increased rate of early mortality was identified in babies less than 28 weeks' gestational age who received sustained inflations; no significant difference was found in the primary outcome of death or bronchopulmonary dysplasia.

Continuous Positive Airway Pressure Administration

Recommendation for Providing CPAP		
COR	LOE	Recommendation
2a	A	1. For spontaneously breathing preterm infants who require respiratory support immediately after delivery, it is reasonable to use CPAP rather than intubation.[32]

Synopsis

Newly born infants who breathe spontaneously need to establish a functional residual capacity after birth.[8] Some newly born infants experience respiratory distress, which manifests as labored breathing or persistent cyanosis. CPAP, a form of respiratory support, helps newly born infants keep their lungs open. CPAP is helpful for preterm infants with breathing difficulty after birth or after resuscitation[33] and may reduce the risk of bronchopulmonary dysplasia in very preterm infants when compared with endotracheal ventilation.[34–36] CPAP is also a less invasive form of respiratory support than intubation and PPV are.

Recommendation-Specific Supportive Text

1. Four RCTs and 1 meta-analysis[32,34–37] (high quality) showed reduction in the combined outcome of death and bronchopulmonary dysplasia when starting treatment with CPAP compared with intubation and ventilation in very preterm infants (less than 30 weeks of gestation) with respiratory distress (the number needed to prevent was 25). The meta-analysis reported no differences in the individual outcomes of mortality, bronchopulmonary dysplasia, pneumothorax, interventricular hemorrhage, necrotizing enterocolitis, or retinopathy of prematurity.[32]

REFERENCES

1. Ersdal HL, Mduma E, Svensen E, Perlman JM. Early initiation of basic resuscitation interventions including face mask ventilation may reduce birth asphyxia related mortality in low-income countries: a prospective descriptive observational study. *Resuscitation*. 2012;83:869–873. doi: 10.1016/j.resuscitation.2011.12.011
2. te Pas AB, Wong C, Kamlin CO, Dawson JA, Morley CJ, Davis PG. Breathing patterns in preterm and term infants immediately after birth. *Pediatr Res*. 2009;65:352–356. doi: 10.1203/PDR.0b013e318193f117
3. Milner AD. Resuscitation of the newborn. *Arch Dis Child*. 1991;66(1 Spec No):66–69. doi: 10.1136/adc.66.1_spec_no.66
4. Dawes GS, Jacobson HN, Mott JC, Shelley HJ, Stafford A. The treatment of asphyxiated, mature foetal lambs and rhesus monkeys with intravenous glucose and sodium carbonate. *J Physiol*. 1963;169:167–184. doi: 10.1113/jphysiol.1963.sp007248

5. Hull D Lung expansion and ventilation during resuscitation of asphyxiated newborn infants. *J Pediatr.* 1969;75:47–58. doi: 10.1016/s0022-3476(69)80100-9

6. Hoskyns EW, Milner AD, Hopkin IE. A simple method of face mask resuscitation at birth. *Arch Dis Child.* 1987;62:376–378. doi: 10.1136/adc.62.4.376

7. Field D, Milner AD, Hopkin IE. Efficiency of manual resuscitators at birth. *Arch Dis Child.* 1986;61:300–302. doi: 10.1136/adc.61.3.300

8. Boon AW, Milner AD, Hopkin IE. Lung expansion, tidal exchange, and formation of the functional residual capacity during resuscitation of asphyxiated neonates. *J Pediatr.* 1979;95:1031–1036. doi: 10.1016/s0022-3476(79)80304-2

9. Vyas H, Milner AD, Hopkin IE, Boon AW. Physiologic responses to prolonged and slow-rise inflation in the resuscitation of the asphyxiated newborn infant. *J Pediatr.* 1981;99:635–639. doi: 10.1016/s0022-3476(81)80279-x

10. Upton CJ, Milner AD. Endotracheal resuscitation of neonates using a rebreathing bag. *Arch Dis Child.* 1991;66(1 Spec No):39–42. doi: 10.1136/adc.66.1_spec_no.39

11. Hoskyns EW, Milner AD, Boon AW, Vyas H, Hopkin IE. Endotracheal resuscitation of preterm infants at birth. *Arch Dis Child.* 1987;62:663–666. doi: 10.1136/adc.62.7.663

12. Hird MF, Greenough A, Gamsu HR. Inflating pressures for effective resuscitation of preterm infants. *Early Hum Dev.* 1991;26:69–72. doi: 10.1016/0378-3782(91)90045-5

13. Lindner W, Vossbeck S, Hummler H, Pohlandt F. Delivery room management of extremely low birth weight infants: spontaneous breathing or intubation? *Pediatrics.* 1999;103(5 Pt 1):961–967. doi: 10.1542/peds.103.5.961

14. Menakaya J, Andersen C, Chirla D, Wolfe R, Watkins A. A randomised comparison of resuscitation with an anaesthetic rebreathing circuit or an infant ventilator in very preterm infants. *Arch Dis Child Fetal Neonatal Ed.* 2004;89:F494–F496. doi: 10.1136/adc.2003.033340

15. te Pas AB, Davis PG, Hooper SB, Morley CJ. From liquid to air: breathing after birth. *J Pediatr.* 2008;152:607–611. doi: 10.1016/j.jpeds.2007.10.041

16. Siew ML, Te Pas AB, Wallace MJ, Kitchen MJ, Lewis RA, Fouras A, Morley CJ, Davis PG, Yagi N, Uesugi K, et al. Positive end-expiratory pressure enhances development of a functional residual capacity in preterm rabbits ventilated from birth. *J Appl Physiol* (1985). 2009;106:1487–1493. doi: 10.1152/japplphysiol.91591.2008

17. Wyckoff MH, Aziz K, Escobedo MB, Kapadia VS, Kattwinkel J, Perlman JM, Simon WM, Weiner GM, Zaichkin JG. Part 13: neonatal resuscitation: 2015 American Heart Association Guidelines Update for Cardiopulmonary Resuscitation and Emergency Cardiovascular Care. *Circulation.* 2015;132(suppl 2):S543–S560. doi: 10.1161/CIR.0000000000000267

18. Probyn ME, Hooper SB, Dargaville PA, McCallion N, Crossley K, Harding R, Morley CJ. Positive end expiratory pressure during resuscitation of premature lambs rapidly improves blood gases without adversely affecting arterial pressure. *Pediatr Res.* 2004;56:198–204. doi: 10.1203/01.PDR.0000132752.94155.13

19. Guinsburg R, de Almeida MFB, de Castro JS, Gonçalves-Ferri WA, Marques PF, Caldas JPS, Krebs VLJ, Souza Rugolo LMS, de Almeida JHCL, Luz JH, Procianoy RS, Duarte JLMB, Penido MG, Ferreira DMLM, Alves Filho N, DinizEMA, SantosJP, AcquestaAL, SantosCND, GonzalezMRC, daSilvaRPVC, Meneses J, Lopes JMA, Martinez FE. T-piece versus self-inflating bag ventilation in preterm neonates at birth. *Arch Dis Child Fetal Neonatal Ed.* 2018;103:F49–F55. doi: 10.1136/archdischild-2016-312360

20. Dawson JA, Schmölzer GM, Kamlin CO, Te Pas AB, O'Donnell CP, Donath SM, Davis PG, Morley CJ. Oxygenation with T-piece versus self-inflating bag for ventilation of extremely preterm infants at birth: a randomized controlled trial. *J Pediatr.* 2011;158;912–918.e1-2 doi: 10.1016/j.jpeds.2010.12.003

21. Szyld E, Aguilar A, Musante GA, Vain N, Prudent L, Fabres J, Carlo WA; Delivery Room Ventilation Devices Trial Group. Comparison of devices for newborn ventilation in the delivery room. *J Pediatr.* 2014;165:234–239. e3. doi: 10.1016/j.jpeds.2014.02.035

22. Thakur A, Saluja S, Modi M, Kler N, Garg P, Soni A, Kaur A, Chetri S. T-piece or self inflating bag for positive pressure ventilation during delivery room resuscitation: an RCT. *Resuscitation.* 2015;90:21–24. doi: 10.1016/j.resuscitation.2015.01.021

23. Finer NN, Carlo WA, Duara S, Fanaroff AA, Donovan EF, Wright LL, Kandefer S, Poole WK; National Institute of Child Health and Human Development Neonatal Research Network. Delivery room continuous positive airway pressure/ positive end-expiratory pressure in extremely low birth weight infants: a feasibility trial. *Pediatrics.* 2004;114:651–657. doi: 10.1542/peds.2004-0394

24. Hillman NH, Moss TJ, Kallapur SG, Bachurski C, Pillow JJ, Polglase GR, Nitsos I, Kramer BW, Jobe AH. Brief, large tidal volume ventilation initiates lung injury and a systemic response in fetal sheep. *Am J Respir Crit Care Med.* 2007;176:575–581. doi: 10.1164/rccm.200701-0510C

25. Mian Q, Cheung PY, O'Reilly M, Barton SK, Polglase GR, Schmölzer GM. Impact of delivered tidal volume on the occurrence of intraventricular haemorrhage in preterm infants during positive pressure ventilation in the delivery room. *Arch Dis Child Fetal Neonatal* Ed. 2019;104:F57–F62. doi: 10.1136/archdischild-2017–313864

26. Björklund LJ, Ingimarsson J, Curstedt T, John J, Robertson B, Werner O, Vilstrup CT. Manual ventilation with a few large breaths at birth compromises the therapeutic effect of subsequent surfactant replacement in immature lambs. *Pediatr Res.* 1997;42:348–355. doi: 10.1203/00006450-199709000-00016

27. Björklund LJ, Ingimarsson J, Curstedt T, Larsson A, Robertson B, Werner O. Lung recruitment at birth does not improve lung function in immature lambs receiving surfactant. *Acta Anaesthesiol Scand.* 2001;45:986–993. doi: 10.1034/j.1399-6576.2001.450811.x

28. Wada K, Jobe AH, Ikegami M. Tidal volume effects on surfactant treatment responses with the initiation of ventilation in preterm lambs. *J Appl Physiol* (1985). 1997;83:1054–1061. doi: 10.1152/jappl.1997.83.4.1054

29. Wyckoff MH, Wyllie J, Aziz K, de Almeida MF, Fabres J, Fawke J, Guinsburg R, Hosono S, Isayama T, Kapadia VS, et al; on behalf of the Neonatal Life Support Collaborators. Neonatal life support: 2020 International Consensus on Cardiopulmonary Resuscitation and Emergency Cardiovascular Care Science With Treatment Recommendations. *Circulation*. 2020;142(suppl 1):S185–S221. doi: 10.1161/CIR.0000000000000895

30. Foglia EE, Te Pas AB, Kirpalani H, Davis PG, Owen LS, van Kaam AH, Onland W, Keszler M, Schmölzer GM, Hummler H, et al. Sustained inflation vs standard resuscitation for preterm infants: a systematic review and meta-analysis. *JAMA Pediatr*. 2020:e195897. doi: 10.1001/jamapediatrics.2019.5897

31. Kirpalani H, Ratcliffe SJ, Keszler M, Davis PG, Foglia EE, Te Pas A, Fernando M, Chaudhary A, Localio R, van Kaam AH, Onland W, Owen LS, Schmölzer GM, Katheria A, Hummler H, Lista G, Abbasi S, Klotz D, Simma B, Nadkarni V, Poulain FR, Donn SM, Kim HS, Park WS, Cadet C, Kong JY, Smith A, Guillen U, Liley HG, Hopper AO, Tamura M; on behalf of the SAIL Site Investigators. Effect of Sustained Inflations vs Intermittent Positive Pressure Ventilation on Bronchopulmonary Dysplasia or Death Among Extremely Preterm Infants: The SAIL Randomized Clinical Trial. *JAMA*. 2019;321:1165–1175. doi: 10.1001/jama.2019.1660

32. Schmölzer GM, Kumar M, Pichler G, Aziz K, O'Reilly M, Cheung PY. Non-invasive versus invasive respiratory support in preterm infants at birth: systematic review and meta-analysis. *BMJ*. 2013; 347:f5980. doi: 10.1136/bmj.f5980

33. Hooper SB, Polglase GR, Roehr CC. Cardiopulmonary changes with aeration of the newborn lung. *Paediatr Respir Rev*. 2015;16:147–150. doi: 10.1016/j.prrv.2015.03.003

34. Dunn MS, Kaempf J, de Klerk A, de Klerk R, Reilly M, Howard D, Ferrelli K, O'Conor J, Soll RF; Vermont Oxford Network DRM Study Group. Randomized trial comparing 3 approaches to the initial respiratory management of preterm neonates. *Pediatrics*. 2011;128: e1069–e1076. doi: 10.1542/peds.2010-3848

35. Morley CJ, Davis PG, Doyle LW, Brion LP, Hascoet JM, Carlin JB; COIN Trial Investigators. Nasal CPAP or intubation at birth for very preterm infants. *N Engl J Med*. 2008;358:700–708. doi: 10.1056/NEJMoa072788

36. SUPPORT Study Group of the Eunice Kennedy Shriver NICHD Neonatal Research Network. Early CPAP versus surfactant in extremely preterm infants. *N Engl J Med*. 2010;362:1970–1979. doi: 10.1056/NEJMoa0911783

37. Sandri F, Plavka R, Ancora G, Simeoni U, Stranak Z, Martinelli S, Mosca F, Nona J, Thomson M, Verder H, Fabbri L, Halliday H; CURPAP Study Group. Prophylactic or early selective surfactant combined with nCPAP in very preterm infants. *Pediatrics*. 2010;125:e1402–e1409. doi: 10.1542/peds.2009-2131

OXYGEN ADMINISTRATION

Recommendations for Oxygen Administration During Neonatal Resuscitation

COR	LOE	Recommendations
2a	B-R	1. In term and late preterm newborns (35 wk or more of gestation) receiving respiratory support at birth, the initial use of 21% oxygen is reasonable.[1]
2b	C-LD	2. In preterm newborns (less than 35 wk of gestation) receiving respiratory support at birth, it may be reasonable to begin with 21% to 30% oxygen with subsequent oxygen titration based on pulse oximetry.[2,3]
3: Harm	B-R	3. In term and late preterm newborns (35 wk or more of gestation) receiving respiratory support at birth, 100% oxygen should not be used because it is associated with excess mortality.[1]

Synopsis

During an uncomplicated delivery, the newborn transitions from the low oxygen environment of the womb to room air (21% oxygen) and blood oxygen levels rise over several minutes. During resuscitation, supplemental oxygen may be provided to prevent harm from inadequate oxygen supply to tissues (hypoxemia).[4] However, overexposure to oxygen (hyperoxia) may be associated with harm.[5]

Term and late preterm newborns have lower short-term mortality when respiratory support during resuscitation is started with 21% oxygen (air) versus 100% oxygen.[1] No difference was found in neurodevelopmental outcome of survivors.[1] During resuscitation, pulse oximetry may be used to monitor oxygen saturation levels found in healthy term infants after vaginal birth at sea level.[3]

In more preterm newborns, there were no differences in mortality or other important outcomes when respiratory support was started with low (50% or less) versus high (greater than 50%) oxygen concentrations.[2] Given the potential for harm from hyperoxia, it may be reasonable to start with 21% to 30% oxygen. Pulse oximetry with oxygen targeting is recommended in this population.[3]

Recommendation-Specific Supportive Text

1. A meta-analysis of 5 randomized and quasi-randomized trials enrolling term and late preterm newborns showed no difference in rates of hypoxic-ischemic encephalopathy (HIE). Similarly, meta-analysis of 2 quasi-randomized trials showed no difference in moderate-to-severe neurodevelopmental impairment at 1 to 3 years of age[1] for newborns administered 21% versus 100% oxygen.[1]
2. Meta-analysis of 10 randomized trials enrolling preterm newborns, including subanalysis of 7 trials reporting outcomes for newborns 28 weeks' gestational age or less,

showed no difference in short-term mortality when respiratory support was started with low compared with high oxygen.[2] In the included studies, low oxygen was generally 21% to 30% and high oxygen was always 60% to 100%. Furthermore, no differences were found in long-term mortality, neurodevelopmental outcome, retinopathy of prematurity, bronchopulmonary dysplasia, necrotizing enterocolitis, or major cerebral hemorrhage.[2] In a systematic review of 8 trials that used oxygen saturation targeting as a cointervention, all preterm babies in whom respiratory support was initiated with 21% oxygen (air) required supplemental oxygen to achieve the predetermined oxygen saturation target.[2] The recommendation to initiate respiratory support with a lower oxygen concentration reflects a preference to avoid exposing preterm newborns to additional oxygen (beyond what is necessary to achieve the predetermined oxygen saturation target) without evidence demonstrating a benefit for important outcomes.[3]

3. Meta-analysis of 7 randomized and quasi-randomized trials enrolling term and late preterm newborns showed decreased short-term mortality when using 21% oxygen compared with 100% oxygen for delivery room resuscitation.[1] No studies looked at starting with intermediate oxygen concentrations (ie, 22% to 99% oxygen).

REFERENCES

1. Welsford M, Nishiyama C, Shortt C, Isayama T, Dawson JA, Weiner G, Roehr CC, Wyckoff MH, Rabi Y; on behalf of the International Liaison Committee on Resuscitation Neonatal Life Support Task Force. Room air for initiating term newborn resuscitation: a systematic review with meta-analysis. *Pediatrics*. 2019;143. doi: 10.1542/peds.2018-1825
2. Welsford M, Nishiyama C, Shortt C, Weiner G, Roehr CC, Isayama T, Dawson JA, Wyckoff MH, Rabi Y; on behalf of the International Liaison Committee on Resuscitation Neonatal Life Support Task Force. Initial oxygen use for preterm newborn resuscitation: a systematic review with meta-analysis. *Pediatrics*. 2019;143 doi: 10.1542/peds.2018-1828
3. Escobedo MB, Aziz K, Kapadia VS, Lee HC, Niermeyer S, Schmölzer GM, Szyld E, Weiner GM, Wyckoff MH, Yamada NK, Zaichkin JG. 2019 American Heart Association Focused Update on Neonatal Resuscitation: An Update to the American Heart Association Guidelines for Cardiopulmonary Resuscitation and Emergency Cardiovascular Care. *Circulation*. 2019;140:e922–e930. doi: 10.1161/CIR.0000000000000729
4. Saugstad OD. Resuscitation of newborn infants: from oxygen to room air. *Lancet*. 2010;376:1970–1971. doi: 10.1016/S0140-6736(10)60543-0
5. Weinberger B, Laskin DL, Heck DE, Laskin JD. Oxygen toxicity in premature infants. *Toxicol Appl Pharmacol*. 2002; 181:60–67. doi: 10.1006/taap.2002.9387

CHEST COMPRESSIONS

CPR Timing

Recommendations for Initiating CPR		
COR	**LOE**	**Recommendations**
2a	C-EO	1. If heart rate after birth remains at less than 60/min despite adequate ventilation for at least 30 s, initiating chest compressions is reasonable.[1,2]
2b	C-EO	2. The benefit of 100% oxygen compared with 21% oxygen (air) or any other oxygen concentration for ventilation during chest compressions is uncertain. It may be reasonable to use higher concentrations of oxygen during chest compressions.[1,2]

Synopsis

Most newborns who are apneic or have ineffective breathing at birth will respond to initial steps of newborn resuscitation (positioning to open the airway, clearing secretions, drying, and tactile stimulation) or to effective PPV with a rise in heart rate and improved breathing. If the heart rate remains less than 60/min despite these interventions, chest compressions can supply oxygenated blood to the brain until the heart rate rises. Ventilation should be optimized before starting chest compressions, with endotracheal intubation if possible. Chest compressions should be started if the heart rate remains less than 60/min after at least 30 seconds of adequate PPV.[1]

Oxygen is essential for organ function; however, excess inspired oxygen during resuscitation may be harmful. Although current guidelines recommend using 100% oxygen while providing chest compressions, no studies have confirmed a benefit of using 100% oxygen compared to any other oxygen concentration, including air (21%). However, it may be reasonable to increase inspired oxygen to 100% if there was no response to PPV with lower concentrations. Once return of spontaneous circulation (ROSC) is achieved, the supplemental oxygen concentration may be decreased to target a physiological level based on pulse oximetry to reduce the risks associated with hyperoxia.[1,2]

Recommendation-Specific Supportive Text

1. The initiation of chest compressions in newborn babies with a heart rate less than 60/min is based on expert opinion because there are no clinical or physiological human studies addressing this question.
2. A meta-analysis (very low quality) of 8 animal studies (n=323 animals) that compared air with 100% oxygen during chest compressions showed equivocal results.[3] Two animal studies (very low quality) compared the tissue

oxidative stress or damage between air (21%) and 100% oxygen and reported no difference in brain or lung inflammatory markers.[3] The use of 100% oxygen during chest compressions is therefore expert opinion.

COMPRESSION-TO-VENTILATION RATIO AND TECHNIQUES (NEWBORN)

Recommendations for Providing Chest Compressions		
COR	LOE	Recommendations
2b	C-EO	1. When providing chest compressions in a newborn, it may be reasonable to repeatedly deliver 3 compressions followed by an inflation (3:1 ratio).[4–8]
2b	C-LD	2. When providing chest compressions to a newborn, it may be reasonable to choose the 2 thumb–encircling hands technique over the 2-finger technique, as the 2 thumb–encircling hands technique is associated with improved blood pressure and less provider fatigue.[9,10]

Synopsis

Chest compressions are a rare event in full-term newborns (approximately 0.1%) but are provided more frequently to preterm newborns.[11] When providing chest compressions to a newborn, it may be reasonable to deliver 3 compressions before or after each inflation: providing 30 inflations and 90 compressions per minute (3:1 ratio for 120 total events per minute).

Alternative compression-to-ventilation ratios to 3:1, as well as asynchronous PPV (administration of inflations to a patient that are not coordinated with chest compressions), are routinely utilized outside the newborn period, but the preferred method in the newly born is 3:1 in synchrony. Newer methods of chest compression, using a sustained inflation that maintains lung inflation while providing chest compressions, are under investigation and cannot be recommended at this time outside research protocols.[12,13]

When providing chest compressions to a newborn, the 2 thumb–encircling hands technique may have benefit over the 2-finger technique with respect to blood pressure generation and provider fatigue. When providing chest compressions with the 2 thumb–encircling hands technique, the hands encircle the chest while the thumbs depress the sternum.[1,2] The 2 thumb–encircling hands technique can be performed from the side of the infant or from above the head of the newborn.[1] Performing chest compressions with the 2 thumb–encircling hands technique from above the head facilitates placement of an umbilical venous catheter.

Recommendation-Specific Supportive Text

1. In animal studies (very low quality), the use of alterative compression-to-inflation ratios to 3:1 (eg, 2:1, 4:1, 5:1, 9:3, 15:2, and continuous chest compressions with asynchronous PPV) are associated with similar times to ROSC and mortality rates.[4–8]
2. In a small number of newborns (n=2) with indwelling catheters, the 2 thumb–encircling hands technique generated higher systolic and mean blood pressures compared with the 2-finger technique.[9]
3. One small manikin study (very low quality), compared the 2 thumb–encircling hands technique and 2-finger technique during 60 seconds of uninterrupted chest compressions. The 2 thumb–encircling hands technique achieved greater depth, less fatigue, and less variability with each compression compared with the 2-finger technique.[10]

REFERENCES

1. Wyckoff MH, Aziz K, Escobedo MB, Kapadia VS, Kattwinkel J, Perlman JM, Simon WM, Weiner GM, Zaichkin JG. Part 13: neonatal resuscitation: 2015 American Heart Association Guidelines Update for Cardiopulmonary Resuscitation and Emergency Cardiovascular Care. *Circulation*. 2015; 132(suppl 2):S543–S560. doi: 10.1161/CIR.0000000000000267
2. Perlman JM, Wyllie J, Kattwinkel J, Wyckoff MH, Aziz K, Guinsburg R, Kim HS, Liley HG, Mildenhall L, Simon WM, et al; on behalf of the Neonatal Resuscitation Chapter Collaborators. Part 7: neonatal resuscitation: 2015 International Consensus on Cardiopulmonary Resuscitation and Emergency Cardiovascular Care Science With Treatment Recommendations. *Circulation*. 2015; 132(suppl 1):S204–S241. doi: 10.1161/CIR.0000000000000276
3. Garcia-Hidalgo C, Cheung PY, Solevåg AL, Vento M, O'Reilly M, Saugstad O, Schmölzer GM. A Review of Oxygen Use During Chest Compressions in Newborns-A Meta-Analysis of Animal Data. *Front Pediatr.* 2018;6:400. doi: 10.3389/fped.2018.00400
4. Solevåg AL, Schmölzer GM, O'Reilly M, Lu M, Lee TF, Hornberger LK, Nakstad B, Cheung PY. Myocardial perfusion and oxidative stress after 1. 21% vs. 100% oxygen ventilation and uninterrupted chest compressions in severely asphyxiated piglets. *Resuscitation*. 2016;106:7–13. doi: 10.1016/j.resuscitation.2016.06.014
5. Schmölzer GM, O'Reilly M, Labossiere J, Lee TF, Cowan S, Nicoll J, Bigam DL, Cheung PY. 3:1 compression to ventilation ratio versus continuous chest compression with asynchronous ventilation in a porcine model of neonatal resuscitation. *Resuscitation*. 2014;85:270–275. doi: 10.1016/j.resuscitation.2013.10.011
6. Solevåg AL, Dannevig I, Wyckoff M, Saugstad OD, Nakstad B. Extended series of cardiac compressions during CPR in a swine model of perinatal

asphyxia. *Resuscitation.* 2010;81: 1571–1576. doi: 10.1016/ j.resuscitation.2010.06.007

7. Solevag AL, Dannevig I, Wyckoff M, Saugstad OD, Nakstad B. Return of spontaneous circulation with a compression:ventilation ratio of 15:2 versus 3:1 in newborn pigs with cardiac arrest due to asphyxia. *Arch Dis Child Fetal Neonatal Ed.* 2011;96: F417–F421. doi: 10.1136/ adc.2010.200386
8. Pasquin MP, Cheung PY, Patel S, Lu M, Lee TF, Wagner M, O'Reilly M, Schmolzer GM. Comparison of Different Compression to Ventilation Ratios (2: 1, 3: 1, and 4: 1) during Cardiopulmonary Resuscitation in a Porcine Model of Neonatal Asphyxia. *Neonatology.* 2018; 114:37–45. doi: 10.1159/000487988
9. David R. Closed chest cardiac massage in the newborn infant. *Pediatrics.* 1988; 81:552–554.
10. Christman C, Hemway RJ, Wyckoff MH, Perlman JM. The two-thumb is superior to the two-finger method for administering chest compressions in a manikin model of neonatal resuscitation. *Arch Dis Child Fetal Neonatal Ed.* 2011;96:F99–F101. doi: 10.1136/adc.2009.180406
11. Handley SC, Sun Y, Wyckoff MH, Lee HC. Outcomes of extremely preterm infants after delivery room cardiopulmonary resuscitation in a populationbased cohort. *J Perinatol.* 2015;35:379–383. doi: 10.1038/jp.2014.222
12. Schmölzer GM, MOR, Fray C, van Os S, Cheung PY. Chest compression during sustained inflation versus 3:1 chest compression:ventilation ratio during neonatal cardiopulmonary resuscitation: a randomised feasibility trial. *Arch Dis Child Fetal Neonatal Ed.* 2018;103:F455–F460. doi: 10.1136/ archdischild-2017-313037
13. Schmölzer GM, O'Reilly M, Labossiere J, Lee TF, Cowan S, Qin S, Bigam DL, Cheung PY. Cardiopulmonary resuscitation with chest compressions during sustained inflations: a new technique of neonatal resuscitation that improves recovery and survival in a neonatal porcine model. *Circulation.* 2013;128:2495–2503. doi: 10.1161/ circulationaha.113.002289

INTRAVASCULAR ACCESS

Recommendations for Vascular Access		
COR	**LOE**	**Recommendations**
1	C-EO	1. For babies requiring vascular access at the time of delivery, the umbilical vein is the recommended route.[1]
2b	C-EO	2. If intravenous access is not feasible, it may be reasonable to use the intraosseous route.[1]

Synopsis

Babies who have failed to respond to PPV and chest compressions require vascular access to infuse epinephrine and/or volume expanders. In the delivery room setting, the primary method of vascular access is umbilical venous catheterization. Outside the delivery room, or if intravenous access is not feasible, the intraosseous route may be a reasonable alternative, determined by the local availability of equipment, training, and experience.

Recommendation-Specific Supportive Text

1. Umbilical venous catheterization has been the accepted standard route in the delivery room for decades.[2] There are no human neonatal studies to support one route over others.[1]
2. There are 6 case reports indicating local complications of intraosseous needle placement.[3–8]
3. Practitioners outside of the delivery room setting, and when umbilical venous catheterization is not feasible, may secure vascular access with the intraosseous route.

REFERENCES

1. Wyckoff MH, Wyllie J, Aziz K, de Almeida MF, Fabres J, Fawke J, Guinsburg R, Hosono S, Isayama T, Kapadia VS, et al; on behalf of the Neonatal Life Support Collaborators. Neonatal life support: 2020 International Consensus on Cardiopulmonary Resuscitation and Emergency Cardiovascular Care Science With Treatment Recommendations. *Circulation.* 2020; 142(suppl 1):S185–S221. doi: 10.1161/ CIR.0000000000000895
2. Niermeyer S, Kattwinkel J, Van Reempts P, Nadkarni V, Phillips B, Zideman D, Azzopardi D, Berg R, Boyle D, Boyle R, Burchfield D, Carlo W, Chameides L, Denson S, Fallat M, Gerardi M, Gunn A, Hazinski MF, Keenan W, Knaebel S, Milner A, Perlman J, Saugstad OD, Schleien C, Solimano A, Speer M, Toce S, Wiswell T, Zaritsky A. International Guidelines for Neonatal Resuscitation: An excerpt from the Guidelines 2000 for Cardiopulmonary Resuscitation and Emergency Cardiovascular Care: International Consensus on Science. Contributors and Reviewers for the Neonatal Resuscitation Guidelines. *Pediatrics.* 2000;106:E29. doi: 10.1542/ peds.106.3.e29
3. Vidal R, Kissoon N, Gayle M. Compartment syndrome following intraosseous infusion. *Pediatrics.* 1993; 91:1201–1202.
4. Katz DS, Wojtowycz AR. Tibial fracture: a complication of intraosseous infusion. *Am J Emerg Med.* 1994;12:258–259. doi: 10.1016/0735-6757(94)90261-5
5. Ellemunter H, Simma B, Trawöger R, Maurer H. Intraosseous lines in preterm and full term neonates. *Arch Dis Child Fetal Neonatal Ed.* 1999;80: F74–F75. doi: 10.1136/fn.80.1.f74
6. Carreras-González E, Brió-Sanagustín S, Guimerá I, Crespo C. Complication of the intraosseous route in a newborn infant [in Spanish]. *Med Intensiva.* 2012; 36:233–234. doi: 10.1016/ j.medin.2011.05.004
7. Oesterlie GE, Petersen KK, Knudsen L, Henriksen TB. Crural amputation of a newborn as a consequence of intraosseous needle insertion and calcium infusion. *Pediatr Emerg Care.* 2014;30:413–414. doi: 10.1097/ PEC.0000000000000150
8. Suominen PK, Nurmi E, Lauerma K. Intraosseous access in neonates and infants: risk of severe complications

a case report. *Acta Anaesthesiol Scand.* 2015;59:1389–1393. doi: 10.1111/aas.12602

MEDICATIONS (EPINEPHRINE) IN NEONATAL RESUSCITATION

Recommendations for Epinephrine Administration in Neonatal Resuscitation		
COR	**LOE**	**Recommendations**
2b	C-LD	1. If the heart rate has not increased to 60/ min or more after optimizing ventilation and chest compressions, it may be reasonable to administer intravascular* epinephrine (0.01 to 0.03 mg/kg).[1–3]
2b	C-LD	2. While vascular access is being obtained, it may be reasonable to administer endotracheal epinephrine at a larger dose (0.05 to 0.1 mg/kg).[1–3]
2b	C-LD	3. If endotracheal epinephrine is given before vascular access is available and response is inadequate, it may be reasonable to give an intravascular* dose as soon as access is obtained, regardless of the interval.[1,2]
2b	C-LD	4. It may be reasonable to administer further doses of epinephrine every 3 to 5 min, preferably intravascularly,* if the heart rate remains less than 60/ min.[2,3]

* In this situation, "intravascular" means intravenous or intraosseous. Intra-arterial epinephrine is not recommended.

Synopsis

Medications are rarely needed in resuscitation of the newly born infant because low heart rate usually results from a very low oxygen level in the fetus or inadequate lung inflation after birth. Establishing ventilation is the most important step to correct low heart rate. However, if heart rate remains less than 60/min after ventilating with 100% oxygen (preferably through an endotracheal tube) and chest compressions, administration of epinephrine is indicated.

Administration of epinephrine via a low-lying umbilical venous catheter provides the most rapid and reliable medication delivery. The intravenous dose of epinephrine is 0.01 to 0.03 mg/kg, followed by a normal saline flush.[4] If umbilical venous access has not yet been obtained, epinephrine may be given by the endotracheal route in a dose of 0.05 to 0.1 mg/kg. The dosage interval for epinephrine is every 3 to 5 minutes if the heart rate remains less than 60/ min, although an intravenous dose may be given as soon as umbilical access is obtained if response to endotracheal epinephrine has been inadequate.

Recommendation-Specific Supportive Text

1. The very limited observational evidence in human infants does not demonstrate greater efficacy of endotracheal or intravenous epinephrine; however, most babies received at least 1 intravenous dose before ROSC.[1,2] In a perinatal model of cardiac arrest using term lambs undergoing transition with asphyxia-induced cardiopulmonary arrest, central venous epinephrine was associated with shorter time to ROSC and higher rates of ROSC than endotracheal epinephrine was.[3] Intravenous epinephrine followed by a normal saline flush improves medication delivery.[4]
2. One very limited observational study (human) showed 0.03 mg/kg to be an inadequate endotracheal dose.[1] In the perinatal model of cardiac arrest, peak plasma epinephrine concentrations in animals were higher and were achieved sooner after central or low-lying umbilical venous administration compared with the endotracheal route, despite a lower intravenous dose (0.03 mg/ kg intravenous versus 0.1 mg/kg endotracheal route).[3]
3. In one very limited observational study, most infants who received an endotracheal dose achieved ROSC after a subsequent intravenous dose.[2] Although the more rapid response to intravenous epinephrine warrants its immediate administration once umbilical access is obtained, repetitive endotracheal doses or higher intravenous doses may result in potentially harmful plasma levels that lead to associated hypertension and tachycardia.[5–8]
4. In one very limited observational study, many infants received multiple doses of epinephrine before ROSC.[2] The perinatal model of cardiac arrest documented peak plasma epinephrine concentrations at 1 minute after intravenous administration, but not until 5 minutes after endotracheal administration.[3]

REFERENCES

1. Barber CA, Wyckoff MH. Use and efficacy of endotracheal versus intravenous epinephrine during neonatal cardiopulmonary resuscitation in the delivery room. *Pediatrics.* 2006;118: 1028–1034. doi: 10.1542/peds.2006-0416
2. Halling C, Sparks JE, Christie L, Wyckoff MH. Efficacy of Intravenous and Endotracheal Epinephrine during Neonatal Cardiopulmonary Resuscitation in the Delivery Room. *J Pediatr.* 2017;185:232–236. doi: 10.1016/j.jpeds.2017.02.024
3. Vali P, Chandrasekharan P, Rawat M, Gugino S, Koenigsknecht C, Helman J, Jusko WJ, Mathew B, Berkelhamer S, Nair J, et al. Evaluation of timing and route of epinephrine in a neonatal model of asphyxial arrest. *J Am Heart Assoc.* 2017; 6:e004402. doi: 10.1161/JAHA.116.004402
4. Vali P, Sankaran D, Rawat M, Berkelhamer S, Lakshminrusimha S. Epinephrine in neonatal resuscitation. *Children (Basel).* 2019;6:E51. doi: 10.3390/children6040051

5. Perondi MB, Reis AG, Paiva EF, Nadkarni VM, Berg RA. A comparison of high-dose and standard-dose epinephrine in children with cardiac arrest. *N Engl J Med.* 2004;350:1722–1730. doi: 10.1056/NEJMoa032440
6. Vandycke C, Martens P. High dose versus standard dose epinephrine in cardiac arrest a meta-analysis. *Resuscitation.* 2000;45:161–166. doi: 10.1016/s0300-9572(00)00188-x
7. Berg RA, Otto CW, Kern KB, Hilwig RW, Sanders AB, Henry CP, Ewy GA. A randomized, blinded trial of high-dose epinephrine versus standard-dose epinephrine in a swine model of pediatric asphyxial cardiac arrest. *Crit Care Med.* 1996;24:1695–1700. doi: 10.1097/00003246-199610000-00016
8. Burchfield DJ, Preziosi MP, Lucas VW, Fan J. Effects of graded doses of epinephrine during asphyxia-induced bradycardia in newborn lambs. *Resuscitation.* 1993;25:235–244. doi: 10.1016/0300-9572(93)90120-f

VOLUME REPLACEMENT

Recommendations for Volume Resuscitation		
COR	LOE	Recommendations
2b	C-EO	1. It may be reasonable to administer a volume expander to newly born infants with suspected hypovolemia, based on history and physical examination, who remain bradycardic (heart rate less than 60/min) despite ventilation, chest compressions, and epinephrine.[1–3]
2b	C-EO	2. It may be reasonable to provide volume expansion with normal saline (0.9% sodium chloride) or blood at 10 to 20 mL/kg.[4,5]

Synopsis

A newly born infant in shock from blood loss may respond poorly to the initial resuscitative efforts of ventilation, chest compressions, and/or epinephrine. History and physical examination findings suggestive of blood loss include a pale appearance, weak pulses, and persistent bradycardia (heart rate less than 60/min). Blood may be lost from the placenta into the mother's circulation, from the cord, or from the infant.

When blood loss is suspected in a newly born infant who responds poorly to resuscitation (ventilation, chest compressions, and/or epinephrine), it may be reasonable to administer a volume expander without delay. Normal saline (0.9% sodium chloride) is the crystalloid fluid of choice. Uncrossmatched type O, Rh-negative blood (or crossmatched, if immediately available) is preferred when blood loss is substantial.[4,5] An initial volume of 10 mL/kg over 5 to 10 minutes may be reasonable and may be repeated if there is inadequate response. The recommended route is intravenous, with the intraosseous route being an alternative.

Recommendation-Specific Supportive Text

1. There is no evidence from randomized trials to support the use of volume resuscitation at delivery. One large retrospective review found that 0.04% of newborns received volume resuscitation in the delivery room, confirming that it is a relatively uncommon event.[1] Those newborns who received volume resuscitation in the delivery room had lower blood pressure on admission to the neonatal intensive care unit compared with those who did not, indicating that factors other than blood loss may be important.[1]
2. There is insufficient clinical evidence to determine what type of volume expander (crystalloid or blood) is more beneficial during neonatal resuscitation.

Extrapolation from studies in hypotensive newborns shortly after birth[6–8] and studies in animals (piglets) support the use of crystalloid over albumin expanders[5] and blood over crystalloid solutions.[4] One review discussed recommendations for the use of volume expanders.[2]

REFERENCES

1. Wyckoff MH, Perlman JM, Laptook AR. Use of volume expansion during delivery room resuscitation in near-term and term infants. *Pediatrics.* 2005; 115:950–955. doi: 10.1542/peds.2004-0913
2. Finn D, Roehr CC, Ryan CA, Dempsey EM. Optimising intravenous volume resuscitation of the newborn in the delivery room: practical considerations and gaps in knowledge. *Neonatology.* 2017;112:163–171. doi: 10.1159/000475456
3. Conway-Orgel M Management of hypotension in the very low-birth-weight infant during the golden hour. *Adv Neonatal Care.* 2010;10:241– 5; quiz 246. doi: 10.1097/ANC.0b013e3181f0891c
4. Mendler MR, Schwarz S, Hechenrieder L, Kurth S, Weber B, Hofler S, Kalbitz M, Mayer B, Hummler HD. Successful resuscitation in a model of asphyxia and hemorrhage to test different volume resuscitation strategies. a study in newborn piglets after transition. *Front Pediatr.* 2018;6:192. doi: 10.3389/fped.2018.00192
5. Wyckoff M, Garcia D, Margraf L, Perlman J, Laptook A. Randomized trial of volume infusion during resuscitation of asphyxiated neonatal piglets. *Pediatr Res.* 2007;61:415–420. doi: 10.1203/pdr.0b013e3180332c45
6. Niermeyer S. Volume resuscitation: crystalloid versus colloid. *Clin Perinatol.* 2006;33:133–140. doi: 10.1016/j.clp.2005.12.002
7. Shalish W, Olivier F, Aly H, Sant'Anna G. Uses and misuses of albumin during resuscitation and in the neonatal intensive care unit. *Semin Fetal Neonatal Med.* 2017;22:328–335. doi: 10.1016/j.siny.2017.07.009

8. Keir AK, Karam O, Hodyl N, Stark MJ, Liley HG, Shah PS, Stanworth SJ; NeoBolus Study Group. International, multicentre, observational study of fluid bolus therapy in neonates. *J Paediatr Child Health*. 2019;55:632–639. doi: 10.1111/jpc.14260

POSTRESUSCITATION CARE

Recommendations for Postresuscitation Care		
COR	**LOE**	**Recommendations**
1	A	1. Newly born infants born at 36 wk or more estimated gestational age with evolving moderate-to-severe HIE should be offered therapeutic hypothermia under clearly defined protocols.[1]
1	C-EO	2. Newly born infants who receive prolonged PPV or advanced resuscitation (intubation, chest compressions, or epinephrine) should be maintained in or transferred to an environment where close monitoring can be provided.[2–7]
1	C-LD	3. Glucose levels should be monitored as soon as practical after advanced resuscitation, with treatment as indicated.[8–14]
2b	C-LD	4. For newly born infants who are unintentionally hypothermic (temperature less than 36°C) after resuscitation, it may be reasonable to rewarm either rapidly (0.5°C/h) or slowly (less than 0.5°C/h).[15–19]

Synopsis

Newly born infants who receive prolonged PPV or advanced resuscitation (eg, intubation, chest compressions ± epinephrine) should be closely monitored after stabilization in a neonatal intensive care unit or a monitored triage area because these infants are at risk for further deterioration.

Infants 36 weeks' or greater estimated gestational age who receive advanced resuscitation should be examined for evidence of HIE to determine if they meet criteria for therapeutic hypothermia. Therapeutic hypothermia is provided under defined protocols similar to those used in published clinical trials and in facilities capable of multidisciplinary care and longitudinal follow-up. The impact of therapeutic hypothermia on infants less than 36 weeks' gestational age with HIE is unclear and is a subject of ongoing research trials.

Hypoglycemia is common in infants who have received advanced resuscitation and is associated with poorer outcomes.[8] These infants should be monitored for hypoglycemia and treated appropriately.

Infants with unintentional hypothermia (temperature less than 36°C) immediately after stabilization should be rewarmed to avoid complications associated with low body temperature (including increased mortality, brain injury, hypoglycemia, and respiratory distress). Evidence suggests that warming can be done rapidly (0.5°C/h) or slowly (less than 0.5°C/h) with no significant difference in outcomes.[15–19] Caution should be taken to avoid overheating.

Recommendation-Specific Supportive Text

1. In a meta-analysis of 8 RCTs involving 1344 term and late preterm infants with moderate-to-severe encephalopathy and evidence of intrapartum asphyxia, therapeutic hypothermia resulted in a significant reduction in the combined outcome of mortality or major neurodevelopmental disability to 18 months of age (odds ratio 0.75; 95% CI, 0.68–0.83).[1]
2. Newly born infants who required advanced resuscitation are at significant risk of developing moderate-to-severe HIE[2–4] and other morbidities.[5–7]
3. Newly born infants with abnormal glucose levels (both low and high) are at increased risk for brain injury and adverse outcomes after a hypoxic-ischemic insult.[8–14]
4. Two small RCTs[16,19] and 4 observational studies[15,17,18,20] of infants with hypothermia after delivery room stabilization found no difference between rapid or slow rewarming for outcomes of mortality,[15,17] convulsions/seizures,[19] intraventricular or pulmonary hemorrhage,[15,17,19,20] hypoglycemia,[16,17,19] or apnea.[16,17,19] One observational study found less respiratory distress in infants who were slowly rewarmed,[18] while a separate study found less respiratory distress syndrome in infants who were rapidly rewarmed.[17]

REFERENCES

1. Jacobs SE, Berg M, Hunt R, Tarnow-Mordi WO, Inder TE, Davis PG. Cooling for newborns with hypoxic ischaemic encephalopathy. *Cochrane Database Syst Rev*. 2013:CD003311. doi: 10.1002/14651858.CD003311.pub3

2. Laptook AR, Shankaran S, Ambalavanan N, Carlo WA, McDonald SA, Higgins RD, Das A; Hypothermia Subcommittee of the NICHD Neonatal Research Network. Outcome of term infants using apgar scores at 10 minutes following hypoxic-ischemic encephalopathy. *Pediatrics*. 2009;124:1619–1626. doi: 10.1542/peds.2009-0934

3. Ayrapetyan M, Talekar K, Schwabenbauer K, Carola D, Solarin K, McElwee D, Adeniyi-Jones S, Greenspan J, Aghai ZH. Apgar scores at 10 minutes and outcomes in term and late preterm neonates with hypoxicischemic encephalopathy in the cooling era. *Am*

J Perinatol. 2019;36:545– 554. doi: 10.1055/s-0038-1670637

4. Kasdorf E, Laptook A, Azzopardi D, Jacobs S, Perlman JM. Improving infant outcome with a 10 min Apgar of 0. *Arch Dis Child Fetal Neonatal Ed.* 2015;100: F102–F105. doi: 10.1136/archdischild-2014-306687
5. Barber CA, Wyckoff MH. Use and efficacy of endotracheal versus intravenous epinephrine during neonatal cardiopulmonary resuscitation in the delivery room. *Pediatrics.* 2006;118: 1028–1034. doi: 10.1542/peds.2006-0416
6. Harrington DJ, Redman CW, Moulden M, Greenwood CE. The long-term outcome in surviving infants with Apgar zero at 10 minutes: a systematic review of the literature and hospital-based cohort. *Am J Obstet Gynecol.* 2007;196: 463.e1–463.c5. doi: 10.1016/j.ajog.2006.10.877
7. Wyckoff MH, Salhab WA, Heyne RJ, Kendrick DE, Stoll BJ, Laptook AR; National Institute of Child Health and Human Development Neonatal Research Network. Outcome of extremely low birth weight infants who received delivery room cardiopulmonary resuscitation. *J Pediatr.* 2012;160: 239–244.e2. doi: 10.1016/j.jpeds.2011.07.041
8. Salhab WA, Wyckoff MH, Laptook AR, Perlman JM. Initial hypoglycemia and neonatal brain injury in term infants with severe fetal acidemia. *Pediatrics.* 2004;114:361–366. doi: 10.1542/peds.114.2.361
9. Castrodale V, Rinehart S. The golden hour: improving the stabilization of the very low birth-weight infant. *Adv Neonatal Care.* 2014;14:9–14; quiz 15. doi: 10.1097/ANC.0b013e31828d0289
10. Nadeem M, Murray DM, Boylan GB, Dempsey EM, Ryan CA. Early blood glucose profile and neurodevelopmental outcome at two years in neonatal hypoxic-ischaemic encephalopathy. *BMC Pediatr.* 2011;11: 10. doi: 10.1186/1471-2431-11-10
11. McKinlay CJ, Alsweiler JM, Ansell JM, Anstice NS, Chase JG, Gamble GD, Harris DL, Jacobs RJ, Jiang Y, Paudel N, Signal M, Thompson B, Wouldes TA, Yu TY, Harding JE; CHYLD Study Group. Neonatal Glycemia and Neurodevelopmental Outcomes at 2 Years. *N Engl J Med.* 2015;373: 1507–1518. doi: 10.1056/NEJMoa1504909
12. Tan JKG, Minutillo C, McMichael J, Rao S. Impact of hypoglycaemia on neurodevelopmental outcomes in hypoxic ischaemic encephalopathy: a retrospective cohort study. *BMJ Paediatr Open.* 2017;1:e000175. doi: 10.1136/bmjpo-2017-000175
13. Shah BR, Sharifi F. Perinatal outcomes for untreated women with gestational diabetes by IADPSG criteria: a population-based study. *BJOG.* 2020; 127:116–122. doi: 10.1111/1471-0528.15964
14. Pinchefsky EF, Hahn CD, Kamino D, Chau V, Brant R, Moore AM, Tam EWY. Hyperglycemia and Glucose Variability Are Associated with Worse Brain Function and Seizures in Neonatal Encephalopathy: A Prospective Cohort Study. *J Pediatr.* 2019;209: 23–32. doi: 10.1016/j.jpeds.2019.02.027
15. Feldman A, De Benedictis B, Alpan G, La Gamma EF, Kase J. Morbidity and mortality associated with rewarming hypothermic very low birth weight infants. *J Neonatal Perinatal Med.* 2016;9:295–302. doi: 10.3233/NPM-16915143
16. Motil KJ, Blackburn MG, Pleasure JR. The effects of four different radiant warmer temperature set-points used for rewarming neonates. *J Pediatr.* 1974;85:546–550. doi: 10.1016/s0022-3476(74)80467-1
17. Rech Morassutti F, Cavallin F, Zaramella P, Bortolus R, Parotto M, Trevisanuto D. Association of Rewarming Rate on Neonatal Outcomes in Extremely Low Birth Weight Infants with Hypothermia. *J Pediatr.* 2015;167: 557–61.e1. doi: 10.1016/j.jpeds.2015.06.008
18. Sofer S, Yagupsky P, Hershkowits J, Bearman JE. Improved outcome of hypothermic infants. *Pediatr Emerg Care.* 1986;2:211–214. doi: 10.1097/00006565-198612000-00001
19. Tafari N, Gentz J. Aspects of rewarming newborn infants with severe accidental hypothermia. *Acta Paediatr Scand.* 1974;63:595–600. doi: 10.1111/j.1651-2227.1974.tb04853.x
20. Racine J, Jarjoui E. Severe hypothermia in infants. *Helv Paediatr Acta.* 1982;37: 317–322.

WITHHOLDING AND DISCONTINUING RESUSCITATION

Recommendations for Withholding and Discontinuing Resuscitation		
COR	**LOE**	**Recommendations**
1	C-EO	1. Noninitiation of resuscitation and discontinuation of life-sustaining treatment during or after resuscitation should be considered ethically equivalent.[1,2]
1	C-LD	2. In newly born babies receiving resuscitation, if there is no heart rate and all the steps of resuscitation have been performed, cessation of resuscitation efforts should be discussed with the team and the family. A reasonable time frame for this change in goals of care is around 20 min after birth.[3]
2a	C-EO	3. If a birth is at the lower limit of viability or involves a condition likely to result in early death or severe morbidity, noninitiation or limitation of neonatal resuscitation is reasonable after expert consultation and parental involvement in decision-making.[1,2,4,5]

Synopsis

Expert neonatal and bioethical committees have agreed that, in certain clinical conditions, it is reasonable not to initiate or to discontinue life-sustaining efforts while continuing to provide supportive care for babies and families.[1,2,4]

If the heart rate remains undetectable and all steps of resuscitation have been completed, it may be reasonable to redirect goals of care. Case series show small numbers of intact survivors after 20 minutes of no detectable heart rate. The decision to continue or discontinue resuscitative efforts should be individualized and should be considered at about 20 minutes after birth. Variables to be considered may include whether the resuscitation was considered optimal, availability of advanced neonatal care (such as therapeutic hypothermia), specific circumstances before delivery, and wishes expressed by the family.[3,6]

Some babies are so sick or immature at birth that survival is unlikely, even if neonatal resuscitation and intensive care are provided. In addition, some conditions are so severe that the burdens of the illness and treatment greatly outweigh the likelihood of survival or a healthy outcome. If it is possible to identify such conditions at or before birth, it is reasonable not to initiate resuscitative efforts. These situations benefit from expert consultation, parental involvement in decision-making, and, if indicated, a palliative care plan.[1,2,4–6]

Recommendation-Specific Supportive Text

1. It is the expert opinion of national medical societies that conditions exist for which it is reasonable to not initiate resuscitation or to discontinue resuscitation once these conditions are identified.[1,2,4,5]
2. Randomized controlled studies and observational studies in settings where therapeutic hypothermia is available (with very low certainty of evidence) describe variable rates of survival without moderate-to-severe disability in babies who achieve ROSC after 10 minutes or more despite continued resuscitation. None of these studies evaluate outcomes of resuscitation that extends beyond 20 minutes of age, by which time the likelihood of intact survival was very low. The studies were too heterogeneous to be amenable to meta-analysis.[3]
3. Conditions in which noninitiation or discontinuation of resuscitation may be considered include extremely preterm birth and certain severe congenital anomalies. National guidelines recommend individualization of parent-informed decisions based on social, maternal, and fetal/neonatal factors.[1,2,4] A systematic review showed that international guidelines variably described periviability between 22 and 24 weeks' gestational age.[7]

REFERENCES

1. American Academy of Pediatrics Committee on Fetus and NewbornBell EF. Noninitiation or withdrawal of intensive care for high-risk newborns. *Pediatrics*. 2007;119:401–403. doi: 10.1542/peds.2006–3180
2. Cummings JNewborn; and the Committee on Fetus. Antenatal Counseling Regarding Resuscitation and Intensive Care Before 25 Weeks of Gestation. *Pediatrics*. 2015;136:588–595. doi: 10.1542/peds.2015-2336
3. Wyckoff MH, Wyllie J, Aziz K, de Almeida MF, Fabres J, Fawke J, Guinsburg R, Hosono S, Isayama T, Kapadia VS, et al; on behalf of the Neonatal Life Support Collaborators. Neonatal life support: 2020 International Consensus on Cardiopulmonary Resuscitation and Emergency Cardiovascular Care Science With Treatment Recommendations. *Circulation*. 2020; 142(suppl 1):S185–S221. doi: 10.1161/CIR.0000000000000895
4. American College of Obstetricians and Gynecologists; Society for Maternal-Fetal M. Obstetric Care Consensus No. 6: periviable birth. *Obstet Gynecol*. 2017; 130:e187–e199. doi: 10.1097/AOG.0000000000002352
5. Lemyre B, Moore G. Counselling and management for anticipated extremely preterm birth. *Paediatr Child Health*. 2017;22:334–341. doi: 10.1093/pch/pxx058
6. Wyckoff MH, Aziz K, Escobedo MB, Kapadia VS, Kattwinkel J, Perlman JM, Simon WM, Weiner GM, Zaichkin JG. Part 13: neonatal resuscitation: 2015 American Heart Association Guidelines Update for Cardiopulmonary Resuscitation and Emergency Cardiovascular Care. *Circulation*. 2015; 132(suppl 2):S543–S560. doi: 10.1161/CIR.0000000000000267
7. Guillén Ú, Weiss EM, Munson D, Maton P, Jefferies A, Norman M, Naulaers G, Mendes J, Justo da Silva L, Zoban P, Hansen TW, Hallman M, Delivoria-Papadopoulos M, Hosono S, Albersheim SG, Williams C, Boyle E, Lui K, Darlow B, Kirpalani H. Guidelines for the Management of Extremely Premature Deliveries: A Systematic Review. *Pediatrics*. 2015;136:343– 350. doi: 10.1542/peds.2015-0542

HUMAN AND SYSTEM PERFORMANCE

Training Frequency

Recommendation for Training Frequency		
COR	LOE	Recommendation
1	C-LD	1. For participants who have been trained in neonatal resuscitation, individual or team booster training should occur more frequently than every 2 yr at a frequency that supports retention of knowledge, skills, and behaviors.[1–5]

Synopsis

To perform neonatal resuscitation effectively, individual providers and teams need training in the required knowledge, skills, and behaviors. Historically, the repeat training has occurred every 2 years.[6–9] However, adult, pediatric, and neonatal studies suggest that without practice, CPR knowledge and skills decay within 3 to 12 months[10–12] after training.

Short, frequent practice (booster training) has been shown to improve neonatal resuscitation outcomes.[5] Educational programs and perinatal facilities should develop strategies to ensure that individual and team training is frequent enough to sustain knowledge and skills.

RECOMMENDATION-SPECIFIC SUPPORTIVE TEXT

1. In a randomized controlled simulation study, medical students who underwent booster training retained improved neonatal intubation skills over a 6-week period compared with medical students who did not receive booster training. There was no difference in neonatal intubation performance after weekly booster practice for 4 weeks compared with daily booster practice for 4 consecutive days.[1]

   In a randomized controlled simulation study, pediatric and family practice residents who underwent booster training 9 months after an initial Neonatal Resuscitation Program course demonstrated better procedural skills and teamwork behaviors at a follow-up assessment at 16 months compared with residents who did not receive booster training.[2]

   In a prospective cohort study, physicians and nurses trained in Helping Babies Breathe demonstrated a rapid loss of resuscitation skills by 1 month after training. Subjects who received monthly practice sessions were more likely to pass an objective structured clinical evaluation than those who practiced less frequently.[3]

   In a prospective observational study, implementation of weekly, brief Helping Babies Breathe simulation training after a 1-day Helping Babies Breathe training course resulted in increased frequency of stimulation of newborns, decrease in bag-mask ventilation, and decreased neonatal mortality at 24 hours.[4]

REFERENCES

1. Ernst KD, Cline WL, Dannaway DC, Davis EM, Anderson MP, Atchley CB, Thompson BM. Weekly and consecutive day neonatal intubation training: comparable on a pediatrics clerkship. *Acad Med*. 2014;89:505–510. doi: 10.1097/ACM.0000000000000150
2. Bender J, Kennally K, Shields R, Overly F. Does simulation booster impact retention of resuscitation procedural skills and teamwork? *J Perinatol*. 2014; 34:664–668. doi: 10.1038/jp.2014.72
3. Tabangin ME, Josyula S, Taylor KK, Vasquez JC, Kamath-Rayne BD. Resuscitation skills after Helping Babies Breathe training: a comparison of varying practice frequency and impact on retention of skills in different types of providers. *Int Health*. 2018;10: 163–171. doi: 10.1093/inthealth/ihy017
4. Mduma E, Ersdal H, Svensen E, Kidanto H, Auestad B, Perlman J. Frequent brief on-site simulation training and reduction in 24-h neonatal mortality–an educational intervention study. *Resuscitation*. 2015;93:1–7. doi: 10.1016/j.resuscitation.2015.04.019
5. Reisman J, Arlington L, Jensen L, Louis H, Suarez-Rebling D, Nelson BD. Newborn resuscitation training in resource-limited settings: a systematic literature review. *Pediatrics*. 2016;138:e20154490. doi: 10.1542/peds.2015–4490
6. American Academy of Pediatrics and American Heart Association. Textbook of Neonatal Resuscitation (NRP) 7th ed. Elk Grove Village, IL: American Academy of Pediatrics; 2016.
7. American Heart Association. *Basic Life Support Provider Manual*. Dallas, TX: American Heart Association; 2016.
8. American Heart Association. *Pediatric Advanced Life Support Provider Manual*. Dallas, TX: American Heart Association; 2016.
9. American Heart Association. *Advanced Cardiovascular Life Support Provider Manual*. Dallas, TX: American Heart Association; 2016.
10. Soar J, Mancini ME, Bhanji F, Billi JE, Dennett J, Finn J, Ma MH, Perkins GD, Rodgers DL, Hazinski MF, et al; on behalf of the Education, Implementation, and Teams Chapter Collaborators. Part 12: education, implementation, and teams: 2010 International Consensus on Cardiopulmonary Resuscitation and Emergency Cardiovascular Care Science with Treatment Recommendations. *Resuscitation*. 2010;81(suppl 1):e288–e330. doi: 10.1016/j.resuscitation.2010.08.030
11. Bang A, Patel A, Bellad R, Gisore P, Goudar SS, Esamai F, Liechty EA, Meleth S, Goco N, Niermeyer S, Keenan W, Kamath-Rayne BD, Little GA, Clarke SB, Flanagan VA, Bucher S, Jain M, Mujawar N, Jain V, Rukunga J, MahantshettiN, DhadedS, BhandankarM, McClureEM, CarloWA, WrightLL, Hibberd PL. Helping Babies Breathe (HBB) training: What happens to knowledge and skills over time? *BMC Pregnancy Childbirth*. 2016; 16:364. doi: 10.1186/s12884-016-1141-3
12. Arlington L, Kairuki AK, Isangula KG, Meda RA, Thomas E, Temu A, Mponzi V, Bishanga D, Msemo G, Azayo M, et al. Implementation of "Helping Babies Breathe": a 3-year experience in Tanzania. *Pediatrics*. 2017;139: e20162132. doi: 10.1542/peds.2016–2132

BRIEFING AND DEBRIEFING

Recommendation for Training Frequency		
COR	LOE	Recommendation
2b	C-LD	1. For neonatal resuscitation providers, it may be reasonable to brief before delivery and debrief after neonatal resuscitation.[1–3]

Synopsis

Briefing has been defined as "a discussion about an event that is yet to happen to prepare those who will be involved and thereby reduce the risk of failure or harm."[4] *Debriefing* has been defined as "a discussion of actions and thought processes after an event to promote reflective learning and improve clinical performance"[5] or "a facilitated discussion of a clinical event focused on learning and performance improvement."[6] Briefing and debriefing have been recommended for neonatal resuscitation training since 2010[7] and have been shown to improve a variety of educational and clinical outcomes in neonatal, pediatric, and adult simulation-based and clinical studies. The effect of briefing and debriefing on longer-term and critical outcomes remains uncertain.

Recommendation-Specific Supportive Text

Multiple clinical and simulation studies examining briefings or debriefings of resuscitation team performance have shown improved knowledge or skills.[8–12]

1. In a prospective interventional clinical study, video-based debriefing of neonatal resuscitations was associated with improved preparation and adherence to the initial steps of the Neonatal Resuscitation Algorithm, improved quality of PPV, and improved team function and communication.[1]

   In 2 pre–quality improvement/post–quality improvement initiatives, use of a team briefing, debriefing, and predelivery checklist was associated with an improvement in team communication in the delivery room and short-term clinical outcomes, such as decreased frequency of intubation in the delivery room and increased frequency of normothermia on admission to the neonatal intensive care unit. There was no significant effect on other in-hospital clinical outcomes such as bronchopulmonary dysplasia, necrotizing enterocolitis, retinopathy of prematurity, intraventricular hemorrhage, or length of stay.[2,3]

REFERENCES

1. Skåre C, Calisch TE, Saeter E, Rajka T, Boldingh AM, Nakstad B, Niles DE, Kramer-Johansen J, Olasveengen TM. Implementation and effectiveness of a video-based debriefing programme for neonatal resuscitation. *Acta Anaesthesiol Scand.* 2018;62:394–403. doi: 10.1111/aas.13050
2. Sauer CW, Boutin MA, Fatayerji AN, Proudfoot JA, Fatayerji NI, Golembeski DJ. Delivery Room Quality Improvement Project Improved Compliance with Best Practices for a Community NICU. *Sci Rep.* 2016;6:37397. doi: 10.1038/srep37397
3. Katheria A, Rich W, Finer N. Development of a strategic process using checklists to facilitate team preparation and improve communication during neonatal resuscitation. *Resuscitation.* 2013;84: 1552–1557. doi: 10.1016/j.resuscitation.2013.06.012
4. Halamek LP, Cady RAH, Sterling MR. Using briefing, simulation and debriefing to improve human and system performance. *Semin Perinatol.* 2019;43:151178. doi: 10.1053/j.semperi.2019.08.007
5. Mullan PC, Kessler DO, Cheng A. Educational opportunities with postevent debriefing. *JAMA.* 2014;312:2333–2334. doi: 10.1001/jama.2014.15741
6. Sawyer T, Loren D, Halamek LP. Post-event debriefings during neonatal care: why are we not doing them, and how can we start? *J Perinatol.* 2016;36: 415–419. doi: 10.1038/jp.2016.42
7. Kattwinkel J, Perlman JM, AzizK, Colby C, Fairchild K, Gallagher J, Hazinski MF, Halamek LP, Kumar P, Little G, et al. Part 15: neonatal resuscitation: 2010 American Heart Association Guidelines for Cardiopulmonary Resuscitation and Emergency Cardiovascular Care. *Circulation.* 2010;122(suppl 3): S909–S919. doi: 10.1161/CIRCULATIONAHA.110.971119
8. Savoldelli GL, Naik VN, Park J, Joo HS, Chow R, Hamstra SJ. Value of debriefing during simulated crisis management: oral versus video-assisted oral feedback. *Anesthesiology.* 2006;105: 279–285. doi: 10.1097/00000542-200608000-00010
9. Edelson DP, Litzinger B, Arora V, Walsh D, Kim S, Lauderdale DS, Vanden Hoek TL, Becker LB, Abella BS. Improving in-hospital cardiac arrest process and outcomes with performance debriefing. *Arch Intern Med.* 2008;168:1063–1069. doi: 10.1001/archinte.168.10.1063
10. Morgan PJ, Tarshis J, LeBlanc V, Cleave-Hogg D, DeSousa S, Haley MF, Herold-McIlroy J, Law JA. Efficacy of high-fidelity simulation debriefing on the performance of practicing anaesthetists in simulated scenarios. *Br J Anaesth.* 2009;103: 531–537. doi: 10.1093/bja/aep222
11. Dine CJ, Gersh RE, Leary M, Riegel BJ, Bellini LM, Abella BS. Improving cardiopulmonary resuscitation quality and resuscitation training by combining audiovisual feedback and debriefing. *Crit Care Med.* 2008;36:2817–2822. doi: 10.1097/CCM.0b013e318186fe37
12. Wolfe H, Zebuhr C, Topjian AA, Nishisaki A, Niles DE, Meaney PA, Boyle L, Giordano RT, Davis D, Priestley M, Apkon M, Berg RA, Nadkarni VM, Sutton RM. Interdisciplinary ICU cardiac arrest debriefing improves survival outcomes*. *Crit Care Med.* 2014;42: 1688–1695. doi: 10.1097/CCM.0000000000000327

KNOWLEDGE GAPS

Neonatal resuscitation science has advanced significantly over the past 3 decades, with contributions by many researchers in laboratories, in the delivery room, and in other clinical settings. While this research has led to substantial improvements in the Neonatal Resuscitation Algorithm, it has also highlighted that we still have more to learn to optimize resuscitation for both preterm and term infants. With growing enthusiasm for clinical studies in neonatology, elements of the Neonatal Resuscitation Algorithm continue to evolve as new evidence emerges.

The current guidelines have focused on clinical activities described in the resuscitation algorithm, rather than on the most appropriate devices for each step. Reviews in 2021 and later will address choice of devices and aids, including those required for ventilation (T-piece, self-inflating bag, flow-inflating bag), ventilation interface (face mask, laryngeal mask), suction (bulb syringe, meconium aspirator), monitoring (respiratory function monitors, heart rate monitoring, near infrared spectroscopy), feedback, and documentation.

Review of the knowledge chunks during this update identified numerous questions and practices for which evidence was weak, uncertain, or absent. The following knowledge gaps require further research:

Resuscitation Preparedness

- The frequency and format of booster training or refresher training that best supports retention of neonatal resuscitation knowledge, technical skills, and behavioral skills
- The effects of briefing and debriefing on team performance

During and Just After Delivery

- Optimal cord management strategies for various populations, including nonvigorous infants and those with congenital heart or lung disease
- Optimal management of nonvigorous infants with MSAF

Early Resuscitation

- The most effective device(s) and interface(s) for providing PPV
- Impact of routine use of the ECG during neonatal resuscitation on resuscitation
- Feasibility and effectiveness of new technologies for rapid heart rate measurement (such as electric, ultrasonic, or optical devices)
- Optimal oxygen management during and after resuscitation

Advanced Resuscitation

- Novel techniques for effective delivery of CPR, such as chest compressions accompanied by sustained inflation
- Optimal timing, dosing, dose interval, and delivery routes for epinephrine or other vasoactive drugs, including earlier use in very depressed newly born infants
- Indications for volume expansion, as well as optimal dosing, timing, and type of volume
- The management of pulseless electric activity

Specific Populations

- Management of the preterm newborn during and after resuscitation
- Management of congenital anomalies of the heart and lungs during and after resuscitation
- Resuscitation of newborns in the neonatal unit after the newly born period
- Resuscitation of newborns in other settings up to 28 days of age

Postresuscitation Care

- Optimal dose, route, and timing of surfactant in at-risk newborns, including less-invasive administration techniques
- Indications for therapeutic hypothermia in babies with mild HIE and in those born at less than 36 weeks' gestational age
- Adjunctive therapies to therapeutic hypothermia
- Optimal management of blood glucose
- Optimal rewarming strategy for newly born infants with unintentional hypothermia

For all these gaps, it is important that we have information on outcomes considered critical or important by both healthcare providers and families of newborn infants.

The research community needs to address the paucity of educational studies that provide outcomes with a high level of certainty. Internal validity might be better addressed by clearly defined primary outcomes, appropriate sample sizes, relevant and timed interventions and controls, and time series analyses in implementation studies. External validity might be improved by studying the relevant learner or provider populations and by measuring the impact on critical patient and system outcomes rather than limiting study to learner outcomes.

Researchers studying these gaps may need to consider innovations in clinical trial design; examples include pragmatic study designs and novel consent processes. As mortality and severe morbidities decline with biomedical advancements and improvements in healthcare delivery, there is decreased ability to have adequate power for some clinical questions using traditional individual patient randomized trials. Another barrier is the difficulty in obtaining antenatal consent for clinical trials in the delivery room. Adaptive trials, comparative effectiveness designs, and those using cluster randomization may be suitable for some questions, such as the best approach for MSAF in nonvigorous infants. High-quality observational studies of large populations may also add to the evidence. When feasible, well-designed multicenter randomized clinical trials are still optimal to generate the highest-quality evidence.

Finally, we wish to reinforce the importance of addressing the values and preferences of our key stakeholders, the families and teams who are involved in the process of resuscitation. Gaps in this domain, whether perceived or real, should be addressed at every stage in our research, educational, and clinical activities.

ARTICLE INFORMATION

The American Heart Association requests that this document be cited as follows: Aziz K, Lee HC, Escobedo MB, Hoover AV, Kamath-Rayne BD, Kapadia VS, Magid DJ, Niermeyer S, Schmölzer GM, Szyld E, Weiner GM, Wyckoff MH, Yamada NK, Zaichkin J. Part 5: neonatal resuscitation: 2020 American Heart Association Guidelines for Cardiopulmonary Resuscitation and Emergency Cardiovascular Care. *Circulation*. 2020; 142(suppl 2):S524–S550. doi: 10.1161/CIR.0000000000000902 October 20, 2020 S545

ACKNOWLEDGMENT

We thank Dr Abhrajit Ganguly for assistance in manuscript preparation.

DISCLOSURES

Appendix 1. Writing Group Disclosures

Writing Group Member	Employment	Research Grant	Other Research Support	Speakers' Bureau/ Honoraria	Expert Witness	Ownership Interest	Consultant/ Advisory Board	Other
Susan Niermeyer	University of Colorado Pediatrics	None	None	None	None	None	None	None
Georg M. Schmölzer	University of Alberta Pediatrics	Heart and Stroke Foundation Canada*; Canadian Institute of Health Research*; THRASHER Foundation*; Canadian Institute of Health Research*	None	None	None	Owner of RETAIN LABS Medical Inc*	None	None
Edgardo Szyld	University of Oklahoma	None	None	None	None	None	None	None
Gary M. Weiner	University of Michigan Pediatrics-Neonatology	None	None	None	None	None	None	None
Myra H. Wyckoff	UT Southwestern Pediatrics	None	None	None	None	None	None	None
Nicole K. Yamada	Stanford University	AHRQ†	None	None	None	None	None	None
Jeanette Zaichkin	Self used	None	None	None	None	None	American Academy of Pediatrics Neonatal Resuscitation Program†	None

This table represents the relationships of writing group members that may be perceived as actual or reasonably perceived conflicts of interest as reported on the Disclosure Questionnaire, which all members of the writing group are required to complete and submit. A relationship is considered to be "significant" if(a) the person receives $10 000 or more during any 12-month period, or 5% or more of the person's gross income; or (b) the person owns 5% or more of the voting stock or share of the entity, or owns $10 000 or more of the fair market value of the entity. A relationship is considered to be "modest" if it is less than "significant" under the preceding definition.
* Modest.
† Significant.

Appendix 2. Writing Group Disclosures

Reviewer	Employment	Research Grant	Other Research Support	Speakers' Bureau/ Honoraria	Expert Witness	Ownership Interest	Consultant/ Advisory Board	Other
Christoph Bührer	Charité University Medical Center (Germany)	None	None	University of Tübingen*	None	None	None	None
Praveen Chandrasekharan	SUNY Buffalo	None	None	None	None	None	None	None
Krithika Lingappan	Baylor College of Medicine	None	None	None	None	None	None	None
Ju-Lee Oei	Royal Hospital for Women (Australia)	None	None	None	None	None	None	None
Birju A. Shah	The University of Oklahoma	None	None	None	None	None	None	None

This table represents the relationships of reviewers that may be perceived as actual or reasonably perceived conflicts of interest as reported on the Disclosure Questionnaire, which all reviewers are required to complete and submit. A relationship is considered to be "significant" if (a) the person receives $10000 or more during any 12-month period, or 5% or more of the person's gross income; or (b) the person owns 5% or more of the voting stock or share of the entity, or owns $10 000 or more of the fair market value of the entity. A relationship is considered to be "modest" if it is less than "significant" under the preceding definition.
* Modest.

Part 5: Neonatal Resuscitation 2020 American Heart Association Guidelines for Cardiopulmonary Resuscitation and Emergency Cardiovascular Care

Khalid Aziz, Chair; Henry C. Lee, Marilyn B. Escobedo, Amber V. Hoover, Beena D. Kamath-Rayne, Vishal S. Kapadia, David J. Magid, Susan Niermeyer, Georg M. Schmölzer, Edgardo Szyld, Gary M. Weiner, Myra H. Wyckoff, Nicole K. Yamada and Jeanette Zaichkin

Pediatrics 2021;147;
DOI: 10.1542/peds.2020-038505E originally published online October 21, 2020;

Updated Information & Services	including high resolution figures, can be found at: http://pediatrics.aappublications.org/content/147/Supplement_1/e2020038505E
References	This article cites 228 articles, 59 of which you can access for free at: http://pediatrics.aappublications.org/content/147/Supplement_1/e2020038505E#BIBL
Permissions & Licensing	Information about reproducing this article in parts (figures, tables) or in its entirety can be found online at: http://www.aappublications.org/site/misc/Permissions.xhtml
Reprints	Information about ordering reprints can be found online: http://www.aappublications.org/site/misc/reprints.xhtml

PEDIATRICS®
OFFICIAL JOURNAL OF THE AMERICAN ACADEMY OF PEDIATRICS

Part 5: Neonatal Resuscitation 2020 American Heart Association Guidelines for Cardiopulmonary Resuscitation and Emergency Cardiovascular Care

Khalid Aziz, Chair; Henry C. Lee, Marilyn B. Escobedo, Amber V. Hoover, Beena D. Kamath-Rayne, Vishal S. Kapadia, David J. Magid, Susan Niermeyer, Georg M. Schmölzer, Edgardo Szyld, Gary M. Weiner, Myra H. Wyckoff, Nicole K. Yamada and Jeanette Zaichkin

Pediatrics 2021;147;
DOI: 10.1542/peds.2020-038505E originally published online October 21, 2020;

The online version of this article, along with updated information and services, is located on the World Wide Web at:
http://pediatrics.aappublications.org/content/147/Supplement_1/e2020038505E

American Academy of Pediatrics
DEDICATED TO THE HEALTH OF ALL CHILDREN®

Índice

D

E

F

G

H

I

J

L

M

N

O

P

Q

R

S

T

U

V